国家卫生健康委员会"十四五"规划教材

全国高等中医药教育教材

供中医学、针灸推拿学、中西医临床医学等专业用

历代名医医案选读

第2版

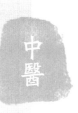

主　编　胡方林

副主编　李　萍　孙丽霞　叶　瑜　张明锐

主　审　陈大舜　易法银

人民卫生出版社

·北京·

图书在版编目（CIP）数据

历代名医医案选读/胡方林主编. -- 2版.
北京：人民卫生出版社，2024. 7. -- ISBN 978-7-117
-36540-6

Ⅰ. R249. 1

中国国家版本馆 CIP 数据核字第 2024W7W374 号

人卫智网	www.ipmph.com	医学教育、学术、考试、健康，购书智慧智能综合服务平台
人卫官网	www.pmph.com	人卫官方资讯发布平台

历代名医医案选读

Lidai Mingyi Yi'an Xuandu

第 2 版

主　　编：胡方林

出版发行：人民卫生出版社（中继线 010-59780011）

地　　址：北京市朝阳区潘家园南里 19 号

邮　　编：100021

E - mail：pmph @ pmph.com

购书热线：010-59787592　010-59787584　010-65264830

印　　刷：北京市艺辉印刷有限公司

经　　销：新华书店

开　　本：850×1168　1/16　印张：16

字　　数：419 千字

版　　次：2017 年 7 月第 1 版　　2024 年 7 月第 2 版

印　　次：2024 年 7 月第 1 次印刷

标准书号：ISBN 978-7-117-36540-6

定　　价：68.00 元

修 订 说 明

为了更好地贯彻落实党的二十大精神和《"十四五"中医药发展规划》《中医药振兴发展重大工程实施方案》及《教育部 国家卫生健康委 国家中医药管理局关于深化医教协同进一步推动中医药教育改革与高质量发展的实施意见》的要求，做好第四轮全国高等中医药教育教材建设工作，人民卫生出版社在教育部、国家卫生健康委员会、国家中医药管理局的领导下，在上一轮教材建设的基础上，组织和规划了全国高等中医药教育本科国家卫生健康委员会"十四五"规划教材的编写和修订工作。

党的二十大报告指出："加强教材建设和管理""加快建设高质量教育体系"。为做好新一轮教材的出版工作，人民卫生出版社在教育部高等学校中医学类专业教学指导委员会、中药学类专业教学指导委员会、中西医结合类专业教学指导委员会和第三届全国高等中医药教育教材建设指导委员会的大力支持下，先后成立了第四届全国高等中医药教育教材建设指导委员会和相应的教材评审委员会，以指导和组织教材的遴选、评审和修订工作，确保教材编写质量。

根据"十四五"期间高等中医药教育教学改革和高等中医药人才培养目标，在上述工作的基础上，人民卫生出版社规划、确定了中医学、针灸推拿学、中医骨伤科学、中药学、中西医临床医学、护理学、康复治疗学 7 个专业 155 种规划教材。教材主编、副主编和编委的遴选按照公开、公平、公正的原则进行。在全国 60 余所高等院校 4 500 余位专家和学者申报的基础上，3 000 余位申报者经教材建设指导委员会、教材评审委员会审定批准，被聘任为主编、副主编、编委。

本套教材的主要特色如下：

1. **立德树人，思政教育** 教材以习近平新时代中国特色社会主义思想为引领，坚守"为党育人、为国育才"的初心和使命，坚持以文化人，以文载道，以德育人，以德为先。将立德树人深化到各学科、各领域，加强学生理想信念教育，厚植爱国主义情怀，把社会主义核心价值观融入教育教学全过程。根据不同专业人才培养特点和专业能力素质要求，科学合理地设计思政教育内容。教材中有机融入中医药文化元素和思想政治教育元素，形成专业课教学与思政理论教育、课程思政与专业思政紧密结合的教材建设格局。

2. **准确定位，联系实际** 教材的深度和广度符合各专业教学大纲的要求和特定学制、特定对象、特定层次的培养目标，紧扣教学活动和知识结构。以解决目前各院校教材使用中的突出问题为出发点和落脚点，对人才培养体系、课程体系、教材体系进行充分调研和论证，使之更加符合教改实际、适应中医药人才培养要求和社会需求。

3. **夯实基础，整体优化** 以科学严谨的治学态度，对教材体系进行科学设计、整体优化，体现中医药基本理论、基本知识、基本思维、基本技能；教材编写综合考虑学科的分化、交叉，既充分体现不同学科自身特点，又注意各学科之间有机衔接；确保理论体系完善，知识点结合完备，内容精练、完整，概念准确，切合教学实际。

4. **注重衔接，合理区分** 严格界定本科教材与职业教育教材、研究生教材、毕业后教育教材的知识范畴，认真总结、详细讨论现阶段中医药本科各课程的知识和理论框架，使其在教材中得以凸

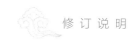

显,既要相互联系,又要在编写思路、框架设计、内容取舍等方面有一定的区分度。

5. **体现传承,突出特色**　本套教材是培养复合型、创新型中医药人才的重要工具,是中医药文明传承的重要载体。传统的中医药文化是国家软实力的重要体现。因此,教材必须遵循中医药传承发展规律,既要反映原汁原味的中医药知识,培养学生的中医思维,又要使学生中西医学融会贯通;既要传承经典,又要创新发挥,体现新版教材"传承精华、守正创新"的特点。

6. **与时俱进,纸数融合**　本套教材新增中医抗疫知识,培养学生的探索精神、创新精神,强化中医药防疫人才培养。同时,教材编写充分体现与时代融合、与现代科技融合、与现代医学融合的特色和理念,将移动互联、网络增值、慕课、翻转课堂等新的教学理念和教学技术、学习方式融入教材建设之中。书中设有随文二维码,通过扫码,学生可对教材的数字增值服务内容进行自主学习。

7. **创新形式,提高效用**　教材在形式上仍将传承上版模块化编写的设计思路,图文并茂、版式精美;内容方面注重提高效用,同时应用问题导入、案例教学、探究教学等教材编写理念,以提高学生的学习兴趣和学习效果。

8. **突出实用,注重技能**　增设技能教材、实验实训内容及相关栏目,适当增加实践教学学时数,增强学生综合运用所学知识的能力和动手能力,体现医学生早临床、多临床、反复临床的特点,使学生好学、临床好用、教师好教。

9. **立足精品,树立标准**　始终坚持具有中国特色的教材建设机制和模式,编委会精心编写,出版社精心审校,全程全员坚持质量控制体系,把打造精品教材作为崇高的历史使命,严把各个环节质量关,力保教材的精品属性,使精品和金课互相促进,通过教材建设推动和深化高等中医药教育教学改革,力争打造国内外高等中医药教育标准化教材。

10. **三点兼顾,有机结合**　以基本知识点作为主体内容,适度增加新进展、新技术、新方法,并与相关部门制定的职业技能鉴定规范和国家执业医师(药师)资格考试有效衔接,使知识点、创新点、执业点三点结合;紧密联系临床和科研实际情况,避免理论与实践脱节、教学与临床脱节。

本轮教材的修订编写,教育部、国家卫生健康委员会、国家中医药管理局有关领导和教育部高等学校中医学类专业教学指导委员会、中药学类专业教学指导委员会、中西医结合类专业教学指导委员会等相关专家给予了大力支持和指导,得到了全国各医药卫生院校和部分医院、科研机构领导、专家和教师的积极支持和参与,在此,对有关单位和个人表示衷心的感谢!为了保持教材内容的先进性,在本版教材使用过程中,我们力争做到教材纸质版内容不断勘误,数字内容与时俱进,实时更新。希望各院校在教学使用中,以及在探索课程体系、课程标准和教材建设与改革的进程中,及时提出宝贵意见或建议,以便不断修订和完善,为下一轮教材的修订工作奠定坚实的基础。

人民卫生出版社

2023 年 3 月

前　言

　　《历代名医医案选读》是中医药高等教育的一门综合提高课程。它将中医理论和临床紧密地结合在一起,致力于培养学生具有名医的思维模式,吸取和运用历代名医的临床经验,学习历代名医的创新精神。

　　医案是中医临床实践的记录,体现了诊疗过程中理、法、方、药的具体运用,是医家诊治疾病思维过程的表现,是使历代医家的丰富经验得以传世的重要途径之一,也为后世提供了很好的学习和研究资料,在中医临床、教学和科研中具有特殊的作用。近代著名学者章太炎指出:"中医之成绩,医案最著。"清代名医方耕霞指出:"医之有方案,犹名法家之有例案,文章家之有试牍。"故历代业医者十分重视对医案的总结记录;习医者无不究习之,以启迪思维,获取经验。自2022年始古代医案的阅读分析已经逐步纳入住院医师规范化培训毕业考试内容,因此对医案阅读分析能力的培养尤为迫切。

　　本教材共分五章,分别为医案概论、宋金元名医医案、明代名医医案、清代名医医案、近现代名医医案。教材以医家为纲,以医案为目。本教材的特点在医家的"辨证思路"和"治疗经验",每个医案结合医家的学术思想和临床经验进行详细分析,使读者既能明晰个案,又能了解医家学术全貌和辨证论治的思路。为保持各个时代医案的原貌,所录医案中药物的剂量均沿用原单位,但在全书后附有"古方药量考证"以供参考。医案中涉及到犀角、虎骨等现代禁用药物,为保留医案原貌依然保留,现临床使用时应用相应的替代品。

　　本书适用于中医药院校学生课程教学和中医药从业人员自学使用,既是学习历代名医临床经验的实用读本,又是广大医务人员的临床参考书,尤其是住院医师规范化培训毕业考试的参考教材。

　　本教材第一章医案概论、附录由胡方林编写;钱乙医案、张从正医案由叶瑜编写;许叔微医案由金钊编写;李杲医案、陈自明医案由杨艳红编写;王好古医案、罗天益医案由程绍民编写;朱震亨医案由王丽娜编写;汪机医案、薛己医案由李萍编写;杨继洲医案由刘巨海编写;孙一奎医案由杨琦编写;缪希雍医案由韩洁茹编写;陈实功医案由李丽编写;张介宾医案由刘晓芳编写;吴有性医案由吕凌编写;李中梓医案由赵军编写;喻昌医案由武权生编写;张璐医案由刘成丽编写;郑重光医案由王洁晶编写;叶桂医案由汪剑编写;王维德医案、徐大椿医案由张明锐编写;余霖医案由夏永良编写;吴瑭医案由卢静编写;王泰林医案由江花编写;王士雄医案由李海霞编写;张锡纯医案由张俐敏编写;丁甘仁医案由宋佳编写;曹颖甫医案由姚洁敏编写;张山雷医案由张弘编写;祝味菊医案、施今墨医案由杨云松编写;蒲辅周医案、秦伯未医案由庞杰编写;陆渊雷医案由张建伟编写;章次公医案、姜春华医案由孙丽霞编写;李聪甫医案由林怡编写。

　　本书在编写过程中承蒙湖南中医药大学博士生导师陈大舜教授、易法银教授审阅全书,在此致以特别谢意。同时,在编写过程中借鉴了部分学者的研究成果,在此表示衷心的感谢,限于篇幅,未

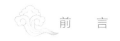

详细列出参考出处。

　　由于我们水平所限,案中分析欠妥之处在所难免,同时,所选医案不尽能代表医家学术全貌,敬请各位读者不吝指教。

编者

2023 年 4 月

◇◇◇ 目　　录 ◇◇◇

第一章

医案概论

ER-1-1

第一章
医案概论
PPT 课件

学习目标

1. 掌握医案阅读的方法和要点,历代医家医案的书写风格。

2. 熟悉先秦两汉、魏晋至隋唐五代、宋金元、明代、清代以及近现代各个历史时期医案发展概况及特点、主要成就。

3. 了解医案分类及书写形式,医案学习目的与意义。

医案,古称诊籍,又称脉案、方案,现亦称病案、病历。是中医治疗疾病时辨证、立法、处方用药的真实记录,是历代医家保留下来的经验结晶,反映医家在理、法、方、药等方面综合运用的临床思维过程,体现了历代名医的学术思想和临床经验,是中医学文献的重要内容之一。中医医案源远流长,历代医案数量可观。通过中医医案的学习研究,分析提炼医案中蕴含的极具价值的名医学术思想和临床诊疗经验,对中医理论发展和临床实践进步大有裨益。

第一节　医案发展历史

中医医案的起源,可以追溯到几千年前的殷商时代,在早期的甲骨帛文、经史古籍、医学典籍中,都有有关医案的记载。其中,淳于意的"诊籍"可以说是早期医案的代表之作。医案约始于秦汉,发展于宋金元,成熟于明清,近现代达鼎盛时期,代有发展,世有偏重,不断积累,逐渐完善。

一、先秦两汉

先秦两汉时期是中医学发展的一个重要阶段。不仅产生了中医奠基性基础理论著作《黄帝内经》《难经》,而且还有临床医学巨著《伤寒杂病论》和药物学著作《神农本草经》,这些著作的问世为中医药学的发展奠定了坚实的基础。在这一时期虽无医案专著出现,但散见于先秦诸子百家著作中关于诊治疾病的记录颇丰,有的还相当详细,亦可视为原始的医案。如《左传》记载有晋平公乏嗣,公孙侨断其病因是"男女同姓,其生不蕃",这与《国语·晋语》"同姓不婚,惧不殖也"是一脉相承的,可见近亲不能结婚的认识由来已久。《左传》还记载秦医医缓与医和给晋侯治疾的史事。医缓的医事中"晋侯梦大厉"一节虽有些荒诞不经,但它反映了医缓诊断疾病的正确,治疗手段的多样,该案中"病入膏肓"这一成语也就流传千古;医和的医事里记述"六气致病"的病因学说,阐发了病机。《列子·汤问》记载扁鹊为鲁公扈赵齐婴治疾,先以毒酒麻醉,再行剖胸易心之术。《吕氏春秋·至忠》篇有文挚用情志疗法治愈了齐闵王的头痛病。王充在《论衡·福虚》篇较详细记载楚惠王吞水蛭治愈瘀血宿疾。这类散见先秦两汉经史著作中的病例记载尚有许多可查,这些虽不能说是真正的医案,但可视作原始医案的前身。

现今所见到的较为完整的医案,当属《史记·扁鹊仓公列传》中记载的扁鹊入虢之诊和望齐侯之色以及仓公诊籍,这些算得上迄今为止有文字记载的最早而又较为完整的医案之作。尤其在太仓公列传中,记录了淳于意治疗的 25 则医案,称为"诊籍"。此 25 则医案,15则为治愈病例,10 则为死亡病例,病种达 23 个,涵盖疽、涌疝、气疝、热病气、风瘅、月事不下等 20 余个病种。医案内容涉及患者的姓名、年龄、性别、职业、籍里、病状、病名、脉象、诊断、病因、治疗、疗效、预后等,已经具备了中医医案的主要内容,体现了医家的学术思想和临床特色。这些医案记载全面,并用医学术语表述,毫无荒诞之词,是中医医案的早期代表作。

成书于战国末期和秦汉之间的《黄帝内经》,被视为我国现存最早的医学理论典籍。若从医案研究的角度分析,《素问》和《灵枢》中许多对于病证、诊疗方法的论述,已基本具备医案的要素。东汉医圣张仲景,虽无医案专著,但其《伤寒杂病论》中许多条文类似简练医案。《针灸甲乙经》序中记载了张仲景诊王仲宣的诊疗过程,张仲景见王仲宣,望而知其有病,二十年后当落眉。张仲景长于望诊及对麻风病有深刻认识,于此案中可体现。

秦汉之际,没有医案专著问世,这些散见于经史艺文中之医案、医话亦未分家,虽然难免其间有夸大或迷信之言,其可信度远非医家所记之可比,但就其保存古代医案资料而言,仍然是十分可贵的。

二、魏晋至隋唐五代

魏晋南北朝至隋唐五代时期战乱频仍,医风崇尚方书,所以医案记录和研究未取得突破性进展,许多医案散见于经史、医籍之中,需要进一步探寻和发现。诸如《华佗传》《仲景传》以及《周书》《南史》《北史》《唐书》等无不载有医案的零金碎玉。如《三国志·华佗传》中记载华佗治疗曹操头风等 6 则医案;《晋书·魏永之传》记有魏氏天生兔唇,通过手术割补治愈一案,应是世界上最早的兔唇修补手术的记载;《南史》所记薛伯宗精于外科,用移陟之术治愈公孙泰背疽;徐文伯用消石汤治愈宋路太后之结石;《北齐书》记有褚澄用一升紫苏治愈李道念冷积;《南齐书》记有褚渊用冷水灌沐法治愈伧父内热外感证;《北史·艺术传》中记有马嗣明以醋石粉外涂治毒肿;徐之才用汤剂治愈武成王的视觉异常;姚僧垣以三剂汤药治愈金州刺史伊娄穆之痛痹;《唐书·方技传》中记有许胤宗用黄芪防风汤熏蒸法治愈皇太后之中风;李洞元用针灸助产使长孙皇后生下唐高宗;秦鸣鹤针刺百会、脑户二穴治愈唐高宗头风等。至于笔记、杂谈、小说、志异之类亦不乏医案、医话之记述。如《续异录》中记有名医梁革用针刺心下、凿齿纳药的方法治愈御史崔氏妾之尸厥;《玉堂闲语》记有扬州医生用乳香酒麻醉,然后开颅治愈一严重麻风等。

在晋唐时期的医著中保存了部分价值颇高的医案。如西晋王叔和的《脉经》,东晋葛洪的《肘后备急方》,唐代孙思邈的《备急千金要方》《千金翼方》和王焘的《外台秘要》等皆于方论之间记有医案。

王叔和《脉经》卷八、卷九中载有医案近 30 则,大多数为妇科医案。其中 7 则记载了患者确切或大致的年龄,1 例述及患者的身份,不少医案以问答形式记述。如卷九《平带下绝产无子亡血居经证第四》记载少女月经停止是"避年"(指健康妇女月经一年来潮一次,乃生理异常,不属于病态),不必害怕,以后月经自会复来。同篇还有 1 例:"问曰:妇人年五十所,病下利数十日不止,暮则发热,少腹里急痛,腹满,手掌热,唇口干燥,何也? 师曰:此病属带下。何以故? 曾经半产,瘀血在少腹中不去。何以知之? 其证唇口干燥,故知之。当与温经汤。"此案以问答形式把医家在诊治疾病中的认识和经验提示了出来。类似问答式医案,仅卷九就有近 10 则。

孙思邈《备急千金要方》载录 11 个医案。其中卷二十一中载有孙思邈经治的 1 例因久服石散而导致的消渴重证医案:"贞观十年,梓州刺史李文博先服白石英久,忽然房道强盛,经月余渐患渴,经数日小便大利,日夜百行以来,百方治之,渐以增剧,四体羸惙,不能起止,精神恍惚,口舌焦干而卒。此病虽稀,甚可畏也。利时脉沉细微弱,服枸杞汤即效,但不能长愈。服铅丹散亦即减,其间将服除热宣补丸。"虽然患者最终没能挽救过来,但孙思邈如实地记述了疾病的发展过程和治疗措施,没有浮词,也毫无掩饰,并把自己使用过的曾经有效而"不能长愈"的"枸杞汤"和"铅丹散"附于案后。这种客观、真实地书写医案的态度,是十分可取的。

这一时期,出现将医案附于药物之后,用来印证药物功效者。如由陈藏器撰于公元 739年的《本草拾遗》,在"女萎"(今称玉竹)条下载"晋嵇绍有胸中寒疢(疹,《本草纲目》作疾),每酒后苦唾,服之得愈"(引自宋代唐慎微《重修政和经史证类备用本草》卷六)。可谓开药后附案之先河。明代李时珍为了阐明药物效用,在《本草纲目》中也采用这种药后附案的方法。

魏晋隋唐时期长达千余年,医案的发展尚处于探索徘徊的阶段,这一时期虽无医案专著问世,但可以看出这一时期医案的积累,为后世医案学的形成奠定了基础。

三、宋金元

宋金元时期是我国医学发展的一个重要时期,宋朝政府对医学发展比较重视,无论是基础医学还是临床医学都有较大的发展,出现许多著名的医学家及专著。

医案的书写与积累受到各医家的普遍重视,而且已成为国家医官考试学生的内容之一。宋代的太医局注重医学生实际医疗技术的训练,每年的第三场考试内容即为"假令病法三道",其实就是对假设的三个病案进行分析处理,也即辨证论治,要求理法方药四平八稳,丝丝入扣。高年级的医学生还承担为其他三学(太学、律学、武学)学生及各营将士治病的任务。并按统一规格(官方统一发印纸)记录治疗经过和结果,保存下来,这就使得医案数量空前增多。

最重要的是宋代已经产生了第一部个案专著,同时也是第一部伤寒个案专著,即成书于1132 年的许叔微所著《伤寒九十论》。全书分为九十证,每证一案,立案严谨,内容全面,叙案之后,以《黄帝内经》《难经》《伤寒论》等理论为指导,并结合个人临床经验,对医案加以剖析。许叔微晚年又著《普济本事方》,于方后列举自己运用该方所治愈的病案。因此,谢利恒称"医案之作,盖始于宋之许叔微"。

金元时期名医辈出,医家记载医案流传后世者颇多,个案记录、总结亦被医家所重视。其特点是大多采取以论附案的方式,宋钱乙《小儿药证直诀》列医案专篇,其中载有钱乙儿科医案 23 例,是专科医案之先举。他如朱震亨《格致余论》《局方发挥》,李杲《脾胃论》《兰室秘藏》等书以论附案,或夹论夹案,或边论边案,以企用案证理,或以理导案。需要指出的是,此一时期也有医案独立成篇的医籍,如张从正《儒门事亲》、罗天益《卫生宝鉴》,均设医案专篇。

此外,《宋史》、地方志、杂记(如《挥麈余话》《船窗夜话》《齐东野话》《老学庵笔记》《东坡杂记》《夷坚乙志》)等书中收载医案亦较前代为多。

四、明代

医案之作至明代进一步发展。诸多医家已开始注意到医案书写的规范化,可谓医案学逐渐成熟的重要标志。

1. **个案专著增多** 从《中医图书联合目录》所收录的中医书籍可知,现存明代个案专书达30余种之多。如《石山医案》《薛氏医案》《孙文垣医案》《李中梓医案》,这些医案都反映了该医家的学术思想与临床经验,亦能实事求是地反映临床疗效,故质量较高。

2. **出现研究医案专著** 随着医案数量的增多,内容逐渐丰富,并认识到学习与研究医案对提高辨证论治水平、开拓临证思路具有重要作用,故医案成为重要的学术研究课题。明代嘉靖年间,江瓘及其子江应元、江应宿搜集明代以前历代名医的个案专著及散见于经史子集、稗官野史等书中之医案加以分类整理研究,摘其精要,以类相从,并参考南宋张杲《医说》,编成《名医类案》12卷。证分205门,集案2 400余则,这是第一部医案类书。《名医类案》不仅开以证类案之先河,更为我们保存了大量的古代医案,是对中医医案的第一次大的总结,对医案之研究起到了承前启后的作用。该书不仅是我国医学史上第一部研究医案的专著,而且是一部较实用的医学类书。病案记载详细,并附编者按语,江瓘认为这样可以起到"宣明往范,昭示来学,既不诡于圣经,复易通乎平俗"的作用。

3. **讨论医案撰写规范** 明代已有了较为规范的医案之作及医案写作要求。韩懋的《韩氏医通》及吴昆的《脉语》是当时明确提出医案书写标准和规范的代表作。韩懋《韩氏医通》言:"六法者,望、闻、问、切、论、治也。凡治一病,用此式一纸为案。首填某地某时,审风土与时令也;次以明聪望之、闻之,不惜详问之,察其外也;然后切脉、论断、处方,得其真也。各各填注,庶几病者持循待续,不为临敌易将之失,而医之心思既竭,百发百中矣。"吴昆《脉语》则进一步规范"脉案格式",即:"一书:某年某月某地某人。二书:某人年之高下,形之肥瘦长短,色之黑白枯润,声之清浊长短。三书:其人苦乐病由,始于何日。四书:初时病证,服某药,次服某药,再服某药,某药少效,某药不效。五书:时下昼夜孰甚,寒热孰多,喜恶何物,脉之三部九候如何。六书:引经旨以定病名,某证为标,某证为本,某证为急为先治,某证为缓为后治,某脏当补,某脏当泻。七书:当用某方,加减某药,某药补某脏,某药泻某脏,君臣佐使之理,吐下汗和之忌,一一详尽。末书某郡医生某某拟。"自此,医家书写医案便以切合临证实际、提高理论对实践的指导为主旨,注意到删繁存要,去粗取精,并进行理论研究,使医案书写向标准化、规范化方向发展。由此这一时期医话、医事、医案已明确区分,这对医案的规范发展和提高是很有意义的。

这一时期的许多医著中亦附有不少医案,如《景岳全书》《本草纲目》《针灸大成》《外科正宗》《温疫论》等。此外,亦有散见于经史子集中的医案。

五、清代

清代医案著作大量出现,许多医家不但重视医案的撰写,而且医案评注、研究类著作增多。这一时期医案表现出不同的风格和特点,行文方式多样,文字考究,机理分析细致入微,展现了当时的学术水平。

1. **医案专著非常普遍** 现存清代医案达300余家,尤其是清道光以降,医案佳作更显,各领风骚,不一而足。如温补学派医家赵献可之门人高鼓峰的《四明医案》及吕留良的《东庄医案》,其治法皆宗献可,大倡八味、六味;李中梓弟子马元仪的《印机草》及尤怡的《静香楼医案》则善用李中梓的脾肾双补法;张璐的《张氏医通》及郑重光的《素圃医案》又皆承张介宾温补之特色。当然,此一时期的医案,也不独崇温补,尚有其他各具特色的佳作,彰显了其他论治法则。如王三尊《医权初编》多以攻下法居多,沈鲁珍的《沈氏医案》则多用豁痰清火之法。清代中期,具有代表性的著作当属华岫云收集叶桂医案汇编而成的《临证指南医案》。该书辨证灵活,用药精当,体现了叶桂思想的个性特征。针对临床各科病证,一扫温补与经方派的旧例,记载了诸如针对久痛顽疾,当以久病入络为论;论治脾胃病则当以养胃阴为主;虚损之证则需用血肉有情之品等。该著作文字简约,寓意深刻,被称为临证医案之典范,对临床具有重要的指导意义,是迄今为止版本繁多、校注颇多、出版发行量大的个案专著。同一时期的典型医案还有陈念祖《南雅堂医案》,徐大椿《洄溪医案》,治疗温病为主的《吴鞠通医案》《扫叶庄医案》等,以及治疗杂病的程文囿《杏轩医案》和杨乘六《潜村医案》。

2. 医案编辑各有特点　有以医家为纲、以病证为目,有以专题类案等不同医案著作。以医家为纲、病证为目的有《医宗己任编》《三家医案合刻》,以专题类案的有《奇症汇》等。更有魏之琇对《名医类案》加以重订,同时将其后的医案进行编辑、整理成《续名医类案》,成为《名医类案》的姊妹篇,该书收医家 300 余家,集案 8 000 多例。此外,清代医家在编著丛书、类书时也多附医案。

3. 评点或注释医案　在整理汇编医案的同时,清代评点或注释医案也日趋活跃。较有影响的评注医案集有:杨乘六评按《东庄医案》《四明医案》,周学海评注《印机草》,徐大椿批注、华岫云等人附论《临证指南医案》,王士雄评按《洄溪医案》,俞震评按《古今医案按》,方耕霞评按《王旭高医案》,柳宝诒评按《柳选四家医案》,谢甘澍注《寓意草注释》,刘子维撰、门人李俊诠解《圣余医案诠解》,薛己撰、钱临疏《薛案辨疏》等。这些评按批注,对各家医案或提要钩玄,或发微补阙,或褒长贬短,或质疑驳误,使后人在阅读时易于抓住要领,吸取精华。

4. 研究医案书写格式　清代研究医案书写规范化当属喻昌,其在《寓意草》中有《与门人定议病式》一篇,探讨了医案应包括的内容,强调了书写医案的严肃性,对后世医案书写的规范化起到了很好的促进作用。

某年某月,某地某人,年纪若干?形之肥瘦长短若何?色之黑白枯润若何?声之清浊长短若何?人之形志苦乐若何?病始何日?初服何药?次后再服何药?某药稍效、某药不效?时下昼夜孰重?寒热孰多?饮食喜恶多寡?二便滑涩无有?脉之三部九候,何候独异?二十四脉中,何脉独见?何脉兼见?其症或内伤,或外感,或兼内外,或不内外,依经断为何病?其标本先后何在?汗吐下和寒温补泻何施?其药宜用七方中何方,十剂中何剂,五气中何气,五味中何味?以何汤名为加减和合?其效验定于何时?一一详明,务令纤毫不爽。起众信从,允为医门矜式,不必演文可也。

某年者,年上之干支,治病先明运气也。某月者,治病必本四时也。某地者,辨高卑燥湿五方异宜也。某龄某形某声某气者,用之合脉图万全也。形志苦乐者,验七情劳逸也。始于何日者,察久近传变也。历问病症药物验否者,以之斟酌己见也。昼夜寒热者,辨气分血分也。饮食二便者,察肠胃乖和也。三部九候,何候独异,推十二经脉受病之所也。二十四脉见何脉者,审阴阳表里无差忒也。依经断为何病者,名正则言顺,事成如律度也。标本先后何在者,识轻重次第也。汗吐下和寒温补泻何施者,求一定不差之法也。七方大小缓急奇偶复,乃药之制,不敢滥也。十剂,宣通补泄轻重滑涩燥湿,乃药之宜,不敢泛也。五气中何气,五味中何味者,用药最上之法。寒热温凉平,合之酸辛甘苦咸也。引汤名为加减者,循古不自用也。刻效于何时,逐款辨之不差,以病之新久五行定瘥期也。若是则医案之在人者,工拙自定,积之数十年,治千万人而不爽也。(《寓意草·与门人定议病式》)

5. 重视医案学习　无论是医学馆还是以师带徒,都把医案的学习、考核作为必修的内容,反映出中医医案在中医学中的重要地位,对后来重视医案的学习产生了深远的影响。

六、近现代

民国迄今,个案专集之多已不胜枚举,各种医学杂志所收医案之多亦不可胜计,概括其

笔记栏

成就和特点有以下几方面。

1. 借鉴西医病历书写格式　近现代中医医案借鉴了西医病历的内容和格式,采取逐项记录的方式。如张锡纯《医学衷中参西录》中的医案,率先将西方医学结合到中医诊疗中来,衷中参西,为中医发展开辟了新的思路。现代各级医院门诊、住院病历,又同时具备记载现代医学检验结果和现代病名以及疗效客观化等特点。

2. 筛选评议古今医案　医案研究类著作日益增多,如张山雷(寿颐)《古今医案平议》,何廉臣《全国名医医案类编》,秦伯未《清代名医医案精华》,陈可冀《清宫医案研究》,余瀛鳌《现代名中医类案选》,董建华《中国现代名中医医案精华》以及易法银、胡方林《历代名医医案选析》等。

3. 引入现代科技研究方法　如姜良铎在董建华的指导下,运用统计学原理对古今700多位医家1万余则温病医案进行分析,著成《温病诊断指标及证治方药规律的研究》一文,揭示了温病临床诊治规律,确定了疗效标准。又如电子计算机专家系统的研制,在这方面较早研制成功的有中国中医研究院(现中国中医科学院)西苑医院研制的模拟钱伯煊诊治痛经的诊疗仪,北京中医医院研制的关幼波治疗肝病诊疗仪,以及北京中医药大学东直门医院研制的董建华治脾胃病诊疗仪等。这些都是医案研究在新形势下利用高科技手段的突破性进展,为中医医案研究开辟了广阔的前景。

4. 总结整理近现代名家医案　近现代涌现了许多名医大家,搜集整理这些医家的典型医案,提炼其学术精华,有益于中医学术的发展。针对这种情况,有学者搜集各地名医独到的典型验案,以常见病为纲目,出版了许多的经验集、丛书等著作。例如史宇广等主编《当代名医精华》、董建华等主编《中国现代名中医医案精华》等即是这一类书籍的代表。此外,如施今墨、蒲辅周、程门雪、岳美中、秦伯未、李聪甫、刘渡舟、赵绍琴、时振声、关幼波、邓铁涛、朱良春等名医大家,均有个人医案著作出版,从而使名医临床经验得以发扬光大。

5. 整理出版古代医案　凡中华人民共和国成立前医案多有出版发行,如《名医类案》《续名医类案》《临证指南医案》等。也整理出版了若干未刊行的医案,如《未刻本叶氏医案》《柳宝诒医案》等。

第二节　医案分类与书写

古代医家在医案写作时由于没有统一的写作规范,写作时自由度比较大,形成了不同的风格,作者或后人在整理时进行了不同的归纳方式,形成了不同的分类。

一、医案分类

医案是医者临证时记录而自然形成的文字资料,本无类别之分,所谓分类,主要是由整理、编辑者为了便于利用、保存而按不同的类别归纳而成的。

1. 个人类医案　本类医案是各个历史时期医家临证治验的记载,在医案著作中所占比例最大。其特点是充分体现医家的临证所长、学术特点、用药风格。

《伤寒九十论》,宋代许叔微著。是现存的第一部医案专著,也是第一部伤寒医案专著,收载许叔微所治医案90则。其中经方医案61则,涉及经方36首。医案内容详细,包括治疗过程与结果,更可贵的还记载有死亡医案,尤其是依据《黄帝内经》《难经》《伤寒论》等经典,结合个人见解,阐发病机、辨析症状、解释方义、讲授用药心法,不仅成为后世学习《伤寒论》的重要参考书,而且还对后世医案学的发展产生了深远的影响。

《石山医案》，收载汪机平生临证治验。其特点是反映临证多四诊合参，尤长于脉诊与望诊，用药善滋补，尤以参芪常用。

《孙文垣医案》，共收载验案 397 则，较全面地反映了孙一奎诊治特色及临床经验，足堪后人师法，且对发掘整理研究中医药学及指导临床做出了一定的贡献。

《李中梓医案》，收录李中梓临证治验 50 余则，反映其临证对疑难杂证的辨识论治，是一部论治疑难杂证重要的读本。

《临证指南医案》，主要收集叶桂内、妇、儿科之医案，按病证分为 89 门，10 卷。其特点是选案丰富，记录精当，用药灵活。整理者按门总评，提示治则大要，后经清代名医徐大椿详细评注，较集中体现叶桂学宗《黄帝内经》《难经》《伤寒杂病论》，推崇、取法李杲补益脾胃、刘完素论治火热、朱震亨杂病调治之法等，是临证较好的参考书。

《吴鞠通医案》，较全面地反映了吴瑭在温病、伤寒、杂病、妇科、儿科等方面的成就，其特点是以实录式为主，复诊连案较多，记录较详，有益于读者对整个病情转归的了解及辨治思路学习。

《归砚录》《王氏医案》（原名《回春录》）、《王氏医案续编》（原名《仁术志》）、《王氏医案三编》，均为清代王士雄所著。王士雄不仅阐发暑病、霍乱辨治规律，而且重视临床，擅长辨治内科、妇科、儿科及温病，尤其是注重总结临证医案，收录医案多达 1 800 个，医案记录完备，包括患者姓名、年龄、就诊时间或发病季节、临床证候与特征、失治误治原因、辨证/病思路、方药加减、疗程与疗效等。

《丁甘仁医案》，收录了丁甘仁验案 400 余则，方案 600 余则，分为中风、伤寒、温病等门，其特点是着意于诊断与处方，尤其是用药之精当，为后世医家所效法。

《经方实验录》与《曹颖甫先生医案》，曹颖甫临证以长沙为宗，善用经方，重视"经方实践"或原方照搬，或通常达变，尤其是敢用经方峻剂，每每斩关夺隘，起死回生。阐论经方235 个，应用经方医案 265 个，涉及 76 种疾病；案后或附曹颖甫本人按语，或姜佐景、王慎轩等门人按语，对于学习曹颖甫医案多有启迪。

《施今墨医案》，由其门人祝谌予收集整理，计 343 个医案。施今墨提出十纲辨证理论，注重炮制，擅用对药。临证医案包括性别、年龄、症状、舌苔、脉象、辨证立法、处方、复诊、用药剂量及特殊煎煮方法等，尤其是辨证立法论述最好。

《蒲辅周医案》，分为内科、妇科、儿科及其他四大部分，其特点是整理者在中医病名下用括号的形式标出西医病名，多录西医理化检查结果，体现了辨病与辨证相结合，尤其是辨证论治思路独具特色。

《岳美中医案》，记载岳美中 80 则医案，其特点是以追忆式记载为主，体现其善用古方，着力于在辨证论治的前提下专方、专药的运用，反映其心得与体会。

2. 专科医案　这类医案的特点是能充分反映医家在临床某一方面的擅长与经验特色。尤其是科学发展之分化特点，当今出现了许多前未有过的专科，所以专科医案越来越受到人们的重视。古代医案多无科别，而专科医案从明代以后才陆续多见。

《内科摘要》，该书为中国医学史上最早的以内科命名的医书，全书主要列内科亏损病证21 种，计 200 余案。

《谦益斋外科医案》，清代著名外科"心得派"的代表医家高秉钧所著，其特点是将外科疾病按部位分类诊治。

《叶天士女科医案》，集录了叶桂治疗妇科的临证经验。其特点是每门分属整理，如调经门、带崩门、胎产门、血室门。

《针灸医案》，近人李长泰著，全书收录医案多属疑难杂症，皆为作者经验试效者，非辑录抄写者可比。在医案类著作中,针灸治验专集甚为罕见。

《赵炳南临床经验集》,辑录了赵炳南对皮肤科疾病的主要治验,其特点是对病史、检查记载甚详,案后加按语,以利读者加深领会。

《哈荔田妇科医案医话选》,辑有哈荔田 90 余则医案,集中反映其毕生妇科临床经验,其特点是辨证要点突出,论治精细入微。

《何世英儿科医案》,收载何世英从医 50 余载儿科之经验。其特点是对儿科病证的治疗注重后天调理,并附何世英验方 40 余首。

《廖浚泉儿科医案》,选录廖浚泉儿科治验 100 则,其特点是体现其临证主张辨证与辨病相结合,多参考西医检查与诊断,是一本很切合临床实用之书。

《陆瘦燕针灸论著医案选》,收录陆瘦燕 52 则医案,其特点是按病归案,逐案加按语,突出地体现了陆瘦燕用针的理法方穴独特经验,注重用经络理论指导临证治疗。

《现代针灸医案选》,收录中华人民共和国成立后全国针灸医案 300 余则,其特点是按现代中西结合要求逐项记录详备。

3. 合编类医案 本类医案的特点是汇辑两家以上的名医医案,经编辑者精选其能代表名医学术思想、治疗经验或者治疗特色之医案合刊而成。这类医案质量颇高,受到后世学者的重视和喜爱。

《三家医案合刻》,共 3 卷,系清代被誉为"吴中三先生"的叶桂、缪遵义、薛雪三人医案的合刻本。本书的特点是随选随录,不分类,每案按语精练,又能突出三家各自特色。如叶桂医案着力于体现处方用药精宜,皆未示剂量,此为录叶案之特色;缪遵义医案则表现善治温病,长于用血肉有情之品调补虚损之证;薛雪为温病名家,于临床重于湿热与湿温之论治不同,以示后学。

《宋元明清名医类案》,分正、续两部分,收录宋元明清四朝 46 位名医主要医案。本书特点是以医家为纲,以病证为目,每家案首作有小传,并引前贤评注于编者评述之中。

《清代名医医案精华》,收载清代自叶桂至丁甘仁等 20 位名医的 2 069 则内科医案。其特点是以实录式医案为入选之标准,并以医家为纲,病证为目,列医家之小传,按每家医案之特色收数十种病证。

《老中医医案医话选》,收录 118 位当代名老中医的医案计 156 篇。分为医案与医话两部分。医案分内、外、妇、儿、五官、针灸、皮肤等科的多发病、疑难病,其特点是以中医病名为主,附以现代医学病名,记有现代医学之理化检查指标。

《历代无名医家验案》,收录 400 余种医药、文史、笔记等书中无名医家的治验 600 余则而成。其特点是按临床各科分类;书中结合前贤之验,汇辑案者自身心得探研之;并对每类疾病常用药物功效、性味等作了发挥。

《中医奇证新编》,主要收录中华人民共和国成立以来在辨证论治方面有启发性的奇证医案 341 例,也录有少量古代奇证。本书的特点是按内、外、妇、五官、肢体等几部分编辑,而在分类之下又按其病位、证候特点分属之。所选案例内容确定,记录完整,理法方药齐备。

《明清十八家名医医案》,当代伊广谦、李占永编纂,收集汪机、孙一奎、喻昌、李中梓、高斗魁、尤怡、徐大椿、薛雪、吴瑭、王士雄、程文囿、蒋宝素、谢星焕、费伯雄、王泰林、陈秉钧、张聿青、余景和 18 位著名医家的 21 部医案。其特点是原书医案照录,一册在手,名家尽收。

《两宋金元名家医案》,是李成文收录宋金元时期 400 年间约 120 种中医古籍中的名医医案 1 500 余则,包括张从正、李杲、朱震亨、许叔微、王好古、罗天益等,从一个侧面反映了宋金元时期中医学的创新发展与繁荣,验证了宋金元时期医学家们所提出的学术观点,丰富了中医学术理论,促进了中医临床医学的进步。

4. 名医类案 本类医案著作由编辑者将历代各类书籍、医学期刊中的医案归类整理而成。其特点是搜集面广且选案严格,保存了大量价值较高的名医医案。现举例介绍如下:

《名医类案》,为明代江瓘父子辑补而成,后经清代魏之琇等重订。全书12卷,计205门。以收集明以前历代名医之案为主,涉及经、史、子、集之书,收集之广,内容之丰富,是可想而知的。其特点是按病证分类,包括临床各科的急、慢性病证,对某些重要的医案不仅提示案中要点,编者还附有按语。

《续名医类案》,清代魏之琇(玉璜)编。原60卷,经王士雄新增重编为36卷,分345门,集录清以前历代名医的验案,内、外、妇、儿、五官等各科病证兼备,分类条理清楚,选案广泛,尤以急性传染病治案所占篇幅甚大,其中痘症(天花)即占2卷之多,亦可见当时传染之烈及编撰者之用心。魏之琇个人治案大多述证明晰,辨证精审,论治熨帖,记录详尽;而于抄录诸家案例,则加夹注和案后按语,着重于发明、辨析有关案例证治异同,议论较为平正可取。

《二续名医类案》,由鲁兆麟编写。收集了《续名医类案》成书之后至中华人民共和国成立初期已故的名医医案,也收录了部分《续名医类案》成书之前未收之医案。共收集医案专著200余部,选录医案约15 000则。医案的排列,按内科、外科、骨伤科、妇科、儿科、眼科、耳鼻喉科、口腔科为序;各科下按病分类,各病之医案均按成书年代先后编排,系后人整理的医案则按医家卒年排入,以便对历代医家进行对照研究。

《中医古籍医案辑成·学术流派医案系列》,李成文编。该丛书汇聚河间学派医家张从正、朱震亨、戴思恭、王履、虞抟、汪机、王纶、孙一奎,伤寒学派医家王叔和、孙思邈、许叔微、喻昌、张璐、徐大椿、尤怡、陈念祖、陆懋修、章楠,易水学派医家李杲、王好古、罗天益、薛己、张介宾、赵献可、李中梓、高斗魁,温病学派医家吴有性、余霖、叶桂、薛雪、吴瑭、王士雄、雷丰、柳宝诒,汇通学派医家张锡纯、恽树珏、祝味菊、陆渊雷、施今墨等43位著名医学家的临证医案23 000余则,以学派为纲,医家为目,以疾病为核心,按临床课教材排序,原文照录,案后注明出处,重新分类编纂为伤寒学派医案、河间学派医案、易水学派医案、温病学派医案、汇通学派医案5个系列20册。国医大师朱良春题写书名,王永炎院士主审。对于挖掘、继承、总结历代名医学术思想、辨治思路、用药特色,提高临床疗效具有重要的借鉴价值。

5. 评析类医案 本类医案的特点是经过医家本人或旁人的整理,加有评注或按语,以补充说明诊疗的情况或效果,或揭示案中辨证立法的关键和医家的独到经验,或旁征博引,加以发挥。这些评析内容对于理解医案精髓深有帮助。

《古今医案按》,清代俞震(东扶)著,10卷。其特点是按证分类,每病证之后再录载各家医案。选案之要求较严,以发挥至理、辨证精明、论治创新为其条件,对疑难或同病异治及主要论点、要点等,编者采用或加注或附按语,以示人于关键之处。

《薛案辨疏》,明代薛己撰,钱临疏。本书将薛己医案中有关诊断、立论、用药等方面加以辨析、疏解,有助于读者领会薛案原意,了解薛己学术思想和用药特点,开阔临诊治病的思路。李成文将其重新分类,以科为纲,以病为目,按教科书排序,纂为《钱临评点薛立斋医案》,便于学习应用。

《柳选四家医案》,为柳宝诒精选尤怡、曹存心、王泰林、张仲华的医案而成。本书的特点是选案以杂病最多,其他各科次之。柳宝诒对医案进行点评,或高屋建瓴,或画龙点睛,颇受好评。

《王氏医案绎注》,清代王士雄撰,石念祖绎注。本书集王士雄医案详加注释。分析病情,辨明病机,确定病位。对学习王士雄医案确有补益。原案中有漏叙脉象、病情、方药分量等情况,石念祖绎注时,凭个人分析予以酌情补入。其目的是帮助读者领会王士雄原案精神,但究属推论或主观识见,故有其片面性。

《古今医案平议》,张山雷采自《名医类案》《续名医类案》《王孟英医案》等名著之中涉及伤寒温热、内科杂病和外科等病案,逐一加以平议,阐发各案理法方药之精华,对其不足之处,亦中肯地予以批评,堪称医案著述中之佼佼者。

《全国名医验案类编》,民国何廉臣征集当时全国各地名医医案 300 余则,分上、下两集。医案记录完整,包括患者性别、年龄、职业及所患疾病的病名、原因、证候、诊断、疗法、处方、效果等项。案后由何廉臣另加按语评述,对如何掌握这些病证的病机和辨证治疗,有一定的启发。

《程评王九峰出诊医案(未刻本)》,清代名医王九峰先生晚年出诊医案,原为手抄本,为上海市已故名老中医张耀卿所收藏。据张耀卿所写"王九峰先生小传",本书较他人所集王九峰医案更胜一筹,"诚不可多得之宝笈也"。本书所收病案大多为内伤杂病,计有 300 余则,记录翔实(均有用药剂量),多为连诊,案语明畅,立方选药精湛适当。且经程门雪校正,有程氏眉批。

《伤寒名案选新注》,选理法方药较完备的历代名医医案 127 则。其特点是按《伤寒论》的方剂作为归类列证,总计 75 汤证,多则一证六七案,少者一案。在每案之后作者结合案中脉因证治,从辨证论治的角度进行阐发,对领会、运用仲景遣方用药颇有好处。

《历代名医医案选析》,易法银、胡方林选取了民国以前的 46 位著名医家,按内科、外科、妇科、儿科、温病进行分类介绍。对每一位医家,列举其代表医案进行辨证解析和论治解析,对于领会名家的辨证思想及用方配伍技巧颇有益处。

《王孟英评点古今医案》,是李成文选取王士雄《古今医案按选》《洄溪医案按》《随息居重订霍乱论》等书中所选评历代名医特色案例 800 余则,重新分类,以科为纲,以病为目,原文照录,标明出处(包括作者、书名、卷次或章节等),并在案末附"原案"及出处(王士雄选评医案多经改编,不标出处,部分作者张冠李戴),参考临床教科书排序,有利于研读所选古今医案。

《张山雷评点王孟英医案》,是李成文、于同卫选取民国张山雷《古今医案平议》所评王士雄医案 600 余则,重新分类,以科为纲,以病为目,原文照录,标明出处(包括作者、书名、卷次或章节等)参考临床教科书排序,有利于研读王士雄临证辨病与用药思路。

二、医案书写形式

医案的书写按其记录特点,一般可分为实录式、追忆式、病历式 3 种形式。

1. 实录式医案　实录式医案通称"脉案"。以清代较多见,一般直接书写在处方笺上,前半部分为脉案之案语,后半部分为治病之药物。形式比较固定。其特点是:病情记录真实可靠,能真实表现医者诊治的原貌,包括理法方药、加工炮制等内容。在医案著作中如《临证指南医案》《柳选四家医案》《丁甘仁医案》《清代名医医案精华》等著作中所录医案基本上都属于实录式医案。

2. 追忆式医案　此类医案属医生诊治患者后为记录诊疗过程与疗效通过回忆所形成的文字材料。由于此类医案在回忆过程中加入作者辨证思想和论治体会,所以有人又称为医话性医案。其特点是诊疗过程完备,论理清楚,文字流畅。常常是医家为总结整理平时所遇印象比较深刻的案例,或有独到经验之处,或引为论据论点之佐证。如《内科摘要》《岳美中医案》《清代名医医话精华》《洄溪医案》《诊余集》等。

3. 病历式医案　这类医案的特点受现代医学病历书写格式的影响,分项记述,归纳清楚,记载较为全面,多参录西医的理化检查、诊断,故称为病历式医案。包括患者姓名、病名、病因、症状、诊断、疗法、处方、效果等项。这种记录形式虽条目清楚,但案中中医特有的辨证论治体系被割裂,使中医医案特色减弱,所以有的学者认为:"这类医案应归于'短篇报道'或'个案报道'为好。"如《张锡纯医案》《全国名医验案类编》,以及现代门诊、住院病历。

三、医案书写风格

因受医案作者的学识、爱好、修养等因素的影响,中医医案的书写有几种颇具特色的行文手法。如按行文次第分有直叙、倒叙、插叙、夹叙;如按语言修辞分亦有骈文、歌体等。有的医家好文辞华丽,有的喜文字简练,亦有的喜翔实。可谓各具特色,丰富多彩。

1. 顺叙式 亦称直叙式,也可称记述式。其特点是依据临证诊治过程,先写望闻问切四诊所收集到的病状、病因病机,再写辨证论治、处方遣药。条理清晰,层次分明,体现由浅入深、由此及彼的特色。由于这种医案的书写形式符合一般的诊治过程,或者说符合临证辨证论治的程序,因此,是医案书写中常用的一种体例,至今仍是临床医生记载医案的常用形式。

2. 倒叙式 是指医案书写时,先写病因病机进行辨证,然后再叙述症状表现。即将证候放于病因病机之后,或夹杂于病机阐述之中。其特点是:颠倒行文,思维跳跃度大,在患者讲述各种主观症状时,要求医者在头脑中迅速分析出病因病机,并作出判断,组合成文。这就要求医家对疾病的病因、病机有较成熟的认识,在医学理论方面亦较精通,故此类医案之作非临床经验丰富者所能及。如《清代名医何元长医案》中:劳倦内伤,咳呛失血,肢体痿顿,烦渴少寐,此营脉空虚,神不守舍也。损不肯复,深为可虑。党参三钱,上清胶二钱(烊冲),北沙参二钱,茯神二钱,煅牡蛎四钱,熟地黄五钱,麦门冬二钱,炒枣仁三钱,橘白一钱五分,怀牛膝炭二钱。本案先述病因,次写症状,再分析病机,与临床实际诊疗过程顺序颠倒。

3. 夹叙夹议式 是指书写医案时,边记叙症状,边分析病因、病机、病性、病位、病势,将病证与病因病机有机结合在一起。其特点是:病证与病机并重,丝丝入扣,理论与实践紧密联系,其分析透彻,说理详细。如《柳选四家医案·继志堂医案》:"肾者主蛰,封藏之本,精之处也。精之所以能安其处者,全在肾气充足,封藏乃不失其职;虚者反是,增出胫酸、体倦、口苦、耳鸣、便坚等证,亦势所必然。然左尺之脉浮而不静,固由肾气下虚,而关部独弦独大独数,舌苔黄燥,厥阴肝脏又有湿热助其相火。火动乎中,必摇其精,所谓肝主疏泄也。虚则补之,未始不美;而实则泻之,亦此证最要之义。天冬、生地、党参、黄柏、炙草、砂仁、龙胆草、山栀、柴胡。"

4. 先案后论式 是指在书写医案时,先将患者的病情、诊断、治疗方法等写成医案,然后再加评论或分析,提出作者对该案的心得、体会等。其特点是:重点多在案后的评论或分析,既可从中医学理论方面加以阐发,也可从诊断、方药去发挥,其论可长可短,对读案者分析、研究医案是有很大帮助的。这种书写体例尤为适合初学医者。如许叔微的《伤寒九十论》中记录的医案就是在医案后附仲景原文并加以评论或分析的。

5. 方(药)论附案式 是指古人在论述某一方剂(药物)或某一理论后,为了说明方药效果或理论的正确性,附医案以印证之。方(药)论医案的书写体例,不见于医案专著之中,常在医家的著、论之中出现。如张锡纯《医学衷中参西录》药后、方后、论后均附有医案以证明其方之效。通过对医案的研究,能加深对该方的理解而更好地运用于临床。

6. 去繁就简式 其特点是言简意赅,省略较多,往往仅记寥寥数语,却然是辨证之关键,用药之根柢。这类医案往往使学识浅薄者读之茫然。如《未刻本叶氏医案》中就有:"脉细,熟地、当归、川石斛、茯神、炙草、麦门冬"之案例。本案只述脉象"脉细",所有症状均省略。在理论上,阴、阳、气、血的虚损均可出现"脉细"之候,那么,究竟何种原因造成的呢?我们从所用方药的分析就可知是滋养阴血之药,既然是养阴药无疑患者是阴血不足所致的脉细了。这类医案记述简洁,有的医案中脉、舌记录不全,或者病机分析简洁而不细致,或者仅有方药而无治法,或者有方而无药。给学习者造成一定的困难,故后世书写医案多不采用这种体例。

7. 病证相合式 其特点是既保留中医传统的辨证论治特色,又采用了西医病名、理化检查。这类医案的书写体例在近、现代医案中较多见,也涵盖了现代的门诊病历和住院病历,兹不赘述。

8. 正误式 其特点是先误后正,以启后人。多读前贤和当代名医临证经验,尤其是误治、失治、救误之案,颇能吸取教训,提高医术。古代个人医案中此类误治医案记载较多。如吴篪《临证医案笔记》载:"荣,据述缘欲后受寒,脐腹疼痛。服桂、附热药,反身热烦躁,口渴舌焦,小便赤涩,诊脉浮大数滑。此先伤暑热,后犯房劳,复以热证而误用热药所致。即投白虎汤以清暑热,次日病势反增,询悉怕服凉药。余曰:脉证并非阴寒,矧当此酷热烦渴,尚堪温补耶? 问:思西瓜否? 答以想甚。即令买瓜,凭其尽量而饮,逾时病除过半。惟腹中稍有隐痛,遂用调气和营之剂而愈。"近有专录误案之专著如《古今救误》《中医失误百例分析》《中医误诊误治析微》等书。

9. 骈文歌体式 在我国古代,医儒相通是普遍现象。儒者往往兼通医道,而名医大多亦具有很高的文学修养。历代名医在撰写医案时,除了重视医理的阐发外,也很讲究文采,注重修辞。在前人留下的医案中,就有以骈文或歌体写成的医案,称之为骈文歌体式医案。这种医案,除了医学价值之外,还有一定的文学鉴赏价值。如《金子久专辑·热毒发斑》载:"无形之酒毒流及营卫,有形之食滞阻遏肠胃。营卫阻则气血失于宣通,肠胃滞则升降失其和畅。血滞化热,发现斑块;气滞化热,遂成肿痛。腑气不运,更衣艰难;胃气不降,呃忒连声。前经吐红吐黑,不外嗜酒致伤;现见脐痛腹疼,定是宿垢积聚。红非阳络之血,黑是胃底之浊;斑非外感之风,肿是酒热之毒。无形之热毒逐渐由肝传胃,唇为焦燥,眶为红肿;有形之食滞毕竟由胃入肠,腹为鸣响,腰为痛楚。左脉窒郁不畅,右脉滑涩不匀。病状已有十日,增剧仅有半旬。实症何疑,舍攻奚就? 制大黄、枳实、厚朴、豆豉、大青叶、连翘、山栀、丹皮、桃仁、白茅根、忍冬藤、酒药二粒。原注:服后下黑粪二次,呃忒即止,肿痛亦减。"

第三节 学习目的与意义

医案是中医各学科知识的综合体现,既能深化理论知识,又能提高临床辨证能力,学习历代名医医案具有重要意义。

一、传承总结中医学术

近代名医周学海云:"每家医案中,必有一生最得力处,细心遍读,是能萃取众家之所长矣。"现代名医赵守真也说:"医案,乃临床经验之纪实,非借以逞才华尚浮夸也。盖病情变化,隐微曲折,错综复杂,全资医者慎思、明辨、审问之精详,曲体其清,洞悉病服何药而剧,更何药而轻,终以何方而获安全,叙之方案,揆合法度。俾读之者俨然身临其证,可以启灵机,资参证,融化以为己用。"中医学中很多理论就是在对医家医案的研究中不断总结出来,又用以指导临床实践。如叶桂本身著述不多,其主要学术思想和临床经验均存于《临证指南医案》,因此该书成为研究叶桂主要学术思想和临床经验的重要参考。

二、融汇中医各科知识

中医医案具有鲜明的综合性特点,文史哲与医理交汇融合。正如近代名医秦伯未指出的："合病理、治疗于一,而融会贯通,卓然成一家言,为后世法者,厥惟医案。"一份好的医案不仅反映出医者中医理论知识、诊断技巧、辨证思维、方药的灵活运用等方面知识与技能于一身,还能体现与中医学及相关文史哲等多学科相关知识的综合应用的结晶。

三、领会医家思维方法

中医学是实践性很强的学科,其特色是从整体观出发,进行辨证论治,每一病例都蕴藏着医家宝贵的辨证论治、遣药组方和知常达变的临床思维方法,中医学的许多精华就在医家因人而异的个体化医案之中。清代名医俞震在《古今医案按·自序》中说:"闻之名医能审一病之变与数病之变,而曲折以赴之,操纵于规矩之中,神明于规矩之外,靡不随手而应,始信法有尽,而用法者之巧无尽也。成案甚多,医之法在是,法之巧亦在是,尽可揣摩。"当代著名中医学家姜春华教授在《名老中医之路》中谈及学习历代医案时也说:"我学习每家医案能收到或多或少的养料,如王孟英的养阴疗法,薛立斋的平淡疗法,吴鞠通的用药剧重,在临床上各有用处。"

四、防止失治误治教训

成功经验可以吸取,但失败的教训也是很好的借鉴。如原上海中医学院程门雪院长指出:"中医临床医生,没有扎实的理论基础,就会缺乏指导临床实践的有力武器,而如无各家医案作借鉴,那么同样会陷入见浅识寡,遇到困难,束手无策的境地。"(《中医年鉴》1983 年)此类误治医案记载内容包括误治、失治、救误之案,误治之案及其救误回春之术,尤堪深研。历代医家都非常注意总结失误的教训,从失误中探索原因,总结经验教训,提高临床诊疗水平。如《素问》中的《疏五过论》和《征四失论》就是结合临证告诫医者谨防五过与四失的产生;仲景之《伤寒论》多以假设的方式广泛论述了诊治伤寒病过程中出现的各种失误的原因、后果及对策等。

五、完善中医教育体系

早在宋代太医局就将医案写作与分析作为评定医学生成绩的依据之一。在近代中医教育史上也将其列为讲授的主要课程,如施今墨先生创办的华北国医学院、张山雷执教的浙江黄墙中医学校均开设中医医案课,这些名医都是从自己的临床实践中体会到学习中医医案的重要性。目前,大多中医院校亦有将"医案"列入教学计划,作为一门课程开设,以达到培养学生中医思维模式的目的。

六、考核医师水平依据

医案可作为考核医师医疗水平的实证依据。医案是临证实录,通过对医案的分析,来评判医师医疗水平之高下。早在《周礼·天官》中即有"岁终,稽其医事,以制其食,十全为上,十失一次之,十失二次之,十失三次之,十失四为下……死终,则各书其所以而入于医师"的记载,说明很早就以医案作为衡量医师水平的依据。就是当今的中医考试,往往也有医案的分析,来反映受试者的基础理论水平与临床处理问题的能力。

七、开展中医科研资源

在信息时代,医案已不再仅仅是一种记录文件,而是作为一种医学信息资源广泛服务于科研。医案中包含着丰富、完整,甚至难以获取的重要临床实践信息,记载着前瞻和特殊的医疗实践活动。通过对这些实践的分析研究,可以得出新的经验,可以研发科技成果。通过

笔记栏

医案,一经潜心开发研究,就能体现超前或发展中的探索思路,就能把医学实践推向一个高峰,并促进临床医学向更高的层次发展。医案属于非正式交流的文献资料,它具备最短的信息间隔时间,它的形成周期只是从患者入院到出院的时间阶段。正因为医案形成的周期短,所以医学科技成果的取得可以在当年,也可以是边实践、边总结获取资料、边研究总结,同时指导临床工作。开发医案的实用价值,不仅能纵观某一学科研究的现状和趋势,更为重要的是转换成科技成果后,其实用价值将更高。

第四节　学习方法与要点

中医医案浩如烟海,掌握正确的医案学习方法,可收到事半功倍之效。现介绍学习医案的几个主要方法及注意点。

一、学习方法

1. 熟悉医家生平　因为每位医家的学术经验、治疗用药特点与其所处的时代背景、地域、政治、经济、文化、社会地位等密切相关,熟悉这些方面的情况就能加深理解医家学术思想。如同处金元时期的刘完素和李杲在学术主张上就有极大差异。刘完素处于宋金时代,当时热性病流行,医者多用辛热之法,难以收效而多变证,他从长期临证实践中,体会到火热是导致人体多种疾病的一个重要因素,故在《素问玄机原病式》中提出自己的见解:"但依近世方论,而用辛热之药。病之微者,虽或误中,能令郁结开通,气液宣行,流湿润燥,热散气和而愈。其或势甚,而郁结不能开通者,旧病转加,热证渐起,以至于死,终无所悟。"在理论上,提出了"六气皆从火化""五志过极皆为热甚"等学术观点;在治疗上,善用寒凉之剂,对后世热病的论治具有较大影响。而李杲生活于金元时期,此时期连年战争,使中国的经济、文化遭到很大的破坏,人民受到了更残酷的剥削与压迫,辗转于颠沛流离的苦难生活之中,饥饿、劳役及精神上的创伤都严重地损害脾胃元气,削弱机体抗病能力,故李杲创造性地提出"内伤脾胃,百病由生"的观点,在治疗上着意于补脾升阳之法。可见,熟悉医家所处的地域环境、个人生活经历等生平情况,对学习理解医案中的论点、治疗特点是有帮助的。

2. 结合医家著作　学习医案要与学习医家著作相结合,这对于加深领会医家的学术思想、临床经验是大有好处的。因为医家的学术观点、思想,主要体现在其著作之中。如朱震亨的学术思想渊源于《黄帝内经》,并继承了刘、张、李诸家学术思想,结合他自己的临床经验,进一步发展了"湿热相火为病甚多"的观点。这些学术思想,主要反映在他的学术著作《格致余论》中。在治法上,朱震亨创用滋阴降火,其目的主要是为了使人体的阴阳达到"阴平阳秘"。因此,学习朱震亨的医案要与《格致余论》相参阅,这样才能领会其临床治疗特色。又如学习张锡纯的医案要结合读其著作《医学衷中参西录》,因为其书中医论、医话、医案、医方、药物解等篇内容前后连贯,只有相互联系阅读各部分,才能有助于对其医案的理解,加深对其学术思想的认识,促进对张锡纯临床用药的领会。

3. 选择适合医案　学习是一种由浅入深、循序渐进的积累过程,作为初习医案者,要根据自己中医学理论水平和临床经验丰寡来选择适合自己学习的医案。由于古代医案年代久远,文意悬隔,字简意丰,没有一定的古代文史哲知识的基础亦是难以完全而准确领会作者的实质精神的。因此,选择医案时要考虑自己医古文水平和医学素养能否与之相适应。《临证指南医案·凡例》云:"看此案,须文理清通之士,具虚心活泼灵机,曾将《灵》《素》及前贤诸书参究过一番者,方能领会此中意趣。吾知数人之中,仅有一二知音潜心默契。若初学质鲁之人,未能躐等而进,恐徒费心神耳。"作为初学者可选择追忆式医案,这类医案文意连贯,医理亦多贯通,这样就能读得懂,收益也就大。

4. 结合学科专业　阅读医案时还要结合自己所从事的学科专业来进行,或者是根据自己的研究方向、研究课题等来选择各类医案。外科医生选读外科医案,针灸科医生选读针灸医案,这样学与用相结合,与要解决的临床实际问题相关,那样学习的兴趣才大,劲头也才足。总之,学习医案的目的是提高自己中医学理论水平和解决临床实际问题的能力,所以选择医案时要综合考虑自己的实际情况。

5. 以方测证、审证求因　以方测证、审证求因的方法,即按照中医理论从案中记载的病名、用方、主证等来揣摩辨证论治、病因病机、处方用药的思路与经验的方法。在古代医案的记述中,由于有些医案是随诊记录,因时间仓促,记述古朴简洁,言简意赅,往往记录不十分全面。在病案中,或少脉症,或无病因病机分析,或少治法,或方药记录不完整。对于这类医案也不应轻易放弃,而应当运用中医理论,仔细阅读,前后互参,通过对方药组成和功效的分析推测该案的病因病机以及临床表现,对医案的不足加以补充和完善,并通过临床加以进一步验证,这样,就能更好地吸取前人的成功经验。这种方药、脉症、病机、治法互测的方法,也是学习研究医案的一种常用方法。如《未刻本叶氏医案》中有:"活血宣筋。归身,牛膝,穿山甲,杜仲,乳香,桃仁,生虎胫骨,红花。"本例的案语,只有"活血宣筋"四个字,没有脉症和病因病机,只讲治疗原则。我们可以从处方用药来分析。一共用了8味药,牛膝、杜仲、虎胫骨(现用狗骨代)补肝肾,强筋骨;当归身、穿山甲(为保护动物,现已禁止入药,可用其他虫类药代替)、乳香、桃仁、红花养血化瘀止痛。叶桂把治疗法则概括为"活血宣筋"。从处方来推测症状,患者腰膝酸软疼痛,遇寒或劳累更甚,脉细,舌质淡青。再从症状来探求病因病机,应为劳伤过度,以致肝肾两虚,筋骨失养,阳气不运,气血痹阻。从上述医案来看,我们运用"以方测证,审证求因"的方法来阅读古人医案,如果把这些记录简略的医案,加以归类,综合分析,就可以从中学习到古代医学家的临床经验。但是,这类医案对初学者来讲,不是主要学习的内容。

6. 根据医理揆度　按照中医理论,从案中记载的病名、病机、治法等来推测主证、主法,揣摩辨证论治、处方用药的思路与经验的方法。前人医案的写法和现在的病历记载有所不同,主要是根据现有症状,抓住辨证立法的关键,虽然记载较简略,但有理论依据可循。比如写"阳黄",便是指目黄、小便黄、皮肤色黄鲜明等一系列湿热发黄证,而有时也提到未曾表现的症状以示鉴别。如以"小便不黄"来说明没有内热,以"大便不溏"来说明脾气尚健,以舌质的淡红、胖、老来说明症情的寒热虚实,作为用药的依据。还有一些众所周知的常法,医案中也不加复述。而记录的大多数是疑难的、复杂的、较特殊的、非典型的病证,因此案语中往往只述及医者识证、立法、用药的关键之处。因此,我们可以通过医理来推测其隐而未发的症状与治法。

7. 类案相互比较　比较法是建立联系、鉴别差异的方法之一。读案中的比较法,即通过两个以上的同类医案在主证、治法、方药上的相互比较,从而揭示作者辨证立法用药的主要经验与学术思想。各案的具体内容是千差万别的,但是医案出于医家一人之手,医家的学术观点、治疗经验,必然反映在医案中;即便不是出于一时一人之手的同类医案,但只要是同一种疾病、同一张方剂、同一治法,其中也必然有着或多或少的联系。因而,当读案中见到个别医案记录分析欠详时,运用比较的方法,就能使散在于医案中的辨证、立法、处方、用药的点滴经验系统起来,加深认识;同时,也能比较客观地掌握某些疾病的变化规律,研究探讨名医的学术思想与用药特点。华岫云曾将比较法作为读《临证指南医案》的重要方法加以介绍,他在《临证指南医案·凡例》中说:"就一门而论,当察其病情、病状、脉象各异处,则知病名虽同而源不同矣。此案用何法,彼案另用何法;此案用何方,彼案另用何方。从其错综变化处,细心参玩……切勿草率看过,若但得其皮毛,而不得其神髓,终无益也"。

运用比较法的关键,是注意医案间的可比性。按照中医的特点,一般可从病证、症状、治法、方药及医家等方面进行比较和分类。

二、学习要点

医案的学习,除了掌握好正确的学习方法,还要把握学习的基本要点。

1. 首重识证 中医治病的精髓或特点是辨证论治,贯穿在辨证与论治两大方面的是中医的理法方药。而其中辨证是基础、是关键,只有辨证准确,立法和处方才有针对性,所谓"方从法出,法随证立"。正如华岫云所说:"医道在于识证、立法、用方,此为三大关键,然三者之中,识证尤为紧要。"

识证也就是辨证,辨证是为论治服务的,论治必须以辨证作为依据,两者是一个有机联系的整体。由此可见,学习医案的要点之一是如何辨识证候,即识证,这是我们医案课程要解决的重点。如《黄文东医案》中有浮肿案:"王某,女,32 岁,浮肿半年,平时饮食减少,神疲乏力,夜寐不安,头晕,心悸。以往月经超前而多,腹痛腰酸,大便干燥,口渴不欲饮,肝略大,脉细,舌质红带青,有红刺。血虚不能养肝,肝脾不和,运化失职,冲任不调,治拟健脾养肝,调理冲任之法。炒白术三钱,茯苓皮四钱,陈皮二钱,制香附三钱,白蒺藜三钱,炒枳壳一钱半,柏子仁三钱,麻仁三钱,浮小麦四钱,酸枣仁三钱(炒研),梗通草一钱。"黄文东辨证此案主要是从脾虚水湿失运来辨识,脾虚令胃纳受阻,精血不生。脾运功能恢复正常则水湿、水谷代谢亦正常。可见,要读好医案,重点是掌握识证,因为医案本身就是辨证论治的产物。

由于古代医家医案书写有个人的习惯和随意性,因此如何识证,应有一定方法。在各式医案中,对诊治记录详细,治疗次数多,方药变更大的医案,要善于连贯分析。尽管病证的变化是复杂的,但又是有联系的,采取前后互参、层层解析的方法,就能达到前因与后果,理法与方药环环相扣之效果。有的医案有按语,有的医案有评注,这亦是我们学习医案时可以借鉴的。

对实录式医案,案中只记载关键性主症作为辨证立法之要点,如《近代中医流派经验选集》中范文虎医案记有"邵师母,苦腹胀,膈下逐瘀汤"一案。本案症候记载只三字,为什么凭"苦腹胀"就使用膈下逐瘀汤呢?案中未曾语及有瘀血在内之词,但是,患者主要的、痛苦的是腹胀。通过"苦"字还反映腹胀已久,有病非一日之意。腹胀之始多为气生,气病日久入血,造成气滞血瘀之腹胀,故范文虎用膈下逐瘀汤治之。可见,实录式医案多言简意赅,学习这类医案通常用以方测证或审证求因法来解决。而对理法方药记录完整,论述分析较详细的医案,如追忆式医案可采用反复研读、仔细揣摩之法来学习,能加深领会作者独特的精神实质。由此可见,如何读好医案,掌握重点、领会精神实质是一个颇值得研究的问题。若把握不好,或者说读案不得要领,抓不住重点内容,就会收效不大。

2. 细究立法 "法随证立",识证固然重要,但立法也同样不可偏废,若"有证既识矣,却立不出好法者,或法既出矣,却用不出至当不易好方者"也是治不好病的。所以立法是紧扣辨证的第二个关键,亦是学习医案的要点。如在临床上有这样一组症候群:全身浮肿,或面部浮肿,畏寒怕冷,大便溏薄、次数较正常多,舌质淡,舌体胖嫩,苔白,脉沉细,或脉沉细无力。在中医辨证上属于脾肾阳虚,水湿内停证。但在论治选方上,有的医家用真武汤、附子理中汤为治而效;有的用实脾饮、胃苓汤而见功;亦有重用人参、黄芪、仙茅、淫羊藿、鹿角胶而康者。再如临床常见这种情况,有些慢性病经几位医生诊治过,在辨证上基本一致,各人选用的方药又大同小异,有的往往仅一二味药的差异,或者药量的增减,而疗效就大不一样。

这就说明辨证是对的,还要看立法是否与病情相符,用药是否贴切。就是说,"证"不可不辨,"治"不可不论,理法方药贯而通之,密而合之,不可偏弃也。如《医宗必读》卷七治工部王汉梁案:"郁怒成痞,形坚而甚痛,攻下太多,遂泄泻不止,一昼夜计下一百余次,一月之间,肌体骨立,神气昏乱,舌不能言,已治终身,待毙而已。余诊之曰:在证虽无治理,在脉尤有生机,以真脏脉不见也。举家喜曰:诸医皆必死,何法治之而可再起耶?余曰:大虚之候,法当温补。一面用枯矾、龙骨、粟壳、樗根之类以固其肠,一面用人参二两,熟地五钱,以救其气,三日之间,泻遂减半,舌转能言。更以补中益气加生附子、干姜,并五帖为一剂,一日饮尽,如是者一百日,精旺食进,计一百四十日,而步履如常,痞泻悉愈。向委信不专,有人参以他说,有片语畏多服参附,安得有再生之日哉!详书之,以为信医不专者之药石。"本案之病因当属郁怒成痞,其症结在肝气滞结而致诸症,故治当用"木郁达之"之法。而医者察之不确,误治之繁用下夺,数以百计,数月不止,致脾气虚极,精气神衰之甚也。继而症变多杂,险象环生,神昏气乱,舌不能言,两足痿疲等症,则知此症不是脾胃极虚,而是肾中元阳之气已是大亏大损,所幸者真脏脉未现也,是知脾肾之气虽衰,而犹未至于竭绝。李中梓用枯矾、龙骨、粟壳、樗根等药涩其肠滑,先堵绝元气下脱之路,这是"急则治标"之法,再用"下者举之"之则,大剂参、附补气固脱以扶其本,待元气稍固,复用补中益气加姜、附,以救治误下之逆。正如徐大椿在《临证指南医案·咳嗽门》的批语:"凡述医案,必择大症及疑难症,人所不能治者数则,以立法度,以启心思,为后学之所法。"此语亦从另一个角度提示我们学习医案方法和阅读医案之要点。

3. 揣度用方 学习前人医案,除从辨证着眼外,其用药之精当处,亦应细心揣摩,取其所长,以资临证借鉴。古代医家治病多用经方,或者自创新方,如何灵活运用,确是中医学术探讨的一大课题,也是临床治疗疾病的宝贵借鉴。因此,仔细揣习前人用方遣药经验,亦是学习医案的要点。如《经方实验录》:"汤左,二月二十八日。太阳中风,发热,有汗,恶风,头痛,鼻塞,脉浮而缓,桂枝汤主之。川桂枝三钱,生白芍三钱,生甘草钱半,生姜三片,红枣六枚。"又:"治一湖北人叶君,住霞飞路霞飞坊。大暑之夜,游大世界屋顶花园,披襟当风,兼进冷饮,当时甚为愉快。顷之,觉恶寒,头痛,急急回家,伏枕而睡。适有友人来访,乃强起坐中庭,相与周旋,夜阑客去。盖系冰饮酿成也,两手臂出汗,抚之潮。随疏用方:桂枝四钱,白芍三钱,甘草钱半,生姜五片,大枣七枚,浮萍三钱。"以上两例均用桂枝汤,第一案据《伤寒论》"太阳病,发热,汗出,恶风,脉缓者,名为中风",以及"太阳病,头痛,发热,汗出,恶风,桂枝汤主之",用桂枝汤原方治之,据此,桂枝汤证的病因病机可知,临床表现的主要症状为发热,恶风,汗出。第二例在用桂枝汤时为什么加浮萍?因为其身无汗,头汗不多故也。这种灵活加减就是学习医案中应注意之处。就临床实际而言,无论学习古方或今方,既要观其组方的理法,更要验之于临证。有效验的方药,自有理法存乎其间,效验不佳的方药,即于理法有所未合,只有通过实践,不断改进,才能提高其疗效。

4. 用药技巧 历代医案众多,用常规方法治疗常见病,在医案中比较少见。而所记录的,大多是疑难的、复杂的、严重的和一般中有特殊性的病证。其中有与众不同的治法,简便有效的验方,数种方法同时运用的综合疗法,药物的配伍,对某种药物独到的用药经验和古方新用等。特别要注意经过反复验证的方药,超越前人的新疗法,对疑难病证有较好疗效的方药。举凡具有丰富临床经验的医家,无不在组方用药方面形成一定的特点,而这种特点又无不反映于相应的病案中,诸如刘完素擅用寒凉泻火之剂,朱震亨善遣滋阴降火之药……皆可从他们的病案中找到相应的例证,关键就在于读案时要善于发现并总结这类例证。如参阅明代张介宾《景岳全书》记录医案,可发现张介宾使用频次较多的莫过于人参、熟地黄、附子、大黄四味药,无怪乎他自己曾称此四药"实乃药中之四维,病而至于可畏势,非庸庸所济

笔记栏

者,非此四物不可",并据此而誉人参、熟地黄为"良相",附子、大黄为"良将"(《景岳全书·本草》"附子"条),可见善用此四药乃张介宾临证的一大特点。

　　医案中治疗疾病所用的剂型、剂量和煎药、服药的方法,亦是我们学习医案的一个重要方面。因为只有适合病情需要的剂型、剂量,才能更好地符合治疗要求和发挥药效。随着医药技术的发展,历代医家在长期临床实践中创造了多种适合疾病治疗的剂型,在医案中有丰富的记载与运用经验。这些内容都是中医治疗学中不可缺少的组成部分,若不注意也是直接影响中医治疗效果的一个重要因素。如《临证指南医案·中风》中有治钱某案,案中对每味中药炮制、煎法、服法等都有明确要求:味中药炮制、服药紫筋骨,内风袭络,脉左缓大,制首乌四两(烘),枸杞子二两(去蒂),归身二两(用独枝者去梢),怀牛膝二两(蒸),明天麻二两(面煨),三角胡麻二两(打碎,水洗十次,烘),黄甘菊三两(水煎汁),川石斛四两(水煎汁),小黑豆皮四两(煎汁),用三汁膏加蜜,丸极细,早服四钱,滚水送。钱,滚水三两(水煎汁),川煎法、服法、剂量等要求,在当今的临床中是不多见的,而其目的是通过这些具体明确的要求来提高疗效。

　　此外,成功的案例可载可读,但"智者千虑,必有一失"。在临床上即使是诊疗水平极高的医生,在一生繁忙而又复杂的诊疗过程中,难免有不同程度的失误。轻者以重,重者以死。"前车之覆,后车之鉴。"误治之案及其救误回春之术,则尤堪深研。

(胡方林)

ER-1-2

第一章
医案概论
拓展阅读

复习思考题

1. 简述医案的发展历史。
2. 简述医案的学习目的与意义。
3. 简述医案的学习要点。

第二章

宋金元名医医案

第一节　钱　乙　医　案

ER-2-1-1

第二章
第一节
钱乙医案
PPT 课件

📝 **学习目标**

　　1. 掌握钱乙治疗咳嗽案、伤食案、吐泻案、急惊风案、慢惊风案的辨证思路及治疗经验。

　　2. 熟悉钱乙对小儿生理病理的认识及五脏辨证体系。

　　3. 了解钱乙的生平、著作、学术渊源及特点。

一、医家简介

　　钱乙(约 1032—1113),字仲阳,东平郓州(今山东郓城县)人,祖籍浙江,宋代著名儿科医家。钱乙自幼随姑父学医,深研《颅囟经》,后治愈当时长公主和皇子之病,先后被授以翰林医学士、太医丞,受赐紫衣金鱼,声名甚盛,被誉为"儿科之圣"。钱乙将小儿生理病理特点概括为"脏腑柔弱、血气未实、易虚易实、易寒易热",对儿科临床有直接指导意义。钱乙首创儿科五脏辨证体系,提出心主惊、肝主风、脾主困、肺主喘、肾主虚的辨证纲领,为中医儿科辨证学中最重要的方法之一;四诊中其尤重望诊。论治方面,钱乙从五脏补虚泻实出发,注意柔润清养、运补兼施、攻不伤正。钱乙创立的五脏补泻诸方,如六味地黄丸、导赤散、泻心汤、泻白散、泻黄散、益黄散、异功散、七味白术散等,一直为临床使用。著有《小儿药证直诀》,立医案专篇,明代薛己、熊宗立及清代张山雷均对其疏注。

二、医案选读

(一) 咳嗽案

　　东都张氏孙,九岁,病肺热。他医以犀、珠、龙、麝、生牛黄治之,一月不愈。其证:嗽喘,闷乱,饮水不止,全不能食。钱氏用使君子丸、益黄散。张曰:本有热,何以又行温药? 他医用凉药攻之,一月尚无效。钱曰:凉药久则寒不能食。小儿虚不能食,当补脾,候饮食如故,即泻肺经,病必愈矣。服补脾药二日,其子欲饮食。钱以泻白散泻其肺,遂愈。张曰:何以不虚? 钱曰:先实其脾,然后泻其肺,故不虚也。(《小儿药证直诀》卷中)

【辨证思路】

　　小儿咳嗽,"病肺热",本案开篇就已述明此病之寒热属性,此从案症"嗽喘,闷乱,饮水不止"可得印证。"肺主喘",小儿咳嗽总以肺气失其宣降而发。然脾肺为母子之脏,小儿脾气薄弱,易为乳食、生冷、积热所伤,导致失其健运,酿津为痰,痰浊郁而生热,痰热上蕴于肺,壅阻气道,肺失宣降,引起肺热咳嗽;痰热内遏心包,神明被扰,则"闷乱";肺经邪热亢盛,则"饮水不止";因复施凉药,脾阳中伤,运化失司,水谷精微不得化生,故"全不能食"。

【治疗经验】

由于小儿"五脏六腑成而未全"，"全而未壮"，病后"易虚易实，易寒易热"。咳嗽初起虽为实证，日久可转为虚证。据此，钱乙临证抓住虚实二端，确立了"治嗽大法：盛即下之，久即补之，更量虚实，以意增损。"本案需注意补泻之先后关系，逐一处理。一为肺有热，一为脾气虚，如先清肺，必用寒凉之剂，则脾阳更伤，此亦"他医以犀、珠、龙、麝、生牛黄治之，一月不愈"之故。龙、麝等辛香之品，既易耗散阳气，又能损伤阴津，用之更引邪深入。况脾乃肺之母，脾气得复，培土生金，肺热亦易得清，故当先以温药补脾气，"先实其脾，然后泻其肺"。

钱乙云"脾者，肺之母也"，脾胃与咳嗽有着密不可分的关系。且小儿"脾常不足"，肺病更易及脾，故治疗咳嗽时时不忘顾护脾胃。治咳嗽虚中夹实之证时先补其中气，后泻其痰实，即"先实其脾，后泻其肺"的治疗原则，从而达到邪祛而正不伤，正强而邪能祛的目的。故先投之使君子丸（使君子、厚朴、诃子肉、青黛、陈皮、甘草）、益黄散（丁香、陈皮、甘草、诃子、青皮），以补胃消疳、温中健脾。方中亦有助肺祛邪之品，但以益脾为主。候其脾气来复，饮食既见，再以泻白散（桑白皮、地骨皮、甘草、粳米）泻肺清热，止咳平喘。泻白散方中，桑白皮泻肺以清郁热；地骨皮泻肺中伏火，兼退虚热；炙甘草、粳米养胃和中以扶肺气。本案体现钱乙五脏辨证方法在临床中的运用。

（二）伤食案

冯承务子，五岁，吐泻壮热，不思食。钱曰：目中黑睛少而白睛多，面色㿠白，神怯也。黑睛少，肾虚也。黑睛属水，本怯而虚，故多病也。纵长成，必肌肤不壮，不耐寒暑，易虚易实，脾胃亦怯。更不可纵酒欲，若不保养，不过壮年。面上常无精神光泽者，如妇人之失血也。今吐利不食，壮热者，伤食也，不可下。下之虚，入肺则嗽，入心则惊，入脾则泻，入肾则益虚。此但以消积丸磨之，为微有食也。如伤食甚则可下，不下则成癖也。实食在内，乃可下之。下毕，补脾必愈。随其虚实，无不效者。（《小儿药证直诀》卷中）

【辨证思路】

患者先后天俱怯之体，又病吐泻，其体更虚。脾胃气虚，则运化失司，水谷不化，胃气上逆而吐，脾气不固而泻。饮食不化，郁滞日久，积热于内，故见壮热。"不思食"，亦是脾胃不健之故。肾气虚弱，则见"目中黑睛少而白睛多，面色㿠白"。肾之志为"恐"，肾气既亏，神明失养，则有神怯。故本案总为虚证，为肺、脾、肾三脏俱虚。"本怯而虚，故多病也"。

【治疗经验】

体虚吐泻，虚则补之。本案钱乙治之，主张根据病证轻重虚实、五脏辨证、预后变化及保养等多方面，灵活施治和调理。统筹兼顾患儿临床表现，以伤食不甚之脾虚吐泻为主症，故钱乙针对性地用消积丸（丁香、缩砂仁、乌梅肉、巴豆），温中消积，使其"微有食"。如果伤食较甚或实食在内，则宜化食去积。食滞得去，再补益脾气，病则善愈。总之，如案中所云："随其虚实，无不效者。"

（三）吐泻案

广亲宫七太尉，七岁，病吐泻。是时七月，其证全不食而昏睡，睡觉而闷乱，哽气，干哕，大便或有或无，不渴。众医作惊治之，疑睡故也。钱曰：先补脾，后退热。与使君子丸补脾；退热，石膏汤。次日，又以水银、硫黄二物下之，生姜水调下一字。钱曰：凡吐泻，五月内，九分下而一分补；八月内，十分补而无一下。此者是脾虚泻，医妄治之，至于虚损，下之即死，当即补脾，若以使君子丸即缓。钱又留温胃益脾药止之。医者李生曰：何食而哕？钱曰：脾虚而不能食，津少即哕逆。曰：何泻青褐水？曰：肠胃至虚，冷极故也。钱治而愈。（《小儿药证直诀》卷中）

【辨证思路】

此为钱乙以温补脾胃思想论治小儿脾虚吐泻之验案。盛夏七月,小儿病吐泻。此案先有吐泻,然而众医作惊治之,误投凉惊之剂,以致脾气重困,胃液更伤,所以出现闷乱、哕气、呃逆。肠中尚有积滞未行,故除有发热症状外,应还会有腹痛、脘腹膨胀。

小儿脾胃本虚,复因误服寒凉药物,脾虚愈剧。脾虚而失之健运,胃虚不纳,故不能食,渐致羸瘦。吐泻津脱,胃气上逆而发干哕。津伤太过,肠胃虚冷之极,故下泻青褐水。纵观全案,其证本在脾胃虚弱。

【治疗经验】

本案为脾虚吐泻,泻后又有呃逆诸症,其治重在温胃益脾。钱乙主张先补脾后退热,乃投以使君子丸(厚朴、陈皮、甘草、诃子肉、青黛、使君子仁),以健脾和胃。方中使君子仁,健脾消积,除虚热而止泻痢;厚朴行气宽中,消积导滞;陈皮能行能降,理气健脾;诃子肉涩肠止泻;青黛清热泻火;甘草益气和中兼能调和药性。随后使用石膏汤退热。本案钱乙还使用水银、硫黄二物,以助通下之功;用生姜水调服,以资温中降逆之效。诸药施用之后,病势即得以缓解。稍后积滞已去,脾胃乃虚,则自宜温养,故钱乙又留温胃益脾药治之。当然小儿使用水银、硫黄等物现在当谨慎(水银、硫黄为有毒之品),值得商榷。

本案症状明显,本是脾虚不运,胃津不充,按钱乙一贯治法,当用七味白术散为佳。然而此案选用使君子丸不用七味,盖因白术散中有葛根,易升动胃气,宜于清气下陷之证。而本案胃气上逆,病儿既吐又呃逆,即是禁剂,故不可投。此亦钱乙选方用药细密之处。但案中钱乙"凡吐泻,五月内,九分下而一分补;八月内,十分补而无一分下"之季节补泻论,似无可考依据,需慎思之。

（四）急惊风案

四大王宫五太尉,因坠秋千发惊搐,医以发热药治之不愈。钱氏曰:本急惊,后生大热,当先退其热。以大黄丸、玉露散、惺惺丸,加以牛黄、龙、麝解之。不愈。至三日,肌肤上热。钱曰:更二日不愈,必发斑疮,盖热不能出也。他医初用药发散,发散入表,表热即斑生。本初惊时,当用利惊药下之,今发散乃逆也。后二日,果斑出,以必胜膏治之,七日愈。(《小儿药证直诀》卷中)

【辨证思路】

"急惊",《小儿药证直诀·脉证法治·急惊》言其"因闻大声或大惊而发搐",并将其症状描述如"身热面赤引饮,口中气热,大小便黄赤,剧则搐也"。此案中,患儿元气未充,神气怯弱,暴受惊恐,惊则气乱,心身失主,引动肝风,发为惊搐。但钱乙于文中所谓"当用利惊药下之"一句,当指以镇静安神,平肝息风为治法。参考《小儿药证直诀》下卷利惊丸(青黛、轻粉各一钱,牵牛末五钱,天竺黄二钱。上为末,白面糊丸,如小豆大,二十丸,薄荷汤下。一法炼蜜丸,如芡实大一粒,化下),方中牵牛即是下药,钱乙取其下泄退热之效。然前医用辛温发表之药,热不得泄,而风势愈盛,以至急惊后而生大热。热郁于肌肉不得外散,则发斑疮。肌肤上热,属于蒸蒸发热的一种,其热从内蒸发,与表热不同。故本病主要已伤及心肝,此亦与钱乙"心主惊、肝主风、脾主困、肺主喘、肾主虚"之辨证纲领相符。

【治疗经验】

急则治其标,先退其热。钱乙用大黄丸(大黄、黄芩),仿仲景泻心汤之法,以清泻其内热。玉露散(寒水石、石膏、生甘草),又名甘露饮,钱乙用其清热除烦、镇惊安神,方中重用寒水石,于清热中镇心神,降心火。惺惺丸(考原著无惺惺丸,有大惺惺丸、小惺惺丸方,结合病证,本案当用小惺惺丸。其组成:猪粪、辰砂、脑麝、牛黄、蛇黄),涤痰解毒、镇惊开窍。诸方合施,以泻热化痰、镇惊安神。

小儿急惊者,本因热生于心,盖热盛则风生,风属肝,此阳盛阴虚也,其热在里,不宜发散,而宜用利惊药下之。然发散入表,表热致斑生,斑点果现,此属逆证。钱乙投以大黄丸、玉露散、惺惺丸三方不愈,并出现"肌肤上热"之症,亦因前医施以辛温发散之品,邪热不得外透之故。钱乙断言"更二日不愈,必发斑疮"。此症非钱乙用药之误,乃前医误治的后果。最后钱乙在前三方治疗的基础上,再用必胜膏(又名牛李膏:李子肉捣汁,杏胶汤化下),以清营分之热,透邪外出,病终告愈。

（五）慢惊风案

东都王氏子,吐泻,诸医药下之,至虚,变慢惊。其候,睡露睛,手足瘈疭而身冷。钱曰:此慢惊也,与栝蒌汤。其子胃气实,即开目而身温。王疑其子不大小便,令诸医以药利之。医留八正散等,数服不利而身复冷。令钱氏利小便。钱曰:不当利小便,利之必身冷。王曰:已身冷矣,因抱出。钱曰:不能食而胃中虚,若利大小便即死。久即脾肾俱虚,当身冷而闭目,幸胎气实而难衰也。钱用益黄散、使君子丸,四服,令微饮食。至日午果能饮食。所以然者,谓利大小便,脾胃虚寒,当补脾,不可别攻也。后又不语,诸医作失音治之。钱曰:既失音,何开目而能饮食?又牙不噤,而口不紧也,诸医不能晓。钱以地黄丸补肾。所以然者,用清药利小便,致脾胃俱虚,今脾已实,肾虚,故补肾必安。治之半月而能言,一月而痊也。（《小儿药证直诀》卷中）

【辨证思路】

"慢惊",《小儿药证直诀·脉证法治·慢惊》言其"因病后,或吐泻脾胃虚损,遍身冷,口鼻气出亦冷,手足时瘈疭,昏睡,睡露睛。此无阳也。"此病过程稍显复杂,起病有上吐下泻,津液大伤,筋脉失养,当知脾胃先虚,但诸医失察,又以利下之法再创,致使肝木乘脾,风从内生,而成慢惊风。"睡露睛,手足瘈疭而身冷",为脾胃亏虚之症。实其胃气,培补后天,则正气得复,"即开目而身温",病有好转。

吐泻之后,津伤太过,胃中虚而无物,大小便此际不通,并无妨碍,不可投以通利之品,使津耗愈甚。正如《伤寒论》云:"大下之后,复发汗,小便不利者,亡津液故也。"后又不语失音,但"何开目而能饮食?又牙不噤,而口不紧也",乃因脾已实而肾仍亏之故,失音乃因"少阴脉贯肾系舌本"也。

【治疗经验】

对于急慢惊的治疗,钱乙强调"切宜辨而治之",并创造大法"急惊合凉泻,慢惊合温补"。于前分析,本案总属虚证,主要在脾肾亏虚,钱乙采用"虚则补之"之法治之。钱乙施以栝蒌汤(栝蒌、白甘遂。上用慢火炒焦黄色,研匀,每服一字,煎麝香薄荷汤调下,无时。凡药性虽冷,炒焦用之,乃温也。治慢惊带有阳证者。白甘遂即蚤休也)温通开窍,息风定惊,即开目而身温,惊搐自定。继用益黄散(陈皮、丁香、诃子、青皮、甘草)、使君子丸(使君子、厚朴、甘草、诃子、青黛、陈皮),以温中理气,健脾助运,运化得助而能饮食。因吐泻阴伤太过,脾虽得实,肾气仍虚,故钱乙又用地黄丸(熟地黄、山茱萸、干山药、泽泻、牡丹皮、茯苓)滋阴补肾。方中重用熟地黄,滋阴补肾,填精益髓,补其不足以固本;山茱萸补养肝肾,并能固泻;山药补益脾阴,亦能固精,是为"三补"。方中泽泻、牡丹皮、茯苓三药,渗湿浊,清虚热。此处补肾亦体现钱乙肾主虚,虚则补肾的学术思想。其独到之处,时"诸医不能晓"。本案补脾以去痰,补肾以壮水,脾肾俱旺,痰得化,风得息,惊扰自平,抽搐(瘈疭)自愈。风痰未尽除,不宜强补,应于补中祛风痰,以防风邪逗留。

钱乙指出,"急惊风"病属心肝"热盛生风",或由外感热邪,或素蕴痰热,或伤食积滞,或惊恐引起。钱乙云"小儿急惊者,本因热生于心。身热面赤引饮,口中气热,大小便黄赤,剧则搐也。盖热甚则风生,风属肝,此阳盛阴虚也","小儿热痰客于心胃,因闻声非常,则动而惊搐矣。若热极,虽不闻声及惊,亦自发搐"。而"慢惊风"多因"病后,或吐泻,脾胃虚损"而生风,表现为"遍身冷,口鼻气出亦冷,手足时瘛疭,昏睡,睡露睛"。在此,钱乙将急惊风的病理归为痰热客于心胃,阳盛而阴虚;慢惊风的病理归为脾虚无阳,故前者证型为"无阴",后者证型为"无阳"。由于急慢惊是两种不同的病证,所以治法迥别。钱乙指出"凡急慢惊,阴阳异证,切宜辨而治之","世间俗方,多不分别,误小儿甚多"。治疗上,急惊风以"急惊合凉泻"法,方剂主要用泻青丸泻肝热,泻心汤、导赤散泻心火,利惊丸利下痰热,抱龙丸镇惊开窍,地黄丸补肝肾之阴,诸方皆成为后世治疗小儿热病神昏惊厥实证之效方。慢惊风以"慢惊合温补"法,缘其大多继发于重病或久病之后,所以因病而异,对症下药,如用栝蒌汤、宣风散、钩藤饮子、羌活膏等解毒生津,豁痰开窍,祛风镇惊以治标;使君子丸、益黄散、白术散、调中丸等温补脾胃以治本。

（六）潮热惊搐案

皇都徐氏子,三岁,病潮热,每日西则发搐,身微热而目微斜,反（注:康熙起秀堂刻本为"反";聚珍本作"及",为是）露睛,四肢冷而喘,大便微黄。钱与李医同治。钱问李曰:病何搐也? 李曰:有风。何身热微温? 曰:四肢所作。何目斜露睛? 曰:搐则目斜。何肢冷? 曰:冷厥必内热。曰:何喘? 曰:搐之甚也。曰:何以治之? 曰:嚏惊丸鼻中灌之,必搐止。钱又问曰:既谓风病,温壮搐引,目斜露睛,内热肢冷,及搐甚而喘,并以何药治之? 李曰:皆此药也。钱曰:不然,搐者肝实也,故令搐。日西身微热者,肺潮用事。肺主身温且热者,为肺虚。所以目微斜、露睛者,肝肺相胜也。肢冷者,脾虚也。肺若虚甚,母脾亦弱,木气乘脾,四肢即冷,治之当为先用益黄散、阿胶散,得脾虚证退后,以泻青丸、导赤散、凉惊丸治之。后九日平愈。（《小儿药证直诀》卷中）

【辨证思路】

此案既非典型慢惊风,又非典型急惊风,而是虚实互见惊风病案。读罢此案,精彩之处当属钱乙与李医"辨治"一段。双方有问有答,其中对错实为临床辨证求因之"经典"。患儿主病潮热发搐,多为实热,治须清泄肺热,但见其微热,且热不甚重,故非实证而言。另外患儿睡中露睛、肢冷等症状与虚寒慢脾风相近,但气喘非因实热,钱乙辨其病机乃是肝木有余,乘脾侮肺。潮热,是指发热有一定的规律性,盛衰起伏如潮水涨落,一日一次,按时而发,按时而止,多在午后日晡时热势加剧,因此又称日晡潮热。潮热多归因于肺脏病变,肺气亏虚,肺热郁伏,故身微热而喘,而于日西时加重。

本案为虚实互见之惊搐。案症"发搐",乃示肝经风热,《黄帝内经》有云:"诸风掉眩,皆属于肝。"肝开窍于目,而白睛为肺所主,肝肺相胜,加之脾虚,则见目微斜及露睛。"四肢冷"为脾虚之故,脾主肌肉四肢,脾气既虚,则上下皆冷。

【治疗经验】

本案之治,亦应补其虚而泻其热。目微斜反露睛,钱乙断其为肝木有余,乘脾侮肺之症,用益黄散（陈皮、丁香、诃子、青皮、甘草）,以补脾益气;用阿胶散,又名补肺散（阿胶、鼠黏子、甘草、马兜铃、杏仁、糯米）,以养阴清肺,止咳平喘。方中重用阿胶滋阴养血;糯米、甘草健脾益气,培土生金;马兜铃、牛蒡子（鼠黏子）清热降气,利膈化痰;杏仁润肺化痰,止咳平喘。

脾肺之虚得补,再用泻青丸（当归、龙脑、川芎、山栀子仁、大黄、羌活、防风）以治肝火郁热;用导赤散以导热下行;用凉惊丸（草龙胆、防风、青黛、钩藤、黄连、牛黄、麝香、龙脑）以清肝泻火,开窍凉心。三方合施,泻木火之实,而收清热平肝、息风定惊之功。

（叶 瑜）

复习思考题：分析钱乙以下两则医案的病因病机、治则治法及处方用药。

1. 咳嗽案

东都药铺杜氏，有子五岁，自十一月病嗽，至三月未止。始得嗽而吐痰，乃外风寒蓄入肺经，今肺病嗽而吐痰，风在肺中故也。宜以麻黄辈发散，后用凉药压之即愈。时医以铁粉丸、半夏丸、褊银丸诸法下之，其肺即虚而嗽甚。至春三月间尚未愈，召钱氏视之。其候面青而光，嗽而喘促，哽气，又时长出气。钱曰：痰困十已八九。所以然者，面青而光，肝气旺也。春三月者，肝之位也，肺衰之时也。嗽者，肺之病。肺之病，自十一月至三月，久即虚痿。又曾下之，脾肺子母也，复为肝所胜，此为逆也，故嗽而喘促，哽气，长出气也。钱急与泻青丸泻之，后与阿胶散实肺。次日，面青而不光，钱又补肺，而嗽如前，钱又泻肝，泻肝未已，又加肺虚，唇白如练。钱曰：此病必死，不可治也。何者？肝大旺而肺虚热（注：康熙起秀堂刻本为"热"；聚珍本作"绝"），肺病不得其时而肝胜之。今三泻肝而肝病不退，三补肺而肺证犹虚，此不久生，故言死也。此证病于秋者，十救三四；春夏者，十难救一。果大喘而死。（《小儿药证直诀》卷中）

2. 虚劳案

朱监簿子，三岁，忽发热。医曰：此心热，腮赤而唇红，烦躁引饮。遂用牛黄丸三服，以一物泻心汤下之。来日不愈，反加无力、不能食，又便利黄沫。钱曰：心经虚而有留热在内，必被凉药下之致此，虚劳之病也。钱先用白术散，生胃中津，后以生犀散治之。朱曰：大便黄沫如何？曰：胃气正，即泻自止，此虚热也。朱曰：医用泻心汤何如？钱曰：泻心汤者，黄连性寒，多服则利，能寒脾胃也。坐久，众医至，曰：实热。钱曰：虚热。若实热，何以泻心汤下之不安，而又加面黄颊赤，五心烦躁，不食而引饮？医曰：既虚热，何大便黄沫？钱笑曰：便黄沫者，服泻心汤多故也。钱后与胡黄连丸治愈。（《小儿药证直诀》卷中）

第二节　许叔微医案

学习目标

1. 掌握许叔微治疗伤寒案、阳明腑实证案、惊悸失眠案、反胃案、热入血室案的辨证思路及治疗经验。

2. 熟悉许叔微化裁、运用经方和自创组方经验。

3. 了解许叔微的生平、著作、学术渊源及特点。

一、医家简介

许叔微（1079—1154），字知可，南宋真州白沙（今江苏仪征）人。11 岁时，父以时疫，母以气中，百日之内，先后辞世。因此，深感医道之重要，在习儒的同时，刻意方书，精研医学。凡有病来求治者，不问贫富贵贱，总以治病活人为己任。曾任徽州、杭州教官及翰林集贤院学士，故后世称之为"许学士"，后回归乡里，行医于世。当时医学界普遍存在着重方药、轻理论的不良倾向，许叔微能不为所囿，坚持理论的研究，并能将理论联系实践，在学术上取得了一定的成就。他的著作，旁引曲证，执简驭繁，不仅对仲景伤寒学说颇多阐发，而且对杂病的论说也从临床实践体会出发,论理清晰,卓有创见。如对《伤寒论》的研究,以"表里虚实"四字论治,并通过歌诀形式,或举例加以论说,或针对《伤寒论》某些证治加以探讨,均剖析详尽,言简意赅。其对药物和方剂的研究,受到后世众多医家的重视。他丰富的临床经验常被嗣后许多医家所汲取。著有《伤寒百证歌》《伤寒发微论》《伤寒九十论》(以上合称《许氏伤寒论著三种》)和《普济本事方》,其中《伤寒九十论》为中医学史上第一部个案专著。

二、医案选读

(一)伤寒案

尝记一亲戚病伤寒,身热头疼无汗,大便不通已四五日。予讯之,见医者治大黄、朴硝等欲下之。予曰:子姑少待。予为视之,脉浮缓,卧密室中,自称甚恶风。予曰:表证如此。虽大便不通数日,腹又不胀,别无所苦,何遽便下? 大抵仲景法,须表证罢方可下。不尔,邪乘虚入,不为结胸,必为热利也。予作桂枝麻黄各半汤,继以小柴胡,絷絷汗出,大便亦通而解。仲景云:凡伤寒之病,多从风寒得之,始表中风寒,入里则不消矣。拟欲攻之,当先解表,乃可下之。若表已解,而内不消,大满大坚实,有燥屎,自可徐下之,虽四五日不能为祸也。若不宜下而便攻之,内虚热入,协热遂利,烦躁诸变,不可胜数。轻者困笃,重者必死矣。大抵风寒入里不消,必有燥屎,或大便坚秘。须是脉不浮,不恶风,表证罢,乃可下。故大便不通虽四五日不能为害。若不顾表而便下之,遂为协热利也。(《普济本事方·伤寒时疫》)

【辨证思路】

本案患者的临床表现有身热、头疼、无汗,大便不通四五日,虽卧密室中,自称甚恶风,脉浮缓。"恶风"与"恶寒"都是怕冷的自觉症状,然两者亦有不同。"恶风"是见风则恶,与所处环境密切相关,若居密室,无风则怕冷就不明显;"恶寒"则是有风无风都有怕冷的感觉,与所处环境关系不大。"恶风"可见于太阳中风证,所受邪气以风邪为主,风性疏泄,腠理不固,故见风则冷,且常伴有汗出;"恶寒"见于太阳伤寒证,所受邪气以寒邪为主,寒性收引,腠理闭塞,卫阳被郁不得温煦肌表,故有风无风都觉冷,且常无汗。另外,又有表虚者,亦有恶风,此为气虚证的一种,因卫气虚弱,失于固摄,营阴不能内守,故津液外泄,常自汗出,汗出则腠理松泄,见风会有冷感,然此证常伴有全身的气虚证,一般无发热。因此,案中所谓"卧密室中,自称甚恶风",其实是"恶寒"的表现。

脉浮缓:《伤寒论》第3条曰:"太阳病,或已发热,或未发热,必恶寒,体痛,呕逆,脉阴阳俱紧者,名为伤寒。"然本案患者却不是伤寒浮紧之脉,反见中风之浮缓。分析原因可能有二:一是或与患者素体营阴不足有关,正气不足,无以与邪气抗争而发作;二是感寒较轻,因患者仅见头痛,而无全身肢节疼痛,故浮缓脉是有可能出现在太阳伤寒证中的。

大便不通:表证中见大便不通,主要原因是寒邪束表,肺气不宣,肺与大肠相表里,导致腑气不降。另外,患者"身热",加上病程已四五日,说明表邪迁延,热势不退,或已伤津,肠道津亏失润导致大便不通。

综上所述,寒邪侵袭体表,闭塞腠理,一方面卫阳被郁,郁而化热;另一方面阳气不得外达,肌表失于温煦而恶寒,故发热与恶寒并见。这是太阳表证的典型症状。同时,寒邪收引经脉,经脉不利而见头疼;寒邪闭塞腠理而无汗;"脉浮"说明邪气在表。这些都是太阳伤寒的表现,故诊断为太阳伤寒证。结合脉浮缓及大便不通,说明患者并有营阴不足、津液受损之势。

【治疗经验】

太阳伤寒证应用麻黄汤治疗,然麻黄汤为发汗峻剂,患者素体营阴不足,若发汗太过,反伤正气;若用桂枝汤,又恐解表之力弱,不能散在表之寒。故许叔微选择桂枝麻黄各半汤,小

笔记栏

发其汗,使祛邪而不伤正。病势已有化热入里之势,又用小柴胡汤和解表里,尽祛在表及半表半里之邪。服药后表里气机得通,邪随汗解,大便得通。

本案需要注意的要点有四:①有表证时要先解表后攻里。"大抵仲景法,须表证罢方可下",这是仲景论治外感病的基本原则,否则就会造成邪乘虚而入的情况。只要表证还在,即便不是十分的表证,或者六分、八分的表证,用了下法,表邪就可能随着下药而由表入里,这叫误下。《伤寒论》中的结胸证、协热下利证皆为误下所致。②不能见大便不通即认为是腑实证而妄用攻下,必须结合其他兼证综合判断是否可下、需用何法下。③表证虽轻,但病情也是相当复杂,不是所有风寒表证都表现为典型的太阳伤寒或太阳中风症状,应细心辨别,正确判断。④桂枝麻黄各半汤具有小发其汗,祛邪不伤正的作用,可用于表郁轻证。本案是许叔微在《伤寒九十论》中反复强调的"循次第"的具体运用,其曰:"仲景虽云不避晨夜,即宜便治,医者亦须顾其表里虚实,待其时日。若不循次第,虽临时得安,亏损五脏,以促寿限,何足尚哉?"若"治大黄、朴硝等"下之,必将诸症蜂起,祸不旋踵,焉能有此桴鼓之效?许叔微按《伤寒论》理法辨证,可谓丝丝入扣,其治法充分体现了伤寒表里同病时,先表后里的论治思想。

(二)阳明腑实证案

一武弁李姓,在宣化作警。伤寒五六日矣,镇无医,抵郡召予。予诊视之,曰:脉洪大而长,大便不通,身热无汗,此阳明证也,须下。病家曰:病者年逾七十,恐不可下。予曰:热邪毒气并蓄于阳明,况阳明经络多血少气,不问老壮,当下,不尔别请医占。主病者曰:审可下,一听所治,予以大承气汤。半日,殊未知,诊其病,察其证,宛然在。予曰:药曾尽否?主者曰:恐气弱不禁,但服其半耳。予曰:再作一服。亲视饮之,不半时间,索溺器,先下燥粪十数枚,次溏泄一行,秽不可近,未离已中汗矣,濈然周身。一时顷,汗止身凉,诸苦遂除。次日予自镇归,病人索补剂。予曰:服大承气汤得瘥,不宜服补剂,补则热仍复,自此但食粥,旬日可也。故予治此疾,终身止大承气,一服而愈,未有若此之捷。

论曰:老壮者,形气也,寒热者,病邪也。脏有热毒,虽衰年亦可下,脏有寒邪,虽壮年亦可温,要之与病相当耳。失此,是致速毙也。谨之。(《伤寒九十论·阳明可下证(六)》)

【辨证思路】

本案患者由伤寒而来,现表现为大便不通,身热无汗,而脉洪大而长,说明热邪病气蓄于阳明,为阳明腑实证也。

许叔微认为仲景《伤寒论》虽以三阴三阳分证,但足以分析病情、决定治则的关键,还在于辨别阴阳、表里、寒热、虚实,然八者之中,尤以阴阳为纲。因阴阳不辨,就无法进一步分析表里、寒热、虚实。例如三阳为阳,而阳热之证莫盛于阳明;三阴为阴,而阴寒之证莫盛于少阴,所以他在《伤寒百证歌·伤寒病证总类歌》中指出:"发热恶寒发于阳,无热恶寒自阴出;阳盛热多内外热,白虎相当并竹叶;阴盛寒湿脉沉弦,四逆理中最为捷;热邪入胃结成毒,大小承气宜疏泄。"这里指出了阳、热、实的典型病证,是白虎、承气汤证。并且,从该案中也可看出,临床虽然应该重视患者体质、年龄等一般情况,但最终决定用药的关键,始终都在于当下的病机,古稀老者此刻为热实,则应攻下;而立之年若发虚寒病,则亦必用温补。该患者年逾七十,家属既先推辞不可用攻伐,又私自只服半剂药物,都是只见患者年龄,自以为气血虚衰,而未见当下热实,未能遵循中医学"具体问题,具体分析,具体处理"的辨证论治精神。

【治疗经验】

此例是许叔微"先祛邪后议补"观点的典型验案。患者年逾七十,病伤寒又历五六日,且患者又声声"恐不可下"。但其断然主张先攻下祛邪,用急下之法,方用大承气汤以大黄、芒硝内泻热结,厚朴、枳实以通腑气,使热邪毒气从下而走。而病家年逾七十,自怕药猛伤人,故不敢尽剂,服一半却无效。后许叔微亲视饮之,一剂尽而诸苦遂除,汗出身凉。病家又索补剂,许叔微根据患者特点,因人制宜,不用药补,以恐"补则热仍复",而以"但食粥"之食养,补养胃气而康复,此又高人一着也。正如许叔微所说:"要之与病相当耳。失此,是致速毙也。谨之。"

许叔微在《黄帝内经》"邪之所凑,其气必虚"的基础上,提出了"留而不去,其病则实"的论点,这是对虚实理论的一大发展。临床上,提出新病多实,久病多虚中夹实,只有祛邪为先,达到邪去而正安的效果。久病祛邪,又有扶正祛邪、入络搜邪等法,都为许叔微临床所常用。

（三）惊悸失眠案

绍兴癸丑,予待次四明,有董生者,患神气不宁,每卧则魂飞扬,觉身在床而神魂离体,惊悸多魇,通夕无寐,更数医而不效,予为诊视。询之,曰:医作何病治? 董曰:众皆以为心病。予曰:以脉言之,肝经受邪,非心病也。肝经因虚,邪气袭之,肝,藏魂者也,游魂为变。平人肝不受邪,故卧则魂归于肝,神静而得寐。今肝有邪,魂不得归,是以卧则魂扬若离体也。肝主怒,故小怒则剧。董欣然曰:前此未之闻,虽未服药,已觉沉疴去体矣,愿求药法。予曰:公且持此说与众医议所治之方,而徐质之。阅旬日复至,云:医遍议古今方书,无与病相对者,故予处此二方(编者注:珍珠丸、独活汤)以赠,服一月而病悉除。此方大抵以真珠母为君,龙齿佐之,真珠母入肝经为第一,龙齿与肝相类故也。(《普济本事方·中风肝胆筋骨诸风》)

【辨证思路】

本案辨证关键在于辨清病变部位。案中患者主要表现为魂魄飞扬,惊悸失眠多梦,按常理,心主神志,诸医皆从心治,原本无可厚非,但久治不愈,而仍以为心病,则落窠臼矣。对其病因,案中言"肝经因虚,邪气袭之",但未言究为何邪,然案中明言"小怒则剧",情志略有变化即加重病情,结合《素问·阴阳应象大论》"在志为怒,怒伤肝",故所受之邪,乃属情志为病。至于"肝经因虚"之虚在何处,根据珍珠丸的组成来反推功用,当为肝血不足。因肝血不足,肝失疏泄,情志失调,故见魂不守舍,神气不宁,惊悸失眠由生。神气不宁,惊悸失眠,为心肝二经皆有之症,并常兼而有之。如何分辨属心属肝? 需据脉象与其他症状仔细分辨。本案虽未明言何脉,但有"以脉言之,肝经受邪,非心病也",可知其脉必弦;况"小怒则剧",加之前医按心病治之无效,更证明不是心病;再则患者通过许叔微的分析解释,"虽未服药,已觉沉疴去体矣",说明通过情志的调适可以减轻病情,这也是病位在肝不在心的依据;患者自觉"每卧则魂飞扬,觉身在床而神魂离体,惊悸多魇","魇",《说文解字》释为"梦惊也",睡则多梦而惊,是肝不藏魂,游魂为变的一个症状。综合以上依据,许叔微断为属肝经为病无疑。

【治疗经验】

本案一大特点是运用心理疗法。许叔微治疗本病,初始并未急于给药,而是先向患者耐心讲明病情,病何以作,何以加剧等,说理详明透彻,使患者心悦诚服,顿觉"沉疴去体",未用药而胜于药,对于本病的治疗起了至关重要的作用。重视心理治疗是中医治病的一个基本原则,也为历代医家所重视。

因本案病变部位在肝,临床表现为神志不安,治疗自当从肝论治。珍珠丸(珍珠母、熟地黄、当归、人参、柏子仁、酸枣仁、茯神、犀角、龙齿、沉香、朱砂)滋水涵木、安魂息风,系由仲景《金匮要略》酸枣仁汤化裁而成。方中珍珠母、龙齿二味直入肝经,以镇飞扬之神魂;用酸枣仁、柏子仁、当归、地黄补肝肾、养阴血;人参、茯神益气培土,宁心安神;犀角(现用水牛角代,下同)凉血清火以除烦;沉香行气温中,扶脾达肾。独活汤(独活、羌活、防风、人参、前胡、细辛、五味子、沙参、白茯苓、半夏曲、酸枣仁、甘草、生姜、乌梅)以祛风养血、敛阴扶正。两方配合使用,于阴虚阳亢而肝经有邪之失眠证最为合拍,故服药一月而病悉除。

本案体现许叔微善于师仲景之法而不拘泥于经方,临证善于化裁的治疗经验与功力。另外,通过本例医案的分析,也可见了解病史和治疗经过的重要性。众医皆按心病论治无效,启发了许叔微另辟蹊径,从肝论治,因而获得显著效果。

（四）反胃案

许学士治一妇人,年四十余,久患反胃,面目黄黑,历三十余年,医不能效,脾俞诸穴,烧灸交遍,其病愈甚。服此药,顿然全愈,服至一月,遂去其根。方名附子散。用附子一枚极大者,坐于砖上,四面煮火,渐渐逼熟,淬入生姜自然汁中,再用火逼再淬,约尽生姜汁半碗,焙干,入丁香二钱。每服二钱,水一盏,粟米少许同煎七分。不过三服瘥。(《续名医类案·反胃》)

【辨证思路】

"反胃"一证,寒热虚实均可导致,本案记载简略,当可以方测证推断病机。患者久患反胃,历三十余载,最后服附子散而瘥,当属虚寒不属实热;且久病多虚多寒,亦证本案当属虚寒证,乃脾肾虚寒,火不暖土,致胃气不降,上逆而反。患者反胃历三十余载,不可谓不久,久病则相应脏腑亏虚而本色上泛,面色黄黑,黄为土色,黑为水色,知脾肾虚寒,其色上泛,而见黄黑。

【治疗经验】

"反胃"病机为胃气不降,病变部位在胃,自无疑义,然医不能效,且"脾俞诸穴,烧灸交遍",推测前医亦多认识到脾胃虚寒的病机,并且从温补脾胃着手,但"其病愈甚"则值得思考。实则前医未能抓住根本病机、实际病位,症状病位在脾胃,但可有诸多深层次原因导致脾胃受病,本案从患者面色黄黑,以及许叔微用附子散获效,自可明了其病机已从脾胃累及到肾。肾阳不足无以暖脾,导致脾胃气机失常上逆,故单治脾阳无效,须直治其本方可取效。许叔微处方径用熟附子为君,大温命门真火,俾元阳一壮,则胃土自有生化之源。淬以生姜自然汁者,是取其温胃散寒,可平胃腑冲逆,且生姜为止呕之圣药。复入丁香者,以丁香禀纯阳之气,为暖胃温肾之上品,同时兼有降逆止呕之功。煎加粟米少许,因粟米最能安胃故也。此案用药丝丝入扣,故获效显著,其配伍亦深得仲景经方配伍之妙。且本案方药用法独特,值得细细品鉴。然本方只宜于虚寒,实热万不可用。

许叔微对脾和肾的关系,看作是相互资生的关系。一方面认为,肾如薪火,脾如鼎金,肾火能生脾土;另一方面又认为,脾生谷气,谷气全可生精气,精气全则肾强。因此,凡遇到脾元久虚,饮食不进,或泄泻不止,每责之下无火力,真元衰微,而用附子、肉桂、补骨脂及二神丸以暖肾气。许叔微在治疗肾亏时也同样重视脾胃,常熔补脾开胃与补肾填精于一炉。

（五）热入血室案

辛亥中寓居毗陵,学官王仲礼,其妹病伤寒,发寒热,遇夜则如有鬼物所凭,六七日忽昏塞,涎响如引锯,牙关紧急,瞑目不知人,疾势极危。召予视之,予曰:得病之初,曾值月经来否？其家云:月经方来,病作而经遂止,得一二日,发寒热,昼虽静,夜则有鬼祟,从昨日来,涎生不省人事。予曰:此热入血室证也。仲景云:妇人中风,发热恶寒,经水适来,昼日明了,暮则谵语,如见鬼状,发作有时,此名热入血室。医者不晓,以刚剂与之,遂致胸膈不利,涎潮上脘,喘急息高,昏冒不知人。当先化其涎,后除其热。予急以一呷散与之,两时顷,涎下得睡,即省人事,次授以小柴胡加地黄汤,三服而热除,不汗而自解矣。(《普济本事方·伤寒时疫》)

【辨证思路】

血室,狭义是指胞宫,广义则包括胞宫、肝、冲任脉。"热入血室"作为证候名称,首见于《伤寒论》。因妇女在经期或产后,血室空虚,此时若感受外邪,邪化热入里,乘虚入于血室,与血互结所致。

许叔微为著名的伤寒大家,对仲景学说了然于胸,故查看患者时根据其临床表现,直接询问病史"得病之初,曾值月经来否?"一旦确认,根据仲景所云,而诊为"热入血室"证。"热入血室"的机制,成无己《注解伤寒论》里清楚说明"伤寒发热者,寒已成热也。经水适来,则血室空虚,邪热乘虚入于血室",与血相搏结,病作而经遂止;热在血分,血属阴,人之阳气,昼行于阳,暮行于阴,暮则两阳相加,扰乱心神,故昼日明了,暮则谵语,如见鬼状,发作有时。但本案不仅夜间谵妄,甚至瞑目不知人,兼见痰响如引锯、喘急息高等,所以知为痰涎阻塞胸膈,痰蒙清窍,而致神昏。究其原因,乃前医不晓,见伤寒发寒热,妄用刚剂(可能是辛温解表类,强发其汗)所致,因辛温解表易耗伤津液,加之邪热入里,灼津为痰,痰涎阻塞胸膈,痰蔽心包。至于发寒热,为正邪抗争之势。

本证的病机特点:一是经期外感,热入血室,血热互结;二是误用辛温发汗,温药助热,辛药发散,伤及津液,加之热邪煎灼,灼津为痰,痰涎阻塞胸膈,进而痰热蒙蔽心包,病情危重。

【治疗经验】

本案病成,既有热入血室,瘀热互结,瘀阻胞宫,又有痰涎壅盛,痰蒙神窍,痰热袭肺。许叔微对其治疗不拘成法,而是根据病情和误治的情况,针对涎、瘀、热三邪所致不同,按照证候轻重,以痰蒙神窍为急,制定出"先化其涎,后除其热"的治疗方案。先用一呷散药少力专化胸中之痰,服后两时许,涎下得睡,即省人事。一呷散出自《魏氏家藏方》,由天南星、白僵蚕、全蝎组成,有消豁痰涎之用,主治卒中,昏不知人,痰气上壅,以及一切风痰壅塞,命在须臾者。服后两个时辰左右,痰气不再上壅,得以安睡,后神志清醒。次用透里达表的小柴胡汤以和解表里,加凉血祛瘀的地黄而瘀热并除,取得十分满意的疗效。

仲景《伤寒论》中对"热入血室"有 143、144、145,以及 216 等 4 条条文。若见"发热恶寒,经水适来,得之七八日,热除而脉迟、身凉、胸胁下满,如结胸状,谵语者,此为热入血室也,当刺期门,随其实而取之。(143)"成无己《注解伤寒论》曰:"期门者,肝之募,肝主血,刺期门者,泻血室之热。"若见"妇人伤寒,发热,经水适来,昼日明了,暮则谵语,如见鬼状者,此为热入血室。无犯胃气,及上二焦,必自愈。(145)"成无己《注解伤寒论》曰:"阳盛谵语,则宜下;此热入血室,不可与下药,犯其胃气。热入血室,血结实(医统本作'寒')热者,与小柴胡汤,散邪发汗;此虽热入血室,而不留结,不可与发汗药,犯其上焦。热入血室,胸胁满如结胸状者,可刺期门;此虽热入血室而无满结,不可刺期门,犯其中焦。必自愈者,以经行则热随血去,血下也已,则邪热悉除而愈矣。所为发汗为犯上焦者,发汗则动卫气,卫气出上焦故也。刺期门为犯中焦者,刺期门则动荣气,荣气出中焦故也。《脉经》曰:无犯胃气及上二焦,必自愈,岂谓药不谓针耶。"这两条一者刺期门,一者自愈,其辨证关键在于患者"经水适来",热随血去。然一者有热与血结而结胸,热结较甚,症状较重,故刺期门以加强泄血分之热;一者症状较轻,经水适来,邪有出路,可不药而愈。

本案患者与 144 条证候吻合:"妇人中风,七八日,续得寒热,发作有时,经水适断者,此为热入血室,其血必结,故使如疟状,发作有时,小柴胡汤主之。"成无己《注解伤寒论》曰:"中风七八日,邪气传里之时,本无寒热,而续得寒热,经水适断者,此为表邪。乘血室虚,入于血室,与血相搏而血结不行,经水所以断也。血气与邪分争,致寒热如疟而发作有时,与小柴胡汤,以解传经之邪。"本条与前两条最主要的区别在于"经水适断"。热入血室,与血相搏而血结不行,经水所以断也。所以许叔微以小柴胡加地黄汤治疗而愈,加地黄者,清血分之热也。用小柴胡汤者,徐彬说:"其药仍用小柴胡者,盖血室之气肝实主之,肝与胆相表里,肝固受邪而症如疟,非他药所宜,故亦主和其半表半里,谓上焦气和而骤结之血将自行。"

许叔微在《普济本事方》本案后又载有一"热入血室"案,然为失治致热与血结而成血结胸,此时用小柴胡已迟,乃刺期门而愈。另外许叔微在《伤寒九十论》中也详细论述了"热入血室"证刺期门与用小柴胡汤的区别。

（金　钊）

复习思考题：分析许叔微以下两则医案的病因病机、治则治法及处方用药。

1. 伤寒案

乡人吴德甫得伤寒,身热,自汗,恶风,鼻出涕,关以上浮,关以下弱。予曰:此桂枝证也,仲景法中第一方,而世人不究耳。使公服之,一啜而微汗解,翌日诸苦顿除。公曰:仲景法如此径捷,世人何以不用? 予应之曰:仲景论表证,一则桂枝,二则麻黄,三则青龙。桂枝则治中风,麻黄治伤寒,青龙治中风见寒脉、伤寒见风脉。此三者,人皆能言之,而不知用药对证之妙处。故今之医者多不喜用,无足怪也。且脉浮而缓,中风也,故啬啬恶寒,淅淅恶风,翕翕发热,仲景以桂枝对之。脉浮紧而涩,伤寒也,故头痛发热,身疼腰痛,骨节皆疼,恶风,无汗而喘,仲景以麻黄对之。至于中风脉紧,伤寒脉浮缓,仲景皆以青龙对之,何也? 予尝深究三者,审于证候、脉息,相对用之,无不应手而愈。何以言之? 风伤卫,卫,气也;寒伤营,营,血也。营行脉中,卫行脉外。风伤卫,则风邪中于阳气,阳气不固,发越而为汗,是以汗出而表虚,故仲景用桂枝以发汗,芍药以利其血。盖中风病在脉之外,其病稍轻,虽同曰发汗,特解肌之药耳。故桂枝证云,令遍身漐漐,微似有汗者益佳,不可如水淋漓,病必不除。是知中风不可大发其汗,发其汗,反动营血,邪乘虚而居中,故病不除也。寒伤营,则寒邪干于阴血,而营行脉中者也。寒邪客于脉中,非特营受病也,邪自内作,则并于卫气犯之,久则浸淫及骨,是以汗不出而热烦冤,仲景以麻黄大发其汗,又以桂枝辛甘助其发散,欲捐其内外之邪、营卫之病耳。大抵二药皆发汗,而桂枝则发营之邪,麻黄并卫与营而治之。仲景桂枝第十九证云:病常自汗出者,此为营气和,营气和者外不谐,以卫气不共营气和谐故耳。营行脉中,卫行脉外,复发其汗,营卫和,则愈,宜桂枝汤。又第四十七证云:发热汗出者,此谓营弱卫强,故使汗出,欲救风邪,宜桂枝汤。是知中风汗出者,营和而卫不和也。又第一卷云:寸口脉浮而紧,浮则为风,紧则为寒,风则伤卫,寒则伤营,营卫俱病也。麻黄汤中,并桂枝而用,此仲景之意欤。至于青龙,虽治伤寒见风脉,伤风见寒脉,然仲景云汗出恶风,不可服之,服之则厥逆,筋惕肉瞤,故青龙一证尤难用,须是形证的当,然后可行。王寔大夫证治中,止用桂枝麻黄各半汤代之,盖慎之也夫。(《伤寒九十论·太阳桂枝证(三十)》)

2. 小柴胡汤证案

有人患伤寒五六日,但头汗出,自颈以下无汗,手足冷,心下痞闷,大便秘结,或者见四肢冷,又汗出满闷,以为阴证。予诊其脉沉而紧。予曰:此症诚可疑,然大便秘结,非虚结也,安得为阴? 虽脉沉紧为少阴症,然多是自利,未有秘结者,此症半在里半在表也。投以小柴胡得愈。仲景称:伤寒五六日,头汗出,微恶寒,手足冷,心下满,口不欲食,大便硬,脉细者,此为阳微结,必有表复有里,脉沉亦在里也。汗出为阳微,假令纯阴结,不得复有外证,悉入在里。此为半在外半在里也,脉虽沉紧,不得为少阴证。所以然者,阴不得有汗,今头汗出,故知非少阴也。可与小柴胡汤。设不了了者,得屎而解,今此疾证候同,故得屎而解也。有人难曰:仲景云:病人脉阴阳俱紧,反汗出者,亡阳也,此属少阴。今云阴不得有汗,何也? 又云:头汗出,故知非少阴。何以头汗出便知非少阴证也? 予曰:此一段正是仲景议论处,意谓四肢冷,脉沉紧,腹满,全似少阴。然大便硬,头汗出,不得为少阴。盖头者三阳同聚,若三阴,至胸而还,有头汗出,自是阳虚。故曰:汗出为阳微,是阴不得有汗也。若少阴,头有汗则死矣,故仲景《平脉法》云:心者,火也,名少阴,其头无汗者可治,有汗者死。盖心为手少阴,肾为足少阴,相与为上下,惟以意逆者,斯可得之。(《普济本事方·伤寒时疫》)

笔记栏

ER-2-2-2

第二章
第二节
许叔微医案
拓展阅读

ER-2-3-1

第二章
第三节
张从正医案
PPT 课件

第三节　张从正医案

学习目标

1. 掌握张从正治疗惊搐案、便秘案、惊恐案、经闭案、小儿风水案的辨证思路及治疗经验。

2. 熟悉张从正运用汗、吐、下三法,以及饮食调养的临床经验。

3. 了解张从正的生平、著作、学术渊源及特点。

一、医家简介

张从正(约1156—1228),字子和,号戴人。金代睢州考城(今河南兰考县)人。张从正随其父学医,又酷好读书,喜爱吟诗,性格豪放,与当时著名的东州学者麻九畴、门人常德一起,研讨医理。张从正之学,宗奉《黄帝内经》《难经》《伤寒论》,并私淑刘完素,在临床上对汗、吐、下三法的运用,具有独到见解,积累了丰富的治疗经验。其不仅在急性病的治疗中,而且在慢性病的治疗中也普遍使用,发展了以寒凉攻邪为特点的攻邪学说。他提出"病由邪生,攻邪已病",倡导"治病当用药攻,养生当用食补",均有独到之处。在情志病治疗方面,提出"以情胜情"疗法,为中医心理学的临床治疗奠定了基础。张从正曾一度被召为太医,因不愿卑躬屈膝,遂辞归乡里,悬壶应诊。《金史本传》称其"精于医,贯穿《素》《难》之学,其法宗刘守真,用药多寒凉,然起疾救死多取效"。著有《儒门事亲》15卷,内有大量医案。

二、医案选读

(一)惊搐案

新寨马叟,年五十九,因秋欠税,官杖六十,得惊气,成风搐,已三年矣。病大发则手足颤掉,不能持物,食则令人代哺,口目张睒,唇舌嚼烂,抖擞之状,如线引傀儡,每发,市人皆聚观。夜卧发热,衣被尽去,遍身燥痒,中热而反外寒。久欲自尽,手不能绳,倾产求医,至破其家而病益坚。叟之子,邑中旧小吏也,以父母病讯戴人。戴人曰:此病甚易治。若隆暑时,不过一涌,再涌夺则愈矣。今已寒秋,可三之,如未,更刺腧穴必愈。先以通圣散汗之,继服涌剂,则痰一二升,至晚又下五七行,其疾小愈。待五日,再一涌,出痰三四升,如鸡黄成块,状如汤热。叟以手颤不能自探,妻与代探,咽嗌肿伤,昏愦如醉,约一二时许稍稍省。又下数行,立觉足轻颤减,热亦不作,足亦能步,手能巾栉,自持匙箸,未至三涌,病去如濯。病后但觉极寒。戴人曰:当以食补之,久则自退。盖大疾之去,卫气未复,故宜以散风导气之药,切

不可以热剂温之,恐反成他病也。(《儒门事亲·风形》)

【辨证思路】

本案患者年高,因官杖六十,受惊恐刺激,情志极度抑郁,而肝失疏泄,气郁化火,火热炼液成痰,痰因火动,风火相煽而成风痫证。风痫之为病,痫发时项强直视,不省人事,甚至咬牙。患者手足颤掉,不能持物,无法自进饮食,食则令人代哺,咬牙龂齿,咬烂唇舌,正是风动之象。口张唇缓,乃脾困之候,目眵为肝木不柔。人之阳气,昼行于表,夜则入里,加之患者痰热内郁,阳气不布,故夜卧发热,衣被尽去,中热而反外寒。热灼阴液则燥,内热外达故痒,故遍身燥痒。从其涌出痰涎如鸡黄成块,状如热汤而咽嗌肿伤,亦足以说明痰热内蕴,阳热亢甚。

【治疗经验】

张从正为攻邪派的代表医家,临证善用汗、吐、下三法。此病木郁痰生,痰因火动,风火相煽而成风痫。张从正认为此乃实邪为患,提出"此病甚易治。若隆暑时,不过一涌,再涌夺则愈矣。今已寒秋,可三之",治以攻邪为主,先以汗法,次以催吐,复用攻下。因隆暑盛夏之时,阳外而阴内,木火之郁,易达易发,而今已寒秋,阳气内敛,病渐入里,加之痰热内郁,故发火之郁,达木之郁,皆较盛夏时为缓耳,故曰"寒秋可三之"。先以通圣散汗之,注意此"汗"法的目的非为外解表邪,实为宣散卫阳之气,一则阳气得布可散外寒,二则借阳气布散以助祛痰之力。继用涌吐之法,以吐壅塞胸中胃脘之痰,痰除热撤,木疏郁达,自然风定惊平,震颤咬牙诸症随之而愈。涌后昏愦如醉,但觉极寒,均为邪去正伤,卫阳之气外泄之故,"当以食补之"则愈。张从正善用攻邪之法,但同时他又强调"凡药皆毒也……久服必有偏胜",因此在邪去之后,他又善用补法,在补法上又主张食补、食养,使患者进五谷,保养胃气。此案足证张从正有胆有识,能准确掌握与运用吐法。张从正用吐法甚为审慎,每先予小剂,不效则逐渐加量,并用钗股、鸡羽探引,不吐可饮以韭汁,边探边饮,必能催吐。如吐至头昏目眩,不必惊疑,所谓"若药不瞑眩,厥疾弗瘳"。可给以饮冰水或凉水,往往眩止。身体壮实者,可一吐而安,怯弱者可小量分三次轻吐,吐后第二天症状或减轻或转甚,如系吐而未净,可隔数天后复吐之,吐后口渴,可进凉水、瓜果等凉物,不必服药。本案是其"吐法"在临床运用的典型案例,同时也体现了其"治病当用药攻,养生当用食补"的学术主张。

(二)便秘案

戴人过曹南省亲,有姨表兄,病大便燥涩,无他证。常不敢饱食,饱则大便极难,结实如针石,或三五日一如圊,目前星飞,鼻中血出,肛门连广肠痛,痛极则发昏,服药则病转剧烈。巴豆、芫花、甘遂之类皆用之,过多则困,泻止则复燥。如此数年,遂畏药性暴急不服,但卧病待尽。戴人过诊其两手脉息,俱滑实有力,以大承气汤下之,继服神功丸、麻仁丸等药,使食菠菱葵菜及猪羊血作羹。百余日充肥,亲知见骇之。呜呼!粗工不知燥分四种:燥于外则皮肤皱揭,燥于中则精血枯涸,燥于上则咽鼻焦干,燥于下则便溺结闭。夫燥之为病,是阳明化也,水寒液少,故如此。然可下之,当择之药之。巴豆可以下寒,甘遂、芫花可以下湿,大黄、朴硝可以下燥。《内经》曰:辛以润之,咸以软之。《周礼》曰:以滑养窍。(《儒门事亲·燥形》)

【辨证思路】

本案症状并不复杂,然之所以一再失治误治,皆因辨证不确,以及对药性认识不当。大便燥结之证,多因恣食酒浆,或过食辛热厚味,胃肠燥热,津液亏少,是以粪坚结而大便燥涩。戴人诊其两手脉息,俱滑实有力,故辨证属阳明腑实证。燥结久则液竭津枯,加之失治误治,虽燥结可暂时得下,然下后津液更伤,故泻止则复燥,病情经久不愈。由此常不敢饱食,饱食则实其所实,致大便极难,目前星飞,鼻中出血,均为阳热亢盛之象。

【治疗经验】

本案是张从正运用下法的代表案例。张从正治疗大便燥结,同样用攻下之法,然他明确指出"燥分四种:燥于外则皮肤皱揭,燥于中则精血枯涸,燥于上则咽鼻焦干,燥于下则便溺结闭","然可下之,当择之药之",要选择合适的药物。巴豆为大辛大热之品,寒积内结可用之;甘遂、芫花可以下湿,湿浊内停可用之,然又易伤津液,惟辛苦咸寒的大承气汤可以软坚泄热而通燥结,即《黄帝内经》言"辛以润之","咸以软之"。燥热未有不伤阴者,津液既伤,泻后必更枯燥,故张从正于泻下后继用神功丸(人参、大黄、诃子皮、麻子仁、蜂蜜)、麻仁丸润下通幽、行气润燥,以巩固大承气汤的疗效。同时兼以饮食调养,食以濡润滑利之菜,再用猪羊血羹,补之以味,扶助正气。如此治疗,药后不仅燥润肠通,竟至百日后身体充盈肥壮,完全恢复健康。张从正遵《周礼》"以滑养窍"之旨,以菠菜及猪血作羹,既可润肠通便,又能食养补益。足见张从正对下法的运用灵活多变,并不一定硬攻到底,如果仅用下法,病必不除。张从正对案中食疗之法极为推崇,认为"菠菜寒,利肠胃。芝麻油炒而食之,利大便。葵宽肠利小溲"(《儒门事亲·偶有所遇厥疾获瘳记》)。这是他识见精到之处,同时也体现了"治病当用药攻,养生当用食补"的学术主张。

(三)惊恐案

卫德新之妻,旅中宿于楼上,夜值盗劫人烧舍,惊坠床下,自后每闻有响,则惊倒不知人。家人辈蹑足而行,莫敢冒触有声,岁余不痊。诸医作心病治之,人参、珍珠及定志丸皆无效。戴人见而断之曰:惊者为阳,从外入也;恐者为阴,从内出也。惊者,为不自知故也;恐者,自知也。足少阳胆经属肝木,胆者,敢也,惊怕则伤矣。乃命二侍女执其两手,按高椅之上,当面前,下置一小几。戴人曰:娘子当视此。一木猛击之,其妇大惊。戴人曰:我以木击几,何以惊乎?伺少定击之,惊也缓。又斯须,连击三五次;又以杖击门;又暗遣人击背后之窗。徐徐惊定而笑曰:是何治法?戴人曰:《内经》云,惊者平之。平者,常也。平常见之必无惊。是夜使人击其门窗,自夕达曙。夫惊者,神上越也。从下击几,使之下视,所以收神也。一二日,虽闻雷而不惊。(《儒门事亲·内伤形》)

【辨证思路】

本案发病经过及病因非常明确,患者因突受惊恐,致使神魂不定,胆失中正。恐和惊两种情绪常常相提并论,很多古代医学家也都没有细加区分。而张从正认为,恐和惊两种情绪并不相同。"惊者为阳,从外入也;恐者为阴,从内出也。"恐者自知,惊者不自知也。从个体的感知角度科学地认识恐和惊的不同,抓住了两者的要害。即使在今天我们看来,这种认识也非常的精确。两者都是外界刺激超过了人体的承受范围,都是人体产生的异常情况下的心理应激,恐主要与个体主观的感受有关,惊主要与客观的刺激有关。惊恐与肾脏关系密切,惊惧过甚,会影响肾脏系统的功能,导致如目瞪口呆、痴呆癫痫、神昏不醒等病症;恐惧过甚,同样会影响肾脏系统的功能,导致筋骨酸软、阳痿昏厥等病症。本案即为因惊而致昏不知人。

《素问·阴阳应象大论》指出"怒伤肝,悲胜怒";"喜伤心,恐胜喜";"思伤脾,怒胜思";"忧伤肺,喜胜忧";"恐伤肾,思胜恐"。张从正在《儒门事亲·九气感疾更相为治衍》中对《黄帝内经》的理论又进行了补充和发挥,指出:"气本一也,因所融而为九。所谓九者,怒、喜、悲、恐、寒、暑、惊、思、劳也。"同时列出了九气异常时人体所出现的症状,如"喜气所致,为笑不休,为毛发焦,为内病,为阳气不收,甚则为狂"。而"惊气所致,为潮涎,为目睘,为口呿,为痴痫,为不省人,为僵仆,久则为痛痹","思气所致,为不眠,为嗜卧,为昏瞀,为中痞"。

【治疗经验】

张从正在《黄帝内经》理论基础上提出"悲可以制怒,以怆恻苦楚之言感之;喜可以制

笔记栏

悲,以谑浪亵狎之言娱之;恐可以制喜,以恐惧死亡之言怖之;怒可以制思,以污辱欺罔之言触之;思可以制恐,以虑彼志此之言夺之。"

针对因受到惊吓而导致的心理疾患,张从正还从心理治疗角度,对《黄帝内经》"惊者平之"作了新的诠释:"平,谓平常也。夫惊以其忽然遇之也,使习见习闻则不惊矣。"并且进一步独创"习以平惊"的治疗方法:"余尝击拍门窗,使其声不绝,以治因惊而畏响,魂气飞扬者。"张从正治此案,即以木击几,使患者耳闻目睹,渐次为常,以收其神,神收,惊止,病当自愈。张从正运用心理疗法,临证多权衡病机,灵活操作,遵古不泥。这种治疗方法,与现代医学系统脱敏疗法颇为相似,大大丰富了心理治疗的调节手段,使古老的理论更具有新意。

行为疗法是现代心理学界应用最广泛的心理治疗方法之一,此法以行为学习理论为指导,按照一定的程序或方法,来消除各种异常或不良行为,包括系统脱敏疗法、厌恶疗法、满灌疗法、消退疗法、冲击疗法等。细研之,张从正所采用的行为疗法实际包括满灌疗法、系统脱敏疗法、消退疗法等。

系统脱敏疗法是行为疗法中最早被应用的方法之一。现代心理学认为,由于恐怖是经过经验和条件作用而引起的,因此,恐怖行为是一种条件反应,某一事物或情境在一个人身上所引起的恐惧体验,会激发其产生逃避行为,而不管此事物或情境是否真的对自己构成了威胁,这种逃避行为会影响恐惧体验的强弱,从而起着负强化的作用。因此,与其逃避,不如让患者面对,一旦患者正视恐惧,其恐惧感自然就会减轻。系统脱敏疗法首先根据患者的恐惧对象来设定恐惧或焦虑的等级,然后让患者面对递增等级的场景,逐步抑制其焦虑或恐惧反应。直到患者在最高的恐惧场景仍不再出现焦虑和恐惧情绪,脱敏治疗便基本完成了。而在《儒门事亲·内伤形》中则采用了类似系统脱敏疗法的治疗方法,张从正设计了当面击木、以杖击门、遣人击背后之窗、整夜使人击门窗等一系列由弱到强的不同刺激,让患者在整个过程中逐步适应,最后达到了"虽闻雷而不惊"。从上例可以看出,张从正的治疗设计了十分合理的刺激等级,并且与现代的系统脱敏疗法极为相似。

（四）经闭案

一妇月事不行,寒热往来,口干、颊赤,喜饮,旦暮闻咳一二声。诸医皆云:经血不行,宜虻虫、水蛭、干漆、硇砂、芫菁、红娘子、没药、血竭之类。惟戴人不然,曰:古方中虽有此法,奈病人服之,必脐腹发痛,饮食不进。乃命止药,饮食稍进。《内经》曰:二阳之病发心脾,心受之则血不流,故女子不月。既心受积热,宜抑火升水,流湿润燥,开胃进食。乃涌出痰一二升,下泄水五六行。湿水上下皆去,血气自行沸流,月事不为水湿所隔,自依期而至矣。亦不用虻虫、水蛭之类有毒之药。如用之,则月经纵来,小溲反闭,他证生矣。凡精血不足,当补之以食,大忌有毒之药,偏胜而成夭阏。（《儒门事亲·热形》）

【辨证思路】

女子以血为用,以血为先天,凡经带胎产皆有赖血液的充盈,而血之生成赖于中焦脾胃,血生成后由脾所统,心所主,肝所藏。若胃的受纳和腐熟功能失常,自然就会影响血液的生成,进而影响脾之统血,心之主血。"二阳者,阳明胃也",故《黄帝内经》曰:"二阳之病发心脾,心受之则血不流,故女子不月。"心受积热,阳热怫郁,则血行不畅,乃至月经闭止。然热则气血当更加流行,寒则气血凝滞,这是常理,何以本病心受积热,而反月经不行呢? 事物总是有两面性,因心火亢盛,则销铄津液阴血,阴血不足则月事不行;加之妄用攻伐有毒之品更伤脾胃而致中焦脾气不运,一则影响血液的化生而阴血不足,二则酿生痰湿,阻滞气机,气机被阻,有碍血行,自然经血不行,脐腹发痛,饮食不进。痰涎阻滞,气机血行被阻,正邪相争,因而出现寒热往来。况心火亢盛,肾水不能上济而心火愈亢,津液耗伤,则口干颊赤而喜饮。气机被阻,致令肺失肃降而上逆,故早暮时咳一二声,病本在于心脾,而波及于肺也。

【治疗经验】

抑火升水,流湿润燥,开胃进食,这是本病所应采取的治法。然诸医见到月经不行,便以为血痹经停,不求其本,妄施攻伐,这是一大错误。心受积热,阳热亢盛,则治宜抑阳,肾水不能上升,则宜升水;湿痰阻滞,则宜祛湿化痰,所谓流动之,津伤则滋润之,湿流燥润,水自得升,水升而燥者益润;加之开胃进食,中焦脾胃壮盛,血之生化有源,月经自能按时而下。需要注意的是,"抑火升水,流湿润燥",看起来似乎矛盾,实则不然,"湿"是痰湿,为病理产物,自然要流要祛;"燥"是津液被灼,肾水不升,是正气不足,自然要升要润。湿痰流动而不阻滞,津液自能敷布,则燥自润,燥润湿流,水升火降,而胃开饮食自进。张从正抓住"痰湿"这个病机关键,采用"吐、泻"之法以治之,涌痰以升水润燥,下泄以降火流湿,郁散结开,月事不为水湿所阻自然依期而至。

本案是张从正在《黄帝内经》气血"贵流不贵滞"的理论指导下进行治疗的,开辟了流通气血之一法门。中医学历来最重视气血流通,张从正深切体会到"《内经》一书,惟以血气流通为贵",从而树起了血气"贵流不贵滞"的观点。张从正认为,正常生理情况下,血气本是流通的,一旦患病则血气壅滞,而邪气侵阻是影响血气流通的根本原因。故治疗以祛邪为首要,病邪如得祛除,则可以达到恢复人体血气流通的目的。张从正是汗、吐、下三法运用之大师,本案用涌吐痰涎、下泄水湿等祛邪之法,使"湿水上下皆去,血气自行沸流,月事不为水湿所隔,自依期而至"。显然,水湿之邪是使气血不流、月事不行的关键因素,祛水湿即所以和气血。所以,张从正强调"使上下无碍,并无壅滞"是治疗的关键所在。对于因"二阳之病""心受积热",以及失治误治后所产生的精血不足之证,张从正提出"当补之以食,大忌有毒之药,偏胜而成夭阏",也体现其"药攻食补"论在临证中的运用。

（五）风水案

郾之营兵秋家小儿,病风水,诸医用银粉、粉霜之治,小溲反涩,饮食不进,头肿如腹,四肢皆满,状若水晶。家人以为勉强,求治于戴人。戴人曰:此证不与壮年同,壮年病水者,或因留饮及房室,此小儿才七岁,乃风水证也,宜出汗。乃置燠室,以屏帐遍遮之,不令见火。若内火见外火,必昏愦也。使大服胃风汤而浴之。浴讫,以布单重覆之,凡三五重,其汗如水,肿乃减五分。隔一二日,乃依前法治之,汗出,肿减七分。乃二汗而全减。尚未能食,以槟榔丸调之,儿已喜笑如常日矣。(《儒门事亲·风形》)

【辨证思路】

水气病的成因与肺、脾、肾三脏有关,肺主通调水道,脾主运化水湿,肾主水液代谢,若三脏功能失调皆能形成水气病。本案张从正明确辨证为风水,盖肺为风邪所袭,致肺不能通调水道,下输膀胱,以致风遏水阻,风水相搏,外溢于肌肤,发为水肿。风水以水气在上,头面部肿甚为主,本案患儿头肿如腹,符合风水的特征。据《金匮要略·水气病脉证并治》记载:"风水,其脉自浮,外证骨节疼痛,恶风。"本案虽未记录以上症状,既谓之风水,一般都兼有恶风、脉浮、身痛等症。诸医用银粉、粉霜治之,虽可下痰涎,利水湿,然易戕伐正气。饮食不进为脾气不运,小溲涩为肾关不利,四肢皆满为水气流溢于四肢所致。

【治疗经验】

本案是"风水"之证,故"水气在上,汗之则愈"的原则最为适合。张从正是汗法名家,认为凡邪气侵犯肌表,尚未深入,多宜汗法。其论治方法赞同一般发汗的观点,不惟辛温解表,辛凉解表、表里双解均可用之,而且还有不少外治之法,如九曲玲珑灶、水疗法、澡浴、燠室、导引按摩、砭刺出血等皆可发汗。然此小儿才七岁,恐发汗太过而耗散正气,故先使大量内服胃风汤(人参、茯苓、川芎、官桂、当归、芍药、白术)以补益气血,扶助正气,再施以水浴温覆取汗,再两次汗后浮肿全消。又因尚未能食,以槟榔丸(槟榔、陈皮、木香、牵牛、生姜)调之而愈。本案是张从正运用汗法的验案,是在《黄帝内经》《金匮要略》的理论指导下,作进一步扩充。这种方法是可取的,既可取汗,又易掌握法度。

（叶　瑜）

复习思考题：分析张从正以下两则医案的病因病机、治则治法及处方用药。

1. 不孕症案

戴人过醮都营中饮会,邻席有一卒,说出妻事。戴人问其故。答曰:吾妇为室女,心下有冷积如覆杯,按之如水声,以热手熨之如火聚,来已十五年矣。恐断我嗣,是故弃之。戴人曰:公勿黜也。如用吾药,病可除,孕可得。卒从之。戴人诊其脉沉而迟,尺脉洪大而有力,非无子之候也,可不逾年而孕。其良人笑曰:试之。先以三圣散吐涎一斗,心下平软;次服白术调中汤、五苓散;后以四物汤和之。不再月,气血合度,数月而娠二子。戴人常曰:用吾此法,无不子之妇,此言不诬矣。(《儒门事亲·内积形》)

2. 石淋案

屈村张氏小儿,年十四岁,病约一年半矣。得之麦秋,发则小肠大痛,至握其阗,跳跃旋转,号呼不已;小溲数日不能下,下则成沙石;大便秘涩,肛门脱出一二寸。诸医莫能治。闻戴人在朱葛寺避暑,乃负其子而哀请戴人。戴人曰:今日治,今日效,时日在辰巳间矣。以调胃承气仅一两,加牵牛头末三钱,汲河水煎之,令作三五度咽之;又服苦末丸,如芥子许六十粒。日加晡,上涌下泄,一时齐出,有脓有血。涌泻既觉定,令饮新汲水一大盏,小溲已利一二次矣。是夜,凡饮新水二三十遍,病去九分,只哭一次。明日困卧如醉,自晨至暮,猛然起走索食,与母歌笑自得,顿释所苦。继与太白散、八正散等调,一日太瘥。恐暑天失所养,留五日而归。戴人曰:此下焦约也。不吐不下,则下焦何以开? 不令饮水,则小溲何以利? 大抵源清则流清者是也。(《儒门事亲·热形》)

第四节　李杲医案

学习目标

1. 掌握李杲治疗麻木案、头痛案、泄泻案、瞳子散大案、黄疸案的辨证思路及治疗经验。

2. 熟悉李杲脾胃学说在临床的应用经验。

3. 了解李杲的生平、著作、学术渊源及特点。

一、医家简介

李杲(1180—1251),字明之,晚号东垣老人,宋金时真定(今河北正定)人。李杲出身于富豪之家,世代以富有称雄于乡里,因母病被庸医所误,故痛悔自己不知医,于是捐千金为贽,受业于易州张元素,不数年,尽得其传而多阐发。他不仅重视脏腑辨证,且精于遣药制方,尤其对《黄帝内经》《难经》等经典深有研究,结合其丰富的临床经验,对脾胃与元气的关系作了重要发挥,提出了"内伤脾胃,百病由生"的论点,创立脾胃学说。其对内伤热中和外感热病从病因、病机、病状、脉象、治法作了详细的分析。在治疗方面强调益气升阳,结合苦寒泻火,卓为医学大家,与刘完素、张从正、朱震亨被誉为金元四大家。著有《脾胃论》《内外伤辨惑论》《兰室秘藏》《东垣先生试效方》。

思政元素

淡泊名利,立德树人

泰和二年四月,济源当地民众多患疫疠,初觉憎寒体重,次传头面肿盛,目不能开,上喘,咽喉不利,舌干口燥,俗云"大头天行",医工遍阅方书,无与对证者,就根据自己的见解,胡乱地给患者泻下;无效则继续泻下,以致患者病情不断加重,直到死亡。而医不以为过,病家不以为非。独李杲恻然于心,废寝忘食,循流讨源,察标求本,制一方,名普济消毒饮,与服之,乃效。后特意让人把这个方子雕刻在木版上,分别张贴在过往行人聚集的地方让人们抄用,用之者无不效。时以为仙人所传,就把它雕刻在了石碑上边。

李杲晚年收罗天益为徒,第一次见面问他:"汝来学觅钱医人乎?学传道医人乎?"罗天益毫不犹豫地回答:"亦传道耳。"李杲遂欣然收其为弟子。此后十年,李杲还资助罗天益的家人生活,使其安心学习,罗天益既继承了李杲良好的医德,又得到了其医术真传,终于成为一代名医。

二、医案选读

(一)麻木案

李正臣夫人病,诊得六脉俱中得弦洪缓相合,按之无力。弦在上,是风热下陷入阴中,阳道不行。其症闭目则浑身麻木,昼减而夜甚,觉而开目则麻木渐退,久则绝止。常开其目,此症不作。惧其麻木,不敢合眼,致不得眠。身体皆重,时有痰嗽,觉胸中常似有痰而不利,时烦躁,气短促而喘,肌肤充盛,饮食不减,大小便如常。惟畏其麻木不敢合眼为最苦。观其色脉,形病相应而不逆。《内经》曰:阳盛瞋目而动,轻;阴病闭目而静,重。又云:诸脉皆属于目。《灵枢经》云:开目则阳道行,阳气遍布周身;闭目则阳道闭而不行。如昼夜之分,知其阳衰而阴旺也。且麻木为风,三尺之童皆以为然,细较之则有区别耳。久坐而起,亦有麻木;如绳缚之久,释之觉麻而不敢动,良久则自已。以此验之,非为风邪,乃气不行。主治之,当补其肺中之气,则麻木自去矣。如经脉中阴火乘其阳分,火动于中为麻木也,当兼去其阴火则愈矣。时痰嗽者,秋凉在外,在上而作也,当以温剂实其皮毛。身重脉缓者,湿气伏匿而作也。时见燥作,当升阳助气益血,微泻阴火与湿,通行经脉,调其阴阳而已矣。非五脏六腑之本有邪也。此药(补气升阳和中汤)主之:生甘草(去肾热)、酒黄柏(泻火除湿)、茯苓(除湿导火)、泽泻(除湿导火)、升麻(行阳助经)、柴胡以上各一钱;苍术(除湿补中)、草豆蔻仁(益阳退外寒)以上各一钱五分;橘皮、当归身、白术以上各二钱;白芍药、人参以上各三钱;佛耳草、炙甘草以上各四钱;黄芪五钱。上㕮咀,每服五钱,水二盏,煎至一盏,去渣,食远服之。(《兰室秘藏·妇人门》)

【辨证思路】

麻木的发病,《素问·痹论》指出"其不痛不仁者,病久入深,荣卫之行涩,经络时疏,故不痛,皮肤不营,故不仁",而《医学原理·痹门》亦说"有气虚不能导血营养筋脉而作麻木者,有因血虚无以营养筋肉,以致经隧凝涩而作麻木者"。李杲则提出麻木多由气虚而引起这一论点。本案中李杲明确指出："以此验之,非为风邪,乃气不行。""气不行"则血亦不行,气血运行不畅,肌体失荣则麻木。人身阴阳之气,随人之动静而不同,动则阳外而阴内,静则阳内而阴外,故当入睡之时,闭目为阳入阴中,清醒时开目为阳动于外。当阳气虚衰之时,动静失常,阴阳乘互,内外上下,升降失调,故闭目阳入于内,气愈不行则浑身麻木;开目时阳得阳助,气血得行则麻木渐止。昼间阳旺,故昼轻;夜间阴盛,故夜重。

此外,李杲提出"火与元气不两立,一胜则一负",只有脾胃功能正常,脾气升发,元气充沛,阴火才会收敛潜藏;如果脾胃损伤,则气机升降失调,受纳运化失司,气与火失其协调,于是脾气下流,元气亏乏,阴火即可因之上冲而更伤元气,元气愈伤则气愈不行,故为麻木诸症。由于阳气不得升发,以至脾气下流,故身体皆重;阴火上冲,肺气膹郁,故时有痰嗽,觉胸中常似有痰而不利,气短促而喘也。烦躁又为阴火上升之象。肌肤充盛,来自脾不运湿而多痰;阴火上乘土位,故能消谷而饮食如故。六脉俱中得弦洪缓相合,按之无力,乃阳气不得舒伸,阴火上升土位,脾气下流,里虚而阳气下陷入阴中的综合征象。综合分析,李杲断本病为"阳衰而阴旺也",即"元气不足,阴火亢盛"所致。

【治疗经验】

李杲在理论上非常重视升举阳气,认为只有阳气上升,阴火才能潜降。但他并未忽视潜降阴火的一面,因为升阳气和降阴火是相辅相成的,阴火的潜降,亦有助于阳气的升发。只不过两者中,升发是主要的、基本的;潜降是次要的、权宜的。因此,在治疗麻木一证时,他虽然以益气升阳为主,但又根据兼证的不同而灵活变通,本案的治疗,他指出"当补其肺中之气,则麻木自去矣","升阳助气益血,微泻阴火与湿,通行经脉,调其阴阳而已矣",方用补气升阳和中汤。各药功用在案中已写清楚,惟佛耳草较少用,其性味甘平,入肺经,功能化痰止嗽,用于痰多、气喘等症。本案以益气升阳为重点,佐以去湿通经。方中的泻火药是在火与元气不两立的理论指导下,用以去贼火,以利阳气的升发。从本案可以看出,李杲用药在必要情况下也采用泻火为主的方剂。但他的泻火,正是为了升阳,所以在大队苦寒泻火药中,仍加一味人参,以照顾元气,复用升麻、柴胡少许,以升清阳。

（二）头痛案

范天騋之内,素有脾胃之证,时显烦躁,胸中不利,大便不通。初冬出外而晚归,为寒气怫郁,闷乱大作,火不得升故也。医疑有热,治以疏风丸,大便行而病不减。又疑药力小,复加七八十丸,下两行,前证仍不减,复添吐逆,食不能停,痰唾稠黏,涌出不止,眼黑头旋,恶心烦闷,气短促上喘无力,不欲言。心神颠倒,兀兀不止,目不敢开,如在风云中。头苦痛如裂,身重如山,四肢厥冷,不得安卧。余谓前证乃胃气已损,复下两次,则重虚其胃,而痰厥头痛作矣。制半夏白术天麻汤主之而愈。

半夏白术天麻汤:黄柏二分,干姜三分,天麻、苍术、白茯苓、黄芪、泽泻、人参以上各五分,白术、炒曲以上各一钱,半夏（汤洗七次）、大麦蘖面、橘皮以上各一钱五分。上件㕮咀,每服半两,水二盏,煎至一盏,去渣,带热服,食前。此头痛苦甚,谓之足太阴痰厥头痛,非半夏不能疗;眼黑头旋,风虚内作,非天麻不能除,其苗为定风草,独不为风所动也。黄芪甘温,泻火补元气;人参甘温,泻火补中益气;二术俱甘苦温,除湿补中益气;泽、苓利小便导湿;橘皮苦温,益气调中升阳;曲消食,荡胃中滞气;大麦蘖面宽中助胃气;干姜辛热,以涤中寒;黄柏苦大寒,酒洗以主冬天少火在泉发躁也。（《脾胃论·调理脾胃治验治法用药若不明升降浮沉差互反损论》）

【辨证思路】

金元以前,医家论治头痛多遵从《伤寒论》分经论治法,但《伤寒论》关于头痛证治仅见于太阳、阳明、少阳、厥阴四经,独缺太阴、少阴头痛的证治内容。李杲在《兰室秘藏·头痛门》中补充了太阴、少阴头痛的证治,并进一步指出六经头痛之异:"太阳头痛,恶风,脉浮紧";"少阳经头痛,脉弦细,往来寒热";"阳明头痛,自汗,发热,恶寒,脉浮缓长实";"太阴头痛,必有痰,体重或腹痛为痰癖,其脉沉缓";"少阴经头痛,三阴三阳经不流行,而足寒气逆为寒厥,其脉沉细";"厥阴头项痛,或吐痰沫,厥冷,其脉浮缓"。不难看出,三阳经头痛多系邪气盛,属外感;三阴经头痛则属内伤者多。太阴头痛实由脾运失健,痰浊阻滞,清窍不利,从而提出"痰厥头痛"之名,开从痰论治头痛之法门。患者脾胃素虚,运化乏力,酿生痰湿,升降失常,故时显烦躁,胸中不利,大便不通。入冬之际外感寒邪,阳气怫郁,上下不得交通,故闷乱大作,更兼吐逆,痰唾稠黏,涌出不止,诸症蜂起。土虚木乘,肝风内动,夹痰上绕,则眼黑头旋。丹溪有云,阳气怫郁,百病生焉。

【治疗经验】

此案因患者脾胃素虚,外感风寒则诸症并作,前医只看到烦躁闷乱的现象,而忽视脾胃虚弱的本质,一再给予苦寒疏利之剂,致胃气重虚,引起呕吐泄泻,痰涎上涌,所谓"热病未已,寒病复起"。故李杲认为若其烦热仍不退,则甘温除热药中配以苦寒泻火药,如少加黄柏以救肾水,能泻阴中之伏火。脾胃之气虚,中气下陷,不能上行阳道,入于心,贯于肺,充实皮毛,阴火反上乘,充斥于肌表,而不能发越。李杲立方重在恢复脾胃功能,用参、术、苓合黄芪补中益气以扶正,曲、麦、陈皮理脾胃助消化,其中天麻祛风,半夏燥湿化痰,干姜温胃,泽泻利水,黄柏泻火,都是从调理脾胃出发,脾胃一健,则清升浊降,而诸症自除。本案李杲根据其头痛苦甚及眼黑头旋等症状,提出证乃足太阴痰厥头痛,兼风虚内作,在用药方面提出痰厥头痛"非半夏不能疗","风虚内作,非天麻不能除",为后世从痰论治头痛奠定了基础,特别是为清代程国彭(钟龄)化裁半夏白术天麻汤打下了基础。

(三)泄泻案

予病脾胃久衰,视听半失,此阴盛乘阳,加之气短,精神不足,此由弦脉令虚,多言之过,皆阳气衰弱,不得舒伸,伏匿于阴中耳。癸卯岁六七月间,淫雨阴寒,逾月不止,时人多病泄利,湿多成五泄故也。一日,予体重、肢节疼痛,大便泄并下者三,而小便闭塞。思其治法,按《内经·标本论》:大小便不利,无问标本,先利大小便。又云:在下者,引而竭之,亦是先利小便也。又云:诸泄利,小便不利,先分别之。又云:治湿不利小便,非其治也。皆当利其小便,必用淡味渗泄之剂以利之,是其法也。噫!圣人之法,虽布在方册,其不尽者,可以求责耳。今客邪寒湿之淫,从外而入里,以暴加之,若从以上法度,用淡渗之剂以除之,病虽即已,是降之又降,是复益其阴,而重竭其阳气矣,是阳气愈削,而精神愈短矣,是阴重强而阳重衰矣,反助其邪之谓也。故必用升阳风药即瘥,以羌活、独活、柴胡、升麻各一钱,防风根截半钱,炙甘草根截半钱,同㕮咀,水四中盏,煎至一盏,去渣,稍热服。大法云:湿寒之胜,助风以平之。又曰:下者举之,得阳气升腾而去矣。又法云:客者除之,是因曲而为之直也。夫圣人之法,可以类推,举一而知百病者,若不达升降浮沉之理,而一概施治,其愈者幸也。(《脾胃论·调理脾胃治验治法用药若不明升降浮沉差互反损论》)

【辨证思路】

脾胃位居中州,是升降运动的枢纽。脾胃健运,升降正常,人体才能维持"清阳出上窍,浊阴出下窍;清阳发腠理,浊阴走五脏;清阳实四肢,浊阴归六腑"的生理活动。升降沉浮是自然界事物的基本运动形式,在正常情况下,升降相替,沉浮更变,周而复始。《素问·天元纪大论》云:"天以阳生阴长,地以阳杀阴藏。"因此,李杲指出"岁半以前,天气主之,在乎升浮也……岁半以后,地气主之,在乎降沉也……升已而降,降已而升,如环无端,运化万物,其实一气也"。推及人体,亦是同理。脾胃属土,在脏腑精气的升降运动中起着重要作用,"盖胃为水谷之海,饮食入胃,而精气先输脾归肺,上行春夏之令,以滋养周身,乃清气为天者也;

升已而下输膀胱,行秋冬之令,为传化糟粕,转味而出,乃浊阴为地者也。若夫顺四时之气,起居有时,以避寒暑,饮食有节,及不暴喜怒,以颐神志,常欲四时均平,而无偏胜则安。不然,损伤脾胃,真气下溜,或下泄而久不能升,是有秋冬而无春夏,乃生长之用,陷于殒杀之气,而百病皆起"。本案脾胃久衰,元气不足,清阳之气无以上升,清窍失养故见视听半失;又元气不足致阴火上冲,"火与元气不两立",阴火亢盛则更损元气,加之言多伤气,故见气短,精神不足;清气不升,甚则清阳下陷,故大便泄泻;泻多伤津则小便闭塞;加之外感寒湿,客于肌表,气血运行不畅,故见体重、肢节疼痛。

【治疗经验】

李杲将升降理论引入到脏腑辨证中,把脾胃作为出发点,通过气的升降出入,将脾胃与五脏、脾胃与元气联系起来,对《素问》"土者生万物"作了深入阐发,提出了"脾胃为元气之本"。脾属太阴,主升运,将水谷精微之气上输心肺,以养五脏,洒陈六腑,流布全身;胃属阳明,主降纳,使人体代谢所产生的糟粕秽浊从下而出。由此可见,只有脾胃升降有序,才能使气机通利,阴阳相生相长,生机不已,从而使人体生命活动得以正常进行。如脾胃升降运动失调,或只有下降而不升浮元气,或只有脾气升浮而不下降浊气,便会导致气机逆乱。由于升降浮沉的失常,以致"清气不升,浊气不降,清浊相干,乱于胸中,使周身气血逆行而乱"。脾胃气虚,升降功能失常,则百病由生,此即"损伤脾胃,真气下溜,或下泄而久不能升,是有秋冬而无春夏,乃生长之用,陷于殒杀之气"之意。继而得出"内伤脾胃,百病由生"的观点。

李杲论升降,目的是为指导临床用药。在论治上非常重视升降浮沉原理,立法处方强调升降。"若不达升降浮沉之理,而一概施治,其愈者幸也"。由于李杲师承张元素,对药物升降浮沉亦很有研究,组方选药尤重升降浮沉之性,当升则升,当降则降,灵活配伍。李杲在理论上重视脾气的升发,在组方用药时也突出了这一特点,擅用益气升阳之风药。风药之名称,首见于李杲著作,指升麻、柴胡、防风等味薄气轻、具有发散上升作用的药物。李杲论治脾胃,对脾胃升阳药物的运用独具匠心,在《脾胃论》的方剂中,常用柴胡、升麻、防风、羌活、葛根等升散之药。临床用药以升麻、柴胡尤为突出,是益气升阳之风药中的代表药。《兰室秘藏》制方280余首,有柴胡者竟达130余首,升麻因具"引胃气上腾而复其本位,便是行春升之气",故与柴胡"行少阳之气上升"的作用相合,成为李杲组方中的常用药对,在《脾胃论》中有14方含此药对。两者以其升发之性配参、芪而起到益气升阳作用。本案方用羌活、独活、防风祛风散寒除湿,柴胡、升麻升发清阳之气以止泻,佐以炙甘草益气和中、调和药性。如此配伍,客者除之,风药以胜湿寒之邪;下者举之,得阳气升腾而去矣。本案为李杲脾胃升降理论在临床运用的代表医案,值得注意。

（四）瞳子散大案

东垣治一人,因多食猪肉煎饼,同蒜醋食之,后复饮酒大醉,卧于暖炕。翌日,二瞳子散,大于黄睛,视物无的实,以小为大,以短为长,卒然见非常之处,行步踏空,百治不效。曰:《经》云:五脏六腑之精气,皆上注于目而为之精,精之窠为眼,骨之精为瞳子。又云:筋骨气血之精而为脉,并为系,上属于脑。又云:瞳子黑眼法于阴。今瞳子散大者,由食辛热物太甚故也。辛主散,热则助火,上乘于脑中,其精故散,精散则视物亦散大也。夫精明者,所以视万物者也,今视物不真,精且衰矣。盖火之与气,势不两立。《经》曰:壮火食气,壮火散气。手少阴足厥阴所主,上连目系,邪之中人,各从其类,风与热循此道而来攻。故头目肿闷而瞳子散大,皆由血虚阴弱所致也,当除风热、凉血益血,以收耗散之气,则病愈矣。用滋阴地黄丸。《经》云:热淫所胜,平以咸寒,佐以苦甘,以酸收之。以黄连、黄芩大苦寒,除热邪之盛为君;当归身辛温,生熟地黄苦甘寒,养血凉血为臣;五味酸寒,体轻浮,上收瞳子之散大,人参、甘草、地骨皮、天门冬、枳壳苦甘寒,泻热补气为佐;柴胡引用为使。忌食辛辣物助火邪,及食

寒冷物损胃气,药不能上行也。(《古今医案按·目》)

【辨证思路】

本例瞳子散大、视物不清是由过食辛热太甚,后复饮酒大醉,加之卧于暖炕,导致壮火食气,血虚阴弱,精不上承所致,属内伤发热病。内伤热中证是李杲论述内伤疾病的重要内容。他指出"饮食劳倦,喜怒不节,始病热中","饮食不节则胃病,胃病则气短精神少而生大热","以五脏论之,心火亢甚,乘其脾土,曰热中",说明饮食不节是导致内伤热中的主要原因,且君相火旺也是导致内伤热中的原因。内伤热中证的病理因素则是由"阴火"内燔所致。李杲"阴火"本系《黄帝内经》经义的发挥。《素问·调经论》云:"其生于阴者,得之饮食居处,阴阳喜怒……阴虚则内热……有所劳倦,形气衰少,谷气不盛,上焦不行,下脘不通,胃气热,热气熏胸中,故内热。"李杲所称"阴火"之阴,意为火由内伤而来,与《素问·调经论》"其生于阳者,得之风雨寒暑"所指外感疾病的"阳"相对而言。阴火上冲,又会耗伤元气,即《黄帝内经》所谓"壮火食气,气食少火,壮火散气,少火生气",因此他把这种阴火称为"元气之贼"。气与火的关系失调,则是产生"阴火"的病机关键,因此他说"火与元气不两立,一胜则一负"。阴火上冲,元气不足,脾胃内伤,气血化生不足,精血枯涸,再加过食辛散之品耗散精气,故见瞳子散大、视物不清等症。同时,脾胃内伤,则升降失常,精微物质不能上输,五脏无所禀受,不能滋养九窍,即李杲所说"脾胃既为阴火所乘,谷气闭塞而下流,即清气不升,九窍为之不利"。

【治疗经验】

对壮火食气,血虚阴弱之内伤热中证,李杲的治疗不同于一般的火热证。他谆谆告诫:"内伤不足之病,苟误认作外感有余之病,而反泻之,则虚其虚也。实实虚虚,如此死者,医杀之耳。然则奈何?惟当以辛甘温之剂,补其中而升其阳,甘寒以泻其火则愈矣。"因此他治疗内伤病的基本法则,就是用甘温之剂来补益其脾胃,升其阳气,泻其火热,亦即著名的甘温除热法,代表方如补中益气汤。李杲强调升阳益气,在于使胃气上升,元气充沛,则阴火自敛。如兼湿热相合,则用调中益气汤(橘皮、黄柏、升麻、柴胡、人参、炙甘草、苍术、黄芪)。虽然,补气升阳为其主法,但他对苦寒泻火和解表散火之法使用得也很有特色,在阴火亢盛时,也每借苦寒药物从权施治。如下元阴火蒸发而显燥热,加黄柏、生地黄以救肾水,降心火。此外,用于七情所伤、阴火炽盛的朱砂安神丸(朱砂、黄连、当归、生地黄、生甘草),用于胃火上炎的清胃散,用于风热疫毒上攻头面所致大头瘟的普济消毒饮等均为其代表方。本案血虚阴弱所致,故李杲遵《黄帝内经》所云"热淫所胜,平以咸寒,佐以苦甘,以酸收之",法以除风热、凉血、益血,以收耗散之气,制滋阴地黄丸,以滋养肝肾,补血明目,佐以苦寒泻火之药而获效。本案是李杲内伤热中证治疗的典型案例。

(五)黄疸案

戊申六月初,枢判白文举,年六十二,素有脾胃虚损病。目疾时作,身面目睛俱黄,小便或黄或白,大便不调,饮食减少,气短上气,怠惰嗜卧,四肢不收。至六月中,目疾复作,医以泻肝散下数行,而前疾增剧。予谓:大黄、牵牛虽除湿热,而不能走经络,下咽不入肝经,先入胃中。大黄苦寒,重虚其胃;牵牛其味至辛,能泻气,重虚肺本,嗽大作。盖标实不去,本虚愈甚。加之适当暑雨之际,素有黄证之人,所以增剧也。此当于补脾肺之本脏,泻外经中之湿热,制清神益气汤主之而愈。清神益气汤:茯苓、升麻以上各二分,泽泻、苍术、防风以上各三分,生姜五分,青皮一分,橘皮、生甘草、白芍药、白术以上各二分,人参五分,黄柏一分,麦冬、人参以上各二分,五味子三分。上件,锉如麻豆大,都作一服,水二盏,煎至一盏,去渣,稍热空心服。(《脾胃论·调理脾胃治验治法用药若不明升降浮沉差互反损论》)

【辨证思路】

年过花甲,接近八八之年,精血已衰,况平素脾胃虚损,是先后天俱虚矣。目疾时作,说明脾虚肝旺。黄疸为脾胃湿热所致。脾虚而蕴湿热,当热盛时则尿黄,热减而虚明显时则尿白,故小便或黄或白。湿热阻隔,清阳下陷,故大便不调。胃不消谷,脾不转输,则饮食减少。脾胃之气损伤,则上下升降转输的枢机失常,肺失肃降,故气短上气;脾主四肢,脾胃虚损,则倦怠嗜卧,四肢不收。暑天多雨,湿热熏蒸,则益其病,所以病情增剧。

【治疗经验】

本案补脾肺之虚,泻外经中之湿热,制清神益气汤主之而愈。方中茯苓、升麻、泽泻、苍术、防风、生姜诸药,走经除湿而不守,故不特泻本脏脾肺,并能升补中气之虚。青皮、橘皮、生甘草、白芍药、白术、人参等,皆能守本而不走经,故既能补脏之元气,又不滋经络中邪。黄柏与人参、麦冬、五味子,扶正又祛湿热之邪。本方人参前用五分,后用二分,共为七分。后之二分为生脉散原方,故重出。本案重点在于补益脾胃,脾胃气足,清阳上升,目疾面黄等症皆可自退。同时佐以祛湿泻火药物,以增进疗效。

●（杨艳红）

复习思考题：阅读以下两则，分析李杲以下两则医案的病因病机、治则治法及处方用药。

1. 大头瘟案

泰和二年,先师以进纳监济源税,时四月,民多疫疠,初觉憎寒体重,次传头面肿盛,目不能开,上喘,咽喉不利,舌干口燥,俗云大头天行,亲戚不相访问,如染之,多不救。张县丞侄亦得此病,至五六日,医以承气加蓝根下之,稍缓,翌日其病如故,下之又缓,终莫能愈,渐至危笃。或曰:李明之存心于医,可请治之。遂命诊视,具说其由。先师曰:夫身半以上,天之气也;身半以下,地之气也。此邪热客于心肺之间,上攻头目而为肿盛,以承气下之,泻胃中之实热,是诛罚无过,殊不知适其所至为故。遂处方,用黄芩、黄连苦寒,泻心肺间热以为君;橘红苦平,玄参苦寒,生甘草甘寒,泻火补气以为臣;连翘、鼠黏子、薄荷叶苦辛平,板蓝根味苦寒,马勃、白僵蚕味苦平,散肿消毒、定喘以为佐;升麻、柴胡苦平,行少阳、阳明二经不得伸,桔梗味辛温为舟楫,不令下行。共为细末,半用汤调,时时服之;半用蜜为丸,噙化之,服尽良愈。因叹曰:往者不可追,来者犹可及。凡他所有病者,皆书方以贴之,全活甚众,时人皆曰,此方天人所制,遂刊于石,以传永久。

普济消毒饮子:黄芩、黄连各半两,人参三钱,橘红(去白)、玄参、生甘草各二钱,连翘、鼠黏子、板蓝根、马勃各一钱,白僵蚕(炒)七分,升麻七分,柴胡二钱,桔梗二钱。上件为细末,服饵如前法,或加防风、薄荷、川芎、当归身,㕮咀如麻豆大,每服秤五钱,水二盏,煎至一盏,去渣,稍热,时时服之。食后如大便硬,加酒煨大黄一钱或二钱以利之,肿势甚者,宜砭刺之。(《东垣试效方·时毒治验》)

2. 崩漏案

一妇人,经候凝结黑血成块,左厢有血痕,水泄不止,谷有时不化,后血块暴下,并水俱作,是前后二阴有形血脱竭于下。既久,经候犹不调,水泄日见三两行,食罢烦心,饮食减少,甚至瘦弱。东垣老人曰:夫圣人治病,必本四时升降浮沉之理,权变之宜,必先岁气,无伐天和,无盛无虚,遗人夭殃,无致邪,无失正,绝人长命。故仲景云:阳盛阴虚,下之则愈,汗之则死;阴盛阳虚,汗之即愈,下之即死。大抵圣人立法,且如升阳或发散之剂,是助春夏之阳气,令其上升,乃泻秋冬收藏殒杀寒凉之气,此病是也,当用此法治之,升降浮沉之至理也。天地之气以升降浮沉,乃从四时,如治病不可逆之。故《经》云:顺天则昌,逆天则亡,可不畏哉?夫人之身,亦有四时天地之气,不可止认在外,人亦体同天地也。今经漏不止,是前阴之气血已脱下矣。水泄又数年,是后阴之气血下陷以脱矣。后阴者,主有形之物也;前阴者,精气之

笔记栏

户。下竭,是病人周身之血气常行秋冬之令,阴主杀,此等收藏之病是也。阳生阴长,春夏是也,在人之身,令气升浮者,谷气上行是也。既病人周身血气皆不生长,谷气又不胜,其肌肉消少,是两仪之气俱将绝矣。既下元二阴俱脱,血气将竭,假令当是热证,今下焦久脱,化为寒矣。此病久沉、久降,寒湿大胜,当急救之。泻寒以热,除湿以燥,大升大举,以助生长,补养气血,不致偏竭。圣人立治之法,既湿气大胜,以所胜治之,助甲风木上升是也。故《经》云:风胜湿,是以所胜平之也。当先调和胃气,次用白术之类,以燥其湿而滋元气;如其不止,后用风药以胜湿。此便是大举大升,以助春夏二湿之久陷下之至治也。柴胡调经汤:炙甘草、当归身、葛根以上各三分,独活、藁本、升麻以上各五分,柴胡七分,羌活、苍术以上各一钱,红花少许。上锉如麻豆大,都作一服,水四大盏,煎至一盏,去渣,空心稍热服,取微汗立止。(《兰室秘藏·妇人门》)

第五节　陈自明医案

第二章
第四节
李杲医案
拓展阅读

第二章
第五节
陈自明医案
PPT 课件

学习目标

1. 掌握陈自明治疗痛经案、脏躁案、月经后期案、痈疽案的辨证思路及治疗经验。
2. 熟悉陈自明气血理论在妇科疾病的临床运用及外科疮疡整体辨证施治的临床经验。
3. 了解陈自明的生平、著作、学术渊源及特点。

一、医家简介

陈自明(1190—1270),字良甫,晚年自称药隐老人,南宋临川(今江西抚州)人。出身于中医世家,三世业医,从小随父学医,治学非常刻苦认真。14 岁即已通晓《黄帝内经》《神农本草经》《伤寒杂病论》等经典医学著作,并将名家医论与祖传经验相结合,在临床实践中加以应用。精通内、外、妇、儿各科,于妇科和外科的研究尤为精深。陈自明确立了妇产科证治以肝脾为纲领,"滋其化源,其经自通";重视气血理论,突出"妇人以血为本",注重补养气血;阐述冲任二脉在妇科的重要作用;总结出妇科用药的特有规律;记载和汇集了一些有临床应用价值的经验和方药。陈自明对痈疽病重视整体,辨证施治,认为"外科疮疡"是人体脏腑气血、寒热虚实盛衰变化的结果,在治疗上不能局限一方一药,不能仅仅局部攻毒,而应内外结合,服敷兼施,标本结合。陈自明极其重视医者自身的学术素养,其云:"世无难治之病,有不善治之医;药无难代之品,有不善代之人。"著有《妇人大全良方》《外科精要》《管见大全良方》《诊脉要诀》等。与崔嘉彦、严用和、危亦林、龚廷贤、李梴、龚居中、喻昌、黄宫绣、谢星焕并列为江西历史上十大名医。

二、医案选读

(一)痛经案

罗安人每遇经脉行时,则脐与小腹下痛不可忍,服药无效,仆以桂枝桃仁汤愈。自后再发,一投而瘥。桂枝桃仁汤:桂枝、芍药、生地黄各二两,桃仁(制)五十个,甘草一两。上为粗末,每服五钱。水二盏,姜三片,枣一个,煎至一盏,去滓温服。(《妇人大全良方·妇人疝癖

诸气方论》)

【辨证思路】

本案为痛经,亦称经行腹痛,即妇女在经期或经行前后出现周期性小腹疼痛或痛引腰骶,甚至剧痛晕厥者。痛经的发生与冲任、胞宫的周期性生理变化密切相关。主要病机在于邪气内伏或精血素亏,更值经期前后冲任二脉气血的生理变化,导致胞宫的气血运行不畅,"不通则痛";或胞宫失于濡养,"不荣则痛"。经净后子宫、冲任气血渐复,则疼痛自止。但若病因未除,素体状况未获改善,则下次月经来潮,疼痛又可复发。《景岳全书·妇人规》言:"经行腹痛,证有虚实。实者或因寒滞,或因血滞,或因气滞,或因热滞;虚者有因血虚,有因气虚。然实痛者多痛于未行之前,经通而痛自减;虚痛者于既行之后,血去而痛未止,或血去而痛益甚。大都可按可揉者为虚,拒按拒揉者为实。"本案患者经行时脐与小腹下痛不可忍,应属实属瘀。可能因为经期感受寒邪,或过食寒凉生冷,以致寒邪乘虚客于冲任,与血相搏,从而冲任、胞宫气血阻滞,"不通则痛"。

【治疗经验】

大凡痛经的治疗以调理子宫、冲任气血为主。具体治疗方法概括起来有温(寒湿)、补(气血肝肾)、通(瘀滞)、调(气机、冲任)四大法则。本案痛经系血瘀冲任、胞宫而致,故陈自明用桂枝桃仁汤,以破瘀止痛。方中桂枝辛散温通,通行血脉,温经散寒;桃仁为活血破瘀之要药,伍桂枝一温一通,活血化瘀之功倍增,与仲景桃核承气汤、桂枝茯苓丸中二药的配伍,有异曲同工之妙。《灵枢》曰:"妇人之生,有余于气,不足于血,以其数脱血也。"陈自明也强调"妇人以血为基本",临证治疗时需时时固护阴血。故用白芍、生地黄养血滋阴,并可防化瘀伤血。甘草益气和中,配白芍缓急止痛。生姜水煎,意在加强和胃散寒之功。全方用药虽只五味,但化瘀、温散、止痛、补益之功兼备,温散化瘀不伤正,滋阴补血不留邪,故药到病除。值得一提的是,痛经的治疗应注意分期论治,经期重在调血止痛以治标,及时控制、缓解疼痛;平时辨证求因而治本。标本缓急,主次有序地阶段调治,方可达到真正治愈的目的。

(二)脏躁案

乡先生程虎卿内人黄氏,妊娠四五个月,遇昼则惨戚,悲伤泪下,数欠,如有所凭。医与巫者兼治皆无益。仆年十四,正在斋中习业,见说此证,而程省元(程虎卿)惶惶无计。仆遂告之管先生伯同,说记忆先人曾说,此一证名曰脏躁悲伤,非大枣汤不愈。虎卿借方看之甚喜,对证笑而治,药一投而愈矣。(《妇人大全良方·妊娠脏躁悲伤方论》)

【辨证思路】

妇人无故悲伤欲哭,不能自控,精神恍惚,忧郁不宁,呵欠频作,甚则哭笑无常,称为脏躁。孕期发病者又称"孕悲"。《金匮要略》首先将妇人脏躁的证候特点描述为:"喜悲伤欲哭,象如神灵所作,数欠伸。"脏躁的病机,与患者的体质因素有关。性格素多抑郁之人,忧愁思虑,肝气不和,心阴受损。若值妇女经、孕、产、乳特殊时期,则精血愈亏,五脏失于濡养,五志之火内动,上扰心神而发为脏躁。本案患者,妊娠五月,血聚养胎,阴血不足,神失所养,故悲伤流泪。

【治疗经验】

大枣汤即仲景甘麦大枣汤的异名,原为妇人脏躁而设。方中小麦甘凉入心,养肝补心,除烦安神,为君。甘草甘平,补养心气,和中缓急,为臣。君臣相伍,共建养心健脾之功。大枣甘润,益气和中,润燥缓急,为佐。三药合用,甘润滋补,养心调肝,共奏养心安神、和中缓急之功。本方用药甘润平和,且以小麦为君,颇合《素问·脏气法时论》"肝苦急,急食甘以缓之",以及《灵枢·五味》"心病者,宜食麦"之旨。

(三)月经后期案

陈自明治一妇人,月经过期不至,腹内作痛。服破血行气之剂不效。与神仙追毒丸一

粒,服之而瘥。(《续名医类案·经水》)

【辨证思路】

患者"月经过期不至",提示原已建立正常月经周期,现至期不来,中医称之为"月经后期"。月经后期如伴经量过少,常可发展为闭经。陈自明特别重视冲任二脉在妇科发病中的重要性,他说"妇人冲任二脉,为经脉之海,外循经络,内荣脏腑,若阴阳和平,经下依时","妇人月水不利者"则是"伤于冲任之脉故也"。正是受他的影响,后世对月经后期发病机理的认识即归根于冲任,或"冲任不充",或"冲任不畅"。本病临证有虚实之分,虚者多因肾虚、血虚、虚寒导致精血不足,冲任不充,血海不能按时满盈而经迟;实者多因血寒、气滞等导致血行不畅,冲任受阻,血海不能如期满溢,致使月经后期而来。一般虚证见月经色淡、质稀,伴腰酸腿软、头晕心悸等;实证见月经色暗、有块,腹胀或痛。本案月经过期不至,腹内作痛,前医给服破血行气之剂不效,陈自明据此综合分析,辨证属实,系气滞痰浊瘀血闭塞冲任而致。

【治疗经验】

月经后期的治疗可循"虚者补之,实者泻之"的原则,临床常采用补肾养血、温经散寒、理气行滞、燥湿化痰之法治疗。本案辨证属实,"服破血行气之剂不效"的缘由,显然是"病重药轻"。神仙追毒丸又名紫金锭,该方所治范围甚广,其病机主要有三:一则感受时疫秽浊,邪毒壅滞中焦,气机闭塞,升降逆作,故见脘腹胀闷疼痛,呕吐泄泻;二则痰浊内盛,心窍受蒙,阳气闭阻,故见痰厥;三则秽浊之气与痰浊相搏,凝聚肌肤或咽喉,则发为疮疡肿结之疾。本案月经后期,腹内作痛,看似与本方所治不同,然仔细推敲,其病机均体现"闭",陈自明正是抓住这一点,大胆给予神仙追毒丸,借其开启冲任二脉与胞宫,故一粒而效。方中山慈菇,功专散结;千金子,功专行水破瘀;大戟亦主化瘀散结。三药合施,攻散之力益甚。另加麝香,活血通经止痛;五倍子敛而涩之,以防攻伐太过。由此可以看出,陈自明遣方法活机圆。

(四)痈疽案

水部曹文兆,背胛患之,半月余,疮头如粟且多,内痛如刺,其脉歇止。此元气虚而疽蓄于内,非灸不可。遂灼二三十余壮,余以六君加藿香、归数剂,疮势渐起,内痛顿去,胃脉渐至。但疮色紫,瘀肉不溃,此阳气虚也。燃桑枝灸患处,以解散其毒,补接阳气,仍以前药,加参、芪、归、桂,色赤脓稠,瘀肉渐腐,两月而愈。夫邪气沉伏,真气怯弱,不能起发,须灸而兼大补。若投以常药,待其自溃,鲜有不误者。(《外科精要·疮出未辨用津润墨围论》)

【辨证思路】

宋代外科发展较前有长足进步,首先把辨证论治应用于外科临床。陈自明在痈疽辨证上,强调应根据经络虚实进行辨证施治。指出:"肿高掀痛者,邪气实也……漫肿微痛者,真气虚也。""不作脓,不腐溃,阳气虚也……脓既出而反痛,气血虚也。""肿痛烦躁……脉洪数实,是为五实……脉细皮寒,泻利肠鸣……是为五虚。"此从痈疽的肿势、疼痛、脉象和兼证等方面详述了痈疽虚实的辨证要点,使后世外科学者视为龟镜。

陈自明还详述了表里辨证、切脉辨证、阴阳辨证和手法辨脓等辨证方法。如:"腑气浮行于表,故痈肿浮高为易治;脏气沉寒主里,故疽肿内陷为难治。"指出痈在表易治,疽在里难疗。又如:"痈疽之疾……初发如伤寒,脉浮而紧,是其候也。"指出了痈疽初起的证候和脉象。又如:"脉浮数洪紧,肿掀作痛,身热烦渴……此六腑不和,毒发于外而为痈。脉沉细伏紧,初发甚微,或无疮头,身不热而内躁……此五脏不和,毒蓄于内而为疽。"此阐明了六腑毒发于外属阳为痈,五脏毒蓄于内属阴为疽的脉证。陈自明虽重视整体辨证,但也不轻忽局部辨证,如"疽口紧小而硬者,盖因风毒所胜",这从疽证局部症状辨析了病因。又痈疽辨脓的有无,是决定是否切开的条件,陈自明对此辨析甚详:"疮肿赤色,按之色不变者,此脓已成矣……以手按之，若牢硬，未有脓也。若半软牢硬，已有脓也。又按肿上，不热者为无脓，热甚者为有脓。"上述手法辨脓，从痈疽的肤色、硬度、热与不热三个方面辨析脓的有无，一直为后世临床沿用。

本案患者"背胛患之，半月余，疮头如粟且多，内痛如刺，其脉歇止"，陈自明据此断为"此元气虚而疽蓄于内"；"疮色紫，瘀肉不溃"，陈自明诊为"阳气虚也"；患者经治疗后"胃脉渐至"，则发病之时脉当沉细。综合病机为"邪气沉伏，真气怯弱，不能起发"。

【治疗经验】

陈自明提出的外科治疡法，并不只是着眼于局部的病变，而是注重人体脏腑气血寒热虚实的变化等整体与局部、体表与脏腑的辩证统一过程，治疗上不是单独注重局部的攻毒，而是从脏腑气血全局的变化来考虑的辨治思路，提出了"内外合一"和"邪有出路"的治疗思想，充分体现了中医辨证施治、整体观念的治法原则。薛己在《校注外科精要·序》中对陈自明内外合一治法的概括："外科，盖指疮疡门言也，上古无外科专名，实畴于季世，后人遂因而分内外二科。兹《外科》乃宋陈良甫先生所著，虽以疡科名其书，而其治法固多合内外之道，如作渴、泄泻、灸法等论。诚有以发《内经》之微旨，殆亘古今所未尝道及者，可传之万世而无弊也。"关于使"邪有出路"的治法在书中多处反复提及，其中灸法是其常用治法之一。如论骑竹马取穴灸法和隔蒜灸法是"使毒气有路而出，不攻于内"；灸足三里法是"引热就下"；"毒气方盛之时，外被敷药闭其毫孔，内服温药助其毒气，致令热毒之气，无路发越，内攻脏腑，倾人性命，急如反掌"等。

陈自明在《外科精要》中专列《调节饮食当平胃气论》，以彰其注重脾胃的宗旨。论曰："《素问》云：形不足者，温之以气；精不足者，补之以味。大凡疮疽，当调脾胃。盖脾为仓廪之官，胃为水谷之海，主养四旁，须进饮食，以生气血。宜用茯苓开胃散、人参内补散、内补十宣散。"本案在运用灸法的同时"以六君加藿香、归数剂，疮势渐起，内痛顿去，胃脉渐至"，调补脾胃，继以"前药，加参、芪、归、桂，色赤脓稠，瘀肉渐腐，两月而愈"。

陈自明提出针灸泄毒，"痈成脓则宜针……疽成脓则宜烙……以脓出为效"，"治疽之法，灼艾之功，胜于用药。"书中论述灸法的有十八论之多，而专篇讲灸法的有九论，指出痈疽初起均宜艾灸，认为灸法可使毒外泄，还可使气血流动，疮毒消散。痈疽灼灸可判断病情轻重和预后，云："凡治痈疽发背疔疮，不痛者，必灸使痛，痛者，必灸使不痛。若初灸即痛者，由毒气轻浅，灸而不痛者，乃毒气深重，悉宜内服追毒排脓，外敷消毒之药。大抵痈疽不可不痛，又不可大痛，闷乱不知痛者，难治。"书中还论述了隔蒜灸、骑竹马灸等灸法的具体操作方法和适应证，如"凡用蒜饼灸者，盖蒜味辛温有毒，主散痈疽，假火势以行药力。有只用艾炷灸者，此可施于顽疽痼发之类，凡赤肿紫，黑毒甚者，须以蒜艾同灸为妙"，还将灸法用于阳热证。

本案根据病因病机和临床表现，陈自明提出"非灸不可"，"遂灼二三十余壮"后"疮势渐起，内痛顿去，胃脉渐至"，然后"燃桑枝灸患处，以解散其毒，补接阳气……色赤脓稠，瘀肉渐腐，两月而愈"。本案充分体现了陈自明在治疗痈疽等外科疾病方面重视灸疗的特点。

●（杨艳红）

复习思考题： 分析陈自明以下两则医案的病因病机、治则治法及处方用药。

1. 疔疮案

上林陈静涵，面患疔，脉洪数有力，属邪气蕴结。余用清热消毒散二剂未应。或用黄芪、肉桂等药二剂，反益其势，致耳目唇口俱肿闭，头面如斗，由邪气外实也。前脉按之无力，由元气内虚也。连进托里消毒之药，及数砭患处，出黑血碗许，已而脓与腐肉并溃而出。复用托里之药,疮势渐愈。七日后,复因调护失宜,以致烦渴不食,两尺脉如丝欲绝,急用八味丸料煎服,其脉顿复,手足自温。使非砭以泄其外,托里散以补其内,八味丸以回其阳,则治之失宜,必致不救。慎之慎之!(《外科精要·疗发背痈疽灸法用药》)

2. 中风案

癸丑春,有一妇人,年四十四五,其证说话气短,足弱,行得数步则口若含霜。七十日内三次经行,遇行则口冷,头目眩晕,足冷则透心冷痛。每行则口中冷,气不相续,有时鼻中热,面赤翕然而热。身体不仁,不能行步,手足不随,不能俯仰,冷痹骨痛,有时悲伤;梦与前夫相随,则上气奄然而极,心惊、志意不定,恍惚多忘,却能食,如此仅一年许。医者投热药则面翕然而热,气满胸中,咽中窒塞,闷厥;投冷药则泻。又一医者以十全汤服之,则发烦躁,心惊而跳。一医者以双和汤服之,觉得面上与腹中甚如火辉,心愈惊,欲吐不吐,大便秘,里急后重。求仆诊之,六脉弦缓,喜见于春,此是可治之疾。未供药间,忽然吐泻,泻后觉肛门如火,虽泻六次,却不多。仆一时识证未尽,且与俞山人降气汤八服。次日诊之,脉差有力,云服药之后,觉鼻中热,心烦闷绝,齿噤。与参苏饮八服,黄连丸二两许。越三日,云服药之后,其疾如故。与茯苓补心汤服之,皆无效。仆以脉证详之,只有排风汤甚对此证。或曰:何以见得是此证?一、能食饮,此风饥也;二、七十日三次经行,此是荣经有风,血得风散也;三、头目眩晕,此肝风也;四、面赤翕然而热,悲伤,此心风也;五、身体不仁,不能行步,梦与前夫相随,此脾风也;六、手足不随,腰痛难以俯仰,冷痹骨疼,此肾风也。诸有此疾,令人心惊,志意不定,恍惚多忘,真排风汤证也。或曰风脉当浮,今脉弦缓微弱,恐非风也。答曰:风无一定之脉,大抵此证虚极生风。然排风汤所用之药有十全大补汤料,亦有平补之意,却不僭燥。共十服。越三日,云服之有效。脉亦差胜,只是心中如烟生,似有微热,大便尚秘。此真是风证,再与排风汤十服,兼牛黄清心丸、皂角丸助之。越三日,云服前药一二日,大烦躁,于热诸证悉除。只是足弱不能支持,脉亦弱,予秘传降气汤十服。又越三日,云诸证悉退,只是梦里虚惊,大便滑泄,如食伤相似,奏厕频数,脉尚弱。与五积散数服,加人参、盐煎,兼感应丸即愈。自后云,皆无恙矣。但上重而头眩,不能久立久坐,服与排风汤,则脱然安矣。以此方之药依上法,不可杜撰、臆度处方。排风汤:白鲜皮、白术、白芍药、桂心、川芎、当归、防风、杏仁(去皮尖,麸炒)、甘草各二两,白茯苓、麻黄(去节)、独活各三两。上㕮咀,每服三钱。水一盏半,生姜四片,煎成八分,去滓温服,无时候。(《妇人大全良方·妇人中风方论》)

第六节 王好古医案

第二章
第五节
陈自明医案
拓展阅读

📌 学习目标

1. 掌握王好古治疗便血案、衄血案、狂证案、伤寒案的辨证思路及治疗经验。
2. 熟悉王好古阴证学说在临床运用的经验。
3. 了解王好古的生平、著作、学术渊源及特点。

第二章
第六节
王好古医案
PPT课件

一、医家简介

王好古(约1200—1264),字进之,号海藏,元代赵州(今河北赵县)人。王好古自幼聪明好学,成年后博通经史,究心医道。他少时曾经与李杲一同受业于张元素(年辈较李杲为晚），后来又从师兄李杲学医，尽得张、李二家之传，成为易水学派又一名家。王好古以儒者而习医，特别喜好经方，造诣很深。他的学术思想，尤以阴证学说为独到，并受到后世医家的重视，有较大的影响。他首先提出"内感阴证"的概念，治疗则主张温补脾肾，从而使阴证的辨证论治从伤寒外感阴证发展到内伤杂病阴证，既是对仲景学说的发展，又补充了李杲脾胃内伤详论"热中证"之未备。其学术主张，对明清温补学派医家深有影响。王好古一生著述较多，代表作有《医垒元戎》《阴证略例》《汤液本草》《此事难知》，备受后世医学家推崇。

二、医案选读

（一）便血案

潞州义井街北浴堂秦二母病太阴证，三日不解，后呕逆恶心而脉不浮。文之（即宋廷圭，为好古弟子）与半硫丸，二三服不止，复与黄芪建中等药，脉中得之极紧，无表里，胸中大热，发渴引饮。众皆疑为阳证，欲饮之水，余与文之争不与。又一日与姜、附等药，紧脉反细沉，阳犹未生，以桂、附、姜、乌之类酒丸，每百丸接之，二日中凡十余服，渴止，脉尚沉细。以其病人身热，躁烦不宁，欲作汗，不禁其热，去其衣被盖覆，体之真阳营运未全，而又见风寒，汗不能出，神愦不醒。家人衣之，装束甚厚，以待其毙。但能咽物，又以前丸接之，阳脉方出而作大汗。盖其人久好三生茶，积寒之所致也。愈后，大小二便始得通利。翌日，再下瘀血一盆如豚肝。然文之疑不能判，余教以用胃风汤加桂、附，三服血止。其寒甚如此，亦世之所未尝见也，治宜详之。大抵前后证变之不同，以脉别之，最为有准，不必求诸外证也。（《阴证略例·海藏治验录》）

【辨证思路】

王好古在论述阴证的病因时，强调劳倦、禀赋素弱、饮食生冷等所致的"内已伏阴"是阴证的发病关键。本案患者因久好三生茶，致脾胃积寒，内已伏阴，故案中首先指出其患太阴病。此案虽指为太阴证，但从先与半硫丸、黄芪建中汤不愈，继而治以桂、附、姜、乌之类，可知脾阳虚已发展为肾阳虚，并以肾阳虚衰为重点，乃脾肾阳虚，阴寒凝结，以致瘀血停蓄。太阴证脉浮者可发汗（《伤寒论》276条），今脉不浮，呕逆恶心，知非表实表热之证，当属里虚寒象。宋文之与半硫丸、黄芪建中汤，反见胸中大热，发渴引饮，此为阳气得助，与阴寒交争之兆；然脉中得之极紧，示阴寒仍盛，但药轻病重，因其积寒太甚，内已伏阴，肾阳虚衰，非一般温阳之药可愈，因此坚不与水饮，免增其寒。所谓无表里者，是指外无可汗之表证，内无可下之里证。其实胸中大热，发渴引饮，又何尝不是里证？但非里热之里，而是真寒假热之象。以脉为症，若为真热，脉必洪大滑数，现为紧脉沉细，当属里虚寒积之证。渴止，身热，躁烦不宁，减去衣被，这是阳气来复，与阴邪相争之象，《伤寒论》289条即有"时自烦，欲去衣被者，可治"之说。但以真阳之营运尚未完全恢复，所以略受风寒，即无以作汗，而神愦不省也。此处"神愦不省"为精神困顿、阴盛阳微的现象，非热盛神昏之比。但能咽物，说明胃气尚存。下瘀血如豚肝，为阴寒凝结的蓄血证。王好古《阴证略例·论下血如豚肝》云："下血如豚肝者，饮冷太极，脾胃过寒，肺气又寒，心包凝泣，其毒浸透入于胃中，亦注肠下，所以便血如豚肝，非若热极妄行下血，而为鲜色也。"说明下血证有阴、阳之分，阳热实证，血色多鲜红；阴寒凝结，血色多紫暗。胃为多气多血之脏，肆啖生冷，阴寒侵胃，则气血凝结，便血如豚肝。

【治疗经验】

本案舍症从脉，判为内真寒外假热之证，故投以大剂姜、附、桂等温阳散寒之品而愈。王好古对阴证的治疗首重太阴，强调温补，极力反对寒凉之品，如病入少阴、厥阴，则用姜、附等药，因此其弟子先予半硫丸、黄芪建中汤等。本案辨证始终是正确的，但先以半硫丸、黄芪建中汤温阳不愈，因药轻病重；后以桂、附、姜、乌之类，大温肾阳，逐步阳回寒消而向愈。服后下瘀血,是肾阳温通后,素日因寒积所凝聚的瘀血得到温运而下行的缘故,正是《黄帝内经》"温则消而去之"的意思。最后以胃风汤(人参、茯苓、川芎、肉桂、当归、白术、白芍)加桂、附,温肾健脾,三服血止,病痊。此案是王好古阴证理论的典型案例。

（二）衄血案

牌印将军完颜公之子小将军,病伤寒六七日,寒热间作,腕后有斑三五点,鼻中微出血。医以白虎汤、柴胡等药治之不愈。及余诊之,两手脉沉涩,胸膈间及四肢按执之,殊无大热,此内寒也。问其故,因暑热卧殿角之侧,先伤寒,次大渴,饮冰酪水一大碗,外感者轻,内伤者重,外从内病,俱是阴也,故先斑衄,后显内阴,寒热间作,脾亦有之,非往来少阳之寒热也。与调中汤,数服而愈。(《阴证略例·海藏治验录》)

【辨证思路】

本案患者贪凉卧殿角之侧,先伤寒,次饮冰而内伤脾胃,更服凉药,益损脾阳,致阴寒内盛,元阳中脱,阳从外走,故形成寒热、斑衄等内阴外阳假热证。伤寒六七日,知病已去表入里,发斑、衄血为寒邪内盛、寒凝血滞之象。阴证的证候表现比较复杂,亦多变证和假象。王好古论阴证的病因有内、外两方面,且内感阴证也可兼有外感,如内伤饮冷兼有外感风寒的。他认为辨识阴阳主要在疑似之间,并总结归纳出十二种常见症状作为临证辨识阴证阳证的客观指标,使医者临证"阴阳寒热如辨黑白"。本案虽有发热,但胸膈间及四肢按执之,殊无大热,不似阳证发热而寒热互见,或蒸蒸发热;且前医以白虎汤、柴胡等药治之不愈,故当为阴证发热。其鉴别关键在于脉沉涩和胸膈、四肢无大热,否则,脉来弦数,胸膈、四肢扪之灼手矣。王好古认为,阴证口干舌燥但不喜饮或喜热饮,若饮其冷水,则渴不解而发热更甚,故见寒热间作。因内寒而血结,故发斑仅三五枚,鼻中出血少量。如阳毒发斑或热盛衄血,则发斑不止三五点,衄血不可能少量。综合脉证,乃中焦虚寒,阴寒内盛,逼阳外走的"外阳内阴证"。

【治疗经验】

阴证感自脾胃,无论内伤生冷或外感风寒,必将先伤脾胃,易致中焦虚寒。因此,对阴证的治疗,王好古特别重视中气的斡旋作用,其治法,强调以"调中"为主,首重太阴。中阳不足又可分阳从内消和阳从外走,对阳从外走,治疗当"服调中药,阳从内生,唤入外热"而愈。所谓"唤入外热"即是不使阳气外走之意,"药当从温,不可遽热"。本案乃外阳内阴,脾阳不足,但尚未至于脾阳下陷,故不用柴胡、升麻,而投以理中汤加茯苓,名调中汤温养脾胃即可,数服而愈。此案是王好古阴证理论的典型案例。

（三）狂证案

宝丰阿磨堆侯君辅之县丞,为亲军时,饮食积寒,所伤久矣。一日病,其脉极沉细易辨,即阴证无疑。内寒外热,故肩背胸胁斑出十数点,语言狂乱。家人惊曰:发斑,谵语,莫非热乎？余曰:非也。阳为阴逼,上入于肺,传之皮毛,故斑微出;神不守舍,故错言如狂,非谵语也。肌表虽热,以手按执,须臾冷透如冰。余与姜、附等药,前后数日,约二十余两后,中大汗而愈。及见庭中物色、儿童、鸡犬,指之曰:此正我二三日间梦中境物也。然则神不守舍信矣！愈后起行,其狂又发,张目而言曰:今我受省札为御马群大使,如何不与我庆？及诊之,脉又沉迟,三四日不大便。余与理中丸,三日内约半斤,其疾痊愈。侯公之狂,非阳狂之狂,乃失神之狂,即阴也,但脉阴为验。学者当审独取诸脉,不凭外证可也。(《阴证略例·海藏治验录》)

【辨证思路】

狂证分阴阳,患者语言狂乱,且兼有肩背胸胁斑出十数点、肌表热等症,很容易误为阳热发狂。王好古以其脉极沉细而断为阴证。再细辨肌表虽热,以手按执须臾冷透如冰,进一步证实非阳热而是浮阳。至于肩背胸胁斑出十数点及语言狂乱，其在《阴证略例·论谵言妄语有阴阳》中指出："有内感伤冷，语言错乱，世疑作谵语者，神不守舍也，止是阴证，此特脉虚而不实耳！"并进一步指出："若此等证脉按之无力，即阴气内充，阳气外游于皮肤之间，是无根之火也。阳气及心火，入于皮肤之间，肺主皮毛，故有谵妄悲笑及面赤喜笑烦心之证。岂特是哉！所有胸背两手斑出者，有唾血丝者，有鼻中微衄者，不当作阳证，当作阴证治之。"《黄帝内经》亦云："阳气者，精则养神，柔则养筋。"若阳气不足，不能温养心神，也易致心神不安而语言狂乱；且阳为阴逼，上扰心神则为狂，但错语如狂，非阳狂之骂詈非常可比。肩背胸胁斑出十数点，但非斑色紫黑成片，亦为阳为阴逼，上入于肺，外发皮毛而斑。若不能抓住脉症虚实这一诊断要点，则差之毫厘，谬以千里。

王好古对阴证的鉴别，颇为精审。从他所搜集前人有关"阴证"的记载中，不仅全面介绍了"阴证"的具体症状，还分析了"阴证"在某种情况下所表现的变证及假象，并阐明其病机，使人在临证时便于理解和掌握。如他引《活人书》说："假令身体微热、烦躁、面赤，其脉沉而微者，皆阴证也。身微热者，里寒故也；烦躁者，阴盛故也；面戴阳者，下虚故也。"指明要从阴证所出现的"身热面赤"等现象中，认识"脉沉而微"的本质，并分析了微热烦躁等假象的原因。又如他在《阴证略例·论元阳中脱有内外》中说："或有人饮冷内伤，一身之阳，便从内消，身表凉，四肢冷，脉沉细，是谓阴证，则易知之；若从外走，身表热，四肢温，头重不欲举，脉浮弦，按之全无力，医者不察，便与表药双解等，复使汗出，三焦之气绝，以此杀人者多矣。""身表热，四肢温"，只是元阳外脱的现象，而脉"按之无力"，这是阳已脱失的本质，如不能透过现象，认清本质，乱用解热药，就会犯使"三焦气绝"的严重错误。

【治疗经验】

本案为素嗜生冷，胃阳受伤，阳虚阴盛，逼阳外走之证，阴盛阳脱之际，非急投姜、附不能挽阳于内。于是，连日内进姜、附等药温阳散寒，"唤入外热"，前后数日，约二十余两后，阳回出大汗而愈。但药力之助，不能持久，"阳气者，烦劳则张"，动则阳走于外而复发，又投以理中丸，温中健脾，俟阳充而防病复发。王好古还介绍了在治疗过程中服药后所出现的反应，以及病理的转变趋向，使人不被假象所惑。他说："阴证阳从内消，服温热药，烦躁极甚，发渴欲饮，是将汗也，人不识此，反以为热，误矣。"说明阴证本属阳气虚惫，服温热药后，阳气初复，与邪交争，往往出现烦躁口渴的假热症状，这是阳气升达，将要出汗的现象，不要误认为热。本案理法分明，议论精辟，为王好古阴证理论指导临床的典型案例。

（四）伤寒案

李良佐子病太阳证，尺寸脉俱浮数，按之无力，谓其内阴虚，与神术加干姜汤。愈后再病，海藏视之，见神不舒，垂头不欲语，疑其有房过。问之犯房过乎，必头重目暗。曰：然。因与大建中三四服，外阳内收，脉反沉小，始见阴候，又与已寒，加芍药、茴香等丸五六服。三日内，约服六七百丸，脉复生，又用大建中接之，大汗作而解。（《古今医案按·劳复食复女劳复阴阳易》）

【辨证思路】

本案初病脉浮而数为外感伤寒邪热在表，但脉不实无力，知为素弱之体，阳气虚馁无力鼓动所致。愈后因房事动阳，未复之阳又伤，"阳气者，精则养神，柔则养筋"，阳复损伤，故见神不舒，垂头不欲语，头重目暗。至于投大建中汤后脉反沉小，知寒邪仍盛，非投以辛热峻剂不能收功。

王好古论治阴证，秉承易水学派宗旨，极其重视内因在发病学上的作用，指出阴证本质在于"本气虚"，打破了以往外感、内伤截然分开的认识，认为阴证由脾肾两虚（尤其是肾虚）为主导，无论内伤、外感，都是由于人体本虚，即"内已伏阴"，易感外邪。他在《此事难知·

伤寒之源》中论伤寒的病因之一说："因房室劳伤与辛苦之人,腠理开泄,少阴不藏,肾水涸竭而得之。"又说："少阴不藏,房室劳伤,辛苦之人,阳气泄于外,肾水亏于内,当春之月,时强木长,无以滋生化之源,故为温病耳。故君子周密于冬,少阴得藏于内,腠理以闭拒之,虽有大风苛毒,莫之能害矣!何温病之有哉?"并进一步指出："人之阳气俱藏于一肾之中,人能不扰乎肾,则六阳安静于内,内既得以安,外无自而入矣。此伤寒之源。非天之伤人,乃人自伤也。"显然,王好古的观点与《黄帝内经》"邪之所凑,其气必虚""正气存内,邪不可干"的理论是一致的。

【治疗经验】

王好古论治阴证,极其重视"本气虚实",善用扶正祛邪之法,自制神术汤(苍术、防风、甘草、生姜、葱白)加减。本案初起之时,病太阳证,但尺寸脉俱浮数,按之无力,王好古诊为内阴虚(当指三阴之虚,即阴证,非内有阴虚之谓),故治以神术加干姜汤,方取苍术辛苦而温,其气芳香,温燥之中又能发散,既能燥脾胃之湿,又能散风寒之邪,配合辛热之干姜、葱白、防风、生姜、甘草以温中燥湿,健脾解表而愈。愈后因房事动阳,未复之阳又伤,阴盛阳衰,清阳不升,故治不更法,续投大建中汤温中补虚回阳。查服后脉反沉小,知寒邪仍盛,非投以辛热峻剂不能收功。故改用温散之力较强的已寒丸、大建中汤,药后阳回脉生,汗出而解。由此可见,王好古治疗外感以扶正温阳为本,重视内因,是其调治疾病的一大特点。《黄帝内经》云："治病必求其本。"故临证须再三审慎,万勿孟浪,以免"以活人之心,遗作杀人之事"。

●(程绍民)

复习思考题：分析王好古以下两则医案的病因病机、治则治法及处方用药。

1. 狂证案

彰德张相公子谊夫之妻许氏,乃状元许先之之女绍明之妹也,病阳厥怒狂,发时饮食四五倍,骂詈不避亲疏,服饰临丧,或哭或歌,或以刃伤人,不言如哑,言即如狂,素不知书识字便读文选,人皆以为鬼魔。待其静诊之,六脉举按皆无,身表如水石,其发也,叫呼声声愈高。余昔闻洁古老人云：《本经》言夺食则已,非不与之食,而为夺食也。当以药大下之而使不能食,为之夺食也。予用大承气汤下之,得脏垢数升,狂稍宁,待一二日复发,又下之,得便数升,其疾又宁,待一二日又发,三下之,宁如旧,但不能食,疾稍轻而不已。下之,又五七次,计大便数斗,疾缓身温脉生,至十四日,其疾愈,脉如旧,困卧三四日后起苏,饮食微进,又至十日后得安。始得病时,语言声怒非常,一身诸阳尽伏于中隐于胃,非大下之可乎?此易老夺食之意也。上阳狂一条,本不当例阴证中,今暨阴狂证并列,其狂则一,其为寒热二也。差之毫厘,缪以千里。读者至此,其三复之。(《阴证略例·海藏治验录》)

2. 伤寒案

秦二又病,太阳证悉具,其脉浮数,初为阳证,经所受邪也。神术汤解之,未三日变为阴证。何以然?旺火投盛水也。以其素服三生茶及好食诸冷物,数年来脏腑积而为痼疾,一身之经皆凝寒浸渍酝酿而成太阴,脉亦从此,而变其状,非浮非沉,上下内外举按极有力,坚而不柔。非若阳脉来之有源,尺以下至宛中全无,惟三部中独见鼓击,按之触指,突出肤表,异常紧为甚,所禀元阳无,一身游行之火独萃于胸中,寒气逼之,故搏而大,有加数倍,往来不可以至数名,纵横不可以巨细状。五日后,文之与姜附等剂而复振摇,又与真武、四逆等汤,烦躁大渴不止。若更接姜附,其汗必作,其人自疑为热而益饮水,及得水稍苏,斯须脉陷沉而紧,厥逆神瞆。至六日晡前后大便秘结,小便赤色而少,强溲得涓滴,时手冷至肘,足冷至膝,脉将绝而不可救。欲复与四逆等汤,恐烦躁思饮而生变。文之请曰:何法以治?余教以乌、

笔记栏

ER-2-6-2

第二章
第六节
王好古医案
拓展阅读

附、姜、桂、良姜等佐以芍药、茴香之类,酒糊丸,引而下之,而使不僭。急服之百丸,昼夜相接,八九阳气从下复生,胸膈不烦躁,不思水,与温剂则微咽,大便软,屡下气,阴得以出,小便通快成剂如灰汁,脉微生。服丸至千半阳气遍体,作汗而愈。后神又不全,少气乏力,又与温中等药数服,然后良愈。非平昔饮冷肠胃积寒之久者,脉不如此之鼓击也。鼓击者何?虽可谓大非大也,怱怱也,宜详审辨认,世罕有之。大抵此脉属紧,比紧为尤甚,故名鼓击也。仲景云:诸紧为寒。又云:脉浮而紧寒在表也,脉沉而紧寒在里也。紧似弦而非,有如牵绳之状,即为紧也,非带洪而有源也。成无己云:累累如循长竿,连连而强直也。通真子歌云:紧若牵绳转索初。海藏云:牵绳之紧,循竿之直,二者皆近于鼓击,鼓击者尤甚于二脉数倍。启玄子云:盛脉同阳四倍以上,阴之极也。(《阴证略例·海藏治验录》)

ER-2-7-1

第二章
第七节
罗天益医案
PPT 课件

第七节 罗天益医案

学习目标

1. 掌握罗天益治疗伤食案、虚劳案、抽搐案、中风案的辨证思路及治疗经验。
2. 熟悉罗天益其注重养生的学术思想,高尚的医德和慎用药物的现实意义。
3. 了解罗天益的生平、著作、学术渊源及特点,对阴虚动风在辨证和治法上进行的探索。

一、医家简介

罗天益(约1220—1290),字谦甫,金末元初河北真定藁城(今属河北石家庄)人,为李杲入室弟子,从李杲学医十多年,对李杲的学术有较为深透的理解和心得。入元后,曾任职太医,并一再"从军""随军",几次奉诏旨前往六盘山为丞相及长官等治病,故其晚年所治者多为上层人物及蒙古王公。治学以《黄帝内经》《难经》理论为依据,又旁采诸家之说,结合本人临床经验,对脾胃内伤理论作了较为全面的阐述。他论内伤之病因病机,重视"饮食自倍,损伤脾胃",详论"食伤脾胃""饮伤脾胃"之证治;对劳倦伤脾,则分"虚中有寒""虚中有热"而论治;治脾诸方,并不囿于李杲益气升阳诸方,凡历代名方,多作精选,使脾胃病的辨证论治渐趋完善;在用药方面,认为无病服药易伤其正,用药无据会玩忽人命,滥用苦寒药物易损伤脾土,所以应详辨其名与实是否相符等,均有现实意义。此外,他还将寒热病证分三焦辨治,亦有独到之处,对后世研究三焦病机及其辨证颇多启发。著有《卫生宝鉴》等书。

二、医案选读

(一)伤食案

癸丑岁,予随王府承应至瓜忽都地面住冬,有博兔赤马刺,约年三旬有余,因猎得兔,以火炙食之,各人皆食一枚,惟马刺独食一枚半,抵暮至营,极困倦,渴饮湩乳斗余。是夜腹胀如鼓,疼痛闷乱,卧而欲起,起而复卧,欲吐不吐,欲泻不泻,手足无所措,举家惊慌,请予治之,具说饮食之由。诊其脉,气口大一倍于人迎,乃应食伤太阴经之候也,右手关脉又且有力。盖烧肉干燥,因而多食则致渴饮,干肉得湩乳之湿,是以澎满于肠胃,肠胃乃伤,非峻急之剂则不能去。遂以备急丸五粒,觉腹中转矢气,欲利不利,复投备急丸五粒,又与无忧散五钱,须臾大吐,又利十余行,皆物与清水相合而下,约二斗余,腹中空快,渐渐气调。至平旦,以薄粥饮少少与之。三日后,再以参术之药调其中气,七日而愈。或曰:用峻急之药,汝家平日所戒,今反用之何也?予对曰:理有当然,不得不然。《内经》曰:水谷入口,则胃实而肠虚,食下则肠实而胃虚,更虚更实,此肠胃传化之理也。今饮食过节,肠胃俱实,胃气不能腐熟,脾气不能运化,三焦之气不能升降,故成伤也。大抵内伤之理,伤之微者,但减食一二日,所伤之物自得消化,此良法也;若伤之稍重者,以药内消之;伤之大重者,以药除下之。《痹论》有云:阴气者,静则神藏,躁则消亡,饮食自倍,肠胃乃伤。今因饮食太过,使阴气躁乱,神不能藏,死在旦夕矣。孟子云:若药不瞑眩,厥疾弗瘳,峻急之剂,何不可用之有? 或者然之。(《卫生宝鉴·饮食自倍肠胃乃伤治验》)

【辨证思路】

本案因暴食炙煿肉食,再以暴饮湩乳(即马奶酒)斗余,致肠胃损伤,胃气不能腐熟,脾气不能运化,三焦之气不能升降,故成伤食重症。过食烧烤兔肉,干渴难熬,再饮湩乳斗余,干肉得湩乳之湿,滂满于肠胃,脾胃升降失常,气滞于中,三焦之气不通,导致腹胀疼痛,起卧不安,手足无措,欲吐不吐,欲泻不泻。食伤脾胃,故气口大一倍于人迎,右关有力(王叔和将寸口脉分为左人迎,右气口,后世多从其说)。《脉经》曰:"气口紧盛伤于食。"气口为脾胃脉,故胃伤而气口紧盛。

罗天益在脾胃内伤的病因病机方面,着重于研究李杲关于饮食劳倦,脾胃受损,元气不足,诸病由生的问题。他在《素问·痹论》"阴气者静则神藏,躁则消亡,饮食自倍,肠胃乃伤"的论述中,体会到"食物无务于多,贵在能节,所以保冲和而遂颐养也。若贪多务饱,饮塞难消,徒积暗伤,以召疾患。"说明饮食不节,肠胃俱实,胃气不能腐熟,脾气不能运化,三焦之气不能升降,以成疾患,并指出养生之道在于节食。他说:"盖食物饱甚,耗气非一,或食不下而上涌,呕吐以耗灵源;或饮不消而作痰,咯唾以耗神水。大便频数而泄,耗谷气之化生;溲便滑利而浊,耗源泉之浸润。至于精清冷而下漏,汗淋漉而外泄,莫不由食物之过伤,滋味之太厚。如能节满意之食,省爽口之味,常不至于饱甚者,即顿顿必无伤,物物皆为益,糟粕变化,早晚溲便按时,精华和凝上下津液含蓄,神藏内守,荣卫外固,邪毒不能犯,疾疢无由作。"同时,罗天益明确指出,脾胃伤须分饮伤、食伤。食者,有形之物,凡饮食过量或多食硬物,皆能损伤脾胃;饮者,无行之气,指饮酒过度或过量饮水、乳类损伤脾胃。

【治疗经验】

罗天益曾指出,胃伤有多少、有轻重,并按病情轻重选用不同的治法和方剂。他说:"如气口一盛,得脉六至,则伤于厥阴,乃伤之轻也,枳术丸之类主之。气口二盛,脉得七至,则伤于少阴,乃伤之重也,雄黄圣饼子、木香槟榔丸、枳壳丸之类主之。气口三盛,脉得八至九至,则伤太阴,填塞闷乱则心胃大痛,备急丸、神保丸、消积丸之类主之,兀兀欲吐则已,俗呼食迷风是也。"本案即属伤于太阴,故治以备急丸、无忧散。备急丸(即三物备急丸)峻下之剂,以下肠中之食积,无忧散(以天南星为末)峻吐之剂,以吐胃中之食饮。肉积、乳饮上下分消,则肠胃气调,脾胃升降得和,则腹中空快,渐渐气调。再以薄粥及参术之药调养,自当痊愈。脾胃疾病,罗天益虽反对滥用下法,但此时病人已"阴气躁乱,神不能藏",非以峻剂难以解除胃肠之填塞壅滞。这正是《素问·至真要大论》"补下治下制以急"的道理,也体现"其高者,因而越之;其下者,引而竭之"(《素问·阴阳应象大论》)的治疗大法。本案症状较急,但病因单纯易辨,只要当机立断,急下而吐,邪速去,则正自安,诸症易平。

(二)虚劳案

佚庵刘尚书第五太子常少卿叔谦之内李氏,中统三年春,欲归宁父母不得,情动于中,又因劳役,四肢困倦,躁热恶寒,时作疼痛,不欲食,食即呕吐,气弱短促,怠惰嗜卧。医作伤寒

笔记栏

治之,解表发汗,次日传变,又以大小柴胡之类治之,至十余日之后病证愈剧。病家云:前药无效,莫非他病否? 医曰:此伤寒六经传变,至再经传尽,当得汗而愈。翌日,见爪甲微青黑色,足胫至腰如冰冷,目上视而睛不转睛,咽嗌不利,小腹冷,气上冲心而痛,呕吐不止,气短欲绝,召予治之。予诊其脉沉细而微,不见伤寒之证。此属中气不足,妄作伤寒治之,发表攻里,中气愈损,坏证明矣。太夫人泣下避席曰:病固危困,君尽心救治。予以辛热之药,㕮咀一两,作一服,至夜药熟而不能饮,续续灌下一口,饮至半夜,稍有呻吟之声,身体渐温,忽索粥饮,至旦食粥两次。又煎一服,投之。至日高,众医皆至,诊之曰:脉生证回矣。众喜而退。后越三日,太夫人曰:病人大便不利,或以用脾约丸润之可乎? 予曰:前证用大辛热之剂,阳生阴退而愈,若以大黄之剂下之,恐寒不协,转生他证。众以为不然,遂用脾约丸二十丸润之,至夜下利两行。翌日面色微青,精神困弱,呕吐复作。予再以辛热前药温之而愈矣。故制此方。

温中益气汤:附子(炮,去皮脐)、干姜(炮)各五钱,草豆蔻、甘草(炙)各三钱,益智仁、白芍药、丁香、藿香、白术各二钱,人参、陈皮、吴茱萸各一钱半,当归一钱。上十三味,㕮咀,每服五钱,水二盏,煎至一盏,去渣,温服食前。病势大者,服一两重。

论曰:《内经》云:寒淫于内,治以辛热,佐以苦甘温。附子、干姜大辛热,助阳退阴,故以为君。丁香、藿香、豆蔻、益智、茱萸辛热,温中止吐,用以为臣。人参、当归、白术、陈皮、白芍药、炙甘草苦甘温,补中益气,和血脉协力用以为佐使矣。(《卫生宝鉴·中气不足治验》)

【辨证思路】

李杲《脾胃论·饮食劳倦所伤始为热中论》有"始病热中……若末传为寒中"之论,罗天益承其说而加以发挥,把劳倦所伤分为虚中有寒、虚中有热两类进行阐述。本案患者因忧思、劳役过度而致脾气亏虚,中气不足,故见四肢困倦、不欲食、气弱短促、怠惰嗜卧等症,为典型的内伤热中证,亦即罗天益所谓"劳倦所伤虚中有热"病变。他医见其有恶寒,时作疼痛,而以伤寒治之,解表、和解、攻里治之,以致中气愈损,阳微欲绝,见"爪甲微青黑色,足胫至腰如冰冷,目上视而睛不转睛,咽嗌不利,小腹冷,气上冲心而痛,呕吐不止,气短欲绝",脉沉细而微,变生"虚中有寒",病势极危。罗天益认为"脾者土也,应中为中央,处四脏之中州,治中焦,生育荣卫,通行津液,一有不调,则荣卫失所育,津液失所行"。

【治疗经验】

罗天益善承师说,重视脾胃,用方遣药,善用辛甘温补,慎用寒凉,反对滥用攻下;善用辛香,调畅气机又兼酸甘化阴诸法。其遣药的特点是补中助脾必以甘剂,散寒温胃必以辛,甘辛相合则脾胃健而荣卫通,故宜理中汤、参术调中汤之类,并制沉香鳖甲散等方。

本案初病之时治当升阳益气,而医反误汗误下,以致中气愈损,阳微欲绝。此时,正确的治法应是扶阳救逆,温中益气。罗天益依据《黄帝内经》制方法则,把四逆、理中及李杲草豆蔻丸等方综合于一方,名为温中益气汤,徐徐灌下,以助阳退阴而获效,是为发展李杲脾胃论治之典型。然三日后,出现大便不利,此当为阳气不运,传导失司所致。他医以为燥结,不究本源,投以麻仁脾约丸清润之剂,复伤中阳以致旧病复作,愈医愈重。罗天益再投前方而效,医贵识证,信矣!

(三)抽搐案

中山王知府次子薛里,年十三岁。六月十三日暴雨方过,池水泛溢,因而戏水,衣服尽湿,其母责之。至晚,觉精神昏愦,怠惰嗜卧。次日,病头痛身热,腿脚沉重。一女医用和解散发之,闭户塞牖,覆以重衾,以致苦热不胜禁,遂发狂言,欲去其衾。明日,寻衣撮空,又以承气汤下之。下后,语言渐不出,四肢不能收持,有时项强,手足瘛疭,搐急而挛,目左视而白睛多,口唇肌肉蠕动,饮食减少,形体羸瘦。命予治之,具说前由。予详之,盖伤湿而失于过

笔记栏

汗也。且人之元气,起于脐下肾间,动气周于身,通行百脉。今盛暑之时,大发其汗,汗多则亡阳,百脉行涩,故三焦之气,不能上荣心肺,心火旺而肺气焦。况因惊恐内蓄,《内经》曰:恐则气下。阳主声,阳既亡而声不出也。阳气者,精则养神,柔则养筋。又曰:夺血无汗,夺汗无血。今发汗过多,气血俱衰,筋无所养,其病为痉,则项强手足疭,搐急而挛。目通于肝,肝者,筋之合也,筋既燥而无润,故目左视而白睛多。肌肉者,脾也,脾热则肌肉蠕动,故口唇蠕动,有时而作。《经》云:肉痿者,得之湿地也。脾热者,肌肉不仁,发为肉痿。痿者,痿弱无力,运动久而不仁。阳主于动,今气欲竭,热留于脾,故四肢不用,此伤湿过汗而成坏证明矣。当治时之热,益水之源救其逆,补上升生发之气。《黄帝针经》曰:上气不足,推而扬之。此之谓也。以人参益气汤治之。《内经》曰:热淫所胜,治以甘寒,以酸收之。人参、黄芪之甘温,补其不足之气而缓其急搐,故以为君。肾恶燥急食辛以润之,生甘草甘微寒,黄柏苦辛寒,以救肾水而生津液,故以为臣。当归辛温和血脉;陈皮苦辛,白术苦甘,炙甘草甘温,益脾胃,进饮食;肺欲收,急食酸以收之,白芍药之酸微寒,以收耗散之气而补肺金,故以为佐。升麻、柴胡苦平,上升生发不足之气,故以为使,乃从阴引阳之谓也。

人参益气汤:黄芪五分,人参、黄柏(去皮)、升麻、柴胡、白芍药各三分,当归、白术、炙甘草各二分,陈皮三分,生甘草二分。上十一味,㕮咀,都为一服,水二盏半,先浸两时辰,煎至一盏,去渣热服,早食后、午饭前,各一服。投之三日后,语声渐出,少能步行,四肢柔和,食饮渐进,至秋而愈。(《卫生宝鉴·过汗亡阳变证治验》)

【辨证思路】

此乃风寒夹湿,过汗妄下导致阴竭阳亡,变证丛生。本案始则外感寒湿,邪在肌表,湿性重浊,继则受责肝气郁抑于内,外感内伤,营卫不调,故头痛身热,精神昏愦(实为极为困疲之象,非神志昏迷也),怠惰嗜卧,腿脚沉重。后发汗太过,又遭妄下,津气大伤,阴竭阳亡,筋脉失养,肝风内动,神因之不安而欲狂,筋因之失养而抽搐,诸变证由生,而见狂言、项强、瘛疭、挛急、目窜、唇蠕等。

案中罗天益运用脏腑辨证,实从易水张元素而出,本案实为伤湿后过汗误下而阴液大伤,筋脉失养所致虚风内动之证,故见项强、瘛疭、挛急、目窜、唇蠕等候。但金元时期还处在由外风到内风认识的转变时期,中医学尚无肝风内动的成熟认识,罗天益师李杲之说从元气不足辨证,分析"目通于肝,肝者,筋之合也,筋既燥而无润,故目左视而白睛多",虽未明确提出"肝风内动",实际上应当是讨论"肝风内动"的先驱,这一点较清代医家更早,也更难能可贵。

【治疗经验】

罗天益对脾胃内伤病的治疗,本着《黄帝内经》"脾苦湿,急食苦以燥之""脾欲缓,急食甘以缓之""用苦泻之,甘补之"的原则,主张甘辛温补,慎用寒凉,并反对滥用下法。罗天益以人参益气汤救误,颇为切中病机。盖人参益气汤实由补中益气汤合芍药甘草汤加黄柏而成。补中益气汤益气回阳,芍药甘草汤酸甘化阴、柔肝缓急,黄柏、生甘草泄热坚阴,此乃李杲补中益气、升阳泻火之法,故药后渐得痊愈。罗天益运用脾胃学说,从外感内伤立论,针对过汗、误下后脾虚有热、心神失养、血不养筋、食少体羸的复杂病机,以补中益气汤加味化裁治之,力救项强、瘛疭等险症,最后收功。

但注意的是,本案现在的认识当属阴虚动风,治宜滋阴息风,案中用药重在补中益气,虽有滋阴之品白芍药和当归,但针对阴液大伤尚难救耗散之阴,此亦是本案疗程较长,从六月发病至秋而愈的原因。然罗天益已初步认识到本案病机与肝有关,故方中白芍药在滋阴养液的同时亦能柔肝缓急舒筋以止急搐,是为本案可贵之处。案中治法"益水之源以救其逆"及宗《黄帝内经》"热淫于内,治以咸寒,佐以甘苦,以酸收之"之旨,可谓后世"滋阴息风"法的先驱。

（四）中风案

北京按察书吏李仲宽，年逾五旬，至元己巳春，患风证。半身不遂，四肢麻痹，言语謇涩，精神昏愦。一友处一法，用大黄半斤，黑豆三升，水一斗，同煮豆熟，去大黄，新汲水淘净黑豆，每日服二三合，则风热自去，服之过半。又一友云，通圣散、四物汤、黄连解毒汤，相合服之，其效尤速。服月余，精神愈困，遂还真定，归家养病。亲旧献方无数，不能悉录，又增喑哑不能言，气冷手足寒。命予诊视，细询前由，尽得其说。予诊之，六脉如蛛丝细。予谓之曰：夫病有表里虚实寒热不等，药有君臣佐使大小奇偶之制，君所服药无考凭，故病愈甚，今为不救，君自取耳。未几而死。

有曹通甫外郎妻萧氏，六旬有余，孤寒无依，春月忽患风疾，半身不遂，语言謇涩，精神昏愦，口眼㖞斜，与李仲宽证同。予刺十二经井穴，接其经络不通，又灸肩井、曲池。详病时月，处药服之，减半。予曰：不须服药，病将自愈。明年春，张子敬郎中家见行步如故。予叹曰：夫人病全得不乱服药之力。由此论李仲宽乱服药，终身不救，萧氏贫困，恬憺自如获安。《内经》曰：用药无据，反为气贼，圣人戒之。一日，姚雪斋举许先生之言曰：富贵人有二事反不如贫贱人，有过恶不能匡救，有病不能医疗。噫，其李氏之谓欤。（《卫生宝鉴·用药无据反为气贼》）

【辨证思路】

中风一证，前人有中脏中腑之说，但辨证不难，罗天益在《卫生宝鉴·中风门·中风论》中说："风者百病之始，善行而数变。行者动也，风本为热，热胜则风动。"本文两患者均为年高之人，气血不足，感受风邪，中于经络，故见半身不遂、四肢麻痹、言语謇涩、口眼㖞斜等症，并由经络而及脏腑，见精神昏愦。

【治疗经验】

本案两患者同患中风，一者听信他人之言胡乱服药而死，一者经罗天益调治慎用药物而愈，目的在于告诫世人不要乱用药，强调"用药无据"之害。文中按察书吏李仲宽，富贵之人，阿谀奉承之人众，不明医理，用药无据，造成严重后果；而曹通甫外郎妻萧氏，六旬有余，孤寒无依，恬憺自如，同患中风，只施针灸，即使用药，也是根据疾病发展的各个阶段，辨证施治，而且均减半使用，故"明年春，张子敬郎中家见行步如故"。由此联想到李仲宽乱服药，终身不救，罗天益感叹曰："夫人病全得不乱服药之力。"由本案治疗经过可见元代对于中风的认识还比较混乱，结合案"（三）抽搐案"更显罗天益对"阴虚动风"探索的可贵。

罗天益针对时人不知养生之理，妄服药物乱投医的现象，专撰"无病服药辨""春服宣药辨""用药无据反为气贼""戒妄下""轻易服药戒""妄投药戒""福医治病"等篇，强调无病服药，以及妄服药物乱投医的危害，以为后人借鉴。本文所记两案，均为中风，且证候相同，但结果有霄壤之别。有鉴于此，罗天益引证张元素之说："无病服药，乃无事生事，此诚不易之论。人之养身，幸五脏之安泰，六腑之和平，谨于摄生。春夏奉以生长之理，秋冬奉以收藏之理，饮食之有节，起居而有常，少思寡欲，恬憺虚无，精神内守，此无病之时，不药之药也。"指出无病服药，危害极大，不可不辨。无病服药，还可以理解为患者不知养生之理，而医者用药无据更是难辞其咎，罗天益在其著作中引用数个案例说明医者乱用药致人身死，提醒世人要明了此理。如在分析高郎中之弟妇产未满月食冷酪苦苣及新李数枚，其家人乱用泻下而致身死时说："凡医治病，虚则补之，实则泻之，此定法也。人以血气为本，今新产血气皆损，胃气虚弱，不能腐熟生硬物，故满而痛也，复以寒剂攻之，又况夏月阴气在内，重寒相合，是大寒气入腹，使阴盛阳绝，其死何疑。《难经》曰：实实虚虚，损不足而益有余。如此死者，医杀之耳，非天命也。"

此外罗天益更是指出，为医者必"先审岁时太过不及之运，察人之血气饮食勇怯之殊，病有虚实浅深在经在脏之别，药有君臣佐使大小奇偶之制，治有缓急因用引用返正之则"。为医者，人命关天，万不可像当时许多庸医"不精于医，不通于脉，不观诸经本草，赖以命通运达而号为福医"，使"病家遂委命于庸人之手，岂不痛哉"。《卫生宝鉴·福医治病》中记载楚丘县贾君次子即为典型例子。"楚丘县贾君次子二十七岁，病四肢困倦，躁热自汗，气短，饮食减少，咳嗽痰涎，胸膈不利，大便秘，形容羸削，一岁间更数医不愈。或曰：明医不如福医，某处某医，虽不精方书，不明脉候，看证极多，治无不效，人目之曰福医。谚云：饶你读得王叔和，不如我见过病证多，颇有可信，试命治之。医至，诊其脉曰：此病予饱谙矣，治之必效。于肺腧各灸三七壮，以蠲饮枳实丸消痰导滞，不数服，大便溏泄无度，加腹痛，食不进，愈添困笃。其子谓父曰：病久瘦弱，不任其药。病剧遂卒。"在用药方面，罗天益认为无病服药易伤其正，用药无据会玩忽人命，滥用苦寒药物易损伤脾土，所以应详辨其名与实是否相符等，均有现实意义。

●（程绍民）

复习思考题：分析罗天益以下两则医案的病因病机、治则治法及处方用药。

1. 虚劳案

建康道按察副使奥屯周卿子，年二十有三，至元戊寅三月间病发热，肌肉消瘦，四肢困倦，嗜卧盗汗，大便溏多，肠鸣不思饮食，舌不知味，懒言语，时来时去，约半载余。请予治之，诊其脉浮数，按之无力。正应王叔和浮脉歌云：脏中积冷荣中热，欲得生精要补虚。先灸中脘，乃胃之经也，使引清气上行，肥腠理。又灸气海，乃生发元气，滋荣百脉，长养肌肉。又灸三里，为胃之合穴，亦助胃气，撤上热，使下于阴分。以甘寒之剂泻热，其佐以甘温，养其中气。又食粳米、羊肉之类，固其胃气。戒于慎言语，节饮食，惩忿窒欲，病气日减。数月，气得平复。逮二年，肥盛倍常。或曰：世医治虚劳病，多用苦寒之剂，君用甘寒之药，羊肉助发热，人皆忌之，令食羊肉、粳米之类，请详析之。予曰：《内经》云：火位之主，其泻以甘。《脏气法时论》云：心苦缓，急食酸以收之，以甘泻之。泻热补气，非甘寒不可。若以苦寒以泻其土，使脾土愈虚，火邪愈盛。又曰：形不足者温之以气，精不足者补之以味。劳者温之，损者益之。《十剂》云：补可去弱。人参、羊肉之属是也。先师亦曰：人参能补气虚，羊肉能补血虚。虚损之病，食羊肉之类，何不可之有？或者叹曰：洁古之学，有自来矣。（《卫生宝鉴·虚中有热治验》）

2. 自汗案

真定府武德卿，年四十六岁，至元丙子三月间，因忧思劳役，饮食失节得病，肢体冷，口鼻气亦凉，额上冷汗出，时发昏愦，六脉如蛛丝。一医作风证，欲以宣风散下之。予因思钱氏（钱乙）《小儿论》制宣风散，谓小儿内伤脾胃，或吐或泻，久则风邪陷入胃中而作飧泄，散中有结，恐传慢惊，以宣风散导去风邪。《内经》云：久风为飧泄，正此谓也。今德卿形证，乃阴盛阳虚，苦寒之剂，非所宜也。《内经》云：阴气有余，为多汗身寒。又《阴阳应象论》云：阴盛则身寒汗出，身常清，数慄而寒，寒则厥。《调经篇》亦云：阴盛生内寒。岐伯曰：厥气上逆，寒气积于胸中而不泻，不泻则温气去寒独留，故寒中。东垣解云：此脾胃不足，劳役形体，中焦营气受病，末传寒中，惟宜补阳。遂以理中汤加黑附子，每服五钱，多用葱白煎羊肉汤，取清汁一大盏调服之。至夕，四肢渐温，汗出少。夜深再服，翌日精神出，六脉生，数服而愈。尝记李思顺云：证者，证也。病状于中，证形于外。凡学医道，不看《内经》，不求病源，妄意病证，又执其方，此皆背本趣末之务，其误多矣，宜慎思之！（《卫生宝鉴·除寒门》）

ER-2-7-2

第二章
第七节
罗天益医案
拓展阅读

第八节　朱震亨医案

学习目标

1. 掌握朱震亨治疗伤寒案、呃逆案、遗尿案、痫病案、痛风案、妊娠腹痛案、痛经案的辨证思路及治疗经验。

2. 熟悉朱震亨以气、血、痰、郁辨证治疗杂病的临床经验。

3. 了解朱震亨的生平、著作、学术渊源及特点。

一、医家简介

朱震亨(1281—1358),字彦修,元代婺州义乌(今浙江义乌)人。因世居于丹溪,故后人尊称为丹溪翁。朱震亨自幼好学,日记千言。年三十患脾病,始读《素问》,而知医术。36 岁从朱熹四传弟子许谦学习理学;40 岁时,因许谦病久,勉其学医,遂弃儒学医,从学于刘完素的再传弟子罗知悌,并读刘完素、张从正、李杲、王好古之书。朱震亨通过多年临床实践,创立了有名的"阳常有余,阴常不足"及"相火论"学说,并对阴升阳降论、养生等提出了不少独特的创见;对于杂病提出了以气、血、痰、郁为主的辨证治疗方法。朱震亨治疗火热病,从虚火和实火分别对待,提出实火可泻的原则;至于虚火,属阴虚火动者,宜滋阴降火,可用四物汤加黄柏、知母之类,创立了大补阴丸以泻火补阴;若属虚火上炎,虚阳浮越者,提出用附子末口津调涂涌泉穴以引火归原;对于气虚而阴火盛者,可采用李杲之法益气升阳泻火,选用人参、白术、生甘草之类。朱震亨的学术思想对后世医学家产生了深刻的影响,对中医学的发展做出了重要贡献。著有《格致余论》《局方发挥》,并传有《金匮钩玄》《伤寒辨疑》《本草衍义补遗》《外科精要发挥》等。其流传的《丹溪心法》《丹溪心法附余》等书,系后人将朱震亨临床经验整理而成,其中有些著作有佚。

二、医案选读

（一）伤寒案

治一老人,饥寒作劳,患头疼,恶寒发热,骨节疼,无汗,妄语时作时止。自服参苏饮取汗,汗大出而热不退。至第四日,诊其脉洪数而左甚。朱曰:此内伤证,因饥而胃虚,加以作劳,阳明虽受寒气,不可攻击,当大补其虚,俟胃气充实,必自汗而解。遂以参、芪、归、术、陈皮、甘草,加附子二片,一昼夜尽五帖。至三日,口稍干,言有次序。诸证虽解,热尚未退,乃去附加芍药。又两日,渐思食,颇清爽,间与肉羹;又三日,汗自出,热退,脉虽不散,洪数尚存。朱谓此脉洪,当作大论,年高而误汗,以后必有虚证见。又与前药,至次日,自言病以来不更衣十三日矣,今谷道虚坐努责,进痛如痢状不堪,自欲用大黄等物。朱曰:大便非实闭,乃气因误汗而虚,不等充腹,无力可努,仍用前药,间以肉汁粥及苁蓉粥与之。翌日,浓煎椒葱汤浸下体,方大便。诊其脉仍未敛,此气血仍未复,又与前药,两日小便不通,小腹满闷,但仰卧则点滴而出。朱曰:补药未至,与前方倍加参、芪,两日小便方利。又服补药半月而安。(《古今医案按·伤寒》)

【辨证思路】

患者高龄之人,本来气阴不足,加之饥寒作劳,饥则胃虚,劳则气耗,寒邪易于侵入,症现头疼、恶寒发热、骨节疼、无汗等外感风寒之象,但同时又见妄语。但以妄语时作时止,又非单纯外感表实,也非阳明实热谵语,必声调低而无力,伴气短、憔悴,为神志昏沉之象,属"虚则郑声"范畴。此元神失守,脏气不足,又为邪气所乘之故,故本病为气虚外感之证。参苏饮本为治虚人外感的良方,但该患者自服参苏饮反大汗出,不仅伤阴,更伤阳气,故汗虽出而病不解。三日后,汗出热退,是阴阳恢复机转,外邪已除。《伤寒论》曰:"脉若静者为不传。"此患者身已凉但脉不静,仍有洪数。洪数当作大论,虚证实证皆可见之,身凉已无表证,脉大必属虚证,当为虚大无力,此乃汗后正气受损而致,故朱震亨云:"以后必有虚证见。"至于病以来不更衣(即不大便)十三日,亦因气虚无力推导大便下行,津液不能润送大肠之故。患者痛如痢状不堪忍受,说明腑气因虚欲降而不能,可见里急后重之感。至于小便不通,是因老人阳气难以聚复,不能蒸化水液所致。

【治疗经验】

患者年老正虚较甚,元神失守而妄语,虽有"头疼,恶寒发热,骨节疼,无汗"之典型伤寒表实证,虽可用发汗解表之法,但应掌握发汗之度,否则汗愈出正愈虚,是以朱震亨辨证重点在内伤虚证,用补正祛邪之法,调动人体本身正气,鼓动卫阳,使表里通畅,津液自和,汗出才能达到驱邪的目的,并以此指导本案的治疗于始终。朱震亨主张大补其虚,而补气、补液孰重?"补益虽有填精、益气、补火之各别,而以急救中气为先",故宗李杲补中益气汤加减。先加附子助阳,后加芍药助阴,病情逐渐好转。十三日不更衣也责之虚,仍用前药,间用肉汁粥及苁蓉粥以润肠通便,加以浓煎椒葱汤浸下体以缓解疼痛而得大便;小便不通亦责之虚,与前方倍加参、芪以大补元气,两日小便方利。无论出现什么症状,一补到底。可见朱震亨对自己的辨证是坚信不移的,终以补药扶正而邪却痊愈。朱震亨继承了李杲学说,本案的辨证治疗深受李杲影响。

（二）呃逆案

赵立道,年近五十,质弱而多怒。七月炎暑,大饥索饭,其家不能急具,因大怒,两日后得滞下病。口渴,自以冷水调生蜜饮之甚快,滞下亦渐缓,如此者五七日,召予视。脉稍大不数,遂令止蜜水,渴时但令以人参、白术煎汤调益元散与之,滞下亦渐收。七八日后,觉倦甚发呃,予知其因下久而阴虚也,令其守前药。然滞下尚未止,又以炼蜜饮,如此者三日,呃犹未止。众皆尤药之未当,将以姜、附饮之。予曰:补药无速效,附子非补阴者,服之必死。众曰:冷水饭多得无寒乎? 予曰:炎暑如此,饮凉非寒,勿多疑。待以日数,力到当自止。又四日而呃止,滞下亦安。(《格致余论·呃逆论》)

【辨证思路】

所谓"滞下"即痢疾。患者年近五十,体质素弱而多怒,此次因饥而胃虚,加以大怒,则木气侮之,此土败木贼,再加上此次炎暑之时感受湿热之邪,蕴于肠间而发为痢疾,治以扶土抑木,清利湿热而痢疾渐缓。但患者后又因劳倦甚而发呃逆之症,乃因下久而伤阴,"胃土伤损,则木气侮之矣,此土败木贼也。阴为火所乘,不得内守,木夹相火乘之,故直冲清道而上"所致,而非为服用冷水过多而成。其脉稍大,应指大软而空虚,为脾胃气衰之佐证。

患者痢后呃逆,朱震亨指出:"呃,病气逆也,气自脐下直冲,上出于口,而作声之名也。"古人论呃多以胃弱言之,而不及火。火性炎上,《素问·至真要大论》中有"诸逆冲上,皆属于火"。李杲谓"火与元气不两立,一胜则一负",又曰"火,气之贼也"。朱震亨深受李杲影响,遂在脾虚胃弱的基础上,提出"阴火上冲"为呃逆之病机。朱震亨认为,人体生命过程中,存在着"阳有余而阴不足"的状态,加之情欲无涯而致相火妄动,动极则更伤阴精,阴愈伤而火愈炽,即所谓"阴为火所乘"而致呃逆。

【治疗经验】

朱震亨临床经验丰富,学术上又继承了李杲学说,且有不少创建,除滋阴降火、补阴配阳外,其对气、血、痰、郁的论治,亦十分精当。在治疗上极其重视元气,尤其重视后天脾胃之气及气机失调的治疗。本案呃逆其本在胃土伤损,木气侮之,加以湿热内蕴,土败木贼,治当扶土为主,用人参白术汤补脾益气和胃之剂,再加益元散(六一散加朱砂)清热祛湿兼以安神,如此缓缓图治而呃止,滞下亦安。

(三)遗尿案

丹溪治一妇,患心中如火一烧,便入小肠,急去小便,大便随时亦出,如此三年求治,脉滑数,此相火送入小肠经。以四物加炒连、柏、小茴香、木通。四帖而安。(《古今医案按·遗尿》)

【辨证思路】

本案为相火妄动,传入小肠,致小肠分清泌浊之功能亢进所致。朱震亨所言"相火"为人体功能活动的推动力,对人体十分重要,为人身之动气,但若动而无制就会变成贼邪。引起相火妄动之原因,主要是人之"情欲无涯",以心主神,心火为君火,心为五脏六腑之大主,故朱震亨特别强调心火之动与相火妄动两者的密切关系,指出"二脏皆有相火,而其系上属于心。心君火也,为物所感则易动,心动则相火亦动"。所谓"心中如火一烧",实际上是指心中突然一激动而言。心与小肠相表里,心火一烧,便入小肠,小肠分清泌浊之功能亢进,急去小便,大便随时亦出。他所提出的"气有余便是火",其实质是相火妄动致脏腑功能亢盛而表现为阳热有余。

【治疗经验】

朱震亨对相火妄动所致的内火,创滋阴降火法治之。朱震亨认为,阴虚火旺是密切相关的,是一个问题的两个方面,阴虚必然导致火旺,而火旺又必致阴液更伤。相火妄动,导致脏腑功能亢盛,而形成阳热有余之火证,而此火为贼邪,易损阴精,故朱震亨治疗此证之用药特点,补阴必兼泻火,而泻火也即以补阴,滋阴与泻火,只是根据证候表现的不同而用药有所侧重。他以滋阴为治本,也有利于降火,所谓"补阴火自降"。同时,泻火的目的也为滋阴,故说"有泻火为补阴之功",实为对《黄帝内经》"苦以坚肾"理论的发挥。在具体用药上,泻火则习用知、柏等;补阴则有补阴精与补阴血之分,凡阴精虚而相火妄动者宜大补阴丸,阴血虚而相火妄动者用四物汤加知、柏。女子以血为用,故相火妄动之于女子则更易致阴血虚,故用四物补阴养血,连、柏清相火,木通导热从小便而出,小茴香温散,入下焦,亦取反佐之意。此方实现了朱震亨治火证三法:实火当泻,虚火当补,郁火当发。诸药相合,既清妄动之实火,又补阴血,稍佐温散以防冰伏邪热,颇合症情,故能四帖而安。本案即为朱震亨"相火论"在临床中的应用。

(四)痫病案

宪幕之子傅兄,年十七八,时暑月,因大劳而渴,恣饮梅浆,又连得大惊三四次,妄言妄语,病似邪鬼。诊其脉,两手皆虚弦而带沉数。予曰:数为有热,虚弦是大惊,又梅酸之浆,郁于中脘,补虚清热,导去痰滞,病乃可安。遂与人参、白术、陈皮、茯苓、芩、连等浓煎汤,入竹沥、姜汁。与旬日,未效,众皆尤(尤:怨恨)药之不审。余脉之,知其虚之未完,与痰之未导也。仍与前方,入荆沥。又旬日而安。(《格致余论·虚病痰病有似邪祟论》)

【辨证思路】

本案实为因痰而致的痫病。患者暑月发病,外感邪热而热扰心神,故神志不安;又因大劳而渴,恣饮梅浆,劳则气耗,致脾胃气虚运化乏力,兼以梅浆酸收,气机郁滞,故酿生痰浊,痰蒙神窍,所谓"痰在膈间,使人癫狂或健忘"(《丹溪心法·痰》);再加大惊,惊则气乱,心神散乱,故见妄言妄语,病似邪鬼。病后出现妄言妄语,世俗认为是鬼邪作祟,以祈逐鬼驱邪,而朱震亨力矫时弊,认为非鬼邪所致,乃痰之为病。他说:"血气两亏,痰客中焦,妨碍升降,不得应用,以致十二官各失其职,视听言动,皆有虚妄。以邪治之,其人必死。"(《格致余论·虚病痰病有似邪祟论》)。

朱震亨对内伤杂病多从气、血、痰、郁辨证,尤其对痰证深有研究。痰证因多种原因产生,"或因忧郁,或因厚味,或因无汗,或因补剂,气腾血沸,清化为浊,老痰宿饮,胶固杂糅"(《格致余论·涩脉论》)。其病机与脾虚和气郁有密切联系,脾虚则运化无权,水谷之气悉化为痰;气郁则火逆上,熬炼津液成痰。痰成之后,随气机升降流注全身而产生多种病证。正因为朱震亨在临床实践中体会到痰之为病的广泛性,因此提出了百病多兼痰的著名观点。

【治疗经验】

朱震亨治痰善用理气健脾、燥湿化痰之法。故本案以人参、白术、茯苓补脾益气,实脾土,燥脾湿,以治痰之本;黄芩、黄连清心除热,陈皮、竹沥、姜汁化痰导滞,守方治之,终获痊愈。

朱震亨指出:"治痰法,实脾土,燥脾湿,是治其本。"其治痰用"分导"之法,但反对过用峻利药,指出"治痰用利药过多,致脾气虚,则痰易生而多",主张"善治痰者,不治痰而治气,气顺则一身之津液亦随气而顺矣",以二陈汤为治痰基本方,认为其"一身之痰都治管,如要下行,加引下药,在上加引上药"。在具体用药上,根据痰的性质、邪气兼夹情况选药:湿痰用苍术、白术,热痰用青黛、黄芩、黄连,食积痰用神曲、麦芽、山楂,风痰用胆南星、白附子、天麻、僵蚕,老痰用海石、半夏、瓜蒌、香附、五倍子,内伤夹痰用党参、黄芪、白术等。或根据部位不同而选药:"痰在胁下,非白芥子不能达;痰在皮里膜外,非姜汁、竹沥不能导达;痰在四肢,非竹沥不开"。或根据病势选药:上焦痰盛用吐剂,下焦痰多用滑石。或辨病选药:痰积之泄泻,用蛤壳粉、青黛、黄芩、神曲糊丸服之;治肥盛妇人不能成胎,躯脂满溢,闭阻胞宫者,采用行湿燥痰法,选用胆南星、半夏、苍术、川芎、防风、羌活、滑石组方,或用导痰汤之类等;治痰在膈间或痰迷心窍,使人癫狂、健忘,或为风痰之证,以二陈汤加竹沥、荆沥、石菖蒲、远志、胆南星、莱菔子等。

(五)痛风案

一男子年三十六,业农而贫,秋深忽浑身发热,两臂臑及腕、两足及胻皆痛如锻,日轻夜重。医加风药则愈痛,血药则不效,以待死而已。两手脉皆涩而数,右甚于左。其饮食如平日,因痛而形瘦如削。用苍术一钱半,生附一片,生甘草一钱,麻黄五分,桃仁(研)九个,酒黄柏一钱半,上作一帖煎,入姜汁些少,令辣。服至四帖后去附子,加牛膝一钱重。八帖后气上喘促,不得睡,痛却减,意其血虚必服麻黄过剂,阳虚祛发动而上奔,当补血而镇之,遂以四物汤减芎加人参五钱、五味子十二粒,以其味酸,收敛逆上之气,作一帖服,至二帖喘定而安。后三日脉之数减大半,涩如旧,问其痛,则曰不减,然呻吟之声却无,察其气似无力,自谓不弱,遂以四物汤加牛膝、白术、人参、桃仁、陈皮、甘草、槟榔、生姜三片,煎服至五十帖而安。复因举重痛复作,饮食亦少,亦以此药加黄芪三钱,又十帖方全愈。大率痛风,因血受热。(《丹溪治法心要·痛风》)

【辨证思路】

本案为朱震亨治痛风案例。患者,男,年三十六,业农而贫,深秋发病,以此得知其可因感受暑之湿热,隐匿至深秋而发。"浑身发热,两臂臑及腕、两足及胻皆痛如锻,日轻夜重","脉涩而数",为热陷血分,提示血虚有热。"血受湿热,久必凝浊,所下未尽,留滞隧道,所以作痛"。夏月受湿热之邪,隐匿深秋发病,暑热伤血耗气,气弱血虚,脉道不利,湿性黏滞,可

笔记栏

致气血运行不畅,不通则痛。"其饮食如平日",可知血虚有热尚未伤及脾胃。

朱震亨在《格致余论·痛风》中首提痛风:"彼痛风者,大率因血受热已自沸腾,其后或涉冷水,或立湿地,或扇取凉,或卧当风。寒凉外抟,热血得寒,污浊凝涩,所以作痛。夜则痛甚,行于阴也。"在其著作《丹溪心法》中曰:"四肢百节走痛是也。他方谓之白虎历节风证。大率有痰、风热、风湿、血虚。"可因人体阴阳气血失调,而后感受风、寒、湿邪气,或血虚受热,或体内痰浊内蕴,导致气血凝滞不通而引起痛风发作。朱震亨所提痛风含义较为广泛,与现代痛风意义并不完全相同,属于中医癖病的范畴,现代医学意义上的痛风也在此范畴,像类风湿关节炎、风湿性关节炎、坐骨神经痛及痛风性关节炎等。

【治疗经验】

朱震亨治以二妙散加减。方以苍术、酒黄柏清利湿热,加生附子通阳止痛,佐以麻黄、姜汁通阳祛湿、行气止痛;血虚瘀血脉涩,佐以桃仁以通络活血;肢节热痛,佐以酒黄柏;服四剂后,恐多服耗血,遂去附子,加牛膝,引湿热下行,同时补益肝肾。八剂后气上喘促不得眠,可知以前必有过服麻黄时,改用四物汤去川芎加人参、五味子,养血调血、补气敛气定喘。药用三日,湿热大去,但尚有血虚,仍以四物汤加味。后因劳累复发,饮食偏少,再加黄芪补益其气。此案中,患者血虚为本,湿热为标,朱震亨以清湿热为主,佐以温阳行气以增强利湿之效,同时兼顾其正气,这启发我们临床用药应结合其体质、嗜食偏好及其临证表现判断病性,处方时审慎思考,分清虚实缓急,对症用药。

对于痛风治法,朱震亨在《格致余论》中说"治法以辛热之剂,流散寒湿,开发腠理",用药则有"风热、风湿、血虚、有痰。大法用苍术、南星、芎、归、白芷、酒芩"(《丹溪治法心要》),此除酒芩为苦寒清热燥湿之品外,皆以辛温为用。苍术、天南星为苦辛温之品,皆可燥湿,苍术偏于燥湿健脾,祛风散寒,天南星偏于燥湿化痰;白芷性温味苦,可祛风湿;川芎为血中气药,辛温之品,可活血行气,祛风止痛;当归性温味甘,补血活血。总以辛温为法,予以燥湿、化痰、祛风止痛、活血行气。具体治法又因邪气偏重各有不同而有所偏颇:风者,小续命汤;风湿者,苍术、白术一类,佐以竹沥、姜汁行气;风热者,羌活、防风一类,佐以行气药;有痰者,二陈汤加天南星一类,《丹溪心法》中用二陈加酒芩、羌活、苍术;痰带湿热者,先以舟车丸,或导水丸、神芎丸,后以趁痛散;血虚者,多用川芎、当归,佐以桃仁、红花或肉桂、威灵仙。即根据具体症状各有偏重,风胜者祛风止痛,湿胜者、痰胜者燥湿化痰,湿热重者偏于清热利湿,血虚重者补血调血,兼以活血行气、通络止痛。根据其受邪部位不同又有相应调整,在上者,加羌活、威灵仙、桂枝等去上半身之风湿痛;在下者,加牛膝、防己、木通、黄柏清利下焦湿热。其大法虽用辛热之剂,但临证又各有不同,这在其医案中都有体现。

(六)妊娠腹痛案

朱丹溪治孙院君,因近丧,冒恶气伤胎,肚痛手不可近,发热,口中不思饮食。须安胎散滞气,青皮二钱,黄芩、白芍各二钱,归尾一钱五分,木香五分,甘草(炙)四分,水三盏,先煎苎根二大片,煎至二盏,去苎根,入前药同煎至一盏,热服痊愈。(《续名医类案·心腹痛》)

【辨证思路】

妊娠期间因胞脉阻滞或失养,发生小腹疼痛者,称为"妊娠腹痛",亦称"胞阻"。本病发病机理,主要因气郁、血瘀、血虚、虚寒等,以致胞脉、胞络阻滞或失养,气血运行不畅,"不通则痛"或"不荣则痛"。其病位在胞脉、胞络,尚未损伤胎元。病情严重者,可影响到胎元,发展为胎漏、胎动不安。本案患者孕后肝血偏虚,肝失条达,气机不畅,又因为奔丧,忧思悲哀,以致气机郁滞,胞之脉络气血阻滞,故肚痛手不可近;气郁化火,故见发热;肝郁犯脾,故不思饮食。

笔记栏

【治疗经验】

妊娠腹痛的治疗以调理气血为主,佐以安胎。本案重用青皮、黄芩、白芍三药。青皮苦辛性温,主入肝经,功善破气结,舒肝郁,与本案主要病机相符。黄芩苦寒,清肝热,并安胎,与青皮配合,行气不动胎,清热不凉遏。白芍在本案意义有二:其一,柔肝缓急止痛,针对本案患者肚痛手不可近;其二,补血敛阴,既防黄芩苦燥伤阴,又照顾孕后血聚养胎、肝血相对不足的病理特点。木香助青皮理气止痛,虑其辛香耗气,故用量较小;当归尾活血通络不伤血,伍青皮、木香调理胞脉、胞络之气血运行。因青皮、木香破气行气可能耗气,故甘草炙用,使益气健脾之功增强。全方用药虽少,但考虑周全,共奏行气散滞、止痛安胎之功。本案用方妙在用法:一则用苎根汤煎药,一则采用热服法。前者意在取苎根止血安胎防破气活血动胎,后者助药力以加强理气开郁止痛之功。

（七）痛经案

一妇年四十余,月经不调,行时腹痛,行后又有三四日淋沥,皆秽水,口渴面黄,倦怠无力。以白术一两,归身尾、陈皮各七钱,黄连三钱,木通二钱,生芪、黄芩各二钱,炙甘草一钱,分作八帖,下五灵脂丸四十粒,食前服。(《古今医案按·经水》)

【辨证思路】

本案痛经从证候和所用药物来分析,系素体脾虚,湿热内蕴,气血不畅所致。患者素体脾虚,湿热内蕴,或经期、产后摄生不慎,感受湿热之邪。湿性黏滞,湿热下注冲任、胞宫,与血互相壅滞,致月经不调、行时腹痛;经行过后,虽气血通畅,痛得缓解,但湿热未除,是以经后仍淋滴积水不断,口渴;患者年过四旬,历经经、孕、产、乳,"不足于血",又《景岳全书》云经水"源源而来,生化于脾",脾虚化源不足,气血亏虚,故月经不调、面黄、倦怠无力。

【治疗经验】

本案的治疗用药特点是汤丸并用,标本兼顾。鉴于素体脾虚,湿热与血互结,冲任、胞宫壅滞是本案发病的关键,故其治疗既当健脾益气,清热利湿,又该化瘀止痛。朱震亨十分重视人体元气,其用药以保护元气为特色。曾指出:"人以气为主,一息不运则机缄穷,一毫不续则穿壤判。阴阳之所以升降者,气也;血脉之所以流行者,亦气也;荣卫之所以运转者,此气也;五脏六腑之所以相养相生者,亦此气也。盛则盈,衰则虚,顺则平,逆则病,气也者,独非人身之根本乎?"正基于此,其在重用白术健脾燥湿的同时,不仅配黄芪、炙甘草加强补脾益气之力,而且佐陈皮理气疏壅,以期源洁流清。方以黄连、黄芩、木通清热燥湿,并引湿热自小便而出。虑及血瘀胞宫,痛为主症,故伍当归尾,并配合五灵脂丸活血通络,调经止痛。全方三法并行,标本兼顾,祛邪不伤正,扶正不留邪,可谓用心良苦。

●（王丽娜）

复习思考题:分析朱震亨以下两则医案的病因病机、治则治法及处方用药。

1. 癥瘕案

一婢,色紫稍肥,性沉多忧,年近四十,经不行三月矣。小腹当中有一气块,初起如栗,渐如炊饼。予脉之,两手皆涩,重取却有。试令按其块痛甚,扪之高半寸,遂与《千金》消石丸。至四五次,彼忽自言乳头黑且有汁,恐有娠。予曰:非也,涩脉无孕之理。又与三五帖,脉之稍觉虚豁。予悟曰:药太峻矣,令止前药。与四物汤倍加白术,佐以陈皮。至三十帖,候脉完再与消石丸。至四五次,忽自言块消一晕,便令莫服。又半月,经行痛甚,下黑血半升,内有如椒核数十粒,乃块消一半,又来索药,以消余块。余晓之曰:勿性急。块已开矣,不可又攻。若次月经行当尽消矣。次月经行下少黑血块,又消一晕,又来问药。余曰:但守禁忌,至次月必消尽。已而果然。大凡攻击之药,有病则病受之。病邪轻而药力重,则胃气受伤。夫胃气

笔记栏

ER-2-8-2

第二章
第八节
朱震亨医案
拓展阅读

者,清纯冲和之气也。惟与谷、肉、菜、果相宜。盖药石皆是偏胜之气,虽参、芪辈为性亦偏,况攻击之药乎? 此妇胃气自弱,好血亦少,若块尽而却药,胃气之存者几希矣。议论此至,医云平哉?(《格致余论·病邪虽实胃气伤者勿使攻击论》)

2. 经闭案

朱丹溪治一妇人,积痰经不行,夜则谵妄。以栝蒌子一钱,黄连半钱,吴茱萸十粒,桃仁五个,红曲末些少,砂仁三钱,山楂一钱,上末之,以生姜研炊饼丸。(《续名医类案·经水》)

第三章

明代名医医案

第一节　汪　机　医　案

ER-3-1-1

第三章
第一节
汪机医案
PPT课件

学习目标

1. 掌握汪机治疗虚劳案、不寐案、腹痛案、遗精案、淋证案、滑胎案的辨证思路及治疗经验。

2. 熟悉汪机强调培补元气的学术特点。

3. 了解汪机的生平、著作、学术渊源及特点。

一、医家简介

汪机(1463—1539),字省之,号石山居士,祁门(今属安徽)人。汪机家世代行医,祖父汪轮、父亲汪渭均为当时名医。汪机少时习儒,尝补邑庠生,后因母患病,其父多方医治无效,遂随父学医,钻研诸家医经,融会贯通,医术日精,成为新安医学之奠基人。《明史·李时珍传》说:"吴县张颐、祁门汪机、杞县李可大、常熟缪希雍,皆精医术。"汪机临证强调辨证论治,治疗主张博采众长,升阳随李杲,滋阴崇朱震亨,反对滥用寒凉攻下,强调培补元气。汪机一生医著甚丰,有《医学原理》《本草会编》《读素问钞》《脉诀刊误集解》(校刊戴同父之《脉诀刊误》而作)《外科理例》《痘治理辨》《针灸问对》《伤寒选录》《运气易览》《医读》《内经补注》等。另有其门人所撰《石山医案》一书,影响较大。

二、医案选读

(一)虚劳案

一儿,年十一岁,色白神怯,七月间,发热连日,父令就学,内外俱劳,循至热炽,头痛,正合补中益气汤证。失此不治,以致吐泻、食少。其父知医,乃进理中汤,吐泻少止,渐次眼合,咽哑不言,昏昧不省人事,粥饮有碍,手常搵住阴囊,为灸百会尾骶,不应。其父质于予,予曰:儿本气怯,又兼暑月过劳。《经》曰:劳则气耗;又曰:劳倦伤脾。由此观之,伤脾之病也。身热者,《经》云:阳气者,烦劳则张。盖谓气本阳和,或烦劳,则阳和之气变为邪热矣。头痛者,《经》云:诸阳皆会于头。今阳气亢极,则邪热熏蒸于头而作痛也。吐泻者,脾胃之清气不升,浊气不降也。目闭者,盖诸脉皆属于目,而眼眶又脾所主,脾伤不能营养诸脉,故眼闭而不开也。咽哑者,盖脾之络连舌本、散舌下,脾伤则络失养,故不能言也。《经》云:脾胃者,水谷之海。五脏皆禀气于脾,脾虚则五脏皆失所养,故肺之咽嗌为之不利而食难咽,心之神明为之昏瞀而不知人。常欲手搵阴囊者,盖无病之人,阴升阳降,一有所伤,则升者降,降者升,《经》云:阴阳反作是也。是以阴升者降,从其类而入厥阴之囊,因阴多阳少,故手欲搵之也。

此皆脾胃之病。《经》谓:土极似木,亢则害,承乃制也。证似风木,乃虚象耳,不治脾胃之土,而治肝木之风,欲儿不死难矣。且用参、芪、术各三钱,熟附一钱,煎,用匙灌半酒杯,候看如何。服后,病无进退,连服三日,神稍清,目稍开,如有生意,食仍难咽。予为诊之,脉皆浮缓,不及四至。予曰:药病相宜,再可减去附子服之。患儿渐渐稍苏。初医或作风热施治,而用荆、防、芩、连、蚕、蝎之类;或作惊痰,而用牛黄、朱砂、轻粉等药。此皆损胃之物,岂可投儿?今得生幸耳,实赖其父之知医也。(《石山医案·劳》)

【辨证思路】

本案为虚劳病,脾胃气虚之证。其发病机理案中已叙述得较详细。小儿素虚气怯,暑月发热连日仍就学,思虑太过,内外俱劳,益损其脾,劳则阳和之气变为邪热,邪热熏蒸于头而作痛。脾胃升降失常,故吐泻。眼睑为脾所主,脾伤不能濡养眼目,故眼闭而不开。脾之络,连舌本,散舌下,脾伤则络失养,故不能言。脾虚则五脏皆失所养,故肺之咽嗌为之不利而食难咽,心之神明为之昏瞀而不知人。常欲手搵阴囊者,盖无病之人,阴升阳降,一有所伤,则升者降,降者升,《经》云"阴阳反作"是也,是以阴升者反降,从其类而入厥阴之囊,阴多阳少,故手欲搵之也,此皆脾胃之病。患儿发热连日,仍令就学,似乎不避风暑,再感外邪,以致热炽头痛吐泻,及进理中汤,吐泻少止,渐次眼合咽哑,昏昧不言,初医或作风热施治,而用荆、防、芩、连、蚕、蝎之类;或作惊痰,而用牛黄、朱砂、轻粉等药,此皆损胃之物,故病渐重。

本案为脾胃气虚之虚劳病,汪机从平素之色白神怯,病中之内外俱劳起见,作内伤虚证治,议论精当,至阳和之气变为邪热及阴阳反作等议论,皆真知灼见。

【治疗经验】

汪机临证强调辨证论治,治疗主张博采众长,升阳随李杲,滋阴崇朱震亨,反对滥用寒凉攻下,强调培补元气。本案幸得患儿之父知医,先以理中汤调补脾胃,而吐泻少止。汪机继以参、芪大补元气,益气健脾,加以附子温补中阳,则神稍清,目稍开,继则去附子再服前药而病渐愈。正如汪机按语所说:"伐天和,其症又无四肢厥冷,时当酷暑而用附子,何也? 予曰:参、芪非附子无速效,而经亦曰假者反之。正如冬月而用承气之类,此亦舍时从症之意也。"

(二)不寐案

一女,年十五,病心悸,常若有人捕之,欲避而无所也。其母抱之于怀,数婢护之于外,犹恐恐然不能安寐。医者以为病心,用安神丸、镇心丸、四物汤,不效。居士诊之,脉皆细弱而缓。曰:此胆病也,用温胆汤,服之而安。(《石山医案·石山居士传》)

【辨证思路】

本案病证明了,难在辨病变在何脏,在胆或是在心? 汪机在本案中凭脉细弱而缓,辨为胆病。案中主症与胆证相符,前医按心病治,用多种方药而无效,而按胆病施治,用温胆汤服之而安,证实了病变主要不在心而在胆。再据病症、脉象"脉皆细弱而缓"及温胆汤治之而愈,可知为胆虚气郁之证。胆失其常,气郁不达,疏泄不利,气郁化痰,上扰心神,则不能安寐。

许学士治四明董生,卧则魂飞扬,身虽在床而神魂离体,惊悸多魇,通宵不寐,乃从肝论治。此二案,俱凭兼见之证,辨为肝胆之病,若汪案之脉细弱而缓,当作胆虚气郁,许案不载脉象,然案中明言"以脉言之,肝经受邪",当为弦脉。然肝胆之不寐易治,而心之不寐难瘥,盖心藏神,肾藏精与志,寐虽由心,心赖肾之上交,精以合神,阴能包阳,水火既济,自然熟寐。《黄帝内经》谓阳气满则阳跷盛,不得入于阴,阴虚,故目不瞑;又云,阴跷阳跷,阴阳相交,阳入阴,阴出阳,交于目锐眦,阳气盛则瞋目,阴气盛则瞑目,此是不寐要旨,非肝胆病之不寐也。如人并无外邪侵扰，亦无心事牵挂，而常彻夜不寐者，其神与精必两伤，大病将至，殊非长寿之兆，虽投补心补肾之药，取效甚难，即《黄帝内经》半夏秫米汤，亦有效有不效，或初效继不效，而患者辗转床褥，必求其寐，愈不肯寐，更生烦恼，去寐益远。

【治疗经验】

本案病位在胆，属胆虚气郁之证。汪机治以温胆汤，理气化痰，清胆安神，镇惊定志。温胆汤由半夏、橘皮、竹茹、茯苓、枳实、炙甘草六味药物组成。半夏祛痰化浊；枳实破气消痰；配以味甘淡、性微寒之竹茹清胆宁神开郁；橘皮助半夏化痰，助枳实调气；茯苓渗湿，治生痰之源；炙甘草益气和中。诸药共施，服之病愈。

温胆汤是中医临床常用方剂之一，该方被收录在唐代孙思邈《备急千金要方》和王焘《外台秘要》中。《外台秘要》标明其方源于《集验方》，且云"出第五卷中"。考《集验方》乃南北朝名医姚僧垣（499—583）所撰。原方由生姜、半夏、橘皮、竹茹、枳实、炙甘草六味药物组成，甘草性平，竹茹性微寒，其余四味皆为温性药物。《集验方》用温胆汤所治之证为"大病后，虚烦不得眠，此胆寒故也"，即虚寒证。而胆虚寒之证是和脑髓密切相关的，如《外台秘要》第十六卷中引《删繁》论曰："髓虚者，脑痛不安；髓实者，勇悍。凡髓虚实之病，主于肝胆。若其腑脏有病从髓生，热则应脏，寒则应腑。"可以看出胆、髓、脑之间的关系。至宋代陈言《三因极一病证方论》（简称《三因方》）将该方加以化裁，加入茯苓、大枣两味药，仍叫作温胆汤，其主治为"虚烦证"和"惊悸证"，云："治心胆虚怯，触事易惊，或梦寐不祥，或异象惑，遂致心惊胆摄，气郁生涎，涎与气抟，变生诸证。或短气悸乏，或复自汗，四肢浮肿，饮食无味，心虚烦闷，坐卧不安。"凡心胆虚怯之证皆可服用此方，而并不限于"大病后"，其基本病机则是"气郁生涎，涎与气抟"。可见，《三因方》所说病机是"郁"，而《集验方》所指为"虚"；《三因方》谓病涉心胆，而《集验方》谓病涉胆、髓、脑。需要注意的是，心与脑髓的关系，如果排除两书中温胆汤药物略有不同外，那么"心"在一定意义上说与"脑髓"的概念与内涵是一致的。清代养生学家慈山先生言："寐有操纵二法，操者如贯想头顶，默数鼻息，返观丹田之类，使心有所着，乃不纷驰，庶可获寐；纵者任其心游思于杳渺无朕之区，亦可渐入朦胧之境，此诚慧心妙悟，可补轩岐所不逮。"

（三）腹痛案

罗汝声，年五十余，形瘦而黑，理疏而涩，忽病腹痛，午后愈甚。医曰：此气痛也，治以快气之药，痛益加。又曰：午后血行于阴分，痛加者，血滞于阴也。煎以四物加乳、没，服之亦不减。诣居士诊之，脉浮细而结，或五七至一止，或十四五至一止。经论止脉渐退者生，渐进者死。今止脉频则反轻，疏则反重，与《脉经》实相矛盾。居士熟思少顷，曰：得之矣。止脉疏而痛甚者，以热动而脉速；频而反轻者，以热退而脉迟故耳。病属阴虚火动无疑。且察其病起于劳欲，劳则伤心而火动，欲则伤身而水亏。以人参、白芍补脾为君，熟地、归身滋肾为臣，黄柏、知母、麦冬清心为佐，山楂、陈皮行滞为使，人乳、童便或出或入，惟人参加至四钱或五钱，遇痛进之则愈。或曰：诸痛与瘦黑人及阴虚火动，参、芪在所当禁，今用之固效，谓何？居士曰：药无常性，以血药引之则从血，以气药引之则从气，佐之以热则热，佐之以寒则寒，在人善用之耳。况人参不特补气，亦能补血。故曰血虚气弱，当从长沙而用人参是也。所谓诸痛不可用参、芪者，以暴病形实者言耳。罗君年逾五十，气血向虚矣，不用补法，气何由行？痛何由止？《经》曰：壮者气行则愈是也。（《石山医案·石山居士传》）

【辨证思路】

本案乃劳欲太过，心肾两伤，水亏火动所致。本案脉症，初看似相矛盾。经细思，汪机得以明白：止脉疏而痛甚者，以热动而脉速；频而反轻者，以热退而脉迟故耳。据此，汪机经进一步分析，得出病属肾阴虚火动证。患者年事已高，素体虚弱，复劳欲太过，劳则伤心而火动,欲则伤肾而水亏。水亏火旺,更伤气血,气行愈不畅,且肾水愈亏,愈不能制约心火,心火愈亢愈灼伤肾水,两相掣肘。心火愈亢,气血愈衰,气愈不行,故脉数而时来一止,腹反痛甚;火退则脉迟而时来一止,气血耗伤较轻,气稍得行故痛减,故汪机认为"病属阴虚火动"。

【治疗经验】

针对阴虚火动之腹痛,汪机采用益气养血,壮水抑火,疏畅气机之法。以人参益气补脾为君;芍药、熟地黄、当归身滋阴补血,大补肾水,且兼以芍药缓急止痛为臣;黄柏、知母、麦冬清心泻火,山楂、陈皮行滞为佐,人乳、童便出入加减为使。诸药合用,共奏滋阴降火、益气养血、疏畅气机之功。使气血得行,气机得畅,腹痛得止。另外,对于阴虚火动证,汪机一反常规,加服人参、黄芪,起到较好的效果。乃因患者年高气血衰弱,不用补法,气难畅行,腹痛难止。由此,可以看出汪机临证能灵活运用,不拘常法,不泥常见,其察病情、讲病因,精细无比。

（四）遗精案

一人年逾三十,神色清减,初因伤寒过汗,是后两足时冷,身多恶寒,食则易饥,日见消瘦,频频梦遗,筋骨疼痛,久伏床枕,不出门户。医用滋阴降火不效。予视左脉浮虚而缓,右脉浮弦而缓,此阳虚也。病者言易饥善食,梦遗甚频,似属阴虚,若作阳虚而用参、芪,恐增病矣。予故为之备论其病。古人谓脉数而无力者,阴虚也;脉缓而无力者,阳虚也。今脉皆浮虚弦缓,则脉为阳虚可知矣。参症论之,病属阴虚,阴虚则发热,午后属阴,当为午后则遍身发热,恶热,揭胸露手,蒸蒸热闷而烦躁也。今患并无是症,何得认作阴虚?夫阳虚则恶寒,虽天暖日和,犹恐出门,怕寒恶风。今患两足时冷,身多畏寒,皆阳虚之验矣。又被汗多亡阳,非阳虚为何?今食则易饥,非阴虚火动也。盖脾胃以气为主,气属阳,脾胃之阳已虚,又被苦寒属阴之药以泻其阳,则阳愈虚而内空竭,须借谷气以扶助之,故易饥而欲食,虽食亦不生肌肉也。《经》曰:饮食自倍,肠胃乃伤;又曰:饮食不为肌肤,其此之谓欤。梦遗亦非特阴虚,《经》曰:阳气者,精则养神,柔则养筋,今阳既虚,则阳之精气不能养神,而心藏神,神失所养,则飘荡飞扬而多梦矣;阳之柔气不能养筋,而肝主筋以藏魂,筋失所养,则遍身筋骨为之疼痛,魂亦不藏,故梦寐欠安,何得不遗?《经》曰:气固形实,阳虚则不能固,而精门失守,此遗之所以频而不禁也。《经》曰:肾者胃之关也,今若助阳以使其固,养胃以守其关,不患遗之不止矣。遂用参、芪各二钱,白术一钱,甘草五分,枳实、香附、山楂、韭子各五分,煎服半年,随时令寒暄升降而易其佐使,调理而安。（《石山医案·阳虚》）

【辨证思路】

本案乃因素体不足,加以误治所致。素体不足,误用发汗,汗多亡阳,故两足时冷,身常恶寒。阳气不足,脾胃虚弱,饮食自救,故能食易饥。"阳气者,精则养神,柔则养筋",今阳气虚不能养神,则梦寐不宁而神不藏于心;不能养筋,则筋骨疼痛,且魂不藏于肝,神魂失所,愈不寐也;阳虚不固,精门失守,则频频梦遗;脉缓均为阳气不足之象。而医者误为阴虚火旺,用苦寒滋阴降火治之,则更损其阳。本案汪机从脉、症两方面来鉴别阴虚和阳虚,脉以缓、数为辨,脉数无力者为阴虚,脉缓无力者为阳虚。汪机据《黄帝内经》意旨,条分缕析,足证此病属阳虚。

【治疗经验】

本案乃阳虚精关不固所致,治以健脾益气助阳。方中参、芪大补元气,补气助阳以复其统摄之权;白术、甘草助其益气健脾;韭菜子温肾助阳;山楂健脾消食;枳实、香附行气解郁。本案用药平正,实可取法。

（五）淋证案

一人年逾三十,神色怯弱。嘉靖八年客外,七月患热淋,诸药不效,至十一月行房方愈。

九年正月复作,亦行房而愈。至三月伤寒,咳嗽有痰,兼事烦恼,延至十月少愈。后复作,服芦吸散而愈。但身热不解,因服小便,腹内膨胀,小腹作痛。后又因晚卧,左胁有气触上,痛不能睡,饮食减半,四肢无力,食则腹胀痛或泻,兼胸膈饱闷,口舌干燥,夜卧盗汗,从腰以下常冷,久坐腰痛脚软,手心常热。诊左手心脉浮数而滑,肾肝二脉沉弱颇缓,右手肺脉虚浮而驶(快),脾脉偏弦而驶(快),命门散弱而驶(快)。第二日再诊,心肝二脉细软,稍不见驶(快)矣。肾脉过于弱,肺脉浮软,亦不见驶(快),脾脉颇软,命门过浮略坚。予曰:膀胱者,津液之府,气化出焉。淋者由气馁不能运化,故津液郁结为热而然也。房后而愈者,则郁结流利而热自解矣。三月天日和煦,何得伤寒?多由肺气不足,莫能护卫皮毛,故为风邪所袭,郁热而动其肺,以致痰嗽也。得芦吸散而愈者,以辛温豁散其痰与热也;嗽止身热不退者,由嗽久肺虚,虚则脾弱,脾肺之气不能荣养皮毛,故热作也。《经》曰:形寒饮冷则伤肺;又曰:脾胃喜温而恶寒。今服小便之寒凉,宁不愈伤其脾肺耶?是以腹胀作痛,胁气触上,或泻或汗,种种诸病,皆由损其脾肺也。而脉时或变易不常者,亦由气血两虚,虚而为盈,难乎有常矣。遂用参、芪各二钱,茯苓、白术各一钱,归身、牛膝各七分,厚朴、陈皮、木香、甘草各五分,薄桂三分。煎服二十余帖,诸证悉退。后因梳头劳倦,诸证复作,来就予治,脉与前颇同,但不数不驶耳,仍用参、芪各三钱,麦门冬、归身、厚朴、枳实、甘草等剂而愈。(《石山医案·淋》)

【辨证思路】

膀胱为津液之府,气化出焉,患者素虚弱,神色怯弱,气虚不运,津液郁结为热,下注膀胱而成热淋。开始诸药不效,行房方愈,盖郁结流利而热自解。三月天日和煦,而得伤寒,多由肺气不足,莫能护卫皮毛,故为风邪所袭,郁热犯肺,以致痰嗽,用芦吸散而愈,以其辛温豁痰。因嗽久肺虚,虚则脾弱,脾肺之气不能荣养皮毛,故热作,嗽止而身热不退。后服寒凉之小便,晚卧,形寒饮冷则伤肺,中伤脾胃,故出现腹胀作痛、胁气触上、或泻或汗诸症。另从症状"饮食减半,四肢无力,食则腹胀痛或泻,兼胸膈饱闷,口舌干燥,夜卧盗汗,从腰以下常冷,久坐腰痛脚软,手心常热。诊左手心脉浮数而滑,肾肝二脉沉弱颇缓,右手肺脉虚浮而驶,脾脉偏弦而驶,命门散弱而驶"分析,患者除脾肺受损外,可知还有肝肾亏损。总之,案症较复杂,属虚证很明显,但难乎有常,或气血两虚,或虚而为盈。另外,病证涉及以肺脾为主的多个脏腑。

【治疗经验】

实则清利,虚则补益,是治疗淋证的基本原则。本案属脾肺两亏、气血两虚之淋证,汪机对症下药,采用人参、黄芪、茯苓、白术、当归身、牛膝、厚朴、陈皮、木香、甘草、肉桂诸药治疗,以补益脾肺,重在平补。方中重用参、芪大补脾肺之气;茯苓、白术益气健脾,培土生金;当归身、牛膝调补肝肾;厚朴、陈皮、木香以疏通郁遏之气;肉桂以温肾纳气。后因劳复,仍以前方加减而愈。本案体现其强调培补元气的学术主张。

(六)滑胎案

一妇,长瘦,色黄白,性躁急,年三十余。常患坠胎,已七八见矣。居士诊之,脉皆柔软无力,两尺虽浮而弱,不任寻按。曰:此因坠胎太多,气血耗甚,胎无所滋养,故频坠。譬如水涸而禾枯,土削而木倒也。况三月、五月正属少阳火动之时,加以性躁而激发之,故坠多在三、五、七月也。宜大补汤去桂加黄柏、黄芩煎服,仍用研末蜜丸服之,庶可存全。服半年,胎果固而生二子。(《石山医案·石山居士传》)

【辨证思路】

凡堕胎或小产连续发生 3 次或 3 次以上者,称为"滑胎",又名"屡孕屡堕"或"数堕胎"。胎儿居于母体之内,全赖母体肾以系之,气以载之,血以养之,冲任以固之。若母体肾气健壮,气血充实,冲任通盛,则胎固母安;反之,若母体脾肾不足,气血虚弱或癥瘕之疾,或孕后跌仆闪挫,伤及冲任,均可导致胎元不固而致滑胎。汪机认为,医者诊病,四诊不可偏废,必须四诊合参,经过求责有无盛虚,才能诊断正确,预测死生。其曰:《脉经》一书,拳拳示人以诊法,而开卷入首便言"观形、察色,彼此参伍,以决死生",可见望闻问切,医之不可缺一也。本案汪机即从病史、患者形色、性情、脉象等综合分析,辨证为气血虚弱兼夹肝胆热盛。气虚不能载胎,血虚不能养胎,热盛扰胎,故胎元不固而堕。正如《景岳全书·妇人规》所言:"凡胎孕不固,无非气血损伤之病。盖气虚则提摄不固,血虚则灌溉不周,所以多致小产。"

【治疗经验】

滑胎的治疗应本着预防为主,防治结合的阶段性原则。孕前宜以补肾健脾,益气养血,调理冲任为主;孕后即应积极进行保胎治疗,并应维持超过既往堕胎、小产的时间2周,万不可等到发生流产先兆以后再进行诊治。本案汪机以十全大补汤去肉桂,加黄柏、黄芩,汤丸结合治疗达半年之久。十全大补汤来自《太平惠民和剂局方》,具有温补气血之功。该方中八珍汤加黄芪,气血双补,使气旺载胎,血足养胎。虑其肉桂温燥助热动胎,故去之不用,并加黄柏、黄芩清泄少阳肝胆之火。值得一提的是方中白术与黄芩的配伍,朱震亨谓"黄芩、白术为安胎圣药"。白术苦甘温,功能补脾益气,安定中焦。黄芩苦寒,有除热安胎之效,用治怀胎蕴热,胎动不安之证。两者相合,一补一泻,一温一寒,相互制约,调和气血,使血气平和,胎动自安。

(李 萍)

复习思考题:分析汪机以下两则医案的病因病机、治则治法及处方用药。

1. 咳血案

一人年逾三十,形色清癯,病咳嗽,吐痰或时带红。饮食无味,易感风寒,行步喘促,夜梦纷纭,又有癞疝。医用芩连二陈,或用四物降火,或用清肺,初服俱效,久则不应。邀予诊之。脉皆浮濡无力而缓,右手脾部濡弱颇弦。曰:此脾病也。脾属土,为肺之母,虚则肺子失养,故发为咳嗽;又肺主皮毛,失养则皮毛疏豁,而风寒易入;又脾为心之子,子虚则窃母气以自养,而母亦虚,故夜梦不安。脾属湿,湿喜下流,故入肝为癞疝,且癞疝不痛而属湿。宜用参、术、茯苓补脾为君,归身、麦门冬、黄芩清肺养心为臣,川芎、陈皮、山楂散郁去湿为佐,煎服累效。后以参四钱,芪三钱,术钱半,茯苓一钱,桂枝一钱,尝服而安。(《石山医案·吐血(咳血)》)

2. 痛经案

一妇年二十一岁,六月经行,腹痛如刮,难忍求死。脉得细软而驶,尺则沉弱而近驶。予曰:细软属湿,数则为热,尺沉属郁,此湿热郁滞也。以酒煮黄连半斤,炒香附六两,五灵脂半炒半生三两,归身尾二两,为末,粥丸,空心汤下三四钱,服至五六料。越九年,得一子。又越四年,经行两月不断,腹中微痛,又服前丸而愈。续后经行六七日,经止则流清水,腹中微痛,又服前丸,而痛亦止。又经住只有七八日,若至行时,或大行五六日。续则适来适断,或微红,或淡红。红后尝流清水,小腹大痛,渐连遍身,胸背腰腿骨里皆痛,自巳至酉乃止。痛则遍身冷,热汗大出,汗止痛减,尚能饮食。自始痛至今历十五年,前药屡服屡效,今罔效者,何也?予在休宁率口,其母伴女荷轿,至彼就医。脉皆洪滑无力,幸其尚有精神。予曰:此非旧日比矣,旧乃郁热,今则虚寒,东垣曰:始为热中,终为寒中是也。《经》曰:脉而从,按之不鼓,乃阴盛格阳。当作寒治,且始病时而形敛小,今则形肥大矣。医书曰瘦人血热,肥人气虚,岂可同一治耶?所可虑者,汗大泄而脉不为汗衰,血大崩而脉不为血减耳。其痛日重夜轻,知由阳虚不能健运,故亦凝滞而作痛。以症参脉,宜用助阳。若得脉减痛轻,方为佳兆。遂投参芪归术大剂,加桂、附,一帖。来早再诊,脉皆稍宁。随即回宅,服至二三十帖,时当二月。至五月,予适往城,视之,病且愈矣。盖病有始终寒热之异,药有前后用舍不同,形有少壮肥瘦不等,岂可以一方而通治哉? 后闻乳有隐核数枚,彼时失告于予,访之外科,归罪于多服参、芪而然。殊不知肥人气虚多滞,若能久服前药,不惟乳无隐核,纵有亦当消矣。多因病退却药,血气未充,故气滞血凝而成此核,《经》曰:壮者气行则愈是矣。予以书喻柢,恐一齐传众楚咻,莫能回其惑也。(《石山医案·调经》)

ER-3-1-2

第三章
第一节
汪机医案
拓展阅读

ER-3-2-1

第三章
第二节
薛己医案
PPT 课件

第二节　薛己医案

学习目标

1. 掌握薛己治疗咳嗽案、气虚发热案、失明案、带下病案、头晕案、月经不调案的辨证思路及治疗经验。

2. 熟悉薛己重视脾肾及补法的临床运用,其对阴虚的独特认识。

3. 了解薛己的生平、著作、学术渊源及特点。

一、医家简介

薛己(1486—1558),字新甫,号立斋,明代吴郡(今江苏苏州)人。父薛铠,以儿科及外科见长,曾任太医院医士。薛己得家传,兼通内、外、妇、儿各科,以内科最为有名。薛己重视后天脾胃,也十分重视先天肾命,提出"人得土以养百骸,身失土以枯四肢""人以脾胃为本"等学术观点。他说:"《内经》千言万语,旨在说明人有胃气则生,以及四时皆以胃气为本。"薛己认为肾脏病证,不论热病寒病,总属肾虚所致,若属无水之病,以六味丸滋补肾水;若属无火之病,用八味丸益火之源。不论补水补火,薛己认为不可泥用沉寒之剂,与朱震亨滋阴降火之说大相径庭。薛己治虚必言阴虚,重视肝、脾、肾三脏,崇尚温补。薛己所言之阴虚非单纯指津液、精血而言,而是泛指足三阴"肝、脾、肾"三经之虚。他说:"阴虚乃脾虚也,脾为至阴。"黄履素在《折肱漫录》中曾评述:"薛立斋之论阴虚,发前贤所未发,其谓阴虚乃足三阴虚也。足三阴者,足太阴脾、足少阴肾、足厥阴肝也。而脾属土,尤为至阴而生血,故阴虚者脾虚也,补阴宜自补脾。"可见,薛己在理虚治疗中抓住肝、脾、肾三脏中独重脾土这一重要环节,充分反映了其治病求本,滋化源以及重视脾肾的学术特点。薛己医著颇多,除《外科枢要》《内科摘要》《女科撮要》《疠疡机要》《正体类要》《口齿类要》外,尚有许多校订书,后人将其著作及评注之书,汇编成《薛氏医案》。

二、医案选读

(一)咳嗽案

司厅陈国华,素阴虚,患咳嗽。以自知医,用发表化痰之剂,不应;用清热化痰等药,其症愈甚。余曰:此脾肺虚也。不信,用牛黄清心丸,更加胸腹作胀,饮食少思,足三阴虚证悉见。朝服六君、桔梗、麦冬、五味,补脾土以生肺金,夕用八味丸,补命门火以生脾土,诸证渐愈。《经》曰:不能治其虚,安问其余? 此脾土虚不能生肺金而金病,复用前药而反泻其火,吾不得

而知也。(《内科摘要·脾肺亏损咳嗽痰喘等症》)

【辨证思路】

本案为脾肺亏虚所致的咳嗽。患者素有阴虚,"阴虚乃脾虚也,脾为至阴",由脾肺亏虚而致咳嗽痰喘等症,主因在内而非外,主证属虚而非实。如用发表、清热等剂,并未针对病证的本质,属误治。发表则耗散肺气,清热之剂益伤脾气,加重脾肺气阴亏虚程度,咳嗽愈加明显。再用牛黄清心丸,寒凉伤胃,脾亦受之,故"更加胸腹作胀,饮食少思,足三阴虚证悉见",更证实先前的辨证和治疗用药都是错误的。足三阴即足太阴脾、足少阴肾、足厥阴肝,而脾为至阴之脏,故阴虚即脾虚,因脾虚而致前证,故言"足三阴虚证悉见"。虽然本案中并未载明舌脉等诊断要素,以意度之,脉必虚。

【治疗经验】

薛己为温补派代表医家,其温养补虚之法综合起来主要有三类:①朝夕互补法。根据人体一天之中阳气消长进退,以及自然界昼夜晨昏阳气的变化规律,来决定补法的应用。具体办法是:阳虚者,朝用六君子汤,夕用加减肾气丸;阴虚者,朝用四物汤加参、术,夕用加减肾气丸;真阴虚者,朝用八味地黄丸,夕用补中益气汤。气阴两虚者,朝用补中益气汤和十全大补汤以培补脾胃元气,夕用六味丸或八味丸以调补肾命水火。气血俱虚者,朝用补中益气汤,夕用六君子汤加当归以图气血双补。可见其朝夕补法,有着各种不同的方剂配合及使用方法,其目的以调补脾肾为主。②急证骤补法。治疗危急虚证,必须立即采用作用强、见效快的方药进行急救治疗。急补的常用方有八味丸、独参汤及参附汤。③偏虚纯补法。临床上出现比较单纯的阴虚、阳虚、气虚或血虚时,薛己主张区别论治,根据所虚不同,纯补阴、阳、气、血。如发热昼夜俱重之重阳无阴证,用四物汤或六味丸纯补其阴。本案的咳嗽因脾肺亏虚而致,治疗上当然要补益脾肺之气阴。薛己抓住脾肺之间的母子关系,采用朝夕互补法双管齐下。朝用六君子汤(人参、白术、茯苓、甘草、陈皮、半夏)益气健脾、燥湿化痰,加桔梗宣肺祛痰,麦冬养阴润燥,五味子收敛肺气,共奏补养脾肺、培土生金之效。正如薛己所言:"当补脾土,滋化源使金水自能相生。"夕用八味丸(熟地黄、山茱萸、牡丹皮、泽泻、山药、茯苓、肉桂、附子)治命门火衰,补火生土,则阴精之化源得滋而热自退,脾能健运而痰浊自消,肺能肃降而咳嗽自宁,诸证渐愈。

本案出现了足三阴虚之症。足三阴者,足太阴脾、足少阴肾、足厥阴肝。肝、脾、肾三脏中,薛己最重脾土,在虚证治疗中常抓住这一重要环节,主张滋其化源,常用六君子汤加减治疗,反映了薛己治病求本及重视脾胃等学术思想。薛己重视后天脾胃,也十分重视先天肾命。薛己常用钱乙的六味丸、崔氏的八味丸,作为补肾水、补命火的代表方剂。在本案中就用了八味丸,补命门火以生脾土。《四库全书总目·医家类》指出:"己治病务求本源,用八味丸、六味丸有补真阳真阴,以滋化源。"薛己对滋化源之识,并未局限于脾胃,已将其应用范围扩充到了肾与命门,这进一步阐发了其"治脾无效,则求之于肾"的治病求本观。

(二) 气虚发热案

大尹徐克明,因饮食失宜,日晡发热,口干体倦,小便赤涩,两腿酸痛,余用补中益气汤治之。彼知医,自用四物、黄柏、知母之剂,反头眩目赤、耳鸣唇燥,寒热痰涌,大便热痛,小便赤涩;又用四物、芩、连、枳实之类,胸膈痞满,饮食少思,汗出如水;再用二陈、芩、连、黄柏、知母、麦门、五味,言语谵妄,两手举拂,屡治反甚。复求余,用参、芪各五钱,归、术各三钱,远志、茯神、酸枣仁、炙草各一钱,服之熟睡良久,四剂稍安;又用八珍汤调补而愈。

夫阴虚乃脾虚也,脾为至阴,因脾虚而致前症,盖脾禀于胃,故用甘温之剂以生发胃中元气,而除大热。胡乃反用苦寒,复伤脾血耶。若前症果属肾经阴虚,亦因肾经阳虚不能生阴耳。《经》云:无阳则阴无以生,无阴则阳无以化。又云:虚则补其母,当用补中益气、六味地黄以补其母,尤不宜用苦寒之药。世以脾虚误为肾虚,辄用黄柏、知母之类,反伤胃中生气,害人多矣。大凡足三阴虚,多因饮食劳役,以致肾不能生肝,肝不能生火而害脾土,不能滋化,但补脾土,则金旺水生,木得平而自相生矣。(《内科摘要·饮食劳倦亏损元气等症》)

【辨证思路】

本案因饮食失宜,导致日晡发热、口干、便赤、腿酸等相关症状,从薛己欲用补中益气汤治之,可知应为脾元亏损、气虚发热证。然患者以自知医,辨为肾阴亏损,相火浮越,在四物基础上加黄柏、知母、黄芩、黄连、枳实等寒凉之类养阴泻火,以寒凉损伤脾胃,致脾虚更甚,甚则阳气外脱,再用二陈、黄连、黄柏、知母、麦门、五味之剂清热化痰兼养阴,却进一步出现神志错乱情况,均因辨证思路未抓住病机要点"脾虚"。因此,薛己明确指出"因脾虚而致前症,盖脾禀于胃,故用甘温之剂以生发胃中元气,而除大热。胡乃反用苦寒,复伤脾血耶。若前症果属肾经阴虚,亦因肾经阳虚不能生阴耳。"

【治疗经验】

对本证的治疗,薛己采用"虚则补其母"之法,主张"补中益气、六味地黄以补其母,尤不宜用苦寒之药"。患者误用四物、黄柏、知母之剂,意在滋肾降火,然病证愈重。后出现痰热之证,又慌不择法,再用二陈、芩、连、黄柏、知母、麦门、五味之剂,以期治标,病情屡治反甚。薛己深知病机为脾气亏损所致,脾虚导致发热等症,终用补脾益气之法,投以归脾汤加减,方用人参、黄芪、白术补脾气,当归补肝血,酸枣仁、远志、茯神养心神,终于收功。案症由于之前的误治已成重症,汗出如水,言语谵妄,势欲虚脱,薛己仅四剂转危为安,又用八珍汤调补痊愈。可见薛己认证准确,用药精当,其见识非常人所及。本案亦为薛己虚证治疗验案。

(三)失明案

给事张禹功,目赤不明,服祛风散热药,反畏明重听,脉大而虚,此因劳心过度,饮食失节,以补中益气汤加茯神、枣仁、山药、山茱、五味,顿愈。又劳役复甚,用十全大补兼以前药渐愈,却以补中益气加前药而痊。东垣云:诸经脉络皆走于面,而行空窍,其清气散于目而为精,走于耳而为听,若心烦事冗,饮食失节,脾胃亏损,心火太甚,百脉沸腾,邪害孔窍而失明矣。况脾为至阴之首,目为血脉之宗,脾虚则五脏精气皆失其所,若不理脾胃,不养心神,乃治标而不治本也。(《内科摘要·肝脾肾亏损头目耳鼻等症》)

【辨证思路】

本案为脾虚目赤失明。患者因心烦事冗,饮食失节,导致脾气亏虚,心火内盛,上窜目窍,至目赤不明。至于发病机理,案中已叙述得较清楚。人体诸经脉络皆走于面,而行空窍,其清气散于目而为精,走于耳而为听。"脾胃亏损,心火太甚,百脉沸腾,邪害孔窍而失明矣"。脾胃之气不足则心火内炽,子病及母。脾又为至阴之首,目为血脉之宗,脾虚则五脏精气皆失其所养,亦易不明。然服祛风散热之药,愈加耗散正气,元气愈亏则阴火愈甚,故见反畏明重听,脉大而虚。本案辨证需从两方面把握:一是病因,因劳心过度,饮食失节;二是病证,脾气(中气)不足,心火内炽,上攻犯目。因此,薛己按李杲之说,辨为中气不足,心火内炽。

【治疗经验】

薛己对于临床上出现比较单纯的虚证,主张根据所虚不同,采取纯补其虚的方法。本案乃脾虚中气不足所致,故选用补中益气以益气升阳。方中重用黄芪为君,补中益气;白术补气健脾为臣;当归养血和营,陈皮理气和胃,升麻、柴胡升阳散火,有"火郁发之"之意;炙甘草调和诸药。加茯神、酸枣仁、五味子以宁心神,山药、山茱萸以补益肝肾;同时脾虚气血化生不足,精气津血无以上承,更以十全大补合前药以气血双补,再以补中益气汤加减而瘥。前医仅据"目赤不明"之表象,服祛风散热药,反畏明重听,脉大而虚,乃辨证不明,愈耗正气,误治所致。患者服祛邪之剂而症状反甚,可见其绝非实证。薛己能抓住主要矛盾,切中病情,从本论治,效甚。此又反映了薛己善于从脾论治疾病的特色。

（四）带下病案

一妇人带下,四肢无力,劳则倦怠。余曰:四肢者土也,此属脾胃虚弱,湿痰下注。遂以补中益气、济生归脾二药治之而愈。(《女科撮要·带下》)

【辨证思路】

薛己十分重视脾胃,他说:"人以脾胃为本,纳五谷精液,其清者入营,浊者入卫,阴阳得此是谓囊籥,故阳则发于四肢,阴则行于五脏。"带下病多系湿邪为患,其病位主要在前阴、胞宫,任脉损伤,带脉失约是发病的核心机理。薛己认为本案患者乃因脾胃亏虚,湿痰停滞导致。脾主运化水湿,脾虚不运,湿浊内生,下注胞宫;脾主升提清阳,脾虚气陷,任脉不固,带脉失约,故见带下。脾主肌肉四肢,正如薛己所言"土旺于四时,善载乎万物,人得土以养百骸,身失土以枯四肢",故四肢无力,倦怠。

【治疗经验】

带下病的治疗以除湿为主。本案所述之病证以脾虚为本,湿浊下流为标。治脾宜运、宜升、宜燥。故薛己处以补中益气汤和济生归脾汤。补中益气汤健脾益气,升阳举陷,脾气旺则湿痰去,清阳升则任带固,于是带下可止。妇人因经、孕、产、乳,"不足于血",又脾虚营血化生乏源,故薛己还辅以健脾益气、养血生血的归脾汤。

（五）头晕案

一妇人素有头晕,不时而作,月经迟而少,余以为中气虚,不能上升而头晕,不能下化而经少,用补中益气汤而愈。后因劳而仆,月经如涌,此劳伤火动,用前汤加五味子一剂,服之即愈。前症虽云亡血过多,气无所附,实因脾气亏损耳。(《女科撮要·经候不调》)

【辨证思路】

患者平素头晕时作,月经迟少,显然为气血不足所致。"冲为血海,隶于阳明"。脾虚气弱,气血生化无源,无以充养冲任,使血海不能按时满溢,故月经延后量少;脾虚清阳不升,清空失养,故平素头晕时作。劳则气耗,气耗则脾失统摄,血海不固,故而月经如涌。本案前后表现似乎相反,一为月经迟少,一为月经如涌,究其病机均因脾气亏虚,或清阳不升,或气不摄血。

【治疗经验】

本案由气血不足所致,治疗可循"虚则补之"之原则,重在补血益气。薛己喜用古方,但"常用者不过十余方"(《友渔斋医话》),妙在加减化裁,而其加减每每仅一两味,临床多有奇效,《四库全书总目提要》赞之曰:"出入加减……多在一两味间,见神妙变化之巧。"本案即体现了薛己的这一遣方用药特色。气血不足用补中益气汤,健脾益气使气血化生有源;月经如涌亦用补中益气汤,但加五味子,借补中益气汤益气升阳,以复脾之统摄,复加五味子益气敛阴止血,标本同治。

（六）月经不调案

一妇人多怒,经行或数日或半月即止。三年后淋沥无期,肌体倦瘦,口干内热,盗汗如洗,日晡热甚,余用参、芪、归、术、茯神、远志、枣仁、麦门、五味、丹皮、龙眼肉、炙草、柴胡、升麻,治之获瘥。此症先因怒动肝火,血热妄行,后乃脾气下陷,不能摄血归源,故用前药。若胃热亡津液而经不行,宜清胃。若心火亢甚者,宜清心。若服燥药过多者,宜养血。若病久气血衰,宜健脾胃。(《女科撮要·经候不调》)

【辨证思路】

《素问·阴阳应象大论》曰:"怒伤肝。"患者病起于"多怒",由于怒动肝火,肝火迫血妄行,血海不宁,故经期延长。郁怒伤肝,肝气横逆,常犯脾胃,加之经期延长,久之气随血耗,以致脾虚气陷。脾主统血,脾虚不能统摄血液,故三年后月经淋漓无期。脾主肌肉四肢,薛己言:"土旺于四时,善载乎万物,人得土以养百骸,身失土以枯四肢。"今脾虚胃弱,化源不足,气血亏虚,又病达数年,故肢体倦瘦。血虚阴亏,阴不制阳,加之肝经血分热邪久伏未尽,故见口干内热,盗汗如洗,日晡热甚。

【治疗经验】

本案所用药物系归脾汤与补中益气汤合方加减。归脾汤原载宋代严用和《济生方》,但方中无当归、远志,薛己补此二味。该方适应范围随着后世医家的临床实践,不断有所扩充,原治思虑过度,劳伤心脾之健忘、怔忡。元代危亦林在《世医得效方》中增加治疗脾不统血之吐血、下血。薛己《内科摘要》增补了治疗惊悸、盗汗、嗜卧少食、月经不调、赤白带下等。是方以健脾补气药配伍养心安神药,意在心脾双补,复二脏生血、统血之职。补中益气汤以补气健脾药配伍升阳举陷药,意在补气升提,复脾胃升清降浊之能。二方合用,补气健脾,既复脾化生气血之功,又复脾升阳统血之用。加麦冬、五味子、牡丹皮,滋阴敛液,清热凉血;去木香、陈皮,是虑其辛香加重阴血亏损。薛己遣方用药虽然强调温补,但从案后所言观之,他是极注重辨证施治的。

（李　萍）

复习思考题：分析薛己以下两则医案的病因病机、治则治法及处方用药。

1. 虚劳案

州同韩用之,年四十有六,时仲夏,色欲过度,烦热作渴,饮水不绝,小便淋沥,大便秘结,唾痰如涌,面目俱赤,满舌生刺,两唇燥裂,遍身发热,或时如芒刺而无定处,两足心如烙,以冰折之作痛,脉洪而无伦,此肾阴虚,阳无所附而发于外,非火也。盖大热而甚,寒之不寒是无水也。当峻补其阴,遂以加减八味丸料一斤,内肉桂一两,以水顿煎六碗,冰冷与饮,半晌已用大半,睡觉而食温粥一碗,复睡至晚,又以前药温饮一碗,乃睡至晓,食热粥二碗,诸症悉退。翌日畏寒,足冷至膝,诸症仍至,或以为伤寒。余曰:非也,大寒而甚,热之不热,是无火也。阳气亦虚矣,急以八味丸一剂服之稍缓,四剂诸症复退。大便至十三日不通,以猪胆导之,诸症复作,急用十全大补汤数剂方应。(《内科摘要·肾虚火不归经发热等症》)

2. 泄泻案

一妇人,饮食无过碗许,非大便不实,必吞酸嗳腐,或用二陈、黄连,更加内热作呕。余谓:东垣先生云:邪热不杀谷,此脾胃虚弱,末传寒中。以六君加炮姜、木香,数剂胃气渐复,饮食渐进。又以补中益气加炮姜、木香、茯苓、半夏数剂痊愈。后怒,饮食顿少,元气顿怯,更加发热,诚似实火,脉洪大而虚,两尺如无,用益气汤、八味丸两月,诸症悉愈。佐云:向因失足,划然有声,坐立久则左足麻木,虽夏月足寒如冰。嘉靖己亥夏月,因醉睡,觉而饮水,复睡,遂觉右腹痞结,以手摩之,腹间沥漉有声,热摩则气泄而止,每每加剧,饮食稍多则作痛泻,求治于医,令服枳术丸固守勿效。甲辰岁,求治于立斋先生,诊之,喟然叹曰:此非脾胃病,乃命门火衰不能生土,土虚寒使之然也,若专主脾胃,误矣,可服八味丸则愈。予亦敬服,果验。盖八味丸有附子,医家罔敢轻用,夫附子斩关夺旗,回生起死,非良将莫能用,立斋先生今之武侯也。家贫不能报德,故序此以记治验。嘉靖甲辰十二月望后二日,杉墩介庵朱佐顿首拜书。(《内科摘要·命门火衰不能生土等症》)

ER-3-2-2

第三章
第二节
薛己医案
拓展阅读

ER-3-3-1

第三章
第三节
杨继洲医案
PPT 课件

第三节　杨继洲医案

学习目标

1. 掌握杨继洲治疗痿证案、痞证案、脾胃虚弱案、梅核气案、产后血厥案的辨证思路及治疗经验。
2. 熟悉杨继洲针、灸、药并举的治疗经验。
3. 了解杨继洲的生平、著作、学术渊源及特点。

一、医家简介

杨继洲(1522—1620),字济时,明代三衢(今浙江省衢州市六都杨村)人。杨继洲家学渊源,其祖父任太医院太医。杨继洲历嘉靖、隆庆、万历三朝,一生行医50余年,临床经验丰富,尤其精通针灸,曾担任御医,名满朝野。在杨继洲家传《卫生针灸玄机秘要》一书的基础上,由靳贤补辑重编,赵文炳付梓而成的《针灸大成》,系统汇聚了 26 部针灸医著,全面阐述了杨继洲的学术见解和临床经验,是我国针灸学术发展史上一次重要总结。《针灸大成》重订明堂孔穴并图文兼重,主张辨脉明证,丰富得气理论,注重针刺补泻手法,共存针灸医案 33则,集中在第九卷,医案用穴少而精,常针药并施。

二、医案选读

(一) 痿证案

乙卯岁,至建宁。腾柯山母患手臂不举,背恶寒而体倦困,虽盛暑喜穿棉袄,诸医俱作虚冷治之。予诊其脉沉滑,此痰在经络也。予针肺俞、曲池、三里穴,是日即觉身轻手举,寒亦不畏,棉袄不复着矣。后投除湿化痰之剂,至今康健,诸疾不发。若作虚寒,愈补而痰愈结,可不慎欤。(《针灸大成·医案》)

【辨证思路】

本案患者手臂不举,未言疼痛,当属痿证。恶寒体倦,症似虚寒,但脉象沉滑,脉症不符。杨继洲舍症从脉,断为痰在经络。痰邪阻滞手臂部经络,则手臂不举;脾为生痰之源,肺为贮痰之器,脾肺不利,不能宣敷营卫,阳气失于温煦,故见恶寒而体倦卧,加衣被不解。脉沉为脾胃郁滞,升降失司之象;脉滑为痰湿留滞之象。证治相参,患者乃脾肺不利,化生痰湿,留于上肢,阻滞经络,导致气血不通,发为痿证。杨继洲十分重视脉象,把辨脉视为明证的关键,本案足以看出杨继洲诊病用心之深思,推敲之切当。

【治疗经验】

杨继洲治病,理、法、方、穴颇有法度。本案辨证准确,遣方用穴精当,故临证治疗,效如桴鼓。若从症辨为虚寒,则差之毫厘,谬以千里,犯虚虚实实之戒。"治痿独取阳明",阳明多气多血,主润宗筋,如脾失健运,化生痰浊,阻滞脉络,则痿废不用。杨继洲抓住痰阻经络这一病机,治疗取用肺俞、曲池、三里穴。三里穴指"曲池下二寸,按之肉起,锐肉之端"的手三里穴,《针灸大成》认为本穴主"手臂不仁,肘挛不伸,中风口僻,手足不遂",属手阳明大肠经。曲池穴为手阳明大肠经之合穴,五行属土,《针灸大成》认为本穴主"筋缓捉物不得""瘛疭"及臂部痹证。取位置相近的阳明经手三里、曲池,以奏疏通经络,祛除痰阻,调理气血之功。配伍肺之背俞穴肺俞,以祛湿化痰,宣通营卫。以针法祛除手臂局部病变后,再配以除湿化痰方药,针药并用,疗效显著。本案正是杨继洲凭脉辨证,明证施治,而使之症消获愈。

中医治疗手段很多,各有所长,不可偏废。然而明代末年,出现了崇尚药物而废弃针灸的倾向。故赵文炳于《针灸大成》序曰:"迩来针法绝传,殊为可惜。"杨继洲为针、灸、药并用的代表医家,在《诸家得失策》里有:"疾在肠胃,非药饵不能以济;在血脉,非针刺不能以及;在腠理,非熨焫不能以达,是针灸药者,医家之不可缺一者也。夫何诸家之术惟以药,而于针灸则并而弃之,斯何以保其元气,以收圣人寿民之仁心哉?"针刺擅长行气,灸法擅长散邪,汤药擅长治内。杨继洲针、灸、药并用治疗多种疾病,如痫证取鸠尾、中脘、曲池、肩髃,配化痰健脾药,针药结合;崩漏取膏肓、足三里,配羌活汤,灸药结合;痞疾取章门,先针后灸,配蟾蜍丸药。

针灸配合药物治疗,这一思想源于《黄帝内经》,至唐代孙思邈在《备急千金要方》中明确提出针灸须药的观点后,更为后世医家所重视。杨继洲认为针、灸、药各有所长,不能互相取代。杨继洲所著的《针灸大成》医案中,针治9则,针灸配合11则,针药结合3则,针灸药结合2则,灸治2则,灸药结合1则,以指代针1则。本案体现了其"药与针灸不可缺一"的学术主张,亦是其针灸药并举在临床运用的典型案例。

（二）痞证案

己卯岁,因磁州一同乡欠俸资往取,道经临洺关,会旧知宋宪副公,云:昨得一梦,有一真人至舍相谈而别,今辱故人相顾,举家甚喜。昨年长子得一痞疾,近因下第抑郁,疾转加增,诸药不效,如之奈何? 予答曰:即刻可愈。公愕然曰:非唯吾子得安,而老母亦安矣。此公至孝,自奉至薄,神明感召。予即针章门等穴,饮食渐进,形体清爽,而腹块即消矣。欢治数日,偕亲友送至吕洞宾度卢生祠,不忍分袂而别。（《针灸大成·医案》）

【辨证思路】

痞证病位在于脾胃,病因病机多为误下伤中,饮食阻滞,痰气阻塞,七情失和,致脾胃虚弱,内外之邪乘而袭之,使脾之清阳不升,胃之浊阴不降所致。本案患者素有痞疾,后又因科举考试不中而心情抑郁,以致肝郁气滞,横逆乘脾,使病情加重。

【治疗经验】

本案体现了杨继洲取穴准确、用穴精少的治疗特色。杨继洲治疗选用脾之募穴、八会穴之脏会章门。章门属足厥阴肝经,为脾之募,为脏之会,善治痞、疝、癥、瘕及脏气郁结诸症。章,障也,取之,犹开四章之门,故能通痞塞之气也。章门具有疏肝解郁,补脾健运作用。本例杨继洲治疗只选用一针,疗效即显。

杨继洲主张临证选穴少而精,纵观杨继洲针灸医案,治疗时采用的腧穴仅31穴,以特定穴为主,其中使用4次的有中脘,3次的有膻中、气海、足三里、肺俞和内关。如治夏中贵瘫痪不能动履,仅一针环跳而能履;蔡都尉长子必川公患痰火,药饵不愈,针肺俞而愈。这两案只取一穴,而收立竿之效。他明确指出"执简可以御繁,观会可以得要,而按经治疾之余,尚何疾之有不愈","不得其要,虽取穴之多,亦无以济人;苟得其要,则虽会通之简,亦足以成功"。

（三）脾胃虚弱案

甲戌岁,观政田春野公乃翁,患脾胃之疾,养病天坛,至敝宅数里,春野公每请必亲至,竭力尽孝。予感其诚,不惮其远,出朝必趋视。告曰:脾胃乃一身之根蒂,五行之成基,万物之父母,安可不由其至健至顺哉? 苟不至健至顺,则沉疴之咎必致矣。然公之疾,非一朝所致,但脾喜甘燥,而恶苦湿,药热则消于肌肉,药寒则减于饮食,医治久不获当,其若早灸中脘、食仓穴。忻然从之,每穴各灸九壮,更针行九阳之数,疮发渐愈。春野公今任兵科给事中,乃翁、乃弟俱登科而盛壮。(《针灸大成·医案》)

【辨证思路】

本案患者属脾胃虚弱之疾,脾胃乃一身之根本,五行化生之基础,天地万物之发源。《素问·灵兰秘典论》曰:"脾胃者,仓廪之官,五味出焉。"杨继洲对脾脏的生理、病理论述颇为精辟,脾属土,主健运,能化生气血。脾喜甘燥而恶苦湿,但药过燥热,销铄脾胃,肌肉消减,药过寒凉,则脾失温煦,运化失常,饮食不进。杨继洲深谙此理,于用药之外,另辟蹊径,采用艾灸为主结合针刺补法治疗脾胃疾患,如此则助阳而不伤阴,补阴而不碍胃,解决了这一矛盾。

【治疗经验】

杨继洲选用中脘、食仓两穴,针灸并用,使顽疾根除。中脘为胃之募穴、腑之会穴,食仓是经外奇穴,灸疗可温补脾胃。杨继洲注重针刺手法,用针之时务求得气,在《针灸大成》中论述针法详而多,除其家传手法外,还广收前贤手法加以论述。比如杨继洲在《针灸大成·三衢杨氏补泻》中论述了下手八法、十二字分次第手法,以及二十四种复式手法,这些手法是杨继洲在历代各家的基础上结合自己的经验而形成的。

此案以艾灸为主治疗脾胃虚寒证,同时结合针刺补泻手法。本案的针行九阳之数指的即是补泻手法。《周易》以九为阳,以六为阴,杨继洲倡导九六补泻,在《针灸大成》的经络迎随设为问答中有:"补针之法……行九阳之数,捻九撅九。""泻针之法……行六阴之数,捻六撅六。"捻为捻转,撅为提插。杨继洲认为左转九次,重插轻提九次为补,用于虚证、寒证;右转六次,重提轻插六次为泻,用于实证、热证。此处患者脾胃虚弱,为虚证,针中脘、食仓,针刺入穴位后,采用左转九次,重插轻提九次,以达到补益脾胃的作用。

(四)梅核气案

辛未夏,刑部王念颐公,患咽嗌之疾,似有核上下于其间,此疾在肺膈,岂药饵所能愈。东皋徐公推予针之,取膻中、气海,下取三里二穴,更灸数十壮,徐徐调之而痊。东皋,名医也,且才高识博,非不能疗,即东垣治妇人伤寒,热入血室,非针莫愈,必俟夫善刺者,刺期门而愈。东皋之心,即东垣心也,而其德可并称焉。视今之嫉贤妒能者,为何如哉?然妒匪斯今,畴昔然矣。予曾往磁洲,道经汤阴伏道路旁,有先师扁鹊墓焉,下马拜之。问其故。曰:鹊乃河间人也,针术擅天下,被秦医令李醯刺死于道路之旁,故名曰伏道,实可叹也。有传可考。(《针灸大成·医案》)

【辨证思路】

本案患者为咽嗌,今为"梅核气"。此病病位在肺膈(两肺之间),病机多为痰气交阻,结于肺膈,肺气不展,化生痰浊,痰气上冲喉嗌,发为梅核气,表现为患者自觉咽部有物,咯之不出,咽之不下。

【治疗经验】

杨继洲认为胸膈膜原之处,营卫不及,药石难达,故以局部针灸治疗为首选。治疗当以调畅气机,化痰散结。本案的配穴理论极有特色,采取上下配穴,远近配穴。近取膻中、气海。膻中又称为"上气海",为足太阴、足少阴、手太阳、手少阳、任脉之会,同时亦为气海(四海之一),既能行气,又能补气,"主上气短气,咳逆,噫气,膈气,喉鸣喘嗽"等肺膈气机不利。气海在脐下一寸,为"男子生气之海",可治"脏虚气惫,真气不足,一切气疾久不瘥,肌体羸瘦,四肢力弱"等。膻中、气海为任脉所属,任脉"循腹里,上关元,至喉咽",可直达咽部,疏调咽喉气机。两穴一上一下,补气行气。足三里为胃经合穴,五行属土,主"喉痹不能言",李杲认为此穴可"伸元气",健脾化痰。本案针灸并用,补气温经,化痰散结,三穴同用,共奏调气化痰之功,使病渐愈。

本案体现了杨继洲的选穴和配穴理论。杨继洲非常重视特定穴、交会穴。杨继洲认为"不观其会,则散漫靡要",以自然界中天地山川类比,以突出交会穴的重要作用。如《针灸大成·头不多灸策》云:"仰观于天,其星辰之奠丽,不知其几也,而求其要,则惟以七宿为经,二十四曜为纬;俯察于地,其山川之流峙,不知其几也,而求其要则惟以五岳为宗,四渎为委。"并指出"天地且然,而况人之一身","故不得其要,虽取穴之多,亦无以济人;苟得其要,则虽会通之简,亦足以成功"。会穴是多条经络经气交会之处。本案中的气海、膻中、足三里均为常用的要穴,它们或是阴阳经交会之处,或是经气会集的气冲,可以治疗多经、多脏腑的疾病。把握经络循行所过,络脉别处,理解穴性,熟悉部位,融会贯通,找出准确的会穴,可以在临床取得满意疗效。

案中还涉及医者的医德问题。东皋徐公亦为当时名医,遇有难症即举贤荐能,杨继洲途经扁鹊墓旁特意下马相拜,这两处细节都表明业医者应摒除"同业相轻"之陋习,以仁德宽厚为处世之本。

（五）产后血厥案

己巳岁夏,文选李渐庵公祖夫人,患产后血厥,两足忽肿大如股,甚危急。徐、何二堂尊召予视之,诊其脉芤而歇止,此必得之产后恶露未尽,兼风邪所乘,阴阳邪正激搏,是以厥逆,不知人事,下体肿痛,病势虽危,针足三阴经,可以无虞。果如其言,针行饭顷而苏,肿痛立消矣。（《针灸大成·医案》）

【辨证思路】

本案中,尽管患者病情危急,但杨继洲先仔细诊察,依据病情,务求辨证准确。杨继洲诊其脉,知其为产后气血亏损,兼恶露未尽,复感风寒之邪导致的厥逆。产后血厥是产科临床常见的危急病证。常见原因有二:一是失血过多,气随血脱,此属虚证;二是产后气血亏损,兼恶露未尽,复感风寒之邪,致瘀浊内阻,气机逆乱,阴阳搏击,邪正相争,乃属虚中夹实证。此案属于后者。浊瘀气逆,并走于上,扰乱神明则昏厥不知人;阳气闭阻于内不得通达,故四肢逆冷;血不利则化为水,水湿内停则下肢肿大;脉芤而歇止说明血虚兼瘀浊阻遏气机,正气欲斥瘀浊于外而未果,乃积滞内凝之象,这与大失血后出现的芤而不结之脉有所不同。

【治疗经验】

针灸治疗急症具有显著优势,应抓紧时机,抓住重点,辨证辨病力求准确,取穴少而精。杨继洲抓住病机关键,选择疏调足三阴经经气,针足三阴经。足三阴经与冲任两脉关系密切,冲为血海,任主胞胎,胞宫胎产为冲任两脉所司,而冲任隶属于肝肾,冲脉又与足阳明经相通,故取足三阴经以通调冲任,祛除瘀滞,乃治病求本之法。本案病势虽危,杨继洲处惊不乱,辨证精当,治法切中病机,故收针到病除,立竿见影之效。

●（刘巨海）

复习思考题:分析杨继洲以下两则医案的病因病机、治则治法及处方用药。

1. 疳积案

戊辰岁,给事杨后山公祖乃郎,患疳疾,药日服而人日瘦。同科郑湘溪公迎予治之。予曰:此子形羸,虽是疳症,而腹内有积块,附于脾胃之旁,若徒治其疳,而不治其块,是不求其本,而揣其末矣。治之之法,宜先取章门灸针,消散积块,后次第理治脾胃,是小人已除,而君子得行其道于天下矣。果如其言,而针块中,灸章门,再以蟾蜍丸药兼用之,形体渐盛,疳疾俱瘥。（《针灸大成·医案》）

2. 下利吐血案

甲戌夏，员外熊可山公，患痢兼吐血不止，身热咳嗽，绕脐一块痛至死，脉气将危绝。众医云：不可治矣。工部正郎隗月潭公素善，迎予视其脉虽危绝，而胸尚暖，脐中一块高起如拳大，是日不宜针刺，不得已，急针气海，更灸至五十壮而苏，其块即散，痛即止。后治痢，痢愈，治嗽血，以次调理得痊。次年升职方，公问其故。予曰：病有标本，治有缓急，若拘于日忌，而不针气海，则块何由而散？块既消散，则气得以疏通，而痛止脉复矣。正所谓急则治标之意也。公体虽安，饮食后不可多怒气，以保和其本；否则正气乖而肝气盛，致脾土受克，可计日而复矣。（《针灸大成·医案》）

第四节 孙一奎医案

📝 学习目标

1. 掌握孙一奎治疗痞满案、血痢案、消渴案、便血案、遗尿案的辨证思路及治疗经验。

2. 熟悉孙一奎命门、三焦等理论的临床运用，以及临证细致观察病证的临床经验。

3. 了解孙一奎的生平、著作、学术渊源及特点。

一、医家简介

孙一奎（1522—1619），字文垣，号东宿，别号生生子，安徽休宁人，明代医家，为汪机的再传弟子。孙一奎好学勤求，为寻师访友，曾远历湘赣江浙等地，广询博采，访问名贤，探冥搜奇，经三十余年，不但为人治病多验，而且在学术理论上颇有建树，尤其对命门、三焦等理论研究，独有见地，是命门学说的倡导医家之一。其认为命门为两肾间动气，为原气之所系，三焦当为相火，为原气之别使。动气为生生不息之根，相火有裨助生生不息之功。孙一奎说："命门乃两肾中间之动气，非水非火，乃造化之枢纽，阴阳之根蒂，即先天之太极，五行由此而生，脏腑以继而成。"治疗上，孙一奎擅长温补，反对滥用寒凉，认为苦寒之剂可致脾胃虚弱，元气损耗。为人决死生多能效验，临证投剂屡起沉疴，学验俱丰，名噪当时。孙一奎著有《赤水玄珠》《医旨绪余》及《孙文垣医案》。《孙文垣医案》5卷，其对证治、经旨多有阐发，见解独特，为后世所推崇。

二、医案选读

（一）痞满案

舜田臧公，吴车驾涌澜公岳也，年将六旬，为人多怒多欲，胸膈痞胀，饮食少，时医治以平胃散、枳术丸、香砂丸，不效，复以槟榔、三棱、莪术之类日消之，而大便溏泻，两足跟踝皆浮肿，渐及两手背。医又以其手足浮肿而认为黄胖者，以针砂丸与之，肿益加，面色黄且黑。自二月医至八月，身重不能动止，又有以水肿治者。车驾公雅善予，因延诊之。脉沉而濡弱，予曰：此气虚中满症也，法当温补兼升提，庶清阳升，则大便可实；浊阴降，则膈胸自宽。以人参、白术各三钱，炮姜、陈皮各一钱，茯苓、黄芪各二钱，泽泻、升麻、肉桂、苍术、防风各七分，三十帖而安。客有疑而诘予曰：此症诸家非消导则淡渗，而先生独以温补收功，腹中积而为满为肿者,从何道而去也？予曰:胀满非肿满比也,故治不同。肿满由脾虚不能摄水,水渗皮肤,遍身光肿。今胀满者,先因中虚,以致皮胀,外坚中空,腹皮胀紧象鼓,故俗名鼓胀。盖由气虚以成中满,若气不虚,何中满之有？气虚为本,中满为标,是以治先温补,使脾气健运,则清浊始分,清浊分而胀斯愈也。(《孙文垣医案·三吴治验》)

【辨证思路】

此案为气虚中满(鼓胀)。患者年将六旬,为人多怒多欲,情志内伤,肝失疏泄,日久肝气犯脾,脾气亏虚,脾失健运,又累及于肾,肾气亦亏,气血痰湿集结于胸部,而成胀满。《医林绳墨·膨胀》曰:"由其忿怒太甚,不能发越,郁结中州,痰涎停住,乃成满也。久而不食,以致气虚,则曰气虚中满。"《灵枢·经脉》云"胃中寒则胀满","足太阴……虚则鼓胀"。多怒则肝木强,多欲则脾土弱,肝强脾弱,肝木必乘脾土,则饮食减少;中虚气滞,致胸膈痞胀。此时法当健脾益气才是,而时医虚当实治,脾胃更虚,是为一误。续之,又以攻消克伐之药,致脾阳大损,升降失常,肿势递增,大便溏泄,是为再误。迨致手足皆肿,阴土之虚,又未能察,至此脾胃之健运功能失职,中阳败坏,更累及于肾,阳不化阴,脉濡弱而面色黄黑。总之,本案气虚为本,中满为标,为本虚标实之证。另外,要注意将中满与水肿、肥胖等区分开来,否则会像本医案中时医一样误诊误治。

【治疗经验】

本虚标实之证,治当消补兼施,可采用"塞因塞用"之法。前医不察,采用消散或淡渗之法,施用攻消克伐之药,病情不减,反而出现"大便溏泻,两足跟踝皆浮肿,渐及两手背""面色黄且黑"。孙一奎按气虚中满证论治,采用温补兼升提之法,先温补,使脾气健运,则清浊始分,清浊分而大便实、胀满愈。孙一奎指出:"治胀满者,先宜温补下元,使火气盛而湿气蒸发,胃中温暖,谷食易化,则满可宽矣。"孙一奎用理中汤合补中益气汤复方加减,三十帖而愈。理中汤方含人参、干姜、炙甘草、白术四药,有温中祛寒,补气健脾之功,用治脾胃虚寒证;补中益气汤方含黄芪、人参、当归、橘皮、升麻、柴胡、白术、炙甘草八药,共奏补中益气,升阳举陷之功,用治脾虚气陷证。理中汤合补中益气汤同用可使脾阳得升,虚寒可祛,益气补中。二方合用,温补与益气升提并举,清阳升则大便可实,浊阴降则胸膈自宽,肿胀可消。

(二)血痢案

族侄良诠,患血痢腹痛,里急后重。时师治以香连丸、黄芩芍药汤不愈,腹反增痛,面赤唇红,有似涂朱,喊叫之声,四舍悚骇。比有太学宁宇者,仁心为质人也。怜其家贫莫依,拉予为诊。六脉洪大,伏于床间,两眼泪而不能言。太学会其意,语予曰:症诚急,彼以后事无措而难于言。予曰:诺,吾能起之。以生熟白芍药六钱,生熟甘草二钱,干姜、肉桂各一钱,木香五分,枣二枚,水煎饮之。饮竟嗒焉而卧。太学心疑,归嘱家奴曰:倘有急叩门,可即报我。及明,见无动静,仍令人觇病者何若。复曰:夜来痢减十之五,痛减十之七,早间已啜粥半盏矣。太学喜而叩予曰:渠面赤唇红,脉大,所下皆血,症皆属热,叔乃复投热剂,吾甚恐,一夜不能寐,乃今疾已减半,生有望焉。不卜今日用何剂？予曰:比昨剂,差小耳,方仍昨也。太学曰:吾惑矣,何视热为寒耶？予曰:君知脉大为热,不知大而无力乃虚寒也。面赤唇红由中寒而火不能下,阴盛格阳之症。设是真热腹痛,其人体仰而舒,寒则引而伏,所下血色带晦,均是假热,寒症明矣,前剂果再进而全瘳。太学复书报予曰:昨闻虚实真假之论,非饮上池水者不能道也。幸注之以诏后世。(《孙文垣医案·新都治验》)

【辨证思路】

本案血痢为真寒假热之证,由于阴寒内盛,下焦阳衰,真阳被格拒于外,浮越于上所致。血痢、腹痛、里急后重,为痢疾的典型症状,关键在于要辨明血痢真寒假热之本质。香连丸与黄芩芍药汤为治湿热痢的效方,服后腹反增痛,面赤唇红,提示并非一般的湿热痢疾。面赤唇红,有似涂朱,特别是一个"似"字,且无干渴喜冷饮诸症,说明并非真正阳热之象,与真寒假热之痢疾相吻合,可知为阳浮于上,阴盛格阳之症,而非真热。六脉洪大而无力,身蜷而利,是非真热乃虚寒之象。故本案实属内有真寒外现假热的阴盛格阳证,颇合《伤寒论》阴盛格阳之通脉四逆汤证。本案孙一奎观察患者极为仔细,症状疑似之间即为寒热真假之辨,足为后世医家认真学习。

【治疗经验】

治痢疾最当察虚实,辨寒热。虚实既明,寒热已分,孙一奎对症下药,效果立现。针对血痢腹痛之阴盛格阳证,孙一奎用芍药甘草汤加姜、桂、木香、大枣,通阳散寒而敛其阳。营通则血痢止,疼痛除,寒散则阴霾消,格阳降,此为澄本清源之法。腹中疼痛,故用芍药甘草以缓急止痛。况芍药甘草汤主治失血,本证血痢,亦属血证之一。湿热痢则以香连丸、黄芩芍药汤治之,本案因属真寒假热、阴盛格阳之证,故不用芩、连,仍重用芍药、甘草、木香,而加干姜、肉桂、大枣。这样就把黄芩芍药汤改为姜桂芍药汤,香连丸改为香姜桂丸,关键在于以热易寒,而未改变治痢大法。湿热痢用香连丸、黄芩芍药汤,寒湿痢则用姜桂芍药汤,一寒一热,一清一温,疗效迥然不同,临证不可不慎。

（三）消渴案

一书办,年过五十,嗜酒纵欲无惮,忽患下消之症,一日夜小便二十余度,清白而长,味且甜,少顷凝结如脂,色有油光。治半年不验,腰膝以下皆软弱,载身不起,饮食减半,神色大瘁。脉之六部大而无力。书云:脉至而从,按之不鼓,诸阳皆然,法当温补下焦。以熟地黄六两为君,鹿角霜、山茱萸各四两,桑螵蛸、鹿角胶、人参、白茯苓、枸杞子、远志、菟丝子、怀山药各三两为臣,益智仁一两为佐,大附子、桂心各七钱为使,炼蜜为丸,梧桐子大,每早晚淡盐汤送下七八十丸,不终剂而愈。或曰:凡云消者皆热症也。始公具方,人多议之,今果以温补成功,此何故哉? 予曰:病由下元不足,无气升腾于上,故渴而多饮。以饮多,小便亦多也。今大补下元,使阳气充盛,熏蒸于上,口自不干。譬之釜盖,釜虽有水,若底下无火,则水气不得上升,釜盖干而不润。必釜底有火,则釜中水气升腾,熏蒸于上,盖才湿润不干也。予已详著《医旨绪余》中,兹不多赘。(《孙文垣医案·三吴治验》)

【辨证思路】

本案为肾元虚衰之下消。患者年事已高,又嗜酒纵欲无惮,致肾元亏损,肾之开阖失司,固摄无权,则水谷精微直下,随小便排出体外,故尿多、清白而长、味甜,或者凝结如脂,色有油光。肾阳虚则无力化气上蒸,津液不布,恰如釜中存水,釜底乏薪,则口渴多饮。肾元亏虚,则腰膝以下皆软弱,载身不起,饮食减半,神色大瘁。脉之六部大而无力,亦是肾亏之象。肾阳为一身之本,"五脏之阳气,非此不能发",能推动和激发脏腑经络的各种功能,温煦全身脏腑形体官窍,进而促进精血津液的化生和运行输布,加速机体的新陈代谢,并激发精血津液化生为气或能量,即促进"有形化无形"的气化过程。脉症合参,本病为下元肾阳不足之肾消。

【治疗经验】

一般消渴治疗是以养阴生津、清热润燥为大法,但本案病证为肾阳亏虚之下消,治疗需依证灵活处置。孙一奎以肾气丸加味施治,以肾气丸(熟地黄、山药、山茱萸、泽泻、茯苓、牡丹皮、桂枝、附子)去泽泻、牡丹皮为主补肾助阳;配合鹿角霜、鹿角胶、菟丝子、桑螵蛸温肾助阳,填精益血;枸杞子滋补肝肾;人参补气升阳;远志、益智仁以交通心肾,使水火既济。此即王冰所谓"益火之源,以消阴翳"之理。孙一奎治疗此病时,遵暖补肾气之旨,使阳气充盛,熏蒸于上,而温补中又重视补精以生气,使精气充盛,蒸腾于上。其治法与命门元气根于两肾阴精,精不足则气失资化的理论相合。本案中温补肾阳以治本,另外,亦加入远志、桑螵蛸、益智仁缩尿以治标,标本兼治,打破滋阴清热治消渴之常法,收效甚好。

（四）便血案

大宗伯郎君董龙山公夫人,为宪副茅鹿门公女,年三十五而病便血,日二三下,腹不疼,诸医诊治者三年不效。予诊之,左脉沉涩,右脉漏出关外,诊不应病。予窃谓:血既久下,且当益其气而升提之,以探其症。乃用补中益气汤,加阿胶、地榆、侧柏叶,服八剂,血不下者半月。彼自喜病愈矣。偶因劳而血复下,因索前药。予语龙山公曰:夫人之病,必有瘀血积于经隧,前药因右脉漏关难凭,故以升提兼补兼涩者,以探虚实耳。今得病情,法当下而除其根也。龙山公曰:三年间便血,虽一日二三下,而月汛之期不爽,每行且五日,如此尚有瘀血停蓄耶? 予曰:此予因其日下月至而知其必有瘀血停蓄也。经云:不塞不流,不行不止。今之瘀,实由塞之行也,不可再涩。古人治痢,必先下之,亦此意也。公曰:明日试卜之。予曰:卜以决疑,不疑何卜? 公随以语夫人,夫人曰:孙先生非误人者,识见往往出寻常,宜惟命。盖夫人读书能文,聪明谋断,不啻丈夫,故言下便了悟。即用桃仁承气汤,加丹参、五灵脂、荷叶蒂,水煎,夜服之,五更下黑瘀血半桶,其日血竟不来,复令人索下药。予曰:姑以理脾药养之,病根已动,俟五日而再下未晚也。至期复用下剂,又下黑血如前者半,继用补中益气汤、参苓白术散,调理痊愈。（《孙文垣医案·三吴治验》）

【辨证思路】

本案为瘀血阻络、血不循经之便血。患者便血多年,久病入络,瘀血阻于下焦经隧,血不循经,血溢脉外致便血。左脉沉涩,沉则病在里,涩则血行不畅。右脉漏出关外,与证不符。由于还难以判明病证,孙一奎用补中益气汤,加阿胶、地榆、侧柏叶,以升提兼补兼涩,以探其证之虚实。用补中药愈后又反复发作,孙一奎排除了气虚的可能,从而坚信有瘀血积于经隧。针对患者亲属对于是否有瘀血停蓄的疑虑,孙一奎再引医经理论予以辨析:"经云:不塞不流,不行不止。今之瘀,实由塞之行也,不可再涩。古人治痢,必先下之,亦此意也。"此案关键要辨明瘀血停蓄是首要病因病机,需根据病情,参合脉象,并结合医经理论才能断定。惟瘀血阻滞,腹不痛是为辨证难点。

【治疗经验】

孙一奎治病首重明证,认为"凡证不拘大小轻重,俱有寒、热、虚、实、表、里、气、血"八字。本案虚实夹杂,脉证不符,辨证施治较为棘手。而血证的治疗,不外火、气、血三个方面。孙一奎根据病证和用补气药试探,排除了火和气,而辨为瘀血阻络所致便血,故相应采用下法,去其根,治其本,即用桃仁承气汤加丹参、五灵脂、荷叶蒂,用后瘀血去除大半,病情即明显好转。病根已动,孙一奎再以理脾药养之,防攻下太过。至期复用下剂,瘀血尽去,气血不足之证未复,继用补中益气汤、参苓白术散,调理痊愈。总之,本案辨证及治疗较为委曲复杂,而孙一奎能灵活处置,体现了其"且病变多有始同而终异的情况,故治法不可执一而无权变"的学术思想。

（五）遗尿案

癸巳秋仲,南都大司马袁洪溪老先生,以兼署工部都察院,操江印日,仲暑往来各衙门,而经络其政事,致发热燥渴。因解燥渴,而过食水浸瓜梨新藕,遂成泄泻,小水短少。医以胃苓汤加滑石、木通、车前子利之而泻止。大便又因之结燥,艰涩不堪。乃用润肠丸,复泻不止。又进以前通利之剂,泻虽止而小水竟不得流通直遂,脐下胀急。立起解之,则点滴不出,卧则流之不竭,以频取夜壶,致通宵不得寐也。治半月余,而精神削,寝食废。闻予寓崔勋部衙,而征予治。初见即告以受病之源,又谓都城诸医俱不识为何症。将认为癃,则立解时点滴不出;认为秘,卧则涓涓而流;谓为脾约,大便又不结燥;谓气虚下陷,心血不足,而补中益气汤与安神丸,服过十昼夜无益。雅闻先生高手,愿一诊以决之。探其脉,两寸短弱,关缓大，两尺洪大。语之曰：此余暑未解，而司马素善饮，湿热流于下部也。今已下午，恐诊之未准，俟明早细察而再定方。公曰：延颈吾子久矣，适所言近似，愿亟求一剂饮之，侥夜间一睡。予不得已，以益元散三钱，煎香薷汤进之，略无进退。次早复诊，六脉如昨。予思之而恍然悟。又语之曰：此症尿窍不对也。司马曰：名出何书？予曰：《内经》云：膀胱者，胯之室也。胯中湿热下坠，故立解而窍不对，小水因不得出，卧则胯不下坠，而尿渗出膀胱。亦以窍不对，小水虽涓涓而流，亦不能通达直遂，故了而不了也。治惟提补上中二焦元气，兼清下焦湿热，斯得矣。又有一法，今气虚下陷已久，一两剂未能取效，安得伏枕而睡？且此不寐，非心血不足之故，因着心防闲小便之了而不了而不敢寐也。暂将旧衣或布衬于席上，不必防而任其流出，又免取夜器而劳动其神，自然熟睡矣。以补中益气汤提补上中二焦之元气，加黄柏、知母祛下焦之湿热，夫清阳升则浊阴自降，胯无湿热则不下坠，窍可对而病可瘳矣。司马忻然请药，夜如法衬之，果嗒然一睡，相忘其尿之出不出也。次早视衬布，虽湿而不甚。以久不阖目，得此一睡，神气顿回，胸臆爽快如未病者。调理四日而病全安。司马大喜，而欲留久住，缘漕运李公相延之亟，勿克也。差大马舡，鼓吹送予阡关而还。（《孙文垣医案·三吴治验》）

【辨证思路】

本案乃癃闭、遗尿之证，缘于上中二焦元气不足而下焦兼有湿热。孙一奎认为三焦为原气之别使，又为相火之用，故凡命门原气不足或相火衰弱，皆可出现三焦元气不足之证。本案患者年事已高，元气不足，加之操劳过度，元气更损，而致上中二焦元气不足，气虚下陷，清气不升；复因感受暑热之邪，耗伤气津，致发热燥渴，过食凉饮，水湿内停而成湿热蕴于下焦，故大便泄泻，小便短少。其脉两寸短弱，关缓大，两尺洪大，孙一奎断为暑热未解，而湿流于下焦所致，而诸医不查，误用清利、润下、补益之剂，致症不解。

【治疗经验】

三焦为水液运行之通道，为膀胱之用，"膀胱藏水，三焦出水"，"水渍在下，非气莫导"，因此对癃闭、遗尿等症，孙一奎亦常从三焦论治，本案病因上中二焦元气不足兼下焦湿热，故治以补中益气汤，提补上中二焦元气，兼用黄柏、知母清下焦湿热，使清阳升而浊阴自降，膀胱中湿热去而无下坠之感，诸证自愈。

（杨　琦）

复习思考题：分析孙一奎以下两则医案的病因病机、治则治法及处方用药。

1. 痹证案

进贤三尹张思轩公，与潘少保印川公，皆受室于施氏，称联襟云。施故富家，而张公夫人贤慧，治家勤笃，为人精洁周致，以产多而气血惫，又以婚嫁繁，而费用不支积忧，年将五十，因病心痹，发则晕厥，小水短涩，胸膈痛不可忍，烦躁，干哕恶，内蒸热，气苶苶上腾，肌削骨立，月汛不止。苕城时辈，有认为气怯者，有认为膈食者，皆束手无措。尸寝浃旬，浆粒不入口者五日，凶具备而待毙，举家计无所之，惟神是祷。予适在潘府，逆予诊之，脉左弦大，右滑大而数。诊毕，予曰：可生也。病机云：诸逆吐酸，皆属于火；诸风掉眩，皆属于木。法当调肝清热，开郁安神。诸医群然目摄而背谪曰：书云骨蒸肉脱者死，形瘦脉大胸中多气者死，绝谷食者死。孙君独许其生，果药王再世哉。予若不闻，而捡药以进。竹茹、滑石各三钱，白豆蔻仁七分，半夏曲、橘红、姜连、茯苓各一钱，甘草五分，水煎，令一口口咽之。服毕，哕止晕定。次日用温胆汤调辰砂益元散三钱，服之，胸膈顿开，渐进饮食，小水通长，烦躁尽减，骎骎然安若无事。后用逍遥散、六君子汤，加黄连、香附，三越月而肌肉全，精神如旧。苕入骇然曰：能起此病，信药王矣。（《孙文垣医案·三吴治验》）

2. 泄泻案

吴仲峰先生邀予诊,时为仲秋初二日也。六部皆沉微,而左尤甚,隐隐又如蛛丝之细。症则原以肠风去血,过服寒凉,致伤脾胃。自春至秋,脾泄不愈,日夜十二三行,面色黄白带青,两颐浮肿,四肢亦浮,小水不能独利,利必与大便并行,肠鸣,四肢冷,口不渴,饮食大减,口唇龈肉皆白。其为人也,多忧思。夫四肢者,脾之所主,清冷为阳气不充。两颐乃肾经部位,浮肿益见肾气之不足也。脉沉微与面色黄肿,皆属于湿。书云:诸湿肿满,皆属脾土。合脉症观之,由脾虚不运,积湿而然,虚寒明矣。病至此,势亦甚危,第形症相符,色脉相应,又能受补,庶几可生也。法当大温补升提。以东垣益胃升阳渗湿汤加减调理。人参三钱,白术五钱,黄芪二钱,茯苓、益智仁、苍术、泽泻各一钱,大附子五分,炮姜、炙甘草、升麻、防风各五分,连服八帖,诸症悉减。乃嘱之曰:病虽暂愈,宜戒生冷、忧思,庶服药有效,切勿轻犯,犯之非药石可回也。翁曰:诺,敢不唯命?(《孙文垣医案·三吴治验》)

第五节　缪希雍医案

学习目标

1. 掌握缪希雍治疗伤寒案、脾阴虚案、泄泻案、黄疸案、中风案的辨证思路及治疗经验。

2. 熟悉缪希雍重视脾胃擅补脾阴的临床经验。

3. 了解缪希雍的生平、著作、学术渊源及特点。

第三章
第四节
孙一奎医案
拓展阅读

第三章
第五节
缪希雍医案
PPT 课件

一、医家简介

缪希雍(1546—1627),字仲淳,号慕台,江苏常熟人,寓居浙江长兴,明代医家。17 岁患疟疾,自阅医书,遍检方书而自疗,而至痊愈,遂立志从医。对于伤寒,缪希雍不从皮毛侵入论述,而提出其与瘟疫之邪均从口鼻而入,认为口鼻为肺胃之门户,"手阳明经属大肠,与肺为表里,同开窍于鼻;足阳明经属胃,与脾为表里,同开窍于口","凡邪气之入必从口鼻",认为伤寒之病及瘟疫之病以阳明证为多见。缪希雍治病十分重视脾胃,认为脾胃之气是人身之本,应当注意保养,反对任意损伤。对于脾胃病证的治疗,缪希雍认为如饮食不进、食不能消、腹胀、肢痿不用等病,不能仅仅责其为脾胃气虚,还应认识到往往是属脾阴不足之证。对于血证,缪希雍认为血分之病亦三:即血虚、血滞、血热妄行,立补血、通血与清血凉血三法。针对肝不藏血、阴虚火旺引起的出血证,缪希雍提出"吐血三要":宜行血而不宜止血,血不行经络者,气逆上涌也,行血则血循经络,不止自止;宜补肝不宜伐肝,养肝则肝气平而血有所归,伐之则肝虚不能藏血,血愈不止矣;宜降气不宜降火,气有余,便是火,气降火自降,火降则气不上升,血随气行,无溢出上窍之患矣。对于治气,缪希雍认为气分之病,不出气虚、气滞、气逆三端,治之之法及所主之药,亦不外补气、破气和降气调气三法。缪希雍精本草之学,认为"神农本经,臂之六经,名医增补别录,譬之注疏,本经为经,别录为纬",于是钻研其理,著《神农本草经疏》《本草单方》等书,还著有《先醒斋医学广笔记》《医学传心》等。

笔记栏

二、医案选读

（一）伤寒案

章衡阳铨部患热病,病在阳明,头痛,壮热,渴甚且呕,鼻干燥,不得眠,诊其脉洪大而实。仲淳故问医师,医师曰:阳明证也。曰:然。问所投药? 曰:葛根汤。仲淳曰:非也。曰:葛根汤非阳明药乎? 曰:阳明之药,表剂有二:一为葛根汤,一为白虎汤。不呕吐而解表,用葛根汤;今吐甚,是阳明之气逆升也,葛根升散,故用之不宜。白虎汤(硬石膏、知母、甘草),加麦门冬、竹叶,名竹叶石膏汤。石膏辛能解肌,镇坠能下胃家痰热;肌解热散则不呕,而烦躁壮热皆解矣。遂用大剂竹叶石膏汤疏方与之,且戒其仲君曰:虏荆非六十万人不可,李信二十万人则奔还矣。临别去,嘱曰:斯时投药,五鼓瘥;天明投药,朝餐瘥。已而果然。或谓:呕甚,不用半夏何也? 仲淳曰:半夏有三禁,渴家、汗家、血家是也。病人渴甚而呕,是阳明热邪炽甚,劫其津液,故渴;火邪上升,故呕。半夏辛苦温而燥,有毒,定非所宜。又疑其不用甘草何也? 曰:呕家忌甘,仲景法也。(《先醒斋医学广笔记·寒》)

【辨证思路】

本案为阳明热盛之证。缪希雍在论治外感病时,针对阳明或阳明兼证独多的特点,最重阳明证的辨证施治。在阳明经证和腑证中,又重阳明经证。患者烦渴,脉洪大而实,壮热,当属邪在阳明之经,里热炽盛之象。热灼津伤则鼻燥;扰乱心神则不得眠;火邪上升,胃气不和,故呕。此时虽有头痛,非葛根汤之辛温发汗所宜。

【治疗经验】

针对阳明热盛以壮热、脉洪大而实为主证(处方用药的方向),以头痛、渴甚且呕、鼻干燥、不得眠为次要症状,缪希雍以白虎汤加减施治。吴瑭亦曾言,阳明实热之证,其人若渴即可与白虎汤。本案缪希雍提示有三:第一,阳明表剂有二,一为葛根汤,一为白虎汤。两者的区别在于呕与不呕,不呕吐而解表,用葛根汤;今吐甚,是阳明之气逆升也,葛根升散,故用之不宜,而石膏解肌,镇坠胃家实热,肌解热散则不呕,而烦躁壮热皆解,甚为相宜。缪希雍以白虎汤加麦门冬、竹叶清热生津。其中加竹叶者,以其性味甘寒,佐石膏以清烦热;加麦冬者,甘寒能生津润燥也。第二,用大剂病则治愈,王翦、李信之比恰到好处。第三,热病不可见呕止呕。不用半夏,因其辛温有毒,虑其燥;火热太甚,且呕家忌甘,所以不用原方之人参、甘草。治疗当以清热生津为第一要法。植根于经典的医生多有添一症则添一药的习惯,但添药不可妨害主证的治疗,半夏、甘草之禁寓意深刻。本案体现了缪希雍用古法而不泥古方,以及治伤寒也重用阳明清法、注意固护津液的治疗经验。

（二）脾阴虚案

庄敛之平日素壮,食善啖。丁巳四月,忽患泄泻,凡一应药粥蔬菜,入喉觉如针刺,下咽即辣,因而满腹绞辣,随觉腹中有气先从左升,次即右升,氤氲遍腹,即欲如厕,弹响大泄,粪门恍如火灼,一阵甫毕,一阵继之,更番转厕,逾时方得,离厕谛视,所泄俱清水盈器,白脂上浮,药粥及蔬菜俱不化而出,甚至梦中大遗,了不收摄。诸医或云停滞,或云受暑,或云中寒,百药杂投,竟如沃石。约月余,大肉尽脱,束手待毙。敛之有媪母,朝夕相视,哀号呼天,恨不以身代也。余于仲夏末,偶过金坛,诊其脉洪大而数,知其为火热所生病,为疏一方,用川黄连三钱,白芍药五钱,橘红二钱,车前子三钱,白扁豆三钱,白茯苓三钱,石斛三钱,炙甘草一钱。嘱其煎成将井水澄冷,加童便一杯始服。临别再三叮咛云:此方勿出以示人,恐时师见之,大笑不已也。若为躯命计,须坚信服之耳! 敛之却众医,下键煎服。药方入喉,恍如饮薄荷汁,隐隐沁入心脾,腹中似别成一清凉世界。甫一剂,夜卧达旦,洞泻顿止;连服三剂,大便已实。前泄时药粥等物,凡温者下咽,腹中遂觉气升,即欲大解,一切俱以冷进方快,家人日以为常;至是啖之,觉恶心畏冷,旋易以温,始相安。余曰:此火退之征也。前方加人参二钱半,莲肉四十粒,红曲一钱五分,黄芪三钱,升麻五分,黄连减半。五六剂后,余将返长兴,敛之持方求余加减。余曰:此已试效,方宜固守多服,但去升麻可耳!越月余,余再过金坛,敛之频蹙向余曰:自先生去后,守方煎服,几三十余剂矣。今泻久止而脾气困顿,不知饥饱,且稍饮茶汤,觉肠满急胀,如欲寸裂,奈何? 余曰:大泻之后,是下多亡阴也,法宜用补。倘此时轻听盲师,妄用香燥诸药,取快暂时,元气受伤,必致变成蛊胀,即不救矣。复为疏一丸方:人参五两,白芍药六两,炙甘草一两,五味子六两,绵黄芪五两,山茱萸肉五两,怀山药五两,熟地黄八两,牛膝六两,紫河车二具,蜜丸。空心饥时各一服,而日令进前汤液方。敛之相信甚力,坚守二方,服几三年,脾胃始知饥而嗜食,四体亦渐丰矣。敛之恒对余言,每遇脾胃不和时,或作泻,觉腹中有火,则用黄连,否则去之,一照余方修治煎服,泄遂止而脾顿醒。迄今以余所疏方,俨如重宝,十袭珍藏,谓余不啻起死而生之也。其病初平后,余劝其绝欲年余。敛之因出妾,得尽发家人私谋,乃知向之暴泄,由中巴豆毒。《本草》中巴豆毒用黄连、冷水解之。余用大剂黄连澄冷方服,正为对治。向使如俗医所疑停滞、受寒、中暑法治之,何啻千里? 即信为是火,而时师所投黄连,不过七八分至钱许止矣。况一月之泻,未有不疑为虚寒者,用黄连至四钱,此俗医所必不解也。向余嘱其勿出以示人,为是故欤! 始知察脉施治,贵在合法,神而明之,存乎其人耳!

余治敛之泻止后,恐其元气下陷,急宜升举,用升麻以提之。初不知其为中毒也,乃因用升麻太早,致浊气混于上焦,胸中时觉似辣非辣,似嘈非嘈,迷闷之状,不可名状。有时滴酒入腹,或啖一切果物稍辛温者,更冤苦不胜。庄一生知其故,曰:此病在上焦,汤液入口即下注,恐未易奏功,宜以嚼化丸治之。用贝母五钱,苦参一两,真龙脑薄荷叶二钱,沉香四钱,人参五钱。为极细末,蜜丸如弹子大。午食后、临卧时各嚼化一丸。甫四丸,胸中恍如有物推下,三年所苦,一朝若失。(《先醒斋医学广笔记·泄泻》)

【辨证思路】

本案患者乃因受家人暗害,误服巴豆中毒所致。患者素壮实,善啖,易助热势;巴豆辛热有毒,过服既致泻下不止,又易助热;其时正值仲夏,暑湿当令,易误为湿热泻痢,即"或云受暑";又因"所泄俱清水盈器,白脂上浮",易误为"中寒";而"药粥及蔬菜俱不化而出",又易误为饮食"停滞",种种病状,实难确诊。虽病约月余,大肉尽脱,惟其脉洪大而数,当知火热所致。若言停滞,其脉当滑;若言受暑,其脉当滑数;若言中寒,其脉当紧。虽缪希雍一时不知巴豆中毒,但患者下咽即辣,满腹绞辣,腹中有气,氤氲遍腹,弹响大泄,肛门恍如火灼,脉洪大且数,脉症合参,知其为火热所生病,亦合病机。后因大泄久泻,脾阴受损,故脾气困顿,不知饥饱,且稍饮茶汤,觉肠满急胀,如欲寸裂,腹痛难忍。经服益气滋阴、甘淡柔润之剂,坚守二方,服几三年,脾胃始知饥而嗜食,四体亦渐丰矣。

【治疗经验】

本案开始并不清楚病因(中巴豆毒),但辨证尚明,自可据证施治。缪希雍用川黄连为主药,清热燥湿,泻火解毒;白芍敛阴缓中止痛;茯苓健脾和胃;扁豆健脾化湿,乃治暑湿吐泻良药;石斛益胃生津,滋阴清热;车前子渗湿止泻;橘红燥湿利气;炙甘草补脾和胃,益气复脉,亦有解毒之效。诸药合用,共奏清热解毒、化湿止泻之功,同时兼护胃气,利气止痛。为防饮药格拒,则将井水澄冷,加童便一杯,和药服用,增强药效。大泻久泻多亡阴,故缪希雍后来采用补法,以定丸方服用而病愈。缪希雍以熟地黄、山茱萸肉、白芍、山药、甘草、五味子酸甘化阴以填补脾阴之不足。此案体现了其"调补脾胃,善补脾阴"的治疗特色。然本案初不知其为中毒,用升麻太早,致浊气混于上焦,胸中时觉似辣非辣,似嘈非嘈,迷闷之状,不可名状;又大泻之后,是下多亡阴,而汤液中长期使用车前子、茯苓等淡渗利湿更伤其阴,故病情迁延,是为本案治疗过程中不足之处,但非缪希雍之过。后以嚌化丸以疏通胸膈中脘,胸中恍如有物推下,三年所苦,一朝若失。

（三）泄泻案

无锡秦公安患中气虚而不能食,食亦难化,时作泄,胸膈不宽。一医误投枳壳、青皮等破气药,下利完谷不化,面色黯白。仲淳用人参四钱,白术二钱,橘红钱许,干姜(炮)七分,甘草(炙)一钱,大枣、肉豆蔻,四五剂渐愈。后加参至两许痊愈。三年,病寒热不思食,他医以前病因参得愈,仍投以参,病转剧。仲淳至曰:此阴虚也,不宜参。乃用麦门冬、五味子、牛膝、枸杞、芍药、茯苓、石斛、酸枣仁、鳖甲等十余剂愈。(《先醒斋医学广笔记·泄泻》)

【辨证思路】

此案乃一脾胃气虚之病例,患者因脾胃升降失司而致食不下,勉进少量饮食则因脾虚不能运化水谷而难以消化。脾气不升,清阳下陷,故时有泄泻;中焦气机不畅则胸膈不宽;复因误治,重伤脾气,有脾阳虚衰之象,故下利完谷不化,面色黯白。三年后,患者之疾又发,同为不能食,且投参、术等甘温辛燥之品,病转剧烈,说明病不属脾气虚,而属脾阴虚,脾失健运所致,临证还可见咽干口燥,舌红少津等症。

【治疗经验】

治宜温中健脾,升阳止泻,缪希雍选用理中汤加减,用人参、白术、干姜、甘草健脾益气,温中止泻,辅以肉豆蔻、大枣,其暖中固涩之功更甚,尚有四神丸之义;橘红乃缪希雍治疗脾胃病常用之品,较之陈皮,理气之功更佳,《药品化义》载其“辛能横行散结,苦能直行下降,为利气要药”。与上药合用,升中有降,斡旋中焦气机,则全方补而不滞,收中有散,切合病机,故患者服后诸症渐愈,但患者中气虚甚,非重用补剂不能为功,缪希雍于是加重人参用量,以收全功。

三年后,患者之疾又发,同为不能食,此次则伴寒热往来,俗医因循守旧,仍用参、术等甘温辛燥之品,更伤阴液而病转剧。缪希雍在《神农本草经疏》中,提出了脾阴不足的治疗法则及用药:“宜:补脾阴,兼制肝热,甘平,酸寒,淡渗。酸枣仁、白芍药、石斛、白扁豆、莲肉、橘皮、山药、苏子、五味子、木瓜、桑白皮、车前子、茯苓。”本案中缪希雍以五味子、芍药、酸枣仁、牛膝、枸杞子滋阴养血柔肝,麦冬、茯苓、石斛益胃生津,鳖甲搜剔未尽之余邪,且方中以味酸之五味子、芍药、酸枣仁、牛膝配合味甘之枸杞子、麦冬、石斛,有酸甘合化阴液之意,从中可以基本看出缪希雍滋补脾阴的心法。

从本案可看出缪希雍不愧为调理脾胃病之老手,已深得脾胃分治之道。健脾阳,注重升阳益气;调胃气,补脾阴,以甘润清灵、酸甘柔润为特色。他还提出“世人徒知香燥温补为治脾虚之法,而不知甘寒滋润益阴之有益于脾也”,既补充了李杲脾胃学说之不足,发展了藏象学说,而且对叶桂提出胃阴说有很大的影响,促进了中医调理脾胃方法的成熟和完善。

（四）黄疸案

太学顾仲恭,遭乃正之变,复患病在床。延一医者诊视,惊讶而出,语其所亲云:仲恭病已不起,只在旦晚就木,可速备后事。仲恭闻知,忧疑殊甚。举家惶惶,计无所出,来请予诊脉。按其左手三部平和,右手尺寸无恙,独关部杳然不见,谛视其形色虽尪羸,而神气安静。予询之,曾大怒乎?病者首肯云:生平不善怒,独日来有拂意事,恼怒异常。予曰:信哉!此怒则气并于肝,而脾土受邪之证也。《经》云:大怒则形气俱绝,而况一部之脉乎!甚不足怪,第脾家有积滞,目中微带黄色,恐成黄疸。两三日后,果遍体发黄,服茵陈利水平肝顺气药,数剂而瘳。(《先醒斋医学广笔记·饮》)

【辨证思路】

患者遭乃正之变(丧妻之痛,又称“鼓盆之戚”),复有大怒,怒则气并于肝,致肝气郁滞,横逆犯脾,脾失健运,水湿内停,蕴于肝胆,胆汁不循常道,浸入血液,溢于肌肤,而见黄疸,出现目黄、体黄之症。诊其脉,左手三部俱平和,右手尺寸亦无恙,独关部杳然不见,因大怒,脾受肝侮,故偶然不见耳。若并未动怒,关脉连日不见,目中微带黄色,即为脾脉之征,死无疑。本案病因及发病过程较清楚,但依症脉似难辨明证型,据所用方药,依方测证,以及结合病程较短的特点,可知应属湿热阳黄之证。

【治疗经验】

肝郁犯脾而致的黄疸,治宜清热利湿,平肝理气。缪希雍采用以茵陈为主药,另加服利水平肝顺气药,对症施治。茵陈清热利湿退黄,为利湿退黄之要药。平肝顺气药,乃针对病因而用。这里缪希雍还采用了利水之剂,主要是通过淡渗利湿,达到祛湿退黄的目的。《金匮要略·黄疸病脉证并治》云:"诸病黄家,但利其小便。"

（五）中风案

顾仲恭心肾不交,先因失意久郁及平日劳心,致心血耗散。去岁十月,晨起尚未离床,突左足五趾麻冷,倏已至膝,便不省人事,良久而苏,乍醒乍迷,一日夜十余次。医者咸云痰厥。仲淳云:纯是虚火。服丸药一剂,今春觉体稍健,至四月后丸药不继,而房事稍过,至六月初十,偶出门,前症复发,扶归,良久方醒。是日止发一次。过六日,天雨稍感寒气,前症又发二次。见今两足无力,畏寒之甚,自腹以上不畏寒。仲淳云:人之五脏,各有致病之由,谨而察之,自不爽也。夫志意不遂则心病,房劳不节则肾病,心肾交病则阴阳将离,离则大病必作,以二脏不交故也。法当清热补心,降气豁痰以治其上,益精强肾,滋阴增志以治其下,则病本必拔,以心藏神、肾藏精与志故也。平居应独处旷野,与道流韵士讨论离欲之道,根极性命之源,使心境清宁,暂离爱染,则情念不起,真精自固,阴阳互摄,而形神调适矣。

丸方远志肉、天门冬、麦门冬、白茯神、白茯苓(人乳拌晒)各六两,枣仁八两,杜仲四两,怀生地八两,白芍药六两,甘草(蜜炙)三两五钱,川黄柏六两,牛膝十两,五味子六两,蜜丸如梧子大。每空心服五钱,临卧六钱,石斛汤加竹沥送下。忌猪牛羊肉、羊血、面、蒜、胡椒、鲤鱼、牛乳、白莱菔。(《先醒斋医学广笔记·虚弱》)

【辨证思路】

本案为缪希雍"内虚暗风"治案。缪希雍对前人提出的中风学说颇有研究并有所继承,但他也有独到之处。他认为,长江以南天地之气和居民的禀质,有异于西北之地,临床所见中风患者的发病机理往往是"真阴既亏,内热弥甚,煎熬津液,凝结为痰,壅塞气道,不得通利,热极生风,亦致猝然僵仆"。因此,将类中风称之为"内虚暗风"。本案患者因志意不遂而心病,心血耗散,内热弥漫,加之房劳不节,其阴亏耗,肾水不能上济,心火不能下济而成心肾不交之证。亦即缪希雍所言"纯是虚火"。至于下肢畏冷乃其阴不足致肾阳亦虚之象。而"医者咸云痰厥"应当是从患者"不省人事,良久而苏"推断出来的。但"乍醒乍迷,一日夜十余次"是虚脱表现,在无痰鸣脉滑等佐证的情况下,定为痰厥就太武断了。若真是痰厥,患者多为滑实脉象,初发者右脉盛。顾仲恭的脉象应当是数而空大的,虽无记载但可以从他亡血失精的体质及丸方药物推断出来。

【治疗经验】

缪希雍对类中风的治疗,有标本先后之分。先宜清热顺气开痰,以治其标;次用养阴补阳以治本,并注意保护脾胃。本案患者因于心意不遂,房劳不节,以清热补心降气豁痰以治其上,益精强肾滋阴增志以治其下,标本同治,注意调摄情志,淡泊节欲,使心境清宁,真精自固,阴阳互摄,形神调适。方中以天冬、麦冬、茯苓、白芍、远志、茯神、枣仁、石斛、竹沥以清热补心降气豁痰,交通心肾;杜仲、牛膝、生地黄、黄柏、五味子、人乳以益精强肾滋阴增志。合而用之,心肾相交,诸证自愈。同时告诫患者应使心境清宁,暂离爱染,则情念不起,真精自固,阴阳互摄,而形神调适矣,所谓恬惔虚无,病安从来。以上治验为中风的治疗又开一法门。

● （韩洁茹）

复习思考题：分析缪希雍以下两则医案的病因病机、治则治法及处方用药。

1. 伤寒案

四明虞吉卿,因三十外出诊,不忌猪肉,兼之好饮,作泄八载矣。忽患伤寒,头痛如裂,满面发赤,舌生黑苔,烦躁口渴,时发谵语,两眼不合者七日,洞泄如注,较前益无度。其尊人虞仰韶年八十二矣,客寓庄敛之处,方得长郎凶问,怀抱甚恶,膝下止此一子,坐待其毙,肠为寸裂。敛之问余曰:此兄不禄,仰韶必继之。即不死,八十二老人,挟重赀而听其扶榇东归,余心安乎？万一有此,惟有亲至鄞耳！余闻其语,为之恻然。急往诊,其脉洪大而数。为疏竹叶石膏汤方,因其有腹泻之病,石膏止用一两,病初不减。此兄素不谨良,一友疑其虚也,云宜用肉桂、附子。敛之以其言来告。余曰:诚有是理,但余前者按脉,似非此证,岂不数日脉顿变耶？复往视其脉,仍洪大而数。余曰:此时一投桂、附,即发狂登屋,必不救矣。一照前方,但加石膏至二两。敛之曰:得毋与泄泻有妨乎？余曰:热邪作祟,此客病也,不治立殆。渠泄泻已八年,非暴病也。治病须先太甚,急治其邪,徐并其夙恙除之。急进一剂,夜卧遂安,即省人事;再剂而前恶证顿去;不数剂霍然,但泻未止耳。余为疏脾肾双补丸方,更加黄连、干葛、升麻,以瘀痢法治之。不一月,泻竟止。八载沉疴,一旦若失。仰韶耄矣,别余归老,拜谢垂涕,谓父子得以生还,皆余赐也。(《先醒斋医学广笔记·寒》)

2. 吐血案

太学许韬美形体卑弱,神气短少,且素耽酒色,时常齿衄。辛未春,偶患右乳傍及肩背作痛异常,手不可近,扪之如火,日夜不眠。医以内伤治之,服桃仁、红花、乳、没、延胡、灵脂等药,廿余剂不效。邀余诊视,六脉虚数,肝肾为甚。予断为阴虚火旺之证,当滋养阴血,扶持脾胃,俾阴血渐生,虚火降下,则痛不求其止而止矣。如必以和伤治痛为急,则徒败胃气,克削真元,非所宜也。疏一方付之,用生地、牡丹皮、芍药、牛膝、枸杞、续断、石斛、甘草、桑枝、麦冬、苏子。嘱其服十剂方有效,以阴无骤补之法耳。服至八剂后,复邀过看,诊其脉气渐和,精神渐旺,向未出房室,至此则能步至中堂,但痛处未尽除,然而生机则跃跃矣。惜其欲速太过,惑于群小,弃置予方,复以前药杂进。一月后,胃气果败,作呕逆;阴血愈耗,发潮热;脾气伤尽,作腹胀。再半月而死矣。(《先醒斋医学广笔记·虚弱》)

第六节　陈实功医案

≥ 学习目标

1. 掌握陈实功治疗痔疮案、背疽案、疔毒走黄案、肠痈案、瘰疬案的辨证思路及治疗经验。

2. 熟悉陈实功论治外科疾病重视手术、内外合施的临床经验。

3. 了解陈实功的生平、著作、学术渊源及特点。

一、医家简介

陈实功(1555—1636),字毓仁,号若虚,江苏南通人,明代外科学家。幼年多病,少年时期即开始习医,师从文学家、医学家李沦溟,受其"医之别内外也,治外较难于治内。何者?内之症或不及外,外之症则必根于其内也"观点影响,针对当时外科只重技巧而不深研医理的弊端,提出"内外并治""开户逐贼,使毒外出为第一"的新主张。内治外症强调辨证寒热虚实,善用消、托、补三法,并重视调理脾胃。在外科手术治疗上,尤为突出,如用腐蚀药或刀针清除坏死,放通脓管,使毒外泄,倡导脓成切开,记载息肉摘除、气管缝合等手术方法14种。创制"消风散""透脓散"等外科名方。陈实功对皮肤病、肿瘤有较多的论述,并认为肿瘤只有及早发现,才能摸清病源,以便能够及早治疗,或许尚有一线希望治愈。另外,对于现代医学中的淋巴转移、鼻咽癌等亦有论述。以陈实功为代表的"正宗派",系中医外科著名的三大流派之一。著有《外科正宗》,此书被后世医家评价为"列证最详,论治最精"。

二、医案选读

（一）痔疮案

一男子怯弱,内痔便血,面色萎黄。自服凉药、止血药不应,诊之脾脉虚而无力,此中气不足,不能统血,以补中益气汤十余服,精神顿倍,便血亦少;又以加味四君子汤兼前汤间服,月余不发。大抵此症所致之由不同,当究其因治之,如元气有余,形黑气盛,先粪而后紫血者,更兼脉实有力,此属有余,法当凉血止血,药应自效。至若形体瘦弱,面色萎黄,先鲜血而后粪者,更兼脉虚无力,此属不足,岂可反用凉药止之,致伤脾胃。此症若不温中健脾、升举中气,其血不得归原,故药难效。远其根本也。(《外科正宗·痔疮论》)

【辨证思路】

陈实功认为"脾胃盛者,则多食而易饥,其人多肥,气血亦壮;脾胃弱者,则少食而难化,其人多瘦,气血亦衰",故外科尤以调理脾胃为要。患者素体虚弱,中气不足,脾气下陷,气不摄血,导致内痔便血。脾虚气血生化乏源,气血两虚,中气不升,故"形体瘦弱,面色萎黄,先鲜血而后粪者,更兼脉虚无力"。本案为脾虚气陷之内痔便血,故用凉血止血不应。

【治疗经验】

本案患者脾气虚陷,故必补脾益气。陈实功治以补中益气汤益气升阳。清阳得升,脾气得补,脾之统摄有权,故"精神顿倍,便血亦少"。后又以自创加味四君子汤(人参、黄芪、甘草、白术、茯苓、扁豆、生姜、大枣)与补中益气汤间隔服用,共奏温中健脾、升举中气之功。本案需从本论治,否则脾不得温,气不得举,血不得归原,病难痊愈。患者误用凉药则已远其根本,反伤脾胃,药难效。此案为陈实功从脾胃论治外科病证的验案。

（二）背疽案

一男子年五十余,背心生疽十三日矣。汤水全然不入,坚硬背如负石,烦闷不语。请视之,疮势虽重,皮色亦紫,喜其根脚交会明白,毒尚结局于此,未经入内,故可治之。须行拔法,使毒气外发,不致内攻为要。随煮药筒提拔二次,共去恶血碗许。又脉实便秘,以内疏黄连汤及猪胆导法,大便通利二次,使内外毒气皆得通泄,随夜睡卧得宁,背重失其大半。次用托里排脓之药,外以桑木灸法,肿硬渐腐,脓毒渐出,换服十全大补汤加麦冬、五味数服,腐肉自脱,饮食渐进,疮口渐合,调理两月余而愈。(《外科正宗·杂忌须知·痈疽治验》)

【辨证思路】

背疽为脏腑蕴毒与外感风湿热邪相结所致。内外毒热凝聚肌肤,营卫不和,气血凝滞,经络阻遏,故见背心生疽,"坚硬背如负石"。热毒内盛,热扰心神,故烦闷不语,睡卧不宁。

笔记栏

热结腑气不通,故便秘。"汤水全然不入""皮色亦紫"及"脉实"皆为毒热亢盛之症,病势较重。但"根脚交会明白",表明毒尚结聚于肌肤,并未循经入内。

【治疗经验】

本案中陈实功采用了内外施治之法。陈实功在《外科正宗》中所云:"肿痛坚硬,背如负石,恶心干呕,邪毒在内,解毒拔之。"故陈实功先用药筒提拔吸去恶血,迫邪毒外出。再用内疏黄连汤(黄连、木香、栀子、当归、黄芩、白芍、薄荷、槟榔、桔梗、连翘、甘草、大黄)及猪胆导法清热解毒,通利大便。此即陈实功在《外科正宗》中所说:"肿硬痛深,口干便秘,身热脉实者,邪在里也,宜下之。"毒热得泻,则"随夜睡卧得宁,背重失其大半"。后又改用"托里排脓之药,外以桑木灸法",以消肿祛腐,则脓毒渐出。病之后期,邪热得清,脓毒已溃,宜益气血。故陈实功用十全大补汤(当归、川芎、白芍、熟地黄、人参、白术、茯苓、甘草、黄芪、肉桂)加麦冬、五味子以温补气血,生肌收口,疾病得调而终愈。

（三）疔毒走黄案

一妇人年近四旬,夫主不利,愁郁种种,抱怀不散。时值季夏,岁荒之极,腮发一疔,六日后方延予视,其时疔毒已经走散,头、目、唇、项俱肿,形色紫赤。予曰:肉肿疮不肿,乃疔毒走黄不治之症。彼妇流涕叹曰:一家皆绝也。予问曰:何其如此? 妇又曰:吾夫乃不肖之人,妇有一女二子,俱未适配,设若妇死寄托于夫,子女日后必为流荡辈也。故妇在一家生,妇逝一家死,自然之理。予时闻之,沉吟不已。如此何以得生,不忍弃治,况此疮势大,又非药力可回……用火酒数杯,随用针刺肿上十余处,令……吸恶血数碗,将温汤洗净,用蟾酥锭磨浓涂之,四围敷金黄散早、晚二次,内以护心散、蜡矾丸清心护里,兼服降火化痰、开郁安神之药调治,庶保不变。吸血之后,余肿稍退。又至六日,夫又对言何其不死? 彼妇相闻甚苦,暴怒之极,仍又复肿,比前尤甚也。复用针刺肿甚上约十余处,出血三四碗,针孔上小膏盖贴,余肿仍敷。其人出血多而其内必虚,以人参养荣汤加香附、贝母数日后,针口渐脓,余肿渐消,原疮处复得高肿,仍用蟾酥条插化,亦渐腐溃;外用生肌敛口,内服开郁和中、养血健脾等剂,调理百日外方愈。此病设若相论疮势形色者,百无一生之理,此功出于强勉行之,亦得其生者。此妇愈后,二子一女俱以婚配,其夫亦守其终,见今已六旬半矣。(《外科正宗·疔疮论》)

【辨证思路】

疔疮多因火热之毒为患,如不及时治疗,毒邪易于扩散,引起走黄。陈实功《外科正宗》云:"夫疔疮者,乃外科迅速之病也。"本案患者情志抑郁,肝失疏泄,日久郁而生热,加之季夏感受热毒,而发疔疮,又因延治六日,致使疔毒走散,故"头、目、唇、项俱肿,形色紫赤"。毒邪侵入营血,伤及脏腑,故"肉肿疮不肿",病情危急。此案所述为疔疮走黄、毒热入血之证。

【治疗经验】

本案体现了陈实功对外科疾病重视手术、内外合施的论治思想。疔疮乃疮中之王,病势凶险。陈实功认为"肉肿疮不肿,乃疔毒走黄不治之症","有朝发夕死,随发随死,有三日、五日而不死,一月、半月而终死"之虑,单用药无法治愈。《外科正宗》云:"初起误灸,致毒走黄不住者,急当随走处砭去恶血。"故"用火酒数杯,随用针刺肿上十余处,令……吸恶血数碗",以去毒救急。"将温汤洗净,用蟾酥锭磨浓涂之,四围敷金黄散"以清热活血解毒,消肿止痛。"内以护心散、蜡矾丸清心护里,兼服降火化痰、开郁安神之药调治"。患者后因暴怒又肿,陈实功复用前法。"出血多而其内必虚",故以人参养荣汤(人参、白芍、当归、陈皮、黄芪、桂心、白术、甘草、熟地黄、五味子、茯苓、远志、生姜、大枣)加香附、贝母内服,以益气养血、护心安神。数日后"针口渐脓,余肿渐消,原疮处复得高肿",后再用蟾酥条引流祛腐,外敷生肌敛口药,内服开郁和中、养血健脾之品,以祛腐生肌,总以内外合用为妙。

（四）肠痈案

一幼妇产后月余，腹中渐痛，肿胀如蛊，内医纷纷认为蛊病。又月余，沉重昏愦，彼家已弃不治。请予视童稚疮恙，偶言此，予讨诊之。彼时人虽昏愦不苏，诊之其脉细数有力，此内痈脓病也，犹似不妨。彼家曰：无生之理。予曰：腹肿上见而按之，一决其生何如？随视肿皮，紧急光亮，脐下大热，此内痈不妨，乃万无一失之病，彼家欢悦。分付先备净桶，用滚汤半桶盖之听用。先以薏苡仁汤加酒炒大黄二钱，徐徐灌服，待腹中觉痛，搭起患者坐桶上，热气熏蒸，其脓下如涌泉，连汤与脓，约共满桶，其患即苏。更服八珍汤加牡丹皮、五味子，调理月余而安。（《外科正宗·肠痈论》）

【辨证思路】

患者腹痛，脐下大热、肿痛，为肠痈。对于肠痈之病因，陈实功概括为三点：一是男子暴急奔走，可引起消化道传送食饮糟粕不能舒利畅达，浊气、败血壅塞肠道不出而成；二是妇人多由产后体虚多卧，不坐起运动，以致肠内容物长期停滞而引发；三是饥饱劳伤、担负搬运重物、醉饱生冷并进、肠胃功能减退运化不通，均可引起肠内容物凝滞。从本案看，与其中第二点相符。此案关键在辨明属内科病（含妇科）还是外科病，注意与蛊病相鉴别。"诊之其脉细数有力"，"随视肿皮，紧急光亮，脐下大热"，乃明显热毒伤阴、湿滞血瘀、脓肿已成之肠痈体征，故陈实功谓其"此内痈不妨，乃万无一失之病"。肠痈误治、延治，毒陷心神，故沉重昏愦。

【治疗经验】

脓肿已成之肠痈，治宜通腑泄热，消肿排脓。陈实功以薏苡仁汤（薏苡仁、瓜蒌仁、牡丹皮、桃仁）加酒炒大黄，利湿润肠，活血消瘀止痛。同时以热气熏蒸，逼邪毒外散，脓自外出。脓血去尽，人自苏醒。患者产后本虚，瘀毒已除，气血俱虚，此时应温补。陈实功施以八珍汤加牡丹皮、五味子，益气补血，祛腐生肌，调理而愈。

（五）瘰疬案

一妇人孀居六载，子幼未立，忧郁成核半年；又兼经水不调，寒热交作，形体消瘦，脉亦弦数。此劳伤气血，肝火妄动而成斯疾也。所谓损者益之，不可用追蚀之药损而复损。先用逍遥散加香附、牡丹皮、贝母和其血脉，和其肝气，使寒热尽退；次用益气养荣汤，服至月余，气血渐复，经事渐调，元气渐醒。外用火针核上点破四孔，用黄线药插入五六次，候至孔大，换用冰蛳散搽于核上封之。至十三日外，其核自落，外搭红膏生肌收敛，内换人参养荣汤加香附、木香三十余服，其口自完。此妇慎起居、回七情、戒口味、尽调理，故可得愈，否则必不能矣。（《外科正宗·瘰疬论》）

【辨证思路】

瘰疬为多数发生于颈部的慢性感染性疾病，因其结核累累如贯珠之状，故名瘰疬，俗称"疬子颈""老鼠疮"。本案妇人孀居六载，子幼未立，情志不调，忧郁伤肝，肝气郁结，气滞伤脾，脾失健运，痰热内生，结于颈项，乃成瘰疬。脾失健运，情志不畅，肝火妄动，劳伤气血，故导致经水不调，形体消瘦。脉弦数，乃为肝郁化火之象。

【治疗经验】

陈实功采用治本为主、内外结合之法治疗本案妇人瘰疬。此病主要病因是情志不畅，病机为肝火妄动，故先投以逍遥散加香附、牡丹皮、贝母，以疏肝解郁，健脾和营，化痰散结，调其血脉，调其肝气，使寒热尽退。逍遥散为调和肝脾之名方，加香附以增强疏肝理气、调经止痛之功，加牡丹皮以清热凉血、活血散瘀，加贝母清热散结。诸药合用，共奏疏肝健脾、清热散结之功。又因妇人脏腑亏虚、气血亏损，陈实功又施用益气养荣汤，即所谓损者益之，以复其气血，固其元气。待气血渐复，再施用外治法，以针刺孔，以黄线药引流，外封冰蛳散［大田螺五枚(去壳,线穿晒干),白砒一钱二分(面裹,煨熟),冰片一分,硇砂二分]点落病核。至十三日外,其核自落,外搭红膏生肌收敛,同时继续以人参养荣汤加香附、木香内服,诸法齐施,诸药齐用,病终得愈。另外,陈实功于本案篇末还提出了合理调摄对治愈瘰疬的重要性。

（李　丽）

复习思考题： 分析陈实功以下两则医案的病因病机、治则治法及处方用药。

1. 背疽案

一老妇年近七旬,背疽已过半月,形势全然可畏,彼家俱置不治,怆惶整备后事,召予看童稚疮恙,见问其故,举家大小咸言待毙朝夕,予强借观可否? 视之疮形半背皆肿,疮虽不高,亦不内陷,以手按之外实而内腐。老年内虚,脓毒中隔,不得外发故也。虽饮食不餐,且喜根脚两无混杂,脏腑各无败色,乃有生之症也。病家故执不信,又言签龟命卜,俱断必死,治岂生乎? 予嗟可惜也! 再三四日不治,内膜穿溃必死,此命陷于无辜矣。次日予心不服,自往讨治,喟然叹曰:予非相强,实见其有生,不忍舍其待死,固欲强之,医后药金分毫不取,直待患者果愈,随其酬补何如? 彼众方肯。先用葱艾汤淋洗疮上,外面俱是不腐顽肉,随用披针、利剪正中取去二寸顽肉,放通脓管,以手轻重之间捺净内蓄脓血,交流不住约有三碗。傍视者无不点头失色,待脓血稍尽,仍换前汤洗净,用膏封贴。内用回元大成汤二服以接补真气,后用人参养荣汤倍参、术加香附,早以八味丸、八仙糕相兼调理,欲其脾健食进,腐脱肌生。况此妇谨慎调理,并未更变,不出百日,疮愈身健而安。自后方信予言无谬也。(《外科正宗·杂忌须知·痈疽治验》)

2. 脱疽案

一男子年近五旬,右足小指初生如粟米,渐成白泡,三日始痛,请治。头已腐烂,一指紫肿,此脱疽也。随用艾火明灸十三壮,始大痛乃止。又用针刺灸顶,以蟾酥饼贴灸上,膏盖本指,肿上用披针击刺七八处,发泄毒血,用蟾酥锭磨浓涂之;肿外以真君妙贴散敷护良肉,庶不外侵。其时患者脉数,身发寒热,恶心体倦,先用人参败毒散解其表症,次用黄连内疏汤通其大便,而恶心、烦热亦止;又以托里消毒散加金银花、牛膝数服,早以八味丸,晚用蜡矾丸相兼服之,喜其火疏毒气,随又针刺并泄其毒,故不变作,解毒为脓,肿方不散。后用十全大补汤加山萸、五味、麦冬等药,调理月余而愈。此疽若不针灸发泄毒气,专假药力敷围,再加峻药攻利,必致伤其元气,岂能保固毒不侵犯得安之理。(《外科正宗·脱疽论》)

<h1 align="center">第七节　张介宾医案</h1>

学习目标

1. 掌握张介宾治疗便秘案、消渴不寐案、呕吐案、泄泻案的辨证思路及治疗经验。

2. 熟悉张介宾"阳非有余,真阴不足"的学术思想及"阴阳互济"法的临床运用经验。

3. 了解张介宾的生平、著作、学术渊源及特点。

一、医家简介

张介宾(1563—1640),字会卿(又作惠卿),号景岳,别号通一子,明代会稽县(今浙江绍兴)人,祖籍四川绵竹。自幼聪颖,13岁时,随父到北京,师从名医金英(梦石)学医,尽得其传。壮岁从戎,参军幕府,游历北方,然数年戎马生涯无所成就,使其功名壮志"消磨殆尽",而亲老家贫终使其尽弃功利之心,解甲归隐,潜心于医道,遂医技大进,名噪一时。张介宾重视阴阳理论的研究,阐发阴阳互根,将阴阳学说运用于人体,形成了人体中精气一体的观点。其在治疗时,不仅注重精、气本身的调治,还阐发阴阳精气互根的一面,提出"善补阳者,必于阴中求阳,则阳得阴助而生化无穷;善补阴者,必于阳中求阴,则阴得阳升而泉源不竭","善治精者,能使精中生气;善治气者,能使气中生精"。张介宾早年推崇朱震亨之学,然在多年丰富临床实践中,逐渐摒弃朱氏学说,私淑温补学派前辈薛己,力主温补。特别针对朱震亨"阳有余阴不足"之论创立"阳非有余,真阴不足"的学说,强调命门在人体中的重要作用,治疗上重视温补真阴真阳,创立左归、右归之法,常重用熟地黄,故有"张熟地"之称。黄宗羲于《南雷文定前集》中对张介宾有这样的评价:"是以为人治病,沉思病原。单方重剂,莫不应手霍然。一时谒病者,辐辏其门,沿边大帅,皆遣金币致之。其所著《类经》,综核百家,剖析微义,凡数十万言,历四十年而后成。西安叶秉敬,谓之海内奇书。"张介宾精研《素问》《灵枢》,历三十载著成《类经》32卷,将《黄帝内经》分门别类,详加阐释,后为增补不足,再撰《类经图翼》《类经附翼》。此外,尚有《景岳全书》及《质疑录》等著作。

二、医案选读

(一)便秘案

朱翰林太夫人,年近七旬,于五月时,偶因一跌,即致寒热。群医为之滋阴清火,用生地、芍药、丹皮、黄芩、知母之属,其势日甚。及余诊之,见其六脉无力,虽头面上身有热,而口则不渴,且足冷至股。余曰:此阴虚受邪,非跌之为病,实阴证也。遂以理阴煎加人参、柴胡,二剂而热退,日进粥食二三碗,而大便已半月不通,腹且渐胀,咸以为虑,群议燥结为火,复欲用清凉等剂。余坚执不从,谓其如此之脉,如此之年,如此之足冷,若再一清火,其原必败,不可为矣。《经》曰:肾恶燥,急食辛以润之,正此谓也。乃以前药更加姜、附,倍用人参、当归,数剂而便即通,胀即退,日渐复原矣。病起之后,众始服其定见。(《景岳全书·杂证谟·秘结》)

【辨证思路】

本案患者高龄之人,真阴本亏,元阳亦虚,而致大便秘结。案中叙述主症有寒热、便秘、腹胀,其内在的发病机理是有一定关联的。患者虽因跌倒后出现寒热症状,但此寒热绝非外感。因河间学派火热之论盛行,故此寒热,群医认为属火,用生地黄、芍药、牡丹皮、黄芩、知母之属,滋阴清火,而使病势日甚,可知此治法不切病根。患者年高体弱,虽头面上有热,但仔细诊察其口不渴,且足冷至股,况其六脉无力,故而认为此病之本为真阴不足,非跌之为病,实为阴证,是为阴本不足,阳无所附,浮越于上所致。此阴证,也同时兼见阳虚之象,以阴阳互根故也。张介宾在《类经附翼·真阴论》中指出"此一阴字,正阳气之根也","凡阴气本无有余,阴病惟皆不足","阴虚者,十常八九","虚火为病者,十中常见六七……虚火者,真阴之亏也"。本证寒热为标,真阴虚弱为本。其后患者大便半月不通,群医又以燥结为火而倡清凉之剂,张介宾亦极力反对。因高龄之人,真阴本亏,肠失濡润,元阳亦虚,推动无力,兼之久病,津涸气虚,不能传送,故出现大便半月不通,腹胀日甚等症。

【治疗经验】

在临床施治方面,张介宾主张"治病用药,本贵精专,尤宜勇敢","确知为寒,则竟散其寒,确知为热,则竟清其热"。本案虽有寒热,但属真阴不足,再受邪气,张介宾则着重依证治本。故用理阴煎(干姜、甘草、当归、熟地黄),滋肾温阳,再加人参大补元气,柴胡升发清阳,可救阳扶阴固本,故连进二剂而热退。

至于大便半月不通,腹且渐胀,群医认为燥结为火,欲用清凉等剂,当此之时,非真知灼见,必不能坚持前法治疗。张介宾认为对年高体弱、六脉无力之患者,再清火,势必损其真元,主张用辛温之药养阳回阴,育阴以滋干涸,复温化以消阴结,则便秘自通。正符合《黄帝内经》所言:"肾恶燥,急食辛以润之。"遂以理阴煎更加姜附,倍用人参、当归调治。加姜、附温肾元,倍人参益气,当归养血润肠,腹胀得消,逐渐复原。因理阴煎中的熟地黄、当归、炙甘草固然能够滋阴润燥,缓解大便秘结之急,但用干姜、人参、附子来治大便秘结,如非阴证便秘,用之祸不旋踵。可见张介宾早已确诊此患者为阴亏阳衰之体,不任清火也。《兰室秘藏·大便秘结》云:"肾主大便,大便难者,取足少阴。"故对于老年便秘者,尤需重视从肾论治。本案是张介宾"阳非有余论"与"真阴不足论"学术思想相结合的一个典范。

(二)消渴不寐案

省中周公者,山左人也,年逾四旬,因案牍积劳,致成羸疾。神困食减,时多恐惧,自冬春达夏,通宵不寐者凡半年有余,而上焦无渴,不嗜汤水,或有少饮,则沃而不行,然每夜必去溺二三升,莫知其所从来,且半皆如膏浊液,尪羸至极,自分必死。及予诊之,察其脉犹带缓,肉亦未脱,知其胃气尚存,慰以无虑。乃用归脾汤去木香及大补元煎之属,一以养阳,一以养阴,出入间用至三百余剂,计人参二十斤,乃得全愈。此神消于上,精消于下之证也。可见消有阴阳,不得尽言为火,姑记此一案,以为治消治不寐者之鉴。(《景岳全书·杂证谟·三消干渴》)

【辨证思路】

患者年逾四旬,长期案牍积劳,思虑太过,致心脾气血两虚,久而累及于肾,致神消于上、精消于下之证。思虑伤脾,脾气亏虚,健运失职,则精神萎靡,困顿乏力,饮食减少。思虑太过,暗耗心血,心藏神,心血耗损,无以养心,则神不守舍,故或为惊惕或为恐畏。寐本乎阴,神其主也,神安则寐,神不安则不寐。案牍积劳,心为事扰,则神动而不静,久而不睡;加之心血耗损,血不养心,益不能安睡,由此"通宵不寐者凡半年有余"。此皆属"神消于上"之证。

张介宾认为消渴多虚,其根在肾,真阴不足可致消渴,真阳不足亦可引起消渴。《景岳全书·杂证谟·三消干渴》篇明确指出"消证多虚,难堪剥削","夫命门为水火之脏,凡水亏证固能为消为渴,而火亏证亦能为消为渴者何也?盖水不济火则火不归原,故有火游于肺而为上消者,有火游于胃而为中消者,有火烁阴精而为下消者,是皆真阴不足,水亏于下之消证也。又有阳不化气则水精不布,水不得火则有降无升,所以直入膀胱而饮一溲二,以致泉源不滋,天壤枯涸者,是皆真阳不足,火亏于下之消证也"。因此他提出消渴有阴阳,"阴虚之消……固有言之者矣;阳虚之消……则人必不信","不得尽言为火",不可不察。本案患者上焦不渴,不嗜汤水,即有少饮则沃而不行,乃命门真火衰微,不能蒸水化气之故。本不渴,而夜间反能排尿二三升,且半如膏浊者,属"精消于下",乃阳虚不能固摄阴精所致。

【治疗经验】

《景岳全书》指出三消之病乃三焦受病所致。上消为上焦津液枯涸,其病在肺,而心、脾、阳明之火皆能熏炙;中消即中焦病,病在脾胃;下消即下焦病,病位在肾。张介宾认为"消证有阴阳,尤不可不察"。阳消之证易懂而阴消之证难辨,主张"凡治三消证者,必当察其脉气、病气、形气,但见本元亏竭及假火等证,必当速救根本,以资化源。若但知为火而专务清理,未有不阴阳俱败者矣"。在治法上,张介宾提倡治消当先辨虚实,实火致耗津者去其火则津液自生而消渴自止,真水不足者无论上、中、下,急治肾以复精血而病愈。治上消以清胃心之火为主;治中消仍以清胃火为主,而慎用攻下之剂;治下消则需辨寒热滑涩,"兼热病而有火者,宜补而兼清","若下消而兼涩者,宜补宜利","若下焦淋浊而全无火者,乃气不摄精而然,但宜壮水养气","若下焦无火而兼滑者,当以固肾补阴为主"。张介宾根据他对阳虚火亏致消的独到认识,创用温补肾阳、"釜底加薪"之法治疗消渴,使阳化气,气化液,"氤氲彻顶,槁禾得雨",则消渴自除。

本案针对神消于上、精消于下之证,张介宾在治疗上一以养阳,一以养阴。用归脾汤去木香,健脾益气,养心安神;用大补元煎(人参、山药、熟地黄、杜仲、当归、山茱萸、枸杞子、炙甘草)之属固肾补阴,壮水养气,"一以养阴"。心得养则神能藏,脾得养则虑能定,神藏虑定自然安然入睡。两方加减合用,服药三百余剂而获痊愈。此案亦是张介宾用"阳非有余""真阴不足"的学术思想指导治消、治不寐的一个范例。

(三)呕吐案

金宅少妇,宦门女也。素任性,每多胸胁痛及呕吐等证,随调随愈。后于秋尽时,前证复作,而呕吐更甚,病及两日,甚至厥脱不省如垂绝者。再后延予至,见数医环视,金云:汤饮诸药,皆不能受,入口即呕,无策可施。一医云:惟用独参汤,庶几可望其生耳。余因诊之,见其脉乱数甚,而且烦热躁扰,莫堪名状。意非阳明之火,何以急剧若此?乃问其欲冷水否,彼即点首。遂与以半钟,惟此不吐,且犹有不足之状,乃复与一钟,稍觉安静。余因以太清饮投之。而犹有谓:此非伤寒,又值秋尽,能堪此乎?余不与辩。及药下咽,即酣睡半日,不复呕矣。然后以滋阴轻清等剂调理而愈。大都呕吐多属胃寒,而复有火证若此者,《经》曰:诸逆冲上,皆属于火,即此是也。自后,凡见呕吐,其声势涌猛,脉见洪数,证多烦热者,皆以此法愈之。是又不可不知也。(《景岳全书·杂证谟·呕吐》)

【辨证思路】

张介宾将呕吐分为虚实两大类,认为呕吐一证,当详辨虚实。《景岳全书·杂证谟·呕吐》云:"所谓邪者,或暴伤寒凉,或暴伤饮食,或因胃火上冲,或因肝气内逆,或以痰饮水气聚于胸中,或以表邪传里,聚于少阳、阳明之间,皆有呕证,此皆呕之实邪也。所谓虚者……必胃虚也。"本案患者素任性,故恼怒伤肝,肝失条达,而见胸胁痛;肝失疏泄,气机不畅,横逆犯胃,胃失和降,发为呕吐。然病未甚,故随调随愈。但此次发病,呕吐更甚,病及两日,伤及胃阴,耗散正气,以致厥脱不省。对此当详辨虚实寒热。患者脉乱数甚,而且烦热躁扰,莫堪名状,汤饮诸药,皆不能受,入口即呕,但其唯冷水不吐,张介宾据此判定患者所病非虚寒,而为阳明火旺之证,因肝火犯胃,致阳明火旺。

【治疗经验】

阳明火旺之呕吐,治疗上一方面当直清阳明蕴热,另一方面当益胃养阴。张介宾明辨病证,通过给患者饮以冷水试探病情而有所缓解后,遂不顾他医反对和异议,大胆施用清热泻火、生津止渴之太清饮(知母、石斛、木通、石膏),直清阳明蕴热,火热得清则呕吐自止。又因呕吐日久,多易损伤胃阴,故吐止后,其又用轻清等剂,清其余热而养胃阴,防止炉烟复燃。若从他医之说,用独参汤治之,则无疑抱薪救火,其害可知。张介宾以温补见长,但谨守病机,审证而治,属热证未尝不善于寒凉攻击,体现了其泻中兼补的临证特色。另外,张介宾论治,喜引经据典,作为治病用药的依据。如本案其引用《黄帝内经》之言"诸逆冲上,皆属于火",为其辨证施治作了一个最好的总结,亦属点睛之笔。

(四)泄泻案

余季子于丁巳正月生于燕邸,及白露时甫及半周,余见新凉日至,虞衤因褥之薄,恐为寒气所侵,每切嘱眷属保护之,而眷属不以为意。及数日后,果至吐泻大作,余即用温胃和脾之药,不效。随用理中等剂,亦不效。三日后,加人参三钱,及姜、桂、吴茱、肉豆蔻之类,亦不效。至四五日,则随乳随吐,吐其半而泻其半,腹中毫无所留矣。余不得已,乃用人参五六钱,制附子、姜、桂等各一二钱,下咽即吐,一滴不存,而所下之乳则白洁无气,仍犹乳也。斯时也,其形气之危,已万无生理矣。余含泪静坐书室,默测其故,且度其寒气犯胃而吐泻不止,若舍参、姜、桂、附之属,尚何术焉? 伎已止此,窘莫甚矣。思之思之,忽于夜半而生意起,谓其胃虚已极,但药之气味略有不投,则胃不能受,随拒而出,矧附子味咸,亦能致呕,必其故也。因自度气味,酌其所宜,似必得甘辣可口之药,庶乎胃气可安,尚有生意。乃用胡椒三钱,捣碎,加煨姜一两,用水二钟,煎至八分,另盛听用。又用人参二两,亦用水二钟,煎至一钟,另盛听用。用此二者,取其气味之甘辛纯正也。乃用茶匙挑合二者,以配其味,凡用参汤之十,加椒姜汤之一,其味微甘而辣,正得可口之宜。遂温置热汤中,徐徐挑而与之,陆续渐进。经一时许,皆咽而不吐,竟得获效,自后乳药皆安,但泻仍未止也。此自四鼓服起,至午未间,已尽二两之参矣。参尽后,忽尔躁扰呻吟,烦剧之甚,家人皆怨,谓以婴儿娇嫩,脏腑何堪此等热药,是必烧断肚肠也,相与抱泣。余虽疑之而不为乱,仍宁神熟思之,意此药自四鼓至此,若果药有难堪,何于午前相安,而此时遽变若此? 其必数日不食,胃气新复,而仓廪空虚,饥甚则然也。傍有预备之粥,取以示之,则张皇欲得,其状甚急,乃与一小盏,辄鲸吞虎嗜,又望其余,遂复与半碗,犹然不足,又与半碗,遂寂然安卧矣。至次日,复加制附,始得泻止全愈。呜呼! 此儿之重生,固有天命,然原其所致之因,则人之脏气皆系于背,襁褓薄夜寒,则寒从背俞而入,内干于脏,中必深矣,原其所治之法,则用药虽当,而气味不投无以相入,求效难矣。及其内饥发躁,使非神悟其机,倘妄用清凉,一解则全功尽弃,害可言哉。故余笔此,以见病原之轻重,气味之相关,及诊治之活变有如此关系者。虽然,此特以己之儿,故可信心救疗如是,设以他人之子,有同是病者,于用参数钱之时,见其未效,不知药未及病,必且烦言哄起,谤其误治,改用苦寒,无不即死,而仍归罪于用参者,此时黑白将焉辨之? 故再赘其详,用以广人之闻见云。(《景岳全书·谟集·小儿则·吐泻》)

【辨证思路】

小儿脏腑柔弱,血气未实,易受外邪侵袭,白露之时天气转凉,然襁褓太薄,致寒气乘之,进犯脾胃,直中太阴,致使脾胃升降失常,吐泻交作。经服辛甘纯正之药以调胃和脾,呕止而生。后胃虚已极,仓廪空虚,故饥而发躁,遂服粥而安卧。

【治疗经验】

本案小儿因襁褓薄夜寒,寒从背俞而入,内干于脏,故治宜调胃和脾。然诸药医治无益,并非治不如法,乃药之气味略有不投,故易味咸之附子而为味辛之胡椒,再与味甘之人参,合而用之,其味微甘而辣,正得小儿口味,服后不吐。然吐泻已久,胃中已不纳谷,饥而中虚,故躁扰呻吟,烦剧之甚,施以糜粥,胃气得安,遂寂然安卧。此时大忌清凉之剂,败其胃气,必不治矣。

这是张介宾治疗其半岁幼子的治验回忆录,虽然较长,但十分引人入胜,其价值和吸引人之处在于真实而又详尽地反映了张介宾曲折的辨证思路(对 4 次用药不效的反思和对突发躁扰原因的探求)和灵活的治疗方法,读后给人深刻的印象和有益的启示。本案也反映了张介宾深谙药性,思维缜密的特点。

⬤ (刘晓芳)

复习思考题:分析张介宾以下两则医案的病因病机、治则治法及处方用药。

1. 水肿案

尝治一陶姓之友,年逾四旬,因患伤寒,为医误治,危在呼吸,乃以大剂参、附、熟地之类,幸得挽回。愈后喜饮,未及两月,忽病足股尽肿,胀及于腹,按之如鼓,坚而且硬,因其前次之病,中气本伤,近日之病,又因酒湿,度非加减肾气汤不可治,遂连进数服,虽无所碍,然终不见效,人皆料其必不可治。余熟计其前后,病因本属脾肾大虚,而今兼以渗利,未免减去补力,亦与实漏卮者何异,元气不能复,病必不能退。遂悉去利水等药,而专用参附理阴煎,仍加白术,大剂与之,三剂而足胫渐消,二十余剂而腹胀尽退,愈后人皆叹服,曰:此证本无生理,以此之胀,而以此之治,何其见之神也。自后凡治全虚者,悉用此法,无一不效,可见妙法之中,更有妙焉,顾在用者之何如耳。塞因塞用,斯其最也,学者当切识此意。(《景岳全书·杂证谟·肿胀》)

2. 血证案

倪孝廉者,年逾四旬,素以灯窗思虑之劳,伤及脾气,时有呕吐之证,过劳即发,余常以理阴煎、温胃饮之属,随饮即愈。一日于暑末时,因连日交际,致劳心脾,遂上为吐血,下为泄血,俱大如手片,或紫或红,其多可畏。急以延余,而余适他往,复延一时名者,云:此因劳而火起心脾,兼以暑令正旺,而二火相济,所以致此。乃与犀角、地黄、童便、知母之属,药及两剂,其吐愈甚,脉益紧数,困惫垂危。彼医云:此其脉证俱逆,原无生理,不可为也。其子皇惧,复至恳余,因往视之,则形势俱剧,第以素契不可辞,乃用人参、熟地、干姜、甘草四味大剂与之。初服毫不为动。次服觉呕恶稍止而脉中微有生意,及复加附子、炮姜各二钱,人参、熟地各一两,白术四钱,炙甘草一钱,茯苓二钱,黄昏与服,竟得大睡。直至四鼓,复进之,而呕止血亦止。遂大加温补,调理旬日而复健如故。余初用此药,适一同道者在,见之惊骇,莫测其谓,及其既愈,乃始心服,曰:向始不有公在,必为童便、犀角、黄连、知母之所毙,而人仍归誉于前医,曰:彼原说脉证俱逆,本不可治。终是识高见到,人莫及也。嗟嗟!夫童便最能动呕,犀角、知、连最能败脾,时当二火,而证非二火,此人此证,以劳倦伤脾而脾胃阳虚,气有不摄,所以动血,再用寒凉,脾必败而死矣。倘以此杀人,而反以此得誉,天下不明之事类多如此,亦何从而辨白哉!此后有史姓等数人,皆同此证,予悉用六味回阳饮活之。此实至理,而人以为异,故并纪焉。(《景岳全书·杂证谟·血证》)

第八节　吴有性医案

ER-3-7-2
第三章
第七节
张介宾医案
拓展阅读

ER-3-8-1
第三章
第八节
吴有性医案
PPT 课件

📌 学习目标

1. 掌握吴有性治疗温疫里实案、温疫体厥案、温疫吐血案、痢疾案的辨证思路及治疗经验。

2. 熟悉吴有性运用大黄、大承气汤及其类方的经验。

3. 了解吴有性的生平、著作、学术渊源及特点。

一、医家简介

吴有性(1582—1652),字又可,姑苏洞庭(今江苏苏州)人,明末清初医家。吴有性生逢天下大乱之际,瘟疫盛行,其深入疫区,治病救人,并潜心钻研,认真总结,积累丰富的治疫经验。吴有性认为,瘟疫的发病原因"非六淫之邪外侵",而是"杂气致病",其发病途径是从"口鼻而入",临床发病具有传染性、流行性、散发性等特点,并总结出其病机的发生和传变有9种方式,即"九传",从而提出了比较系统的辨证论治的纲领和方法。吴有性的瘟疫学说是中医温热病学的重要内容,且其"杂气致病理论"的提出,比英国外科学家李斯特第一次认识由微生物引起伤口感染化脓和内科传染病要早200多年。在对瘟疫的具体治法上,吴有性提出了"客邪贵乎早逐"的原则,并注重下法的运用。在下法中,吴有性特别重视大黄的功用,认为"三承气功效俱在大黄"。著有中医第一部温病学专著《温疫论》,开创了中医温疫学的新局面,"古无瘟疫专书,自有性书出,始有发明"(《清史稿》卷五百二)。

思政元素

深入疫区,大胆创新

崇祯十四年(1641年)大疫流行,山东、浙江、河南、河北等地尤为严重,吴有性的家乡也未能幸免。当时医学界面对来势汹汹的瘟疫,墨守伤寒治法,难以取效,据《吴江县志》记载:"一巷百余家,无一家仅免;一门数十口,无一口仅存者。"吴有性目睹惨景,深感"守古法不合今病",怀大医仁爱之心和勇于革新之志,不畏传染,深入疫区,仔细观察,研究病源,"格其所感之气,所入之门,所受之处,及其传变之体,平日所用历验之法",创造性地提出了"戾气"学说的新概念,形成了创新性的"邪伏膜原"论,创立了达原饮、三消饮等治疗温疫的有效方剂,既挽救了大批患者的宝贵生命,也为温病学说的形成与发展做出了贡献,著成中国第一部急性传染病专著《温疫论》。

二、医案选读

(一)温疫里实证案

朱海畴者,年四十五岁,患疫得下证,四肢不举,身卧如塑,目闭口张,舌上苔刺。问其所苦,不能答。因问其子两三日所服何药,云进承气汤三剂,每剂投大黄两许不效,更无他策,惟待日而已,但不忍坐视,更祈一诊。余诊得脉尚有神,下证悉具,药浅病深也。先投大黄一两五钱,目有时而少动;再投,舌刺无芒,口渐开能言;三剂,舌苔少去,神思稍爽。四日服柴胡清燥汤;五日复生芒刺,烦热又加,再下之;七日,又投承气养营汤,热少退;八日,仍用大承气,肢体自能少动。计半月,共服大黄十二两而愈。又数日,始进糜粥,调理两月平复。凡治千人,所遇此等不过三四人而已,故存案以备参酌。(《温疫论·因证数攻》)

【辨证思路】

患者朱氏正值盛年,"患疫得下证",示疫邪在传变的过程中,已传里成热结里实证。现四肢不举,身卧如塑,目闭口张,不能言语,舌上苔刺,乃热结胃肠,津液大伤,腑气不通,经脉阻遏,浊气上扰之病重状态。前虽投承气汤下之,病却未除且渐至加重,实为"药浅病深也"。今"诊得脉尚有神",示患者之脉仍沉实有力,里实存在,"下证悉具"。所谓"下证悉具",必见大便秘结、心腹胀满、按之疼痛等症。本案辨证既体现了吴有性认为温疫传变过程中,疫邪传胃最为多见,凡疫病多见"胃家实"的动态转化思路,又体现了吴有性诊断温疫重舌诊,以及参合脉诊神气以决安危的诊断特色。此案乃吴有性所谓"但里不表"之证。

【治疗经验】

吴有性温疫治法中,看重"逐邪"之法。因疫病多见"胃家实",故下法当为常用。本案吴有性认为"下证悉具",前医"药浅病深",仍宜选承气泻下热结而解,方用大承气汤。"三承气功效俱在大黄",首剂便加大了大黄的用量,"先投大黄一两五钱","用大黄逐去其邪,是乃断其生积之源",服后患者"目有时而少动"较前"目闭口张"有所好转。经再服、三服后,"舌刺无芒","口渐开能言",不仅较前之"目闭口张"症明显改善,而且舌上芒刺减少,神思稍爽。至于"四日服柴胡清燥汤",是吴有性在"宽缓之间"的权宜之策。但正因为未用大

100

黄,患者继而又现芒刺,且"烦热又加",乃再投大黄,后改用承气养营汤,但仍不能速退热,只好再用承气汤,及至"肢体自能少动",较前之"四肢不举,身卧如塑",患者病情出现了根本好转。患者半月共服大黄十二两,并调理两月痊愈。本案体现了吴有性治疗温疫的三大特色,一是"逐邪为第一要义"的治疗思想;二是大承气汤在治疗中"急证急攻"治疗方法的重要作用,正如吴有性所言"得大承气一行,所谓一窍通,诸窍皆通,大关通而百关尽通也";三是用承气重大黄"逐邪拔毒"的用药特点,大黄剂量"先投大黄一两五钱","半月,共服大黄十二两",为常规剂量的 3~5 倍。本案亦体现吴有性"察舌用药"的临床经验,为后世叶桂辨治温病重在"察舌验齿"提供了启示。

（二）温疫体厥案

施幼声,卖卜颇行,年四旬,禀赋肥甚,六月患时疫,口燥舌干,苔刺如锋,不时太息,咽喉肿痛,心腹胀满,按之痛甚,渴思冰水,日晡益甚,小便赤涩,得涓滴则痛甚,此下证悉备,但通身肌表如冰,指甲青黑,六脉如丝,寻之则有,稍按则无。医者不究里证热极,但引《陶氏全生集》,以为阳证。但手足厥逆,若冷过乎肘膝,便是阴证。今已通身冰冷,比之冷过肘膝更甚,宜其为阴证一也;且陶氏以脉分阴阳二证,全在有力无力中分,今已脉微欲绝,按之如无,比之无力更甚,宜其为阴证二也。阴证而得阴脉之至,有何说焉?以内诸阳证竟置不问,遂投附子理中汤。未服,延予至,以脉相参,表里互较,此阳证之最者,下证悉具,但嫌下之晚耳。盖因内热之极,气道壅闭,乃至脉微欲绝,此脉厥也。阳郁则四肢厥逆,若素禀肥盛,尤易壅闭,今亢阳已极,以至通身冰冷,此体厥也。六脉如无者,群龙无首之象,证亦危矣。急投大承气汤,嘱其缓缓下之,脉至厥回,便得生矣。其妻闻一曰阴证,一曰阳证,天地悬隔,疑而不服。更请一医,指言阴毒,须灸丹田,其兄叠延三医续至,皆言阴证,妻乃惶惑。病者自言:何不卜之神明。遂卜得从阴则吉,从阳则凶,更惑于医之议阴证者居多,乃进附子汤,下之如火,烦躁顿加。乃叹曰:吾已矣,药之所误也。言未已,更加之,不逾时乃卒。嗟乎! 向以卜谋生,终以卜致死,欺人还自误,可为医巫之戒。(《温疫论·体厥》)

【辨证思路】

"体厥"是指手足厥冷甚则全身厥冷。本案患者感时疫戾气,化热传里入腑,里热极盛,津液大伤,热结里实,腑气不通,阳气被遏,不能布达,故发体厥。此时辨证的关键就是要辨清"厥"之阴阳真假和寒热虚实。患者"口燥舌干,苔刺如锋,不时太息,咽喉肿痛,心腹胀满,按之痛甚,渴思冰水,日晡益甚,小便赤涩,得涓滴则痛甚",表明热盛津伤,热结里实已成;"指甲青黑,六脉如丝,寻之则有,稍按则无",为里热之极,气道壅闭,邪热结聚之象;"通身肌表如冰",是热结腑气内闭,阳气阻滞,不能外越所致,其与"六脉如丝"只不过是"热深厥亦深""大实有羸状"的假象。此实为热结里实"下证"之重证的"真热假寒"证,即热厥、阳厥证。本案辨证提示厥证有寒热虚实、阴阳真假之不同,患者安危在于反掌之间,医生一定要透过假象抓准病机。

【治疗经验】

本案实为热盛里实之证,治当泻下热结。吴有性认为宜急投大承气汤,方中大黄生用气锐,荡涤胃肠,泻下热结,配以芒硝相须泻下峻猛,软坚润燥,佐以厚朴、枳实下气通腑除痞满。此四药相伍有"釜底抽薪,急下存阴"之功,可取急攻快下之势,使结热速下而解,腑气畅而得通,则阳气不遏而能达于四肢身体经脉,收"脉至厥回"之效,可救危重于顷刻之间。吴有性的治疗提议,一是代表着"客邪贵乎早逐"的治温原则;二是反映了急症急下,当下即下的速下方法;三是"急投大承气汤",但"嘱其缓缓下",既免病重邪甚发生拒药之象,又能中病即止,不至泻下太过损伤正气,体现了峻药缓服的给药方式。然本案他医却辨为阴证、寒厥,以附子理中汤施治,无异于火上浇油,而患者竟托之以占卜,更是懵懂不知所从,最后终毙,实乃憾事。

（三）温疫吐血案

吴江沈青来正,少寡,素多郁怒,而有吐血证,岁三四发,吐后即已,无有他证,盖不以为事也。三月间,别无他故,忽有小发热,头疼身痛,不恶寒而微渴,恶寒不渴者,感冒风寒,今不恶寒微渴者,疫也。至第二日,旧证大发,吐血胜常,更加眩晕,手振烦躁,种种虚躁,饮食不进,且热渐加重,医者病者,但见吐血,以为旧证复发,不知其为疫也,故以发热认为阴虚,头疼身痛认为血虚,不察未吐血前一日已有前证,非吐血后所加之证也。诸医议补,问予可否？余曰:失血补虚,权宜则可。盖吐血者内有结血,正血不归经,所以吐也。结血牢固,岂能吐乎？能去其结,于中无阻,血自归经,方冀不发。若吐后专补内则血满,既满不归,血从上溢也。设用寒凉尤误。投补剂者,只顾目前之虚,用参暂效,不能拔去病根,日后又发也。况又兼疫,今非昔比,今因疫而发,血脱为虚,邪在为实,是虚中有实,若投补剂,始则以实填虚,沾其补益,既而以实填实,灾害并至。于是暂用人参二钱,以茯苓、归、芍佐之,两剂后,虚证咸退,热减六七,医者病者皆谓用参得效,均欲速进,余禁之不止,乃恣意续进,便觉心胸烦闷,腹中不和,若有积气,求哕不得,此气不时上升,便欲作呕,心下难过,遍体不舒,终夜不寐,喜按摩捶击,此皆外加有余之变证也。所以然者,止有三分之疫,只应三分之热,适有七分之虚,经络枯涩,阳气内陷,故有十分之热。分而言之,其间是三分实热,七分虚热也。向则本气空虚,不与邪搏,故无有余之证。但虚不任邪,惟懊恼、郁冒、眩晕而已,今投补剂,是以虚证咸去,热减六七,所余三分之热者,实热也,乃是病邪所致,断非人参可除者,今再服之,反助疫邪,邪正相搏,故加有余之变证,因少与承气微利之而愈。按此病设不用利药,宜静养数日亦愈。以其人大便一二日一解,则知胃气通行,邪气在内,日从胃气下趋,故自愈。间有大便自调而不愈者,内有湾粪,隐曲不得下,下得宿粪极臭者,病始愈。设邪未去,恣意投参,病乃益固,日久不除,医见形体渐瘦,便指为怯证,愈补愈危,死者多矣。要之,真怯证世间从来罕有,令患怯证者,皆是人参造成。近代参价若金,服者不便,是以此证不生于贫家,多生于富室也。

偶斋云:人参功专补气,果气分虚弱之人,服之固宜,然亦不可太过,况更有说焉,不可不区别也。有人平日本当服参,而一时病症有异,不可以服参者;有旧病当服参,而新病不可以服参者;有前病以参而愈,而后病不可以服参者;至于风寒暑湿燥火,六气感而致病者,断不可以服参,若进之以参药,犹与之以砒毒也,奈何世人不察斯义,一遇病症,即云虚怯,不分盛衰,不辨久暴,一概投之以参,投之不效,则一倍之,再倍之,而且什佰倍之,一人倡之,众人和之,医者病者,操论既同,不思变计,服参至多,使病固结而不可解救,虽遇卢扁,亦无如何,此皆人参之故也。故今之病,亦往往多死于富贵中力能服参之家,而贫穷不能服参者反不致死,岂非明验欤？而今席丰履厚之富家为尤甚,大抵以人参为不死之灵丹,而所延之医,又以用参为独得之秘诀,方不加参,药无主宰,参不重用,病者惊惶,且当无病之时,亦以人参为必需,朝服暮食,淫于脏腑,暗受其毒,而因以致病,及至性命呼吸之际,用之反不见效,误服之咎,可不惧哉。（《温疫论·乘除》）

【辨证思路】

本案患者年轻守寡,情绪常郁怒不畅,致肝气郁结不舒,疏泄太过,横逆克犯脾土,脾虚不足,统血失常,故而一年吐血三四次。素体出血,气血随之而丢,体虚在先,再感时疫温邪,温疫和旧病相间发作。患者虽素有吐血之症,但此次发病是发热为先,兼有"头疼身痛,不恶寒而微渴"等发热伴随症状,而后吐血旧病复发,只不过其他病情较前加剧,为新感引动旧疾,此与单纯阴虚血弱不同,故吴有性曰"况又兼疫,今非昔比"。新感引动宿疾,新久之病齐发加重,出现"至第二日,旧证大发,吐血胜常,更加眩晕,手振烦躁,种种虚躁,饮食不进,且热渐加重"。此时辨证中须辨清"发热""出血"两症之缘由,以往吐血因虚无疑,此次吐血既有旧病因虚而作,又有温邪迫血妄行之由;前日"发热"为感受时疫之象,吐血后"热加重"既因吐血致血亏虚热,又因外感疫邪,邪热传内所致,因此辨证关键在于辨清新病还是旧病,虚证还是实证。

【治疗经验】

《黄帝内经》提出了"治病必求于本","急则治其标,缓则治其本"的治疗原则,徐大椿也说过:"病有当急治者,有不当急治者。"案例患者吐血为常发病,因虚而作为其本,时疫乃新感为引动吐血之诱因,现"吐血胜常""且热渐加重",权衡轻重,以治疗虚证为主,补虚为先,只是今感时疫,兼有新病,补虚非昔日可比。药用人参为主,配以茯苓、当归、芍药,气血双补,兼以健脾柔肝。所用人参能补气摄血,补气生血;配茯苓还可益气健脾,复脾之统血之权以治其因虚出血之本,更可使其元气渐复,正气充足可鼓邪外出。诚如徐大椿所言:"至于虚人与老少之疾,尤宜分别调护,使其元气渐转,则正复而邪退。"果然,虚邪得补而退,服药后虚证减退,热减大半。然医者不明此理,而求速效,则补其所不当补,致使"心胸烦闷,腹中不和","求哕不得","终夜不寐",此乃实邪得补而剧也,为补法加剧邪热内结之故。后依吴有性之言,以承气汤轻剂利下,热泄而愈。当然,如果患者大便畅通,症不危急,不用服承气汤,让其静养,邪热随便自下趋,亦可愈。本案治疗提示我们,治病缓急先后,不可不论;补虚宜得当,过补会碍邪、留邪和致邪;温热病中需使腑气通畅,大便正常,让邪有去路,这也是吴有性善用三承气逐邪的缘由所在。然仔细玩味,当时环境,"诸医议补",吴有性亦用补益之剂,也是委曲求全之举。

（四）痢疾案

张崐源正,年六旬,得滞下。后重窘急,日三四十度,脉常歇止,诸医以为雀啄脉,必死之候,咸不用药。延予诊视,其脉参伍不调,或二动一止,或三动一止而复来,此涩脉也。年高血弱,下利脓血,六脉短涩,固非所能任。询其饮食不减,形色不变,声音烈烈,言语如常,非危证也。遂用芍药汤加大黄三钱,大下纯脓成块者两碗许,自觉舒快,脉气渐续,而利亦止。（《温疫论·脉证不应》）。

【辨证思路】

雀啄脉,为中医十怪脉之一。脉在筋肉间,连连急数,三五不调,止而复作,如雀啄食之状。主脾气已绝。患者女性,年事已高,气血偏弱,现湿热蕴结,壅阻肠道,"得滞下"。肠道气血不调,气机壅滞,故出现"后重窘急",即里急后重;湿热下注,胃肠升降失常,故大便次数增多而"日三四十度";湿热损伤肠络,见"下利脓血";因肠腑气血壅滞,致脉气不利,涩滞不行,"其脉参伍不调,或二动一止,或三动一止而复来,此涩脉也",涩脉为实脉,而非诸医认为的"必死之候"的雀啄脉,因为"询其饮食不减,形色不变,声音烈烈,言语如常"可以佐证此人"非危证也"。此案揭示了吴有性辨证中综合审查,四诊合参诊治疾病的整体观思想,正如其言"脉不可一途而取,须以神气形色病证相参,以决安危为善"。

【治疗经验】

患者本为湿热蕴结,壅于肠道,气血不调,肠络受损之下利（痢疾）,治当清热燥湿,调气行血,选芍药汤治之。芍药汤由白芍、当归、大黄、槟榔、木香、黄连、黄芩、肉桂、甘草组成。吴有性将大黄再加三钱而重用,以泻下肠中湿热,与黄连、黄芩之清热燥湿药一起祛除致病之因;又配白芍、当归和血调血,槟榔、木香行气导滞,所谓"行血则便脓自愈,调气则后重自除";更妙则是以大黄的泻下之势用治下利"日三四十度"之症,体现了"通因通用"的特殊治法。另肉桂辛热稍佐为用,一是温通助行血滞,一是防止寒凉太过伤脾阳、冰伏湿邪,又有反佐之意。如此泻下积滞,通调气血,患者"大下纯脓成块者两碗许,自觉舒快,脉气渐续,而利亦止"。本案之治,表明了吴有性"客邪贵乎早逐"的治疗思想,和喜用、重用大黄逐去其邪的用药特点。

●（吕　凌）

复习思考题：分析吴有性以下两则医案的病因病机、治则治法及处方用药。

1. 温疫里实证案

时疫得下证,日久失下。日逐下利纯臭水,昼夜十数行,乃致口燥唇干,舌裂如断。医者误按仲景协热下利法,因与葛根黄连黄芩汤,服之转剧,邀予诊视,乃热结旁流,急与大承气一服,去宿粪甚多,色如败酱,状如黏胶,臭恶异常,是晚利顿止。次日服清燥汤一剂,脉尚沉,再下之,脉始浮,下证减去,肌表仅存微热,此应汗解。虽不得汗,然里邪先尽,中气和平,所以饮食渐进,半月后忽作战汗,表邪方解。盖因下利日久,表里枯燥之极,饮食半月,津液渐回,方可得汗,所谓积流而渠自通也。可见脉浮身热,非汗不解,血燥津枯,非液不汗。昔人以夺血无汗,今以夺液无汗,血液虽殊,枯燥则一也。(《温疫论·夺液无汗》)

2. 温疫案

一人感疫,发热烦渴,思饮冰水,医者以为凡病须忌生冷,禁止甚严,病者苦索勿与,遂致两目火迸,咽喉焦燥,不时烟焰上腾,昼夜不寐,目中见鬼无数,病剧苦甚,自谓但得冷饮一滴下咽,虽死无恨。于是乘隙匍匐窃取井水一盆,置之枕旁。饮一杯,目顿清亮;二杯,鬼物潜消;三杯,咽喉声出;四杯,筋骨舒畅;饮至六杯,不知盏落枕旁,竟尔熟睡。俄而大汗如雨,衣被湿透,脱然而愈。盖因其人瘦而多火,素禀阳脏,始则加之以热,经络枯燥,既而邪气传表,不能作正汗而解,误投升散,则病转剧,今得冷饮,表里和润,所谓除弊便是兴利,自然汗解宜矣。更有因食、因痰、因寒剂而致虚陷疾不愈者,皆当舍病求弊,以此类推,可以应变于无穷矣(《温疫论·舍病治弊》)

第九节　李中梓医案

学习目标

1. 掌握李中梓治疗喘证案、泄泻案、阴盛格阳案、癃闭案、痿证案的辨证思路及治疗经验。

2. 熟悉李中梓"先天之本在肾,后天之本在脾",重视调理脾肾的医学思想。

3. 了解李中梓的生平、著作、学术渊源及特点。

一、医家简介

李中梓(1588—1655),字士材,号念莪,又号荩凡居士,明代华亭(今上海市)人。父尚兖,字补之,号震瀛,1589 年中进士,曾任职兵部和吏部。李中梓青年时曾应科举,因多病且子死于庸医,转而习医。李中梓治学,博采众长而不偏执一家,理论上十分重视阴阳水火的相互关系,认为阴阳水火是万物之本,而于人身之中即是气血。水火宜交不宜分,火的升降出入,运动不已,推动了万物的生长和发展。在水火阴阳的关系中,阴虽根于阳,阳虽根于阴,然阴阳两者,阳于生命活动尤为重要。因此提出"气血俱要,而补气在补血之先;阴阳并需,而养阳在滋阴之上"的论调。其治疗内伤杂病,强调补气补阳药的运用,诸如补中益气汤、四君子汤、附子理中汤、六味地黄丸、金匮肾气丸等均为习用之剂。李中梓重视先后二天,提出"先天之本在肾,后天之本在脾"的医学思想,临证多从脾肾入手,重视先后二天的调理。著有《内经知要》《药性解》《医宗必读》《伤寒括要》《本草通玄》《病机沙篆》《诊家正眼》《删补颐生微论》《李中梓医案》等。其中《诊家正眼》《本草通玄》《病机沙篆》三书,1667年汇刊在一起,署曰《士材三书》。

二、医案选读

(一)喘证案

李士材治一人,发热干咳,呼吸喘急。始用苏子降气不应,乃用八味丸,喘益急。诊之,见其两颧俱赤,六脉数大,此肺肝蕴热也。以逍遥散用牡丹皮一两,苡仁五钱,兰叶三钱,连进两剂,喘吸顿止。以地黄丸料用麦冬、五味煎膏,及龟胶为丸,至十日而康。(《续名医类案·喘》)

【辨证思路】

喘证病变部位主要在肺、肾,与肝亦有密切的关系,且肾证多虚。发热干咳,呼吸喘急,提示应不会只是气虚之类症状,后服用苏子降气不应,乃服用八味丸,喘急益急,证实非一般虚证。再详加诊断,"其两颧俱赤,六脉数大",李中梓辨为肺肝蕴热,系火郁喘证。以症测因,盖患者素忧怒,肝气不畅,郁久发热,肝火犯肺,木火铄金,致肺肝蕴热,肺气闭郁,出现呼吸喘急、发热干咳。肝火上逆,可见两颧俱赤。六脉数大,与肺肝蕴热亦相吻合。

喘证一般多看作为气盛,为有余。独李中梓认为,火之有余,皆水之不足也;阳之有余,皆阴之不足也。凡诸逆冲上之火,都是下焦冲任相火而出于肝肾者,故曰冲逆。肾水虚衰,相火偏盛,壮火食气,销铄肺金,所以发喘。

【治疗经验】

李中梓采用逍遥散加牡丹皮、薏苡仁、兰叶,疏肝解热,健脾渗湿化痰,仅服两剂,喘吸顿止。喘止后,为根治疾病,李中梓又以地黄丸料用麦冬、五味煎膏,及龟胶为丸,培补先天肾阴,至十日康复。此亦反映了李中梓在诊断、治疗诸方面,十分重视先后二天亏损的调治。火郁喘证,拂拂气促而喘,却似有余而脉不紧数,欲作阴虚而按尺鼓指,这时既不可以寒药下之,又不可投以热药,惟宜先用逍遥散加减宣散郁热,然后仍以六味地黄养阴和阳,斯为正治。

(二)泄泻案

大司寇姚岱芝,吐痰泄泻,见食则恶,面色萎黄,神情困倦,自秋及春,无剂弗投,经久不愈。延余诊之,口不能言,亟以补中益气去当归,加肉果二钱,熟附一钱,炮姜一钱,半夏二钱,人参四钱。日进二剂,四日而泻止,但痰不减耳。余曰:肾虚水泛为痰,非八味丸不可,应与补中汤并进。凡四十日服人参一斤,饮食大进,痰亦不吐,又半月而酬对如常矣。(《医宗必读·泄泻》)

【辨证思路】

本案为脾虚所致吐痰泄泻。脾虚生湿,湿聚为痰,同时脾虚及肾,土不制水,水泛为痰而见吐痰,案中虽未指出痰的色泽和质地,但从病因来看当为痰多色白;脾虚不能运化水谷,故见食则恶;脾虚生湿,湿注肠间,故为泄泻。《症因脉治·脾虚泄泻》云:"脾虚泄泻之证,身弱怯冷,面色萎黄,手足皆冷,四肢倦怠,不思饮食,时时泻薄。"纳谷减少,气血无以化生,自然精神困倦,而面色萎黄;口不能言为精神极度疲乏之象。本案中未提及脉象,推测其脉多虚濡或沉缓。

笔记栏

【治疗经验】

本案为脾虚所致,治疗应以温运健脾为主。李中梓采用补中益气汤加减治疗。先以补中益气汤去当归之滑,加肉果之涩,以升下陷之清阳,又用姜附补火以生土。日进二剂,四日而泻止。但吐痰不减,乃火不生土、肾虚水泛为痰,非八味丸不可,乃与补中益气汤并进,益火之源以消阴翳,升阳兼以补火,补脾兼以补肾,脾肾阳气伸张,痰涎之来源自绝。本案说明后天之脾与先天之肾的相互关系,脾土壮实,脾阳旺盛,不仅脾气能发挥其运化转输的功能,而且能制约肾水之泛滥,先天之本肾中真阳自然受益;倘或脾阳不振,则脾不胜湿,而发生泄泻、腹满等症,因之肾阳也易致衰微,而水泛为痰。反之,如果命火充足,肾中真阳之火足以生土,尽管脾伤泄泻,可不治自愈,或扶脾即愈,绝不至迁延岁月,而至精神困倦、口不能言的程度。本案充分反映了李中梓重视先后天的学术思想。

（三）阴盛格阳案

休宁吴文哉,伤寒,烦躁面赤,昏乱闷绝,时索冷水,其弟日休乞余决死期。手扬足掷,难以候脉,五六人制之,方得就诊,洪大无伦,按之如丝。余曰:浮大沉小,阴证似阳也,与附子理中汤,当有生理。日休骇曰:医者十辈至,不曰柴胡承气,则曰竹叶石膏,今反与热剂,乌乎敢? 余曰:温剂犹生,凉剂立毙矣! 日休卜之吉,遂用理中汤加人参四钱,附子二钱,煎成入井水冷与饮。甫及一时,狂躁定矣。再剂而神爽,服参至五斤而安。文哉遗以书曰:弟为俗子所误,既登鬼录矣,而兄翁拯全之,大奇亦大幸也。方弟躁热之时,医以三黄汤入牛黄服之,转加闷绝,举室哀号,惟是治终具,候目瞑而已。不意兄翁毅然以为可活,参附一投,阴霾见晛。荆妻稚子,含泪欢呼。一日即苏,经年乃复。呜呼! 父母生之,兄翁再生之,昊天罔极,莫可云喻! 敢志巅末,乞附案帙。俾天下万世,知药不可以浪投,命不可以轻弃,何莫非大仁人回春之泽哉?（《医宗必读·医案》）

【辨证思路】

本案为阴盛格阳、阴阳即将离决之危急证。患者患伤寒,误用寒凉,阴寒内盛,格阳于外,外现假热,出现烦躁面赤、昏乱闷绝等症状。虽有索冷水,但无大渴引饮,说明口虽渴却饮水不多或口不能饮,是假热之象,亦属虚阳外扰之症状。阴盛于内,迫阳于外,上扰神明,致昏乱闷绝,手扬足掷,狂躁。脉象浮取洪大无伦,沉取却细小如丝,阴证似阳之症。

【治疗经验】

阴盛格阳之证,病势危急,治当补虚回阳,温中散寒。李中梓以理中汤温中逐寒,又加附子以补火回阳,寒去阳复,浮越欲脱之阳,得以回还。故甫及一时,阳回,狂躁定,再剂而精神爽矣。本案药物服法亦为讲究,煎成入井水冷与饮,乃热药凉服,反佐之用,以防拒药现象发生。

（四）癃闭案

郡守王镜如,痰火喘嗽正甚时,忽然小便不通,自服车前子、木通、茯苓、泽泻等药,少腹胀满,点滴不通。余曰:右寸数大,是金燥不能生水之故,惟用紫菀五钱,麦门冬三钱,北五味一粒,人参一钱,一剂而小便涌出如泉。若淡渗之药,则反致燥急之苦,不可不察也。（《医宗必读·小便癃闭》）

【辨证思路】

李中梓曰"膀胱为州都之官,津液藏焉,气化则能出矣。夫主气化者,太阴肺经也。若使肺燥不能生水,则气化不及州都。"本案为癃闭的肺热壅盛证。肺为华盖,位置最高,肺主气,司一身之气化,通调水道,为水之上源,燥热之邪易于侵犯,使得肺热壅盛,失于肃降,津聚为痰,故患者先有痰火喘嗽之症。肺燥失其宣降,通调水道失常,致小便点滴不通,少腹胀满。脉右寸数大,为肺热化燥伤阴之象,金燥不能生水之故。此当责之于肺。

【治疗经验】

肺燥之癃闭,治宜用清金润肺之法。赖母补子虚以生水,为隔二之治,其用人参补土生金,金实水源,为隔三之治。本案方中紫菀,人皆知化痰止嗽,然其通利小便之功不可没。孙思邈《备急千金要方》就用紫菀末,井华水服三指撮,治妇人卒不得小便。《本草逢源》谓:"紫菀专通肺气,使热从溲便去耳。"《本草通玄》云:"紫菀,辛而不燥,润而不寒,补而不滞。然非独用、多用不能速效,小便不通及溺血者服一两立效。"麦冬清金养阴润肺,《药性论》谓其"治热毒,止烦渴,主大水面目肢节浮肿,下水"。《本草新编》谓"盖火伏于肺中,烁干内液,不用麦冬之多,则火不能制矣……更有膀胱之火,上逆于心胸,小便点滴不能出,人以为小便火闭,由于膀胱之热也,用通水之药不效,用降火之剂不效,此又何用乎?盖膀胱之气,必得上焦清肃之令行,而火乃下降,而水乃下通。夫上焦清肃之令禀于肺也,肺气热,则清肃之令不行,而膀胱火闭,水亦闭矣。故欲通膀胱者,必须清肺金之气,清肺之药甚多,皆有损无益,终不若麦冬清中有补,能泻膀胱之火,而又不损膀胱之气"。方中五味子收敛肺气,孙思邈谓"六月常服五味子,以益肺金之气,在上则滋源,在下则补肾"。《本草汇言》也谓五味子"在上入肺,在下入肾,入肺有生津济源之益,入肾有固精养髓之功"。人参入肺,益气生津,助肺主治节。诸药合用,配伍精当,仅一剂而泉出如涌,信不虚也。一般癃闭正治在肾,多用淡渗利湿之法,然本案癃闭为肺失宣降,通调水道失常所致,故李中梓采用了清金润肺法。《医宗必读》中写道"闭与癃,二证也。新病为溺闭,盖点滴难通也;久病为溺癃,盖屡出而短少也"。并且记载了其治疗癃闭的7种方法:清金润肺,燥脾健胃,滋肾涤热,淡渗分利,疏理气机,苦寒清热,温补脾肾等法。李中梓治疗癃闭的7种方法,已不单单是理论探索,而是实践的总结,虽然与现代临床癃闭不完全一致,但是其方法为我们治疗癃闭还是提供了一些思路,值得借鉴。

(五)痿证案

崇明文学倪君传,四年不能起于床,延余航海治之,简其平日所服,寒凉者十六,补肝肾者十三,诊其脉大而无力,此营卫交虚。以十全大补加秦艽、熟附各一钱,朝服之;夕用八味丸加牛膝、杜仲、远志、萆薢、虎骨、龟板、黄柏,温酒送七钱,凡三月而机关利。(《医宗必读·痿》)

【辨证思路】

本案系气血(营卫)交虚,脾肾俱亏之痿证。因脾为气血生化之源,肾主作强,主骨生髓藏精,脾虚则气血生化之源匮乏,肌肉失于濡养,肾虚则精虚髓少骨弱,故四肢痿弱不用发而为痿,四年不能起床。脉大而无力,为气血俱虚之象。

【治疗经验】

朝服十全大补加味,夕用八味丸加味,全在大补气血、健脾强肾之意。先天后天同治,故四年的痿废之证得以治愈,筋骨强,肌肉壮,而"机关利"。本案体现李中梓先后天并重的学术思想。

●(赵　军)

复习思考题: 分析李中梓以下两则医案的病因病机、治则治法及处方用药。

1. 水肿案

武林文学钱赏之,酒色无度,秋初腹胀,冬杪遍体肿急,脐突背平,在法不治,迎余治之。举家叩首求救哀迫,余曰:我非有起死金丹,但当尽力而图之耳。即用金匮肾气丸料大剂煎服,兼进理中汤,服五日无效,余欲辞归矣。其家曰:自知必死,但活一日则求一日之药,即使不起,安敢归咎乎?勉用人参一两,生附子三钱,牛膝、茯苓各五钱。三日之间,小便解下约有四十余碗,腹有皱纹,举家拜曰,皆再造之恩也。约服人参四斤,附子一斤,姜、桂各一斤余,半载而瘥。此水肿之虚者。(《医宗必读·水肿胀满》)

2. 虚劳案

邑宰何金阳(福建邵武府人,名望海)令郎,虚损,已濒于危,见余拙刻《微论》《药解》《脉象》诸书,遣使聘余。手书云:尝闻一命之士,存心爱物,于人必有所济,况老先生天地万物为体,分医国之余,著述嘉刻,皆本性命而立言,望海神交,深知云间有李先生东垣再来也。缘小儿天根久耽书癖,昕夕穷神,而不自节,气暴阴伤,形瘁于劳,精摇于梦,汗出乎寐,而柴栅其中,饵药历岁,毫末无功,不远数千里,专迓台车。俯矜望海,枝杜单传。年几半百,仅举独子。顾其羸顿,焦腑俱焚。伏读老先生《广嗣论》中一旦至我而斩之语,念之大惧,不自知其涕泗之沾襟也。以是乞刀圭如仙掌金茎,一洒甘露,起骨而肉之。仰惟仁人君子,必不遐遗,则小儿自此有生之年,皆老先生引手之赐也。金石可销,此心不晦。再造之天,敢忘衔结耶!余感其言遂往,比至而病益进矣。简其所服,以四物、知、柏为主,芩、连、二冬为加减。诊其脉大而数,按之极软。余曰:中气大寒,反为药苦矣。乃以归脾汤入肉桂一钱,人参五钱。当晚得熟寐,居十日而汗止精藏,更以还少丹兼进,补中益气间服,一月而瘥。(《医宗必读·虚劳》)

第四章

清代名医医案

第一节　喻　昌　医　案

📝 学习目标

1. 掌握喻昌治疗伤寒坏证案、休息痢案、泄泻案、伤寒案、春温案、虚劳案、鼓胀案的辨证思路及治疗经验。

2. 熟悉喻昌秋燥论,化裁、运用经方和自创组方经验。

3. 了解喻昌的生平、著作、学术渊源及特点。

一、医家简介

喻昌(1585—1664),字嘉言,明末清初著名医学家。明代江西南昌府新建(南昌市新建区)人,新建古称西昌,故晚号西昌老人。崇祯三年(1630年)以副榜贡生入都就读,曾上书欲有所为,不见纳。清兵入关后,削发为僧,兼理医术。后出禅攻医,往来于南昌、靖安等地。晚年潜心著述,开堂讲授医学,精研医理,为旴江医学的形成和发展做出了巨大贡献。喻昌平生妙治甚多,治病多奇中,名震大江南北,时与张璐、吴谦齐名,号称清初三大名医之一,冠绝一时。喻昌对《伤寒论》的研究独有体会,推崇方有执纲目之说,并进一步指出四时外感以冬月伤寒为大纲;伤寒六经中,又以太阳一经为大纲;而太阳经中,又以风伤卫、寒伤营、风寒两伤营卫为大纲,力倡三纲学说,提出"伤寒当以救阴"为主的学术思想。针对《黄帝内经》对燥邪为病的论述较为简略,不尽详明,《素问·至真要大论》虽有"夫百病之生也,皆生于风寒暑湿燥火",但在分论各气为病的机理时却独缺燥邪,喻昌不拘泥于前贤之论,大胆怀疑经文有误,在《医门法律·秋燥论》中明言"他凡秋伤于燥,皆谓秋伤于湿,历代诸贤,随文作解,弗察其讹,昌特正之",辨正"秋伤于湿"为"秋伤于燥"之误,并详细论述了燥证的病机,补充完善其治法方药,使燥病证治始具规范。喻昌临床诊疗重视五运六气的辨识,临证诊察先明岁气,辨治遵从标本从化;以整体观作为辨证论治的指导思想,并将其用于诊法之中,针对当时不求理论、随症捡方的不良医疗风气提出"治病必先识病,识病然后议药";制定病案书写规范,将整体辨证思想落实到具体治法方药之中,有助于中医医案的规范化,完善了中医诊治体系。喻昌临床经验十分丰富,治痢用活人败毒散逆流挽舟,治虚劳用畜鱼置介,治关格用《伤寒论》黄连汤法变通之"进退黄连汤"升降阴阳等,都被后人所推崇。所著《尚论篇》(《尚论张仲景伤寒论重编三百九十七法》)、《寓意草》《医门法律》合刊本称"喻氏三书",并被编入《四库全书》;另有《伤寒抉疑》或以《问答附篇》附于《尚论后篇》,《生民切要》2卷(今未见)。《寓意草》记载喻昌临床辨治疑难病证医案60例,以其议论析理见长,颇具启发之用,在医案著作中独树一帜。

二、医案选读

（一）伤寒坏证案

张令施乃弟,伤寒坏证,两腰偻废,卧床彻夜痛叫,百治不效,求诊于余。其脉亦平顺无患,其痛则比前大减。余曰:病非死证,但恐成废人矣。此证之可以转移处,全在痛如刀刺,尚有邪正互争之象,若全然不痛,则邪正混为一家,相安于无事矣。今痛觉大减,实有可虑,宜速治之。病者曰:此身既废,命安从活,不如速死。余蹙额欲为救全,而无治法,谛思良久,谓热邪深入两腰,血脉久闭,不能复出,只有攻散一法。而邪入既久,正气全虚,攻之必不应,乃以桃仁承气汤,多加肉桂、附子二大剂与服。服后即能强起,再仿前意为丸,服至旬余全安。此非昔人之已试,乃一时之权宜也,然有自来矣。仲景于结胸证,有附子泻心汤一法,原是附子与大黄同用。但在上之证气多,故以此法泻心;然则在下之证血多,独不可仿其意,而合桃仁、肉桂以散腰间之血结乎?(《寓意草·治伤寒坏证两腰偻废奇验》)

【辨证思路】

清代郑树珪在《七松岩集·腰痛》中指出:"痛有虚实之分,所谓虚者,是两肾之精神气血虚也,凡言虚证,皆两肾自病耳。所谓实者,非肾家自实,是两腰经络血脉之中,为风寒湿之所侵,闪肭挫气之所碍,腰内空腔之中,为湿痰瘀血凝滞不通而为痛,当依据脉证辨悉而分治之。"本案腰痛既无肾虚之征,又无跌扑病史可寻,却在腰痛偻废之前有伤寒的经过,而足太阳经"内侠脊,抵腰中"(《伤寒寻源·上集》),显系伤寒之邪化热循经内传于腰中,热与血结,腰中血脉闭阻所致;且发病急骤,痛如锥刺,显为瘀血作痛。既为伤寒坏证,自与肾虚作痛或寒湿作痛不同。其病机与仲景桃核承气汤证如出一辙,即伤寒在经之邪因失治误治而深入血络,瘀阻于腰部,不能复出,不通则痛,故而彻夜痛叫不休。腰为肾之府,病情迁延日久,必然累及于肾而致正气亏虚。故本案实为虚实夹杂之证。

【治疗经验】

本案邪入血络,闭阻于腰而成偻废,证属邪实,舍攻逐而无他法。然邪入既久,正气已虚,攻之必不能应,如是虚实夹杂,亦攻补掣肘。喻昌反复思索,仿附子泻心汤之意寒热同用,攻补兼施。附子泻心汤能泻心下之痞,但不能治两腰偻废;然此两病证特点大有相通之处,均可攻邪扶正以治之。喻昌选经方桃核承气汤,于攻逐峻剂中合入大剂肉桂、附子,虚实兼顾:一方面以桃核承气汤攻散腰中热与血结,另一方面又以桂、附温补下元,鼓舞生气,"血得温则行"。是以有余之邪得祛,而不足之虚得益,通则不痛。故服药两剂,即能强起,再仿前意为丸,服至旬余而安。由本案可见,喻昌不仅学有渊源,且于仲景会心处多有发挥,能在《伤寒论》的基础上,举一反三,灵活化裁。

《伤寒论》第154条曰:"心下痞,按之濡,其脉关上浮者,大黄黄连泻心汤主之。"药仅大黄、黄连二味苦寒之品,清心胃之火,使热去结开,痞满自消。仲景独以此药对治热痞。《金匮要略·惊悸吐衄下血胸满瘀血病脉证治》将本方加黄芩,名泻心汤,用治心中阴气不足,阳热迫血妄行而见吐、衄者。本方用三"黄"之苦以泻心,寒以清热,煎后凉服,使火降热清,血不妄行而吐衄自止。《伤寒论》第155条曰:"心下痞而复恶寒,汗出者,附子泻心汤主之。"本条承接154条,故"心下痞"当属热痞,复见恶寒汗出者,不见发热,可知并非表不解,而是阳气里虚则卫外之阳不足,不能"温分肉""司开合",故恶寒汗出。对于此热痞兼阳虚者,单与泄热则阳更衰,纯与扶阳则热益甚,治疗颇为棘手。仲景于泻心汤中加附子温补元阳而助卫阳,三"黄"苦寒泄热以除痞。寒热殊异之药而浑然一剂,然药进则热不碍寒,寒不妨热,分途施治,同时奏功,"乃先圣之妙用也",亦成为后世寒热并进、表里兼顾、相互兼制、相互为用配伍组方之典范。

（二）休息痢案

周信川年七十三岁,平素体坚,不觉其老。秋月病痢,久而不愈,至冬月成休息痢,一昼夜十余行。面自浮肿,肌肤晦黑,求治于余。诊其脉沉数有力,谓曰:此阳邪陷入于阴之证也,吾当以法治之,尚可痊愈,明日吾自袖药来面治。于是以人参败毒散本方煎好,用厚被围椅上坐定,置火其下,更以布条卷成鹅蛋状,置椅褥上,垫定肛门,使内气不得下走,然后以前药滚热与服。良久又进前药,遂觉皮间有津津微润,再溉以滚汤,教令努力忍便,不得移身,如此约二时之久,皮间津润总未干。病者心躁畏热,忍不可忍,始令连被卧于床上,是晚止下痢二次,以后改用补中益气汤,一昼夜止下三次,不旬日而全愈。盖内陷之邪,欲提之转从表出,不以急流挽舟之法施之,其趋下之势,何所底哉!闻王星宰世兄,患久痢,诸药不效,苏郡老医,进以人参败毒散,其势瘥减,大有生机,但少此一段斡旋之法,竟无成功。故凡遇阳邪陷入阴分,如久疟久痢久热等证,当识此意,使其缓缓久久,透出表外,方为合法。若急而速,则恐才出又入,徒伤其正耳。(《寓意草·辨痢疾种种受证不同随证治验》)

【辨证思路】

对于痢疾的病因,喻昌以为"夏至火热、暑、湿三气交蒸互结之热,十倍于冬矣";并认为在本病的发展变化过程中,存在着表里传变的不同关系:邪气由里出表者为顺,由表入里者为逆。若在表之邪失于表散,久痢邪入阴分及久痢阳气下陷者,皆为逆证,属"逆流"。本案泻痢自秋及冬,病程已久,正气虚衰,外邪乘虚内陷入里,故成迁延不愈之休息痢;面肿肤黑,脉有力,当为湿邪未尽之象。

【治疗经验】

《医门法律·痢疾门》中指出,治疗痢疾"其必从外而出之","必从汗,先解其外,后调其内"。即使痢疾有"失于表者……虽百日之远",仍可以"引其邪而出之于外,则死证可活,危证可安",这是他治痢的独特见解。本案年高之人,秋月患痢久延,正气已衰,其病机具有两大特点:一为表邪内陷,二是阳气下陷。人参败毒散,出自宋代钱乙《小儿药证直诀》,原为治疗小儿体虚外感而设。在喻昌看来,盖不借人参之大力扶正,则无以攘邪,非用羌活、独活、柴胡之辛散升扬,则无以逆挽其下陷之阳。此类"风药"的运用在于升举清阳,鼓荡阳气,托举内陷之邪转从表出;又"虚弱之体必用人参三五七分,入表药中,少助元气,以为驱邪之主。使邪气得药,一涌而去,全非补养虚弱之意也";同时复以外治"斡旋之法",使内气不得走泄,又升发荣卫之阳,汗出领邪出于表,热退表解而收止痢之效,可谓别开生面。痢疾常见腹痛下迫,里急后重,痢下赤白,其因多乃"湿热,皆得入肠胃,以胃为中土,主容受而传之肠也",故通泄胃肠湿热积滞以除之,此为通因通用之常法。然喻昌不循常道,巧用扶正解表法治痢,使外来内陷之邪还从表出而解,犹如水中挽舟楫逆流而上,称为"逆流挽舟",开拓了治痢新方法。此治法从药物作用与病势关系来说为"逆挽",但从病因病机分析,实属"顺推",使邪气从外而来又从外而解,体现了中医治疗的顺势思维,奇中见正,故收良效。

（三）泄泻案

吉长乃室,新秋病洒淅恶寒,寒已发热,渐生咳嗽。然病未甚也,服表散药不愈,体日瘦羸,延至初冬,饮以参术补剂,转觉厌厌欲绝,食饮不思,有咳无声,泻利不止,危在旦暮。医者议以人参五钱,附子三钱,加入姜桂白术之属,作一剂服,以止泻补虚,而收背水之捷。吉长彷徨无措,延仆诊毕,未及交语,前医自外踵至,见仆在坐,即令疏方,仆飘然而出。盖以渠见既讹,难与语至理耳。吉长辞去前医,坚请用药,仆因谓曰:是病总系误药所致,始先皮毛间洒淅恶寒发热,肺金为时令之燥所伤也,用表散已为非法,至用参术补之,则肺气闭锢,而咳嗽之声不扬,胸腹饱胀,不思食饮,肺中之热无处可宣,急奔大肠,食入则不待运化而直出,食不入则肠中之垢污亦随气奔而出,是以泻利无休也。今以润肺之药兼润其肠,则源流俱清，寒热咳嗽泄泻一齐俱止矣。但取药四剂，服之必安，不足虑也。方用黄芩、地骨皮、甘草、杏仁、阿胶，初进一剂，泻即少止，四剂毕，而寒热俱除，再数剂而咳嗽俱全愈矣。设当日与时辈商之，彼方执参附为是，能从我乎？（《寓意草·论吴吉长乃室及王氏妇误药之治验》）

【辨证思路】

本案患者病发于新秋，初起"洒淅恶寒"，渐至恶寒已罢，发热为主，渐生咳嗽，从其证候来看，似属外感寒邪，但从其进展迟缓，不甚严重，服表散药不愈来考虑，既非伤寒，又非风温。考虑病证发生发展的季节性，是故初起洒淅寒热咳嗽，当缘于秋燥外袭肺卫，肺失治节所致；肺为娇脏，既为燥热所伤，复经误汗，津液重劫，则日见羸瘦。当此之时，本应清宣凉润，救肺之津，而庸医反以参术甘温补剂壅塞肺气，肺之肃降无权，故见咳无声，干咳无痰；肺与大肠相表里，肺热无以宣泄，故直迫肠腑而致泻利，此为秋燥误治坏证也。

《医门法律·秋燥论》曰："试观草木菁英可掬，一乘金气，忽焉改容，焦其上首，而燥气先伤上焦华盖，岂不明耶？"可见，外燥侵袭，首先袭肺，而肺气宣肃失职则如喻昌所言"秋伤于燥，上逆为咳"。此外，上著中又有"有干于内而精血枯涸者，有干于津液而营卫气衰，肉烁而皮着于骨者"，进一步对《素问·阴阳应象大论》中"燥胜则干"一论进行了病变定位的诠释。

【治疗经验】

本案患者为秋伤于燥之证，前医误用表散，更进温补，致肺失宣肃，燥热郁闭下迫肠腑而下利。此利本是内热外泄的一条出路，但由于津液下泄，上下之燥，势将因此而更甚。此时若以参、附、姜、桂、白术之属，"止泻补虚"，岂不抱薪救火，火上浇油？喻昌以润肺之药兼润其肠，方中地骨皮、黄芩清肺火、降肺气；地骨皮又兼清热养阴；杏仁降利肺气，兼润肠道；阿胶、甘草等润燥益津，兼润大肠；阿胶又兼润肺燥。如此甘润清降，使源流俱清，寒热咳嗽泄泻一齐而止。从配伍药物的性味来看，喻昌对本案秋燥证的治疗，是从凉润入手，这是因为他对秋燥的认识，偏于热的一面，"盖金位之下，火气承之"，"燥金虽为秋令，虽属阴经，然异于寒湿，同于火热"，强调燥盛而兼化火。故其治疗除调补肺气外，更侧重清肺热、润肺燥、养肺阴等诸法，其名方清燥救肺汤可谓代表。但秋燥亦有偏于寒凉的一面，临床当甄别"温燥"与"凉燥"之异，辨证治之。本案为喻昌"秋燥论"运用于临床的典型案例，亦是"肺与大肠相表里"理论在临床中运用的典型案例。

（四）伤寒案

王玉原昔年感证，治之不善，一身津液，尽为邪热所烁。究竟十年余，热未尽去，右耳之窍尝闭。今夏复病感，缠绵五十多日，面足浮肿，卧寐不宁，耳间气往外触。盖新热与旧热相合，狼狈为患，是以难于去体。医者不察其绸缪胶结之情，治之茫不中窾，延至秋深，金寒水冷，病方自退。然浅者可退，深者莫由遽退也。面足浮肿者，肺金之气，为热所壅，失其清肃下行之权也；卧寐不宁者，胃中之津液干枯，不能内荣其魂魄也；耳间大气撞出者，久闭之窍，气来不觉，今病体虚羸，中无阻隔，气逆上冲，始知之也。外病虽愈，而饮食药饵之内调者，尚居其半，特挈二事大意，为凡病感者明善后之法焉，盖人当感后，身中之元气已虚，身中之邪热未净，于此而补虚则热不可除，于此而清热则虚不能任，即一半补虚，一半清热，终属模糊，不得要领，然舍补虚清热外，更无别法，当细辨之。补虚有二法，一补脾，一补胃。如疟痢后脾气衰弱，饮食不能运化，宜补其脾；如伤寒后胃中津液久耗，新者未生，宜补其胃。二者有霄壤之殊也。清热亦有二法，初病时之热为实热，宜用苦寒药清之；大病后之热为虚热，宜用甘寒药清之。二者亦霄壤之殊也。人身天真之气，全在胃口，津液不足即是虚，生津液即是补虚，故以生津之药，合甘寒泻热之药，而治感后之虚热。如麦门冬、生地黄、牡丹皮、人参、梨汁、竹沥之属，皆为治法。仲景每用天水散以清虚热，正取滑石、甘草，一甘一寒之义也。

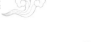

设误投参芪苓术补脾之药为补,宁不并邪热而补之乎？至于饮食之补,但取其气,不取其味,如五谷之气以养之,五菜之气以充之,每食之间,便觉津津汗透,将身中蕴蓄之邪热,以渐运出于毛孔,何其快哉！人皆不知此理,急于用肥甘之味以补之。目下虽精采健旺可喜,不思油腻阻滞经络,邪热不能外出,久久充养完固,愈无出期矣。前哲有鉴于此,宁食淡茹蔬,使体暂虚而邪易出,乃为贵耳。前药中以浮肿属脾,用苓术为治;以不寐责心,用枣仁、茯神为治。总以补虚清热之旨未明,故详及之。(《寓意草·辨王玉原伤寒后余热并永定善后要法》)

【辨证思路】

本案为伤寒后余热未尽复感温热之邪所致燥气为病。对于燥气病机,喻昌认为,入于火不遂燥,是大热之后,继以凉生,凉生而热解,渐至大凉,燥令乃行。虽然燥生于寒湿,却常偏于火热,这是因为"金位之下,火气承之",燥盛而兼火化之故。燥为秋金之气,易伤肺脏。本案患者外感寒邪,入里化热耗伤津液而成内燥之证,加之今夏复感暑热之气,肺为热气所壅,清肃下行之令不行,水道不畅,故面足浮肿;胃中津液枯涸,不能内荣魂魄,故卧寐不宁;人身天真之气全在胃口,津液不足则大气亦虚,升降失常,气逆于上则耳间之气往外触。适至秋凉新感之热退,但津液未复,元气未充,余热未尽。

【治疗经验】

本案病机特点为伤寒感后,津液不足,元气已虚,而邪热未尽。为此之治一则补虚,一则清热,治宜详之。然具体补虚清热则有区别。补虚有补脾补胃之别,伤寒后胃中津液枯涸,治当补胃;若甘温益气健脾,则有助热之嫌。而清热亦有实热虚热之殊,此患者病既十余年,不可谓不久,且津液不足,当属虚热,治宜清虚热。故以麦冬、生地黄、牡丹皮、人参、梨汁、竹沥之属以甘寒滋阴清热。至于面足浮肿,以茯苓、白术利湿消肿;卧寐不宁则以枣仁、茯神宁心安神。合而用之补虚清热,诸证自愈。

(五)春温案

金鉴春月病温,误治二旬,酿成极重死证,壮热不退,谵语无伦,皮肤枯涩,胸膛板结,舌卷唇焦,身蜷足冷,二便略通,半渴不渴,面上一团黑滞。从前诸医所用之药,大率不过汗下和温之法,绝无一效,求救于余。余曰:此证与两感伤寒无异,但两感证日传二经,三日传经已尽即死,不死者,又三日再传一周,定死矣。此春温证不传经,故虽邪气留连不退,亦必多延几日,待元气竭绝乃死。观其阴证阳证,两下混在一区,治阳则碍阴,治阴则碍阳,与两感证之病情符合,仲景原谓死证,不立治法,然曰发表攻里,本自不同,又谓活法在人,神而明之,未尝教人执定勿药也。吾有一法,即以仲景表里二方为治,虽未经试验,吾天机勃勃自动,忽生变化,若有鬼神相助,必可效也。于是以麻黄附子细辛汤,两解其在表阴阳之邪,果然皮间透汗,而热全清,再以附子泻心汤,两解其里阴阳之邪,果然胸前柔活,人事明了,诸证俱退,次日即思粥,以后竟不需药,只此二剂,而起一生于九死,快哉！(《寓意草·治金鉴伤寒死证奇验》)

【辨证思路】

喻昌通过研究伤寒,对温病也有不少发挥,他根据明末清初温病多次流行的实际情况,根据《黄帝内经》之旨,把温病分成三类:以冬伤于寒,春必病温为一类;冬不藏精,春必病温为一类;既冬伤于寒,又冬不藏精,至春月同时发病者为一类。对于冬伤于寒又冬不藏精之温病,名为"两感温证"。冬伤于寒,感春月之温气,邪郁肤腠,从阳明化热,而外达太阳;冬不藏精,肾脏亏虚,寒邪内侵骨髓,稽留郁而化热,至春分疏泄,风木上升,吸引肾邪内伤,故见壮热不退,谵语无伦,皮肤枯涩,舌卷唇焦,半渴不渴;又因其阴亏损,寒邪内侵,故身蜷足冷,面上一团黑滞;因其阳虚,寒热互结,则胸膛板结。

笔记栏

【治疗经验】

喻昌为伤寒之大家,善师仲景之法,对于邪入既深不能逐出,病情较重的温病,治法禁用发汗解表,故前医以汗下和温之法,全无一效,虽仲景谓此为死证,未立治法,但又谓活法在人,神而明之,并非教人不能治疗。此春温证不传经,与两感证之病情符合,治疗上"宜先用药深入肾中,领邪外出",主张麻黄附子细辛汤"温经散邪",方中麻黄发汗解表,附子温肾助阳,细辛通彻表里,既助麻黄祛风散寒,又可鼓舞肾中真阳之气,协附子温里,合而用之以两解在表阴阳之邪,汗透而热清;至于胸膛板结则以附子泻心汤来散结消痞,方中附子温里助阳,大黄、黄连、黄芩泄热消痞,如此胸前柔和,人事明了。本案为喻昌治伤寒温病之验案。

（六）虚劳案

旧宪治公祖江鼎寰先生,望七之龄,精神健旺,脉气坚实,声音洪亮,晋接不厌其繁,纷丝尚能兼理,不羡洛社耆英,行见熙朝元老矣。偶有胸膈弗爽,肺气不清,鼻多浊涕小恙,召诊曰兼患齿痛,谨馈以天冬、熟地、石枣（山萸肉）、丹皮、枸杞、五味等,收摄肾气药四剂,入桂些少为引经。服之齿痛顿止,鼻气亦清。第因喉中作干,未肯多服,门下医者素逢主,见治标热,不治本虚,特为辨曰:祖翁所禀先天阳气甚厚,冬月尚仍早兴晚寝,饮蔗啖梨,是以服药多喜清畏补,然补有阴阳之不同,阳气虽旺于上,阴气未必旺于下,髭鬓则黑,步履则迟,其一征也;运臂则轻,举腰则重,其一征也;阳道易兴,精液难固,其一征也;胃能多受,肠弗久留,其一征也。下本不虚,下之精华,暗输于上,是以虚也;上本不实,清阳之分,为阴所凑,似乎实也。故阴凑于上而开窍于目,则为泪;开窍于鼻,则为涕;开窍于口,则为涎为唾。《经》云:五十始衰。谓阴气至是始衰也,阴气衰,故不能自主而从阳上行,其屑越者,皆身中之至宝。向非收摄归元,将何底极? 是以事亲养老诸方,皆以温补下元为务,诚有见于老少不同,治少年人惟恐有火,高年人惟恐无火,无火则运化艰而易衰,有火则精神健而难老。有火者老人性命之根,未可以水轻折也。昔贤治喉干,谓八味丸为圣药,譬之釜底加薪,则釜中津气上腾,理则然矣。可见下虚者,不但真阴虚,究竟真阳亦虚,何也? 阳气以潜藏为贵,潜则弗亢,潜则可久,易道也。盏中加油,则灯愈明,炉中覆灰,则火不熄。与其孤阳上浮为热,曷若一并收归于下,则鼻中之浊涕不作,口中之清液常生,虽日进桂附,尚不觉其为热,矧清利润下之剂,而反致疑乎? 是为辨。（《寓意草·辨鼎翁公祖颐养天和宜用之药》）

【辨证思路】

肾为水脏,而真阳居其中,真阴不亏,则阳潜水中,凝然不动。年高之人,肾水已竭,无以恋阳,虚阳上浮,真火易露,而现齿痛。肾虚精亏,偶因外邪,则胸膈弗爽,肺气不清,鼻多浊涕。

【治疗经验】

喻昌治疗老年病的一个特点,就是重视补养肾气。他认为"人当五十以外,肾气渐衰于下",又曰"年高之人,肾水已竭,真火易露,故肾中之气易出难收",说明喻昌对于老年病,十分重视对肾虚的补养。案中患者江鼎寰"望七之龄,精神健旺,脉气坚实,声音洪亮",偶有"胸膈弗爽,肺气不清,鼻多浊涕……兼患齿痛"。喻昌不治标证,而用天冬、熟地黄、山萸肉、牡丹皮、枸杞子、五味子等"收摄肾气",并少加肉桂为引药。服四剂后,齿痛顿止,鼻气亦清。喻昌认为"下虚者,不但真阴虚,究竟真阳亦虚",故用上方之义,在于滋阴以降其虚火,而用少许肉桂,亦在于引火归原。他说:"以事亲养老诸方,皆以温补下元为务,诚有见于老少不同,治少年人惟恐有火,高年人惟恐无火,无火则运化艰而易衰,有火则精神健而难老。有火者老人性命之根,未可以水轻折也。"本案亦为其通过观察到"畜鱼置介"现象从而悟出"同气相求"的原理,用于治疗阴阳虚损病的验案。方用天冬、熟地黄、山萸肉、牡丹皮、枸杞子、五味子等助阴,加一味肉桂引阳下行,下归水脏,使阴阳相恋,阴平阳秘而诸症自愈。

（七）鼓胀案

刘泰来年三十二岁,体丰面白,夏月惯用冷水灌汗,坐卧巷曲当风,新秋病疟三五发,后用药截住,遂觉胸腹间胀满日增,不旬日外,腹大胸高,上气喘急,二便全无,饮食不入,能坐不能卧,能俯不能仰,势颇危急。虽延余至家,其专主者在他医也,其医以二便不通,服下药不应,商用大黄二两,作一剂。病者曰:不如此不能救急,可速煎之。余骇曰:此名何病也,而敢放胆杀人耶?医曰:伤寒肠结,下而不通,惟有大下一法,何谓放胆!余曰:世间有不发热之伤寒乎?伤寒病因发热,故津液枯槁,肠胃干结,而可用下药以开其结,然有不转矢气者不可攻之戒,正恐误治太阴经之腹胀也。此病因腹中之气,散乱不收,故津水随气横决四溢而作胀,全是太阴脾气不能统摄所致,一散一结,相去天渊,再用大黄猛剂大散其气,若不胀死,定须腹破,曷不留此一命,必欲杀之为快耶?医唯唯曰:吾见不到,姑已之。出语家人曰:吾去矣,此人书多口溜,不能与争也。病家以余逐其医而含怒,私谓医虽去,药则存,且服其药,请来未迟。才取药进房,余从后追至,掷之沟中,病者殊错愕,而婉其辞曰:此药果不当服,亦未可知,但再有何法,可以救我?其二弟之不平,则征色而且发声矣,余即以一束,面辨数十条,而定理中汤一方于后。病者见之曰:议论反覆精透,但参术助胀,安敢轻用?大黄药已吃过二剂,尚未见行,不若今日且不服药,挨至明日,再看光景,亦无可奈何之辞也。余曰:何待明日,腹中真气渐散,今晚子丑二时,阴阳交剥之界,必大汗晕眩,难为力矣。病者曰:锉好一剂,俟半夜果有此证,即刻服下何如?不识此时,尚可及否?余曰:既畏吾药如虎,煎好备急亦通。余就客寝,坐待室中呼召,绝无动静。次早其子出云:昨晚果然出汗发晕,忙服尊剂,亦不见效,但略睡片时,仍旧作胀。进诊,病者曰:服药后,喜疾势不增,略觉减可,且再服一剂,未必大害。余遂以三剂药料作一剂,加人参至三钱,服过又进一大剂,少加黄连在内。病者扶身出厅云:内胀大减,即不用大黄亦可耐,但连日未得食,必用大黄些,略通大便,吾即放心进食矣。余曰:如此争辩,还认作伤寒病,不肯进食,其实吃饭吃肉,亦无不可。于是以老米煮清汤饮之,不敢吞粒,余许以次日一剂,立通大便,病者始快。其二弟亦快云:定然必用大黄,但前后不同耳。次日,戚友俱至,病者出厅问药,余曰:腹中原是大黄推荡之泄粪,其所以不出者,以膀胱胀大,腹内难容,将大肠撑紧,任凭极力努挣,无隙可出,看吾以药通膀胱之气,不治大便,而大便自至,足为证验。于是以五苓散本方与服,药才入喉,病者即索秽桶,小便先出,大便随之,顷刻泄下半桶,观者动色,竟称华佗再出,然亦非心服也。一月后,小患伤风,取药四剂,与荤酒杂投,及伤风未止,并谓治胀亦属偶然,竟没其功。然余但恨不能分身剖心,指引迷津耳,实无居功之意也。(《寓意草·力争截疟成胀临危救安奇验》)

【辨证思路】

鼓胀一症,喻昌称之为单腹胀。历代医家皆视为沉疴重症,预后不佳。其病机大抵归为气、血、水、虫等瘀积腹内,肝、脾、肾三脏受累,治疗每以攻邪之法。然喻昌对此有独到见解,他认为病因"凡有癥瘕、积块、痞块,即是胀病之根,日积月累,腹大如箕,腹大如瓮",病机虽可表现为水裹、气结、血凝之邪气壅实,但根本原因是脾气衰微。本案疟疾停药后,见胸腹胀满,上气喘急,两便不通,良由苦寒辛燥之剂劫夺脾气,脾运失职,清浊相混,中焦不通而致。

【治疗经验】

对于鼓胀的治疗,喻昌认为:"中州之地久窒其四运之轴,而清者不升,浊者不降,互相结聚,牢不可破,实因脾胃衰微所致,而泻脾之药尚敢漫用乎?"从而创拟治鼓胀三法,以纠医家之偏,"培养一法,补益元气是也";"招纳一法,升举阳气是也";"解散一法,开鬼门,洁净府是也"。具体运用又三法精神融贯其间,本案即为脾气亏虚所致,为截疟成胀。喻昌认为:

"理中者,兼阴阳体用而理之,升清降浊,两擅其长。"故投以理中汤,且重用人参补气健脾,旨在建中,恢复枢机的运转而达胀除满消之目的。服药后,喜疾势不增,略觉减轻,后以三剂药作一剂煎之,服过又进一大剂,稍加黄连反佐,且可散结消痞;再以糜粥调养脾胃而愈。本案析理透彻,且喻昌救人性命之心亦跃然纸上,诚为可贵。

● (武权生)

复习思考题：分析喻昌以下两则医案的病因病机、治则治法及处方用药。

1. 不孕症案

一友继室夫人,身体肥盛,经候虽调,从未孕育。令仆定方而施转移化机之药。虽从古医书所未载,然可得言也。盖山之不可葬者五,童断过石独,纵有明师,无所施其翦裁。以故女之不可孕,如方书所志生禀之殊,非人工所能改移者,可不更论。若夫生禀不殊,但为形躯所累,而嗣孕终不乏者,古今来不知凡几。第夫妇之愚,天然凑合之妙,虽圣神有不能传者,所以方书缺焉未备耳。仆试言之。地之体本重厚,然得天气以苞举之,则生机不息。若重阴沍寒之区,天日之光不显,则物生实罕。人之体中肌肉丰盛,乃血之荣旺,极为美事。但血旺易至气衰,久而弥觉其偏也。夫气与血,两相维附,何以偏衰偏旺耶? 盖气为主,则血流;血为主,则气反不流。非真气之衰也,气不流有似于衰耳。所以一切补气之药,皆不可用;而耗气之药,反有可施。缘气得补则愈锢,不若耗之以助其流动之势,久而久之,血仍归其统握之中耳。湖阳公主,体肥受孕,然不能产也。进诸御医商之,得明者定一伤胎之方,服数十剂,而临产始得顺利,母子俱无灾害。盖肥满之躯,胎处其中,全无空隙,以故伤胎之药,止能耗其外之血肉,而不能耗其内之真元也,此用药之妙也。仆仿是意而制方,预为受胎之地,夫岂无术而杜撰乎? 然而精诚之感,贯于金石,女之宜男者,先平其心,心和则气和,气和则易于流动充满也。其次在节食,仙府清肌,恒存辟谷,宫中细腰,得之忍饥,志壹动气,何事不成耶! 而且为斋心积德,以神道之教,补药饵之不逮,有不天人叶应者乎? 仆于合浦求珠,蓝田种玉之举,而乐道之。(《寓意草·论体盛绝孕治法》)

2. 癥瘕案

袁聚东年二十岁,生痞块,卧床数月,无医不投,日进化坚削痞之药,渐至枯瘁肉脱,面黧发卷,殆无生理。买舟载往郡中就医,因虑不能生还而止。然尚医巫日费,余与则家计已罄。姑请一诊,以决生死远近耳,无他望也。余诊时,先视其块,自少腹至脐旁,分为三岐,皆坚硬如石,以手拊之,痛不可忍;其脉止两尺洪盛,余微细。谓曰:是病由见块医块,不究其源而误治也。初起时块必不坚,以峻猛药攻之,至真气内乱,转护邪气为害,如人厮打,扭结一团,旁无解散,故进紧不放,其实全是空气聚成,非如女子冲任血海之地,其月经凝而不行,即成血块之比。观两尺脉洪盛,明明是少阴肾经之气,传于膀胱,膀胱之气,本可传于前后二便而出,误以破血之药,兼破其气,其气遂不能转运,而结为石块,以手摩触则愈痛,情状大露,若是血块得手,则何痛之有? 此病本一剂可瘳,但数月误治,从上至下,无病之地,亦先受伤。姑用补中药一剂,以通中下之气,然后用大剂药,内收肾气,外散膀胱之气,以解其相厮相结。约计三剂,可痊愈也。于是先以理中汤,少加附子五分,服一剂,块已减十之三。再用桂附药一大剂,腹中气响甚喧,顷之三块一时顿没,戚友共骇为神。再服一剂,果然全愈。调摄月余,肌肉复生,面转明润,堆云之发,才剩数茎而已。每遇天气阴寒,必用重裀厚被盖覆,不敢起身。余谓病根尚在,盖以肾气之收藏未固,膀胱之气化未旺,兼之年少新婚,倘犯房室,其块复作,仍为后日之累。更用补肾药,加入桂附,而多用河车为丸,取其以胞补胞,而助膀胱之化源也。服之竟不畏寒,腰围亦大,而体加充盛,年余又得子。(《寓意草·袁聚东痞块危证治验》)

ER-4-1-2

第四章
第一节
喻昌医案
拓展阅读

116

第二节　张　璐　医　案

学习目标

1. 掌握张璐治疗中风案、吐血案、痢疾案、伤寒案、虚劳案的辨证思路及治疗经验。
2. 熟悉张璐重视辨证，擅长温补的临证经验。
3. 了解张璐的生平、著作、学术渊源及特点。

一、医家简介

张璐（1617—1699），字路玉，晚号石顽老人，明末清初江南长州（今江苏苏州）人。少而颖悟，业儒之余研习岐黄之道。自古医书，无不博览，即使在战乱，隐居洞庭山中，仍潜心钻研医术，以著书自娱，至老亦孜孜不倦。对伤寒的研究，赞同方有执、喻昌提出的"风伤卫、寒伤营、风寒两伤营卫"的"三纲鼎立"之说，并在此基础上，增列风伤卫犯本，寒伤营犯本，风伤卫坏证及寒伤营坏证几类。对伤寒的辨治，注重"阴、阳、传、中"四字为纲，提出医家临证要将"阴、阳、传、中"分辨清楚，然后在此基础上分辨六经经腑及表里寒热，再做具体的辨证论治。"阴"指三阴为里，"阳"指三阳为表，"传"指传经属热，"中"指直中属寒。对杂病的研究，从《黄帝内经》到明清诸家的学说，他都广征博引，融会贯通，提出己见，成一家言，被后世医家所推崇、效法。如对于血证的论述，从虚实两方面来阐发病因，重视气与火两方面，注重心肝脾三经用药，反对凉涩，注重温通，善后调理推崇归脾汤等，条分缕析，见解独到，可供后人参阅取法；关于痢疾的治疗，他对历代医家治疗该病含混不清之处提出自己的见解，对后世痢疾的论治有一定贡献；对妇科疾病的研究，以论产后三冲（冲心、冲胃、冲肺）、三急（呕吐、盗汗、泄泻）、三审（先审少腹痛与不痛，以征恶露之有无；次审大便通与不通，以征津液之盛衰；再审乳汁行与不行及饮食之多少，以征胃气之充羸）最为精要，适于临床应用。张璐业医60余年，擅长治疗内科杂病，与喻昌、吴谦并称为清初三大名医。其著述甚丰，有《张氏医通》《伤寒缵论》《伤寒绪论》和《千金方衍义》等。

二、医案选读

（一）中风案

御前侍卫金汉光如夫人，中风四肢不能举动，喘鸣肩息，声如拽锯，不能着枕，寝食俱废者半月余，方邀治于石顽。诊其脉，右手寸关数大，按久无力，尺内愈虚，左手关尺弦数，按之渐小，惟寸口数盛。或时昏眩，或时烦乱。询其先前所用诸药，皆二陈、导痰，杂以秦艽、天麻之类。不应，又与牛黄丸，痰涎愈逆，危殆益甚。因疏六君子，或加胆星、竹沥，或加黄连、当归。甫四剂而喘息顿除，再三剂而饮食渐进，稍堪就枕，再四剂而手足运动，十余剂后，屏帏之内，自可徐行矣。因思从前所用之药，未常不合于治，但以痰涎壅盛，不能担当，峻用参、术开提胃气，徒与豁痰，中气转伤，是以不能奏绩耳。（《张氏医通·卷一·中风》）

【辨证思路】

本案为类中风证。李杲《脾胃论·脾胃虚实传变论》云："脾胃一伤，五乱互作，其始病遍身壮热，头痛目眩，肢体沉重，四肢不收。"脾主四肢肌肉，失其健运，清阳无以实四末，故四肢不能举动；脾胃大虚，不能运化水湿，湿聚为痰，储于肺脏，故喘鸣肩息，声如拽锯，甚至不

117

能平卧。或时昏眩,或时烦乱,乃痰阻清阳所致。脉象浮取数大但按之无力,为虚而病进,沉取小而无力,为中气损伤。《张氏医通·卷一·中风》云:"凡类中风之多痰者,悉由中虚而然。夫痰即水也……在脾者,以食饮不化,土不制水也。故治痰而不知实脾堤水,非其治也。"脉症合参,中虚失运痰滞的病机,自是确定无疑。

中风一病,与心、肾、肝、脾密切相关。其病机有虚(阴虚、气虚)、火(肝火、心火)、风(肝风)、痰(风痰、湿痰)、气(气逆)、血(血瘀)六端,此六端多在一定条件下相互影响,相互作用。本案病性为本虚标实,在本为脾胃气虚,在标为痰湿壅盛。

【治疗经验】

治疗脾胃虚损、中虚不运的中风证,当标本兼顾,而以治本为重。前医皆二陈、导痰,杂以秦艽、天麻之类,是为本末倒置。又妄用牛黄丸,更加苦寒败伤脾胃之阳,而致痰涎内生愈甚,危殆益甚。张璐处以六君子汤,或加胆星、竹沥,或加黄连、当归。方中四君子峻用参、术,健脾益气,以扶其本,则痰无以生;半夏、陈皮"二陈"以燥脾除痰,胆星、竹沥以豁痰开滞,间或入黄连,以反佐之,寓清于补法之中,以收补而不滞兼以除烦之效。如此调理中州,连服二十余剂,从喘息顿除到饮食渐进,从四肢不能举动到自能徐行。可见辨证详审,治疗得法,方能药到病除。

(二)吐血案

钱曙昭,久咳吐血,四五日不止,不时烘热面赤,或时成盆成碗,或时吐粉红色痰,至夜则发热自汗。一夕吐出一团,与鱼肠无异,杂于鲜血之中,薄暮骤涌不已,神气昏昏欲脱,灌童子小便亦不止,同道相商无策,因思瘀结之物既去,正宜峻补之时,遂猛进独参汤,稍定。缘脉数疾无力,略加肉桂、炮姜、童便少许,因势利导,以敛虚阳之逆,一夜中尽参二两,明晨其势稍定,血亦不来,而糜粥渐进,脉息渐和,改用六味丸作汤,调补真阴,半月而安。(《张氏医通·卷五·吐血》)

【辨证思路】

对于出血证的原因,《张氏医通·卷五·诸见血证》云:"盖缘人之禀赋,不无偏胜,劳役不无偏伤。其血则从偏衰偏伤之处而渗漏焉……阳胜则阴衰,阴衰则火旺,火旺则血随之而上溢。阴胜则阳微,阳微则火衰,火衰则火失其统而下脱……究其所脱之源,或缘脏气之逆,或缘腑气之乖,皆能致病。"对于出血证的原因,张璐认为主要缘于阴阳偏盛偏衰和脏腑之气乖逆。而脏腑之气逆气乖所致的出血,应根据各脏腑间的相互关系和出血的不同特点加以辨识,"从上溢者,势必假道肺胃;从下脱者,势必由于二肠及膀胱下达耳。盖出于肺者,或缘龙雷亢逆,或缘咳逆上奔,血必从之上溢,多带痰沫及粉红色者"。本案患者久咳吐血,或时成盆成碗,或时吐粉红色痰,当知其血证由肺气上逆所致。"血之与气,异名同类,虽有阴阳清浊之分,总由水谷精微所化",气具阳和之性,而为阴血的引导;血系阴凝之质,又为气之所依,两者的关系是阴中有阳,阳中有阴,不能截然分开。而一旦失血过多,则气随血脱,虚阳外越,故见烘热面赤,神气昏昏欲脱;血虚于内,阳浮于外,则至夜发热自汗;离经之血而不能及时排出,则吐出瘀血而成团。

【治疗经验】

此证吐血,是血去而气亦随脱,血证中的危重病情。血脱当益气,气能固脱,且阳生阴长,于理易通,但如何运用,张璐抓住两个眼目,很有启发意义,亦示学者以规矩。如瘀血既去,正宜峻补,这是血证用独参汤的大关键。另一个是脉数疾无力,可知血为气之载,血虚于内,则必见阳浮于外,此为虚阳上越。当此紧要之时,唯益气固脱为要务,所以敢于猛进独参汤,而且用肉桂、炮姜辛热从治之,并用童便咸寒,反佐以取之。这种识病真切,抓住本质,大病用大药,疗效卓越,实堪师法。至于改用六味收功,盖因久咳肺肾两伤,滋阴降火,保金宁肺,治病求本也。

（三）痢疾案

褚某水尊堂,深秋久痢,口噤不食者半月余,但饮开水及瓜瓢汁,啜后必呕胀肠鸣,绞痛不已,烦渴闷乱,至夜转剧,所下皆脓血,昼夜百余次,小水涓滴不通,诸医束手告辞。始邀石顽,切其六脉,皆弦细乏力;验其积沫,皆瘀淡色晦;询其所服,皆芩、连、槟、朴之类。因谓之曰,所见诸证俱逆,幸久痢脉弱,尚宜温补,姑勒一方,用理中加桂、苓、紫菀调之,服后小便即通,便得稍寐,三四日间糜粥渐进,痢亦渐减,更与理中倍参,伏龙肝汤泛丸,调理而痊。（《张氏医通·卷七·痢》）

【辨证思路】

《张氏医通·卷七·痢》言:"夫痢起夏秋,湿蒸热郁,本乎天也。因热求凉,过吞生冷,由于人也……气弱而伤于人者,阴寒为甚。须知寒者必虚。"可见,张璐认为痢疾一病外因于湿热壅郁,内源于贪凉饮冷伤脾胃。脾胃阳气既虚,大肠传导失司,又湿邪凝滞肠腑气机,气血腐败而下利脓血。且强调气弱者,务必重视阴寒为甚。此案患者年事已高,为气弱者,深秋患痢,诸医不察时令脉症,迭进治痢套药,苦寒伤阳,沉降耗气,致使中阳受戕,邪滞肠胃,则噤口不食,呕胀肠鸣;气血腐败,涌奔谷道,则小溲不通,便下脓血。诚如张璐所言:"独怪世之病痢者,十有九虚。而医之治痢,百无一补。气本下陷而再行其气,后重不益甚乎。中本虚寒而复攻其积,元气不愈竭乎……世有庸工专守痛无补法……不知因虚而痛者,愈攻则愈虚愈痛矣。"诸医所用,皆芩、连、槟、朴之类,此犯虚虚之戒。张璐验其积沫,瘀淡色晦,切其六脉,弦细无力,知系阳虚不能制阴,非温理气机,难有生机。

【治疗经验】

痢疾一证,张璐认为"虽其变态多端,然总不外乎表里寒热,而于虚实之辨,尤为切要"。而《黄帝内经》原有下血、下白沫、下脓血之异,"则后世莫敢违之者",多从其说,以白沫属虚寒,脓血属湿热为辨。而张璐"愚见则有不然"。他认为,下痢有血者辨虚实,除因细查口渴、腹痛、腹胀、小便、里急后重等症外,"更当以病之新久,质之强弱,脉之盛衰,分虚实也"。而寒热尤须从其血色的鲜暗加以辨识,若"色鲜紫浓厚者,信乎属热;若瘀暗稀淡,或如玛瑙色者,为阳虚不能制阴而下,非温理其气,则血不清"。本案辨证与此相合,遂投理中汤温中祛寒,补气健脾,加桂、苓寓五苓散之义,温阳化气利水,利前以实后,佐紫菀温通肺气,宣上而启下,服后溲通痢减,糜粥渐进,继用丸剂温补调理而愈。由此可管窥张璐治痢,不拘泥苦寒通利而擅用温理气机之法,注重顾护脾胃元气,故效如桴鼓。

（四）伤寒案

文学范铉甫孙振麟,于大暑中患厥冷自利,六脉弦细芤迟,而按之欲绝,舌色淡白,中心黑润无苔,口鼻气息微冷,阳缩入腹,而精滑如冰。问其所起之由,因卧地昼寝受寒,是夜连走精二度,忽觉颅胀如山,坐起晕倒,便四肢厥逆,腹痛自利,胸中兀兀欲吐,口中喃喃妄言,与湿温之证不殊。医者误为停食感冒,而与发散消导药一剂,服后胸前头项汗出如漉,背上愈加畏寒,而下体如冰,一日昏愦数次。此阴寒挟暑,入中手足少阴之候,缘肾中真阳虚极,所以不能发热。遂拟四逆加人参汤,方用人参一两,熟附三钱,炮姜二钱,炙甘草二钱,昼夜兼进,三日中进六剂,厥定。第四日寅刻阳回,是日悉屏姜附,改用保元,方用人参五钱,黄芪三钱,炙甘草二钱,加麦门冬二钱,五味子一钱,清肃膈上之虚阳。四剂食进,改用生料六味加麦冬、五味,每服用熟地八钱,以救下焦将竭之水,使阴平阳秘,精神乃治。（《张氏医通·卷二·伤寒》）

【辨证思路】

寒邪直中,多伤及少阴之阳,阳伤则病从寒化。此证得之卧地受寒,入夜走精二度,少阴精气一虚,寒邪得以长驱直入。元阳之气被伤,又误加发汗,故恶寒愈甚,下肢冰冷,这是阳随汗亡的现象。据《伤寒论》第317条通脉四逆汤证,本案的厥冷自利,脉细欲绝,为少阴里寒。少阴病由于脾肾阳虚,阴寒内盛,而致下利,且心阳衰微,所以脉细欲绝,缺乏鼓动力。他如舌色淡白,口鼻气息微冷,阳缩入腹,精冷如冰,都属阳微阴盛之象。此病为寒中少阴,当无疑义,然时医不察,看到腹痛自利与兀兀欲吐,颅胀眩晕,即认为是停食感冒。不知停食感冒虽可出现吐利眩晕,但不能出现四肢厥逆。今厥逆吐利,喃喃妄言,一派虚寒之象,仍投以发散消导,此为误诊误药。误药的结果,胸前头项汗出如漉,背上更加畏寒,下体如冰,日昏愦数次,是阳气虚极,阴寒深重,大有阳虚欲脱之势。

【治疗经验】

本案乃少阴直中,阴寒夹暑,阴盛阳衰,用四逆加人参汤大补元气而抑阴扶阳,三日中连服六剂,大力回阳救逆,破阴祛寒。因寒气深重已极,若不坚守温补,势难挽回垂绝之阳,阳回则扶阳之药可以省去。暑伤元气,同时,发病之初与既病之后,数经滑泄,则知此证不仅元阳有亏,即肾中阴精亦已亏损,故进保元汤(黄芪、人参、甘草、肉桂、生姜)加麦、味,既保元固脱,又能清肃上焦膈上之虚阳,最后用麦味地黄丸,以救下焦之阴,阴平阳秘,精神乃治。

（五）虚劳案

颜汝玉女,病虚羸寒热,腹痛里急,自汗喘嗽者三月余,屡更医药不愈,忽然吐血数口。前医转邀石顽同往诊,候其气口虚涩不调,左皆弦微,而尺微尤甚,令与黄芪建中加当归、细辛。前医曰:虚劳失血,曷不用滋阴降火,反行辛燥乎?余曰:不然,虚劳之成,未必皆本虚也,大抵多由误药所致。今病欲成劳,乘其根蒂未固,急以辛温之药提出阳分,庶几挽回前失;若仍用阴药,则阴愈亢而血愈逆上矣。从古治劳,莫若《金匮》诸法,如虚劳里急诸不足,用黄芪建中,原有所祖。即腹痛悸衄,亦不出此。更兼内补建中之制,加当归以和营血,细辛以利肺气,毋虑辛燥伤血也。遂与数帖,血止。次以桂枝人参汤数服,腹痛寒热顿除。后用六味丸,以枣仁易萸肉,或时间进保元、异功、当归补血之类,随证调理而安。余治虚劳,尝屏绝一切虚劳之药,使病气不致陷入阴分,深得《金匮》之力也。门人进问虚损之治:今人恒守"肝只是有余,肾只是不足"二语,咸以清热平肝为务,吾师每以扶脾益肝建功,其旨云何?石顽答曰:夫嗽虽言肺病,而实本之于胃。《内经·咳论》有云:其本在胃,颇关在肺,其义可见。至于平肝之说,关系匪轻,肝为生发之脏,主藏精血,精血内充,证脉俱无由见也。凡虚劳里急,亡血失精,烦热脉弦诸证,良由生气内乏,失其柔和而见乖戾,似乎邪热有余之象,是须甘温调补,以扶生发之气。审系阴亏则壮水以制阳,阳虚则培土以厚载,使之荣茂而保其贞固,讵可复加削伐而损既病之胃气乎?(《张氏医通·卷二·虚损》)

【辨证思路】

本案为阴阳气血俱损之虚劳病。患者素来体虚,从前医所言"曷不用滋阴降火"可知又经误用寒凉,而致脾胃虚寒,肝脾不和,化源不足。脾胃虚寒,肝脾不调,则腹痛里急,脉弦微;中焦虚寒,化源不足,气血俱虚,阴阳失调,则虚羸寒热,自汗喘嗽。张璐认为气具阳和之性而为血的引导;血系阴凝之质,又为气所依归,人体阴阳偏盛偏衰所致的出血,缘由从"偏衰偏伤之处而渗漏焉",今中焦虚寒,"阳微则火衰,火衰则血失其统"而见吐血数口,脉症合参,张璐认为"欲成劳损"。

【治疗经验】

对虚损病的治疗,张璐每以甘温平补之法,调理脾胃,同时在不碍中气转输的情况下,又能配以滋阴生液的治法。本案先以黄芪建中汤加当归、细辛,药以饴糖温中补虚,和里缓急,加黄芪增其益气建中之力;桂枝温里助阳,芍药养阴和营,柔肝缓急;甘草益气,大枣补脾,生

笔记栏

姜暖胃；加当归养血，细辛助阳的同时又能利肺气，合而用之，温中补气，和里缓急，使阳生阴长，气血得补，诸证自愈。对此诸虚不足之证，大忌苦寒滋阴之品，故张璐以温补建功，其后以桂枝人参汤而腹痛寒热皆除。对病后，特别是出血证的调理，张璐主张"须按心脾肝三经用药"，但重点在脾经，喜用保元、四君之类，随证调理。

——（刘成丽）

复习思考题：分析张璐以下两则医案的病因病机、治则治法及处方用药。

1. 妊娠呕血案

贰尹闵介眉甥媳，素禀气虚多痰，怀妊三月，因腊月举丧受寒，遂恶寒不食，呕逆清血，腹痛下坠，脉得弦细如丝，按之欲绝。与生料干姜人参半夏丸二服，不应，更与附子理中，加苓、半、肉桂调理而康。门人问曰：尝闻桂、附、半夏，孕妇禁服，而此并行无碍，何也？曰：举世皆以黄芩、白术为安胎圣药，桂、附为陨胎峻剂，孰知反有安胎妙用哉！盖子气之安危，系乎母气之偏胜。若母气多火，得芩、连则安，得桂、附则危；母气多痰，得芩、半则安，得归、地则危；母气多寒，得桂、附则安，得芩、连则危。务在调其偏胜，适其寒温，世未有母气逆而胎得安者，亦未有母气安而胎反堕者。所以《金匮》有怀妊六七月，胎胀腹痛恶寒，少腹如扇，用附子汤温其脏者。然认证不果，不得妄行是法，一有差误，祸不旋踵，非比芩、术之误，犹可延引时日也。（《张氏医通·卷二·伤寒》）

2. 心悸案

石顽治太史张弘蘧，精气下脱，虚火上逆，怔忡失血证。诊其右关气口独显弦象，余皆微细搏指，明系阴火内伏之象。诊后，乃尊唯一详述病情，云自去冬劳心太过，精气滑脱，加以怵惕恐惧，怔忡惊悸不宁。都门之医，峻用人参、桂、附，至岁底稍可，交春复剧如前。遂乞假归吴，吴门诸医，咸效用参、附导火归源，固敛精气之药，略无一验，转觉委顿异常。稍稍用心，则心系牵引掣痛，痛连脊骨对心处，或时痛引膺胁，或时巅顶如掀，或时臂股手足指甲皆隐隐作痛。怔忡之状，如碓杵，如牵绳，如簸物，如绷绢，如以竹击空，控引头中，如失脑髓之状。梦中尝自作文，觉时成篇可记，达旦倦怠睡去，便欲失精，精去则神魂如飞越之状。观其气色鲜泽，言谈亹亹，总属真元下脱、虚阳上扰之候。细推脉证，始先虽属阳气虚脱，而过饵辛温峻补之剂，致阳暴亢而反耗真阴。当此，急宜转关以救垂绝之阴，庶可挽回前过。为疏二方，煎用保元合四君，丸用六味合生脉。服及两月后，诸证稍平，但倦怠力微。因自检方书得补中益气汤为夏月当用之剂，于中加入桂、附二味，一啜即喉痛声喑，复邀诊候。见其面颜精采，而声音忽喑，莫解其故。询之乃尊，知为升、柴、桂、附升动虚阳所致，即以前方倍生脉服之。半月后，声音渐复，日渐向安，但起居调摄，殊费周折，衣被过暖，便咽干痰结，稍凉则背微畏寒，或啜热饮，则周身大汗，怔忡走精。此皆宿昔过用桂、附，余热内伏而寻出路也。适有石门董载臣，谓其伏火未清，非芩、连不能解散。时值嘉平，不敢轻用苦寒。仲春载臣复至，坐俟进药，可保万全。服数剂，形神爽朗，是后坚心服之，至初夏，反觉精神散乱，气不收摄，乃尽出从前所服之方，就正于予。予谓桂、附阳药，火毒之性，力能上升，得参以濡之，故可久伏下焦，与龙潜水底不异。若究其源，惟滋肾丸一方，为之正治。但既经芩、连折之于上，岂堪复受知、柏侵伐于下乎？从头打算，自春徂夏，不离苦寒，苦先入心，必从火化，何敢兼用肉桂引动虚阳，发其潜伏之性哉？端本澄源，仍不出六味合生脉，经岁常服，不特壮水制阳，兼得金水相生之妙用，何惮桂、附之余毒不化耶！（《张氏医通·卷二·火》）

ER-4-2-2

第四章
第二节
张璐医案
拓展阅读

第三节　郑重光医案

学习目标

1. 掌握郑重光治疗伤寒变证案、伤寒误治案、血证案、中暑案、胃痛案的辨证思路及治疗经验。

2. 熟悉郑重光崇重阳气善用附子、姜、桂，以及灵活加减、用量精准的治疗经验。

3. 了解郑重光的生平、著作、学术渊源及特点。

一、医家简介

郑重光(1638—1716)，字在辛，号素圃，安徽歙县人。早年习儒，青年时其父重病，久侍汤药而不愈，甚悔为人子而不知医，后自膺疢难，宛转于药炉五载。郑重光深感时医多不精脉，不达阴阳长生之理，遂发奋研究医理，恣意搜讨，上自轩岐，下迄明清，诸家经典无不研读；深谙七情感触，标本虚实，脏腑传变，方剂损益；药之四气五味，无不甘苦亲尝，终有卓然之识，医名顿成，医案多有追魂夺魄之验，若非司命，皆能霍然而起。《仪征县志》载："殁数十年，黄童白叟无不知其名字。"在学术上重视阳气，认为"阴曰平，则不欲过盛可知"，"阳曰秘，则当宝护可知"，充分显示其重视阳气的观点。同时，郑重光虽然崇重阳气，亦非胶柱而鼓者，纵观《素圃医案》，分明阴阳分治，阴证扶阳，阳证益阴，法治分明，绝非以扶阳法统治诸病。郑重光精于伤寒，经方根基深厚，著有《伤寒条辨续注》《伤寒论翼》《伤寒论证辨》等书。对阴盛格阳与阳虚欲脱所表现的种种假热之症，皆有卓见，在辨清"阴象""阴色"的基础上，指出重重阴霾之中多有局部假热之症，谓之阴火，在辨识上有丰富独到的经验。临证治病中，郑重光精于脉诊，凭脉而断者十之八九，《扬州府志》称其"克绍吴普、许叔微之脉，其不在滑寿下"。在其医案中论脉之经验，颇具启发。浙江名医裘吉生1936年编写的《珍本医书集成》中收录郑重光晚年之作《素圃医案》，言其"论证以阴证为多，辨证以脉诊为重，议治以温补见长，尤以姜桂起病者为一大特色"。此言其善用附子、姜、桂，其医案中多载亢害之气似是而非者，大半皆以桂附取效。《中医大辞典》对其医案评价颇高，言其"擅长内科杂病及妇产科，诊治疾病颇有胆识，方治以温补见长"。

二、医案选读

(一)伤寒变证案

魏虞成学博，壬申秋得伤寒似疟。诸医皆以柴葛解肌，枳朴化滞，或作疟治，而寒热无定期，且无汗解。因热不退，又进大黄丸下之而不便。至十八日，招余诊视。脉来弦细而紧，三脉皆阴，舌黑而滑，干哕不休，频欲饮汤，甫下咽，即呕吐，而水倍之，当胸结硬，腹亦微痛。告之曰：余治法不类诸医，恐不相信也。此证已转虚寒，非温剂不效。舌黑而滑，肾水凌心；饮汤即吐，饮水自救，皆属少阴。况已汗已下，而邪犹不解，反增呕哕，阴躁不眠，乃亡阳之机，常药不效。遂立方用生附子三钱，茯苓四钱，干姜二钱，甘草五分，乃茯苓四逆汤也。令其多迎高明参议，未敢奉药，惟团弘春首允，他皆不然。至暮乞药于余，服二剂躁定，四剂舌退黑，六剂热除，八剂呕止，能进谷汤。照此药再加半夏，八九日后，粥食渐进，而大便冷秘不通，兼服半硫丸五日，大便方通而病解。继服温药一月，甫能离床。(《素圃医案·伤寒治效》)

【辨证思路】

此案迭经误治已成坏证,当遵仲景"观其脉证,知犯何逆,随证治之"。汗之无汗,下之不便,皆因本无可汗可下之物,证不属实邪,应作虚治。前医不识,见寒治寒,见热治热,不明标本,发表攻里,一逆再逆,乃致偾事。危亡之时,郑重光抓住脉证关键:舌虽黑,但黑而滑,显系寒水涌盛之象;兼有脉来弦细而紧,三脉皆阴。即此两则更可说明刻下舍温补回阳,兼利水气而无他途。其余呕哕、烦躁不眠、胸腹结痛,皆是阴寒内盛,逼迫残阳外越,虚阳浮动所致。透过纷然淆乱之假候,郑重光此案取效关键在于识证精准。

【治疗经验】

治疗用药上谨遵仲景之法,《伤寒论》第69条言:"发汗,若下之,病仍不解,烦躁者,茯苓四逆汤主之。"此种烦躁当与火热内盛之烦躁加以区别。阴胜则躁,阳盛则烦。阴寒内盛之烦躁当为"虚烦不得眠"之类,伴有少气倦怠、脉微欲绝等证候;火热内盛之烦躁当为"心烦躁扰",伴有精神兴奋、脉盛体实之候。当使用茯苓四逆汤取效后,由于阳气虚衰,寒凝于下,导致大便冷秘不通,改用半硫丸暖下元、通谷道,便通后,续以温补收功。

（二）伤寒误治案

吴象采太学令堂,年近五十,春间得伤寒,初不知病状,经历四医,至四十日,始迎余治。诊得脉沉而紧,按之甚坚,全无和柔胃气,呕吐发呃,胸结如石,舌黑而滑,渴欲冷饮,而滴水不能纳。询其治法,初则发表,继则解肌,皆不效。后浙医包治,先用黄连、枳实,后用大黄、芒硝,惟下粪水,反逆上而结于胸。幸不烦躁下利厥冷,犹为可治。以生附子、生干姜、半夏、茯苓、吴萸,大剂与之,始能下咽,亦不觉辛辣。如此五日,胸前稍软,而下痛于腹矣。余曰:此病必原胃冷,误投凉药。若阳病结胸,岂堪此大辛大热?所以黄连、大黄益至坚冰,今得温剂,冰化为水,将必洞泄,勿谓热药致泻,乃前黄连、大黄未动也。倘利泻不止,仍属死证。至七日果大泻不禁,其家以余先言,竟备终事。急用人参二钱,合理中汤一剂,入腹片时即止矣。续以理中汤调理一月而瘥。原籍山西,胃气本厚,病饿四十日,误治不伤,而人参一剂即应,所谓有胃气则生,此证足证矣。(《素圃医案·伤寒治效》)

【辨证思路】

此案辨证关键在于脉沉而紧,按之甚坚,兼有舌黑而滑、渴欲冷饮而滴水不能纳,明显一派寒实壅塞于里,阳气被遏,气化不行之象。郑重光详询病因,方解今日之状皆为误治所成。发表、攻里杂投,徒伤阳气,胃气受损,故脉来全无和柔胃气,呕吐发呃,胸结如石。郑重光抓住此病关键,投以辛温峻剂,直捣寒冰,冰消雪融,方得春回旸谷。但又因阴寒太盛,得大剂辛温之品后,阳气运转,凝滞阴寒冰霜渐得消融,又需借谷道以下走,故而出现腹泻。恐其大泻致脱,因此急予益气理中固脱,后以温补中阳而收功,体现出辨证中的动态发展观,发于先机,预早防范的治疗思想。

【治疗经验】

本案治疗特色在于郑重光能够根据患者阳气与阴寒的进退情况辨证立法,分阶段治疗。第一阶段辛温逐寒,故用大剂生附子、生干姜、半夏、茯苓、吴茱萸,破冰解冻;第二阶段回阳固脱,故用理中汤重用人参,益气固脱。后以理中汤缓缓收功,治疗层次井然有序。

（三）血证案

郭元威学博,壬午年三月犹寒,深夜步归,平素脾肾阳虚,有痰饮夙病,次日即胸胁大痛,呕吐痰涎,虚阳上泛,面赤脉大,汗出如水。药用干姜、附子、人参、半夏、茯苓、吴萸,时痛时止。如此七八日,忽痛吐紫黑血碗许,则胸胁痛减,下移于腹。前方加当归、赤芍、官桂,换炮姜以逐下焦之瘀。又数日,大便下黑血,其痛乃止。此中寒痰饮,血因寒蓄也。继以理中丸加桂、苓、半夏,兼用八味地黄丸,加倍桂、附,更入胡芦巴以宣下焦之气,水叠为丸。每日仍服理中汤一剂,虽不能如平常之健,亦复起居无病。至癸未年四月初旬,旧病复作,又如前痛吐,手足厥冷,汗多面赤,彼不自以为虚,坚不用参。殊不知痛吐亡阳,胸痛引背,脉疾烦躁,势将痛脱。急令用人参五钱,生附子三钱,干姜、茯苓二钱,渐次痛宁得卧。续用熟附子、炮姜、理中、苓、夏调治,犹未起床。因夏至将临,惟恐阳虚阴逼,所以姜、附未退。至五月初一即咳嗽,犹以为寒痰,用桂枝、生姜、苓、夏温肺,而咳愈增。至初六,适值夏至,即大热大渴,大咳吐血,不能平卧,脉变大数,全现阴虚,反属阴气当生不生,而转阴竭。未敢遽用清滋,先以八味地黄汤试之,犹不胜其热,再以六味地黄汤加沙参、麦冬、五味子,方合病机。热遂退,咳渐止。人参减半,未全去也。自夏至秋皆如此医治,亦复起居如常。因本质虚寒,立冬后即改服八味地黄丸煎剂,用去附理中汤加半夏、茯苓、人参未辍。至十一月初一,冬至将临,又现阳气不生之证,忽霍乱腹痛,吐泻大作,痛止即下利不禁,呕呃昏沉,手足厥冷,已治终事。急用四逆汤加人参五钱,姜、附各三钱,日服三剂,三日方回阳。又医治一年,药不少间。然过劳必发,寒热腹痛,呕吐汗出,热退即身目俱黄,溺赤,俨如瘅证,此阴黄也,全不用茵陈等药,坚服参术姜附苓桂,三年之中,濒危者数次,至甲申年冬月,方能出门,应酬如常。若非任医之专,服药之一,何能至此耶?(《素圃医案·男病治效》)

【辨证思路】

本案系脾肾阳虚所致寒饮蓄血,辨证关键在于能够坚持以患者体质为主要出发点考虑治疗方案的选择。患者调治过程中所出现的种种症状,皆由脾肾阳虚所起。尤其是出现了"面赤脉大,汗出如水""汗多面赤"阴盛格阳证,"吐紫黑血""大便下黑血"阳虚阴竭证,以及"下利不禁"和"阴黄"证的危急情况,郑重光能够以温补之法收功,可见其不为假象所惑,辨证功力精准。

最为可贵之处是在调治中间,夏至日出现大热大渴,大咳吐血,不能平卧,脉变大数,阳衰不能生阴,阴虚欲竭之象。因考虑患者体质不敢用清滋,先以八味地黄汤试之,犹不胜其热,再以六味地黄汤加沙参、麦冬、五味子而热退咳止,方收良效。可见郑重光救阳救阴,辨识清晰,处方选药掌握得恰到好处。

【治疗经验】

本案治疗坚持以温补脾肾为主,基本方以附子理中汤、四逆汤和八味地黄丸为主。兼有痰饮者,加桂枝、茯苓、白术、半夏健脾化痰;兼瘀血者,加当归、赤芍、炮姜;兼有呕吐者,加半夏、吴茱萸。尤其是对于阳虚出血和阴黄的治疗,颇能体现郑重光学术特色和用药风格。

(四)中暑案

张廷玉文学尊堂,年七旬外,癸丑年夏月中暑头眩,身热呕吐,烦渴,高年气虚中暑,正合清暑益气汤。而前医误作中热,以香薷饮合葛根治。服四剂后,遂大汗不止,昏沉默卧,六脉散大。余曰:此汗多亡阳也。以丹溪加味生脉汤:人参、黄芪、甘草、麦冬、五味子,大剂二服。脉忽敛小如丝,人事略清,旋即下脱,饮食倍常,大便频下。随用人参、芪、术各三钱,姜、附钱半,五味子、甘草为佐,日投三剂,汗泻减半,而脉不起。因思高年茹素,气血两虚,草药不应,宜加有情血肉。遂以黄芪、白术熬膏,用鹿茸为末入膏内,以人参煎汤调膏,日服三次。如斯半月,汗泻方止,始能言语,方省人事。询其月日,皆言不知。盖高年气弱,因暑伤气,以致身热头眩,此气虚发热,若初投参芪,则热自退。所谓人参、黄芪、甘草退虚热之圣药也。失此不用,反辛香散气,阳因汗越,所以表愈热而里益虚,致大便频下而垂脱矣。(《素圃医案·暑证治效》)

【辨证思路】

此案为误治后救逆验案。患者高年体衰,气血两亏,冒暑后更伤气阴,清阳不升则头眩,胃气不降则呕吐,气津两亏则身热烦渴。前医不识误作实热,主以汗法。患者本已虚羸,又复加表药,致使表大开而汗泄。汗多气阴两亡,故见危殆之症。郑重光辨证抓住了年高体衰和峻汗亡阳的特征,故治疗中力主益气生津。药后诸症稍有所缓,但由于病重药轻,又见下脱证。因此,郑重光急予大剂温补回阳之剂,阳气渐回,脱证渐愈。

本案的辨证关键在于脉症合参,误用汗法后,六脉散大;即使在使用益气生津固脱的加味生脉汤后,因病重药轻,又见"脉忽敛小如丝"。如此脉证,投以温补回阳,正是应对之法。

【治疗经验】

本案在治疗上,除了辨证精准之外,方药运用也是层层递进。汗脱证,主以丹溪加味生脉汤,益气养阴,固表敛汗;下脱证主以参芪四逆汤佐以白术、五味子,回阳救急,固脱止汗。温补回阳之法运用娴熟,故收良效。

（五）胃痛案

洪育沧兄令眷,于归未久,正月上旬,胃中大痛,前医用苍朴炮姜香附不效,至夜痛厥。次日迎诊,六脉沉紧而滑,昏卧于床,不知人事,手足微温,身体软重。告曰:寒痰满中,非辛热不醒。时孙医先用附子,不敢服,余用附子、干姜、半夏、茯苓、白蔻、陈皮一剂,服后半夜方醒,自言为人释放回也。次日再诊,谆言人虽醒而脉未回,寒邪犹在,仍须前药,勿功亏一篑也。而洪宅素畏热药,弃置不用,以他医参、术、炮姜、半夏平和之药为稳妥。殊不知邪未退而温补,反致助邪。医将一月,终日呕哕不息,饮食不餐。至二月初三,哕变为呃,其音似吠,越邻出户,连声不息,口张不能合,四肢厥冷,扬手掷足,欲裂衣袂,目珠上视,其势危笃,从未经见者也。京口名家见病愈重,而药愈平,但用丁、沉、柿蒂、乌药、橘红、半夏应世之药而已。急复求治,余曰:脉细疾无伦,几于不见,若不以大温之药疾驱其寒,亥子之交,必致阳脱。遂用生附子、生干姜、半夏各三钱,吴茱萸一钱,一剂气平,二剂手足回温,其夜计服四剂,吠声方止,仍如前呃。次日仍用前方,但换熟附子,加茯苓、橘红,每日仍服半硫丸三十颗。一月后加白术合理中、六君,共计服药百剂,方能食饭不呃,经水始通,渐次调治而愈。此证可为病家医家惟求平妥、酿病不医之鉴。(《素圃医案·女病治效》)

【辨证思路】

本案属于寒厥胃痛,患者除见有胃中大痛、痛致手足厥冷、呕哕不息等症状外,由于迁延失治,后又导致亡阳狂躁之症,如:呃音似吠,越邻出户,连声不息,口张不能合,扬手掷足,欲裂衣袂,目珠上视等。种种兼症,皆见危殆。正合《伤寒论》"下之后,复发汗,昼日烦躁不得眠……"所论亡阳狂躁之症,故本案自始至终郑重光皆力主回阳救逆。

【治疗经验】

本案治疗颇能体现郑重光运用辛热回阳救逆的思想和经验。病初主以附子、半夏温里寒,破冰霜,降逆止痛;迨至后来患者因迁延贻误,阳气将亡之时,又将熟附子换做生附子,辛温峻热,回阳救逆。之所以换做生者,取其辛热力猛、峻补生阳之效。前后虽均为寒证,但从治疗和用药手法的区别上,即可体悟郑重光温补心法之妙谛。

（王洁晶）

复习思考题：分析郑重光以下两则医案的病因病机、治则治法及处方用药。

1. 伤寒案

续溪堪舆方于长,年将六旬,自徽初到维扬,为方宅卜地。时癸亥初冬,彼不知江北较冷,多啖海珍,盖覆单薄,夜受寒冷,因之头痛发热,忍隐不药,而饮食又未节,迨传至阴经,干呕胸胀,舌黑干卷,脉细如丝,方求医治。因其脉证,诸医佥云不治,宜迁别寓。而卜地主人,不忍使迁,最后招余以定去留。余诊脉望形,答以不死。其语音清响,身轻自能起卧,无烦躁下利厥逆等症,病脉似少阴,而实太阴也。因肥甘在胃,冷结不通,食压太阴,致脉不出,中宫壅滞,津液不能上输,致舌干齿燥。用四逆汤加人参,作太阴霍乱治法:干姜三钱,附子二钱,人参、甘草各一钱,陈皮二钱。服至六日,腹中肠鸣,冷食熔化,大便畅解二次,脉出舌润。次日黑苔转黄,胸宽思食矣。此证内实似虚,冷证似热,若不以形证相参,几至不救。要之,阳气未伤,身轻不厥,为可治也。

附误治案:全椒胡子任禹王东木兄宅,二月上旬,舟中受寒,即中阴经。王兄知医,自以桂枝姜附治之,暂减。因无发热头痛,病者漫不为意,饮食不节,酒肉无忌,致邪不解。如此半月,坐食时忽不能起立,遂困卧于床,渐变神昏谬妄,舌黑而干。迎医治疗,不识寒邪入里,食满胃中,误以舌干谬妄,认为前服热药所致。因身有红影,遂作斑狂,初用生地黄、玄参、麦冬、石膏、升麻、黄连,不效。益加犀角、大黄,如斯三日,大便不动,而病愈笃。前医自逊不辨何证,易余诊视。脉则一息二至,似雀啄之象,证则舌干而黑,身痛不能转侧,口不能言,余辞不治。因告之曰:此水极似土,《内经》亢则害之证也。今舌干不渴,阴也;脉只二至,阴也;谬妄声低,乃为郑声,阴也;身重痛,不能转侧,阴也;夜则谵妄,日则但寐,阴也;身有疹影,乃寒极于内,逼阳于外,阴斑也。具此六阴,其舌干黑者,乃寒极于下,逼阳于上,假热也。因一假热而弃六阴,悖谬殆甚。王兄力嘱,勉用附子人参茯苓四逆汤,五日脉起三至,身轻能言,稍有生机,至六日真阳欲绝,夜汗三身,遂肉眲筋惕,脉脱亡阳,乃苦寒结阴,大便冷秘,竟成脏结,药难下膈,又延六日而殒。前方于长舌干齿燥,用四逆汤而愈。以此证之,诚误治也。存为舌鉴。(《素圃医案·伤寒治效》)

2. 子肠伤损案

方汉辰兄令眷,右周族叔之女也。大产死胎,稳婆手重致伤子肠,七日后招治。大小两便不通已四日矣,少腹肿痛如坟,仰卧于床,不能转侧,他医作肠痛治,用菜瓜子为君,食之不效。又医作瘀血治亦不效。诊其脉涩而数,因小便胀痛,遂不食,虚惫不堪。余深思良久,肠痛乃瘀血积肠中,久而始化脓作痛。今产后方三日,而即肿痛,断非肠痛。若瘀血作痛,血病不秘小便,若寒痛,少腹不当高肿如坟,且脉不紧而反数。以"藏府内景图"为证,妇人胞门子户居中,膀胱在前,直肠在后。以理揆之,产时手取死胎,伤而不觉,后三日肿大,前逼膀胱,后逼直肠,故大小便皆不通。其少腹肿高如坟者,乃膀胱中小便也。令老成妇人,以热汤渍布揉按肿处。问痛在前按处否,病人答以肿处不痛,其痛在里。予曰是矣,令渍布者以手重按肿处,则尿如泉涌,瞬刻肿消。续有败脓瘀血源源而下,急令煎大剂参、芪、归、芍、肉桂、附子、炮姜等药,促令煎熟,频频灌下。又令再煎二剂,恐大便随下,以防气脱。后片刻大便果下,几乎晕脱,然卒无害者,幸服药在前也。后用痈疡科治法,皆用参、芪、归、芍、桂、附、炮姜、苡仁收功。独不用白术者,恐助脓也。医治百日,方能起床,嗣后仍复生产。(《素圃医案·胎产治效》)

ER-4-3-2

第四章
第三节
郑重光医案
拓展阅读

ER-4-4-1

第四章
第四节
叶桂医案
PPT 课件

第四节　叶桂医案

学习目标

1. 掌握叶桂治疗胃痛案、中风案、虚劳案、胃阴虚案、月经后期案、崩漏案、妊娠恶阻案、咳嗽案、湿温案的辨证思路及治疗经验。

2. 熟悉其辛味通络法、凉肝息风法、甘寒滋胃法、奇经论治的组方用药经验。

3. 了解叶桂的生平、著作、学术渊源及特点。

一、医家简介

叶桂(1667—1746),字天士,号香岩,别号南阳先生,晚号上津老人,清代江苏吴县人,居上津桥。祖父叶时、父叶朝采皆精医,尤以儿科闻名。叶桂12岁始从父学医,14岁父殁,遂师事父亲门人朱某,闻言即解,但见每出师之上,乃更加穷精医经,博览群书,并能虚怀若谷,闻某医善治某症,即往执弟子礼,至18岁,凡更十七师,先后得过王子接、周扬俊等名医指点。于家传儿科之外,兼通各科。诊疾能深明病源,立方不拘成法,投药每有奇效,治疗之术常多变通,一时名满天下,为众医之冠,人皆以"天医星"誉之。叶桂于温热病研究贡献尤大,诊治痘麻斑疹(天花、麻疹、猩红热等)堪谓高手。其对历代名家温热病理论研究的根柢颇深,创立的温病卫气营血辨证纲领之实质,即在于对病程初、终、转、变规律的整体认识,系统阐述了温病的病因、病机、感染途径、侵犯部位、传变规律和治疗大法,使温病学说、温病学派卓然超拔、脱颖而出,亦造就其为温病学理论奠基人物。叶桂在创立卫气营血辨证体系的同时,还丰富和完善了辨舌验齿、辨斑疹白㾦的温病诊断方法。叶桂在内科、外科、妇科、儿科、五官科等方面也创见颇多、贡献很大。在杂病方面,他补充了李杲《脾胃论》详于脾而略于胃的不足,提出"胃为阳明之土,非阴柔不肯协和",主张养胃阴;在妇科方面,阐述了妇人胎前产后、经水适来适断之际所患温病的证候和治疗方法;对中风一证有独到的理论和治法;他还提出久病入络的新观点和新方法,如此等等,不一而足。叶桂十分善于运用古方,如程门雪所言"天士用方,遍采诸家之长,不偏不倚,而于仲师圣法,用之尤熟"。他的许多治法药剂,经吴瑭整理成为广传后世的效验名方。今传《温热论》《临证指南医案》《叶案存真》《未刻本叶氏医案》等,多为门人记其口授或生前留下医案记录整理而成,顾景文、华岫云等为尤著功者。题为叶桂所作尚有《幼科心法》《本事方释义》(有乾隆十年自序)等。叶桂的学术思想对后世影响极为深远,诚如《清史稿·叶桂列传》曰:"大江南北,言医者,辄以桂为宗,百余年来,私淑者众。"

思政元素

谦虚好学,守正创新

叶桂具有坚韧不拔的求索精神,在父亲死后,先后从师十七人,吸取各人所长,刻苦钻研,融会贯通,学业猛进。具严谨精细的治学精神,博览群书,学究天人,使医术和学术相得益彰。他觉得"学问无穷,读书不可轻量也",虽身享盛名,而手不释卷,体现了学无止境的进取精神。他在行医中治病救人的仁者之心,也体现在他的待人接物方面,故后人赞其"内行修备,交友以忠信……以患难相告者,倾囊拯之,无所顾藉"。叶桂深受李杲脾胃内伤学说的影响,但在脾胃病诊治方面,他对李杲脾胃论是在继承的基础上加以创新。叶桂认为治疗脾胃病,脾与胃应当分治,李杲详于治脾而略于治胃。根据脾胃脏腑属性和生理特性的不同,叶桂提出"胃宜降宜和""阳明燥土,得阴则安""脾喜刚燥,胃喜柔润"等观点,从而创立了胃阴学说。此外,叶桂提出的肝阳化风说、络病学说、虚损病治疗经验无不体现其创新精神。

二、医案选读

(一)胃痛案

秦,久有胃痛,更加劳力,致络中血瘀,经气逆,其患总在络脉中痹窒耳。医药或攻里,或攻表,置病不理,宜乎无效。形瘦清减,用缓逐其瘀一法。蜣螂虫(炙)一两,䗪虫(炙)一两,五灵脂(炒)一两,桃仁二两,川桂枝尖(生)五钱,蜀漆(炒黑)三钱。用老韭根白捣汁泛丸。每服二钱,滚水下。(《临证指南医案·卷八·胃脘痛》)

【辨证思路】

《灵枢·脉度》言"经脉为里,支而横者为络",指出络脉是经脉别出的分支。络病,泛指邪入十五别络、孙络、浮络等发生的病变,是以络脉阻滞为主要特征的一类疾病。由于络脉是营卫气血津液输布贯通的枢纽,络体细小,分布广泛,一旦邪客络脉则影响络中气血运行及津液的输布,致使络失通畅或渗灌失常,导致瘀血痰核留滞络脉,即成络病。中医学认为,邪入络脉标志着疾病的发展和深化。

叶桂治病"讲究络病功夫"。他在《黄帝内经》《难经》等思想的启发下,提出了"久病入络"的观点。对于一些慢性病,认为只要经久不愈者,均可考虑有血瘀在络的可能。"其初在经在气,其久入络入血",指出了疾病久延不愈,必然由经及络,由气及血,由浅入深的发展过程。关于痛和络脉的关系,叶桂指出"痛为脉络中气血不和","久痛在络,营中之气,结聚成痕"。本案患者,胃痛多年,更加劳力,劳则气耗,无力推动血行,诸法医治无效,叶桂认为证属络中血瘀。故其胃痛必刺痛有定处,兼见舌质紫暗,脉涩,肌肤甲错等。

【治疗经验】

对于久病入络,叶桂提出总的治疗原则是"络以辛为治",即辛味通络法。因辛能行、能散、能通,使气机调畅,血络瘀滞得行,气血和调,通则不痛。本案药用桃仁、五灵脂辛香活血逐瘀,桂枝、蜀漆、韭根温助血行而通络。然络瘀日久,已在"络脉中痹窒"。瘀血伏匿于血络深沉之所,仅用一般活血药难以取效,故效法仲景劳伤血痹诸法,"取虫蚁迅速飞走诸灵",如案中蜣螂、䗪虫;此外,如水蛭、全蝎、地龙、僵蚕、蛴螬之属。在叶桂看来,此类虫蚁通络药善走,"飞者升,走者降,血无凝着,气可宣通",有"追拔沉混气血之邪"之功。"辄仗蠕动之物,松透病根","藉体阴用阳之品,方能入阴出阳,以施其辛散温通之力"。但患者因瘀血久留,新血不生,由形体消瘦,知其正气已伤。又病邪深伏,难以速愈,"新邪宜急散,宿邪宜缓攻",叶桂用"缓逐其瘀一法",煎药作丸剂服之,峻药缓图,使祛瘀而不伤正。叶桂"久病入络""久痛入络"学说是内伤杂病理论的一大创见,对于临证治疗具有重要的指导意义,亦为后世活血化瘀法的研究提供了重要的借鉴。

(二)中风案

胡,五十六,阳明脉络已空,厥阴阳气易逆。风胜为肿,热久为燥,面热,喉舌干涸,心中填塞,无非阳化内风。胃受冲侮,不饥不纳矣。有年久延,颇虑痱中。羚羊角,连翘,丹皮,黑山栀,青菊叶,元参,花粉,天麻。(《临证指南医案·卷一·中风》)

【辨证思路】

阳化内风,是叶桂中风病的病机学说之一。有关中风的病因病机认识,历代医家论述颇多,大体可分两个阶段。唐宋以前多以"内虚邪中"立论,如《金匮要略》正式把本病命名为中风,认为中风病之病因为络脉空虚,风邪入中,其创立的分证方法对中风病的诊断、治疗、判断病情轻重和估计预后很有帮助。唐宋以后,特别是金元时期,许多医家以"内风"立论,可谓中风病因学说上的一大转折。其中刘完素力倡"肾水不足,心火暴甚";李杲认为"形盛气衰,本气自病";朱震亨主张"湿痰化热生风";元代王履从病因学角度将中风病分为"真中""类中";明代张介宾提出"非风"之说,认为"内伤积损"是导致本病的根本原因;李中梓又将中风病明确分为闭、脱二证;至清代,医家叶桂综合了前人的观点,继承了"内风"的理论,又有自己的见解,提出"阳化内风"说。

阳化内风是指由于肝的阳气升腾太过无制,而引起肝风内动的一种病理现象。临床上可见眩晕、震颤、抽搐、惊厥、肢麻、手足蠕动、口眼㖞斜、半身不遂或突然昏仆等症状。

叶桂认为"肝为风木之脏，相火内寄，体阴用阳，其性刚，主动主升"，故肝的特性决定了肝阴易虚，肝阳易亢。若"精血衰耗，水不涵木，木少滋荣"，则"肝阳偏亢，内风时起"。他认为中风病不是外风内袭，而是由于"身中阳气之动变"而导致"内风动越"，即肝阳升动无制而化的内风。

本案患者年高，肝肾之阴日渐不足，又阳明脉络空虚，中焦敦阜之土无以培木，土衰则木横，于是肝阳失其潜藏，肝风失其宁谧，故见面部烘热、红肿、咽喉干渴、胸闷等厥阴阳气上逆，化风生热证候，即"无非阳化内风"。至于不饥不纳，乃肝风肝阳冲逆乘犯胃土所致。此外，以方测证，患者当有心烦、夜寐不安、头晕目眩，舌质红，脉弦数等。

【治疗经验】

叶桂以中风的病机演变虽然与肝关系密切，但肝阳的潜藏，肝风的宁谧，"全赖肾水以涵之，血液以濡之，肺金清肃下降之令以平之，中宫敦阜之土气以培之，则刚劲之质得为柔和之体，遂其条达畅茂之性"。一旦肾虚失荣，血虚失濡，肺失清肃，中土失培，皆可致肝失濡养，肝阳上亢，肝风内动。故"阳化内风"与多脏腑相关，但总不离乎肝。肝肾阴虚、阳化内风是中风的主要病机，前者为本，后者为标。刻下患者见症已"有年久延"，标象为急，故其所治亦当以凉肝息风清热为主。药用羚羊角、天麻"缓肝之急以息风"，连翘、菊叶辛凉清上，山栀子、牡丹皮清泄风热，玄参、天花粉"滋肾之液以清热"。其方虽约而精，然其法严而谨，体现了"凡肝阳有余，必需介属以潜之，柔静所摄之，味取酸收，或佐咸降，勿清其营络之热"，如是"则升者伏矣"的思想。徐大椿对此颇有好评，谓"此方清和可用"。

（三）虚劳案

万，二十七，诊脉数，左略大，右腰牵绊，足痿，五更盗汗即醒，有梦情欲则遗，自病半年，脊椎六七节骨形凸出，自述书斋坐卧受湿。若六淫致病，新邪自解。验色脉推病，是先天禀赋原怯，未经充旺，肝血肾精受戕，致奇经八脉中乏运用之力，乃筋骨间病，内应精血之损伤也。人参一钱，鹿茸二钱，杞子（炒黑）三钱，当归一钱，舶茴香（炒黑）一钱，紫衣胡桃肉二枚，生雄羊内肾二枚。（《临证指南医案·卷一·虚劳》）

【辨证思路】

奇经八脉古代医籍早有记载。《难经》把十二正经比喻为"沟渠"，而奇经则为"深湖"，并将两者对人体气血的调节关系概括为"沟渠满溢，流于深湖……人脉隆盛，入于八脉而不环周"。十二经气血的运行，如同大地之河川，奇经八脉恰似湖泊，诸经气血满溢则流入奇经。故奇经八脉具有溢蓄和调节十二经气血，维持其动态平衡的作用。

叶桂认为，"奇经之脉，隶于肝肾为多"，并认同奇经有收摄精气，调节正经气血，维续、护卫、包举形骸的作用。由此，"肝肾下病，必留连及奇经八脉"。认为凡肝肾脾胃等脏腑之病，若久虚不复，精血亏损，都必然影响到奇经。这是因为正经气血衰惫，储藏、调节正经气血的奇经也会随其衰惫而枯涸。故凡见到下元精血不足的各种病证，叶桂除归咎于肝肾虚亏之外，还要进一步责诸八脉的受损、奇经的虚怯。本案患者为青年男子，先天禀赋不足，平时多卧少动，感受湿邪，着于筋骨之间。病既半年，肝血肾精受戕，"肝肾内损，渐及奇经诸脉"而致奇经八脉中乏运用之力，故见形体羸瘦，足痿腰酸，梦遗盗汗，左脉数略大。叶桂诊断为虚劳，肝肾精血损伤。

【治疗经验】

唐代孙思邈首创奇经辨证，对奇经病的治疗亦积累了丰富的经验。如《备急千金要方》及《千金翼方》中就记载了有关奇经方治和药物，如小牛角散、治妇人漏下不止方、治妇人漏血崩中方等。

叶桂荟萃前贤真知与临证所得,认为肝肾久病治在奇经的奥秘在于"宜通任督",一因久病者阴血阳气必虚,而任为阴脉之海,督为阳脉之海;二因穷必归肾,肾精不涵、肾气不充而致任督皆病。针对奇经八脉失司不固的病证,指出以调补肝肾为总的治法,并强调"填精血务在有情",即奇经病的治疗应该重视使用动物药,即所谓的血肉有情之品。"夫精血皆有形,以草木无情之物为补益,声气必不相应,桂附刚愎,气质雄烈,精血主脏,脏体属阴,刚则愈劫脂矣。至于丹溪虎潜法,潜阳坚阴,用知柏苦寒沉着,未通奇脉,余以柔剂阳药,通奇脉不滞,且血肉有情,栽培身内之精血,但王道无近功,多用自有益"。具体来说,主要为鹿茸、鹿角胶、鹿角霜、紫河车、羊肉、牛肉、牛乳、人乳,以及动物的骨髓、肌腱、肾脏、睾丸等,常配合人参、当归、枸杞子、锁阳、巴戟天、胡桃、韭子等补益之品。

本案方中鹿茸入冲任督三脉,温壮元阳;复入人参,益气以助阳;枸杞子滋补肝肾,当归补养肝血,则"阳得阴助而生化无穷";茴香温肾祛寒,胡桃肉入少阴以升气固精;羊肾补肾填精,合而为填补奇经、温补肝肾之方,共奏升固即可以涵摄之功,阳气升举,则下元得固。运用动物药治疗慢性虚损性疾病,是叶桂治疗内伤病的经验之一,在虚劳、久疟、久泻、久痢、痿、疝、淋浊、遗精、带下、崩漏、月经不调、产后等方面用得最多,这是他吸收民间"以脏补脏"经验,结合中医经络理论而创建的一种方法,是对中医食疗的一大发展创新。而从奇经论治内伤杂病,则开拓了中医治疗的新门径。

（四）胃阴虚案

王,数年病伤不复,不饥不纳,九窍不和,都属胃病。阳土喜柔偏恶刚燥,若四君、异功等,竟是治脾之药? 腑宜通即是补。甘濡润,胃气下行,则有效验。麦冬一钱,火麻仁(炒)一钱半,水炙黑小甘草五分,生白芍二钱,临服入青甘蔗浆一杯。(《临证指南医案·卷三·脾胃》)

【辨证思路】

叶桂对李杲的脾胃论推崇备至,"内伤必取法乎东垣"(《叶氏医案存真》)。但他在医理上主遵仲景,故对于内伤杂病的辨治,一方面深受李杲学说的影响并继承了其补脾升阳之说,另一方面更阐述了脾胃分治之理。叶桂认为,脾与胃同属中土,但脾属阴脏,胃为阳腑,两者阴阳属性有别;"纳食主胃,运化主脾,脾宜升则健,胃宜降则和",两者生理特性有所异;"仲景急下存津,其治在胃;东垣大升阳气,其治在脾",此明示两者治法有别。可见,叶桂既重视脾气,更重视胃阴。本案患者病伤数年,久病脾胃正气必伤,故见食纳不振,九窍不和。从"九窍不和"一语推测,患者当有咽干口燥、两目干涩、大便燥结等症。前医脾胃不分,以治脾药而笼统治胃,予四君子汤、异功散等甘温升发之剂服用,方证不合,是故百无一效。叶桂据此诊断此病为胃阴虚,舌质当见少苔或者光红。胃腑传化物而不藏,以通降为用,今胃阴既虚,"胃气上逆固病,即不上逆,但不通降,亦病矣"。

【治疗经验】

李杲所创脾胃学说,详于治脾而略于治胃,用药甘温而补中升阳。叶桂认为脾喜刚燥,胃喜柔润,脾主升,胃主降,升脾药宜温燥,而降胃药则应凉润,所谓"阳明阳土得阴自安"。所以,甘寒濡润以复津液,为叶桂养胃阴之主法。本案处方为芍药甘草汤加味。白芍、甘草酸甘化阴,麦冬滋养胃阴,清其虚热,火麻仁润燥通便。"胃津亡也,主以甘寒,重则如玉女煎,轻则如梨皮、蔗浆之类"(《温热论·各论》)。甘蔗有"天生复脉汤"之称,用于胃燥津伤之证甚为合拍。正如华岫云《临证指南医案》按语中所云:"所谓胃宜降则和者,非用辛开苦降,亦非苦寒下夺以损胃气,不过甘平或甘凉濡润以养胃阴,则津液来复,使之通降而已矣。"叶桂的甘寒滋胃法对后世影响很大,吴瑭、王士雄多师其法,如《温病条辨》益胃汤、沙参麦冬汤等,今仍广泛用于临床。后之学者如王泰林、费伯雄、张锡纯、唐宗海等,凡论及养胃阴处,均不脱离叶桂宗法,可谓开一代之先河。

（五）月经后期案

朱,《经》云:阳维为病,苦寒热。缘上年冰雪甚少,冬失其藏,春半潮湿,地气升泄,以肝肾血液久亏之质,春生力浅。八脉隶乎肝肾,一身纲维,八脉乏束固之司,阴弱内热,阳微外寒矣。脊脊常痛,经事愆期,血海渐涸,久延虚怯,情景已露。《局方》逍遥散,固女科圣药,大意重在肝脾二经,因郁致损,木土交伤,气血痹阻,和气血之中,佐柴胡微升,以引少阳生气、上中二焦之郁勃,可使条畅。今则入暮病剧,天晓安然,显是肝肾至阴损伤。八脉不为约束,故热无汗,至阴深远。古人谓阴病不得有汗也,当宗仲景甘药之例,勿取气辛助阳可矣。炙甘草,阿胶,细生地,生白芍,麦冬,牡蛎。（《临证指南医案·卷九·调经》）

【辨证思路】

本病的发病机理有虚实之别,虚者多因肾虚、血虚、虚寒导致精血不足,冲任不充,血海不能按时满溢而致;实者多因血寒、气滞等导致血行不畅,冲任受阻,血海不能如期满盈,致月经后期而来。叶桂重视、发挥奇经辨证,认为奇经为病,与肝肾关系最为密切。他说:"医当分经别络,肝肾下病,必留连及奇经八脉,不知此旨,宜乎无功。"因为"奇经八脉,皆丽于下",奇经依附于肝肾,肝肾内藏精血,精血灌输以入奇经。肝肾虚损,精血耗乏,必使奇经受累,所谓"下元之损,必累八脉"。奇经受病,"八脉不司约束",从而使人体收摄、护卫、维续、包举的功能低下,以致出现月经不调、崩漏、带下、遗精等病证。本案患者失于养生,致肝肾不足,精血亏虚,冲任不充,故"脊脊常痛,经事愆期"。昼为阳,夜为阴;上午为阳中之阳,下午为阳中之阴;前半夜为阴中之阴,后半夜为阴中之阳。今肝肾阴血亏损,故"入暮病剧,天晓安然"。汗为阴液,血汗同源,今阴血亏极,汗源不足,故"热无汗"。

【治疗经验】

本案虽表现为月经愆期,实为奇经病变。叶桂认为奇经辨治,证分虚实。具体言之,奇经实证,当用苦辛芳香,以缓通脉络,疏达宣痹;奇经虚证,治宜通补,即充养精血。而其补,叶桂主张补而不腻,反对呆补蛮涩。认为补奇经之虚,宜用"血肉有情",因"精血皆有形,以草木无情之物为补益,声气必不相应"。本案病在奇经、肝肾,为肝肾阴虚、精亏血少,故治宜滋补阴血。逍遥散虽为妇科调经要方,但其用药重在疏肝解郁,兼以健脾补血,其治在肝脾。方中柴胡、薄荷疏散条达之性,与肝郁气滞者合拍,于本案肝肾阴虚精亏者不但不宜,反有"劫已亏之肝阴"之嫌,故叶桂不予采用。叶桂所投之方,宗仲景甘药之例,未取辛味助热之品。方中阿胶为血肉甘润之品,其与生地黄、麦冬、炙甘草均系甘味药物,功擅滋阴补血。生白芍酸甘,善补肝血,敛肝阴,与生地黄相协,肝肾同补;与阿胶相配,补血调经;与炙甘草相伍,缓急止痛,其炙甘草还可以益胃生津。值得注意的是,叶桂治"八脉不司约束"者,常用镇摄法,是以方中别出心裁地加入味咸质重的牡蛎,意在镇冲静摄。诸药合用,阴血充足,阴阳调和。体现叶桂调经重调肝肾八脉、重补气阴营血之论治思想。

（六）崩漏案

黄,长斋有年,脾胃久虚,疟由四末,必犯中宫,血海隶于阳明,苦味辛散,皆伤胃系。虽天癸久绝,病邪药味,扰动血络,是为暴崩欲脱。阅医童便、阿胶,味咸润滑,大便溏泻,岂宜润下?即熟地、五味补敛阴液,咽汤停脘,顷欲吐净;滋腻酸浊之药,下焦未得其益,脘中先已受戕。议以仲景理中汤。血脱有益气之法,坤土阳和旋转,喜其中流砥柱,倘得知味纳谷,是为转机。重症之尤,勿得忽视。理中汤。（《临证指南医案·卷九·崩漏》）

【辨证思路】

此为叶桂论治绝经妇女崩漏之验案。崩漏一病,有因脾虚、肾虚导致者,有因血热、血瘀引起者。本案之崩漏乃脾阳不足,脾失统血,冲任不固,子宫藏泻失常所致。患者天癸久绝,年事已高,年老体弱;又素食多年,脾胃失养,脾胃亏虚。脾主四肢,脾虚外邪自四末入侵,必损伤脾胃。若服食苦味辛散之品,则更伤脾胃。冲为血海,任主胞宫,冲脉隶于阳明。今脾阳不足,统摄无权,故血不循经,暴崩欲脱。脾胃阳虚,运化升降失职,故大便溏泻。暴崩之际,有厥脱之危,故叶桂告诫不得忽视。

【治疗经验】

叶桂认为:"脾阳宜动则运,温补极是,而守中及腻滞皆非。"本案脾胃阳虚,大便溏泻,故童便、阿胶、熟地黄、五味子等滋腻、咸润、收敛之品不宜,有腻膈碍胃之弊,或加重腹泻,或致呕逆。仲景理中汤由干姜、人参、白术、炙甘草组成,药虽四味,但温、补、燥三法并行,可使中阳复、中气足,中寒散,于此,脾之运化复职,升降复常,统摄有权,则冲任得固,血海得宁而崩漏可止。本案治疗血崩,但未用止血之品,体现叶桂"治病求本"之治疗思想。暴崩属危症,若得治而能"知味纳谷",乃示脾胃有生机,病有转危为安之象。

（七）妊娠恶阻案

朱,脉右涩小数,左弦促,纳食脘胀,常有甘酸浊味,微呕吐清涎。旬朝始一更衣,仍不通爽。询知病起情怀抑郁,由气郁化热,如《内经》五志过极,皆从火化。就怀妊恶阻,按徐之才逐月安养,亦在足少阳经,正取清热养胎,况肝胆相火内寄,非凉剂无以和平。古人治病,以偏救偏,幸勿畏虚以贻患。金石斛,黑山栀,茯苓,半夏曲,橘红,竹茹,枳实。（《临证指南医案·卷九·胎前》）

【辨证思路】

妊娠早期,出现严重的恶心呕吐,头晕厌食,甚则食入即吐者,称为"妊娠恶阻"。又称"妊娠呕吐""子病""病儿""阻病"等。恶阻主要是脾胃虚弱,肝胃不和,以致冲气上逆、胃失和降引起。《女科经纶》言:"妊娠呕吐属肝挟冲脉之火冲上。"本案恶阻即因肝胃不和而致。患者情怀抑郁,肝为所伤,肝气郁结,气郁化火。孕后血聚养胎,肝血益虚,肝火愈旺。肝与胆互为表里,其脉挟胃贯膈,肝气上逆则胆火随之上升,肝胆之火犯胃,胃失和降,冲气上逆,故患者"常有甘酸浊味,微呕吐清涎"。胃气不和,脾气不运,气机阻滞,故"纳食脘胀","旬朝始一更衣,仍不通爽"。"脉右涩小数,左弦促"亦示肝火犯胃。

【治疗经验】

恶阻的治疗以调气和冲、降逆止呕为主,临床多用健脾和胃、化痰止呕、养血调肝药物为主组方。本案系肝火犯胃所致,故立清肝泻火、和胃止呕之治法。孕后血聚养胎,阴血相对不足,故孕期多虚。然肝火非凉剂不能平,肝火不清,胃气难和,冲气难降,因此,叶桂告诫"勿畏虚以贻患"。方以黑山栀配竹茹清肝泻火,和胃止呕。叶桂创立胃阴学说,认为"脾喜刚燥,胃喜柔润","胃为阳明之土,非阴柔不肯协和","胃易燥"。今火旺灼伤胃阴,呕吐耗伤胃阴。胃阴亏虚,一则胃气不和,冲气上逆;再则水谷难以化为精血,使胎失所养。故以金石斛养阴益胃,清热生津。胃气不和,水谷不化,聚而成痰成涎,故以半夏曲、茯苓、橘红利湿化痰,消食止呕。枳实伍橘红理气降逆,气行则痰消、火降、脘胀除。诸药配合,使肝热得清,胃阴得养,痰涎得化,气机得畅,胃气和而呕吐止。

（八）咳嗽案

某,稚年纯阳体质,热症最多,病偏右胸高,呼气不利,肺气不能清肃,热郁内蒸,逆传膻中,致天君震动,状若痫症。夫肺主卫,心主营,二气循环于肺胃脉中,苟营卫失和,越日触遇乃发。翁仲仁谓:扶肚抬胸,为肺热壅塞。然不及周岁,未受谷食涵养,脏腑柔薄,一切若苦寒沉降及腻滞阴药,俱在禁例,且肺位最高,逆行心包络间,仍从上治。抱持勿卧,令上气下行为顺,可使营卫两和。

薄荷、桑叶、米仁、茯苓、郁金、淡竹叶、鲜石菖蒲。

再诊处方：西瓜翠衣、鲜枇杷叶、通草、茯苓、生米仁、淡竹叶。

三诊：宿热未平，秋金燥令，亦从天降，致上气不能全顺，症见咳嗽燥逆，议清气分之热。

大沙参、麦冬、花粉、生甘草、桑叶、灯心。

四诊：视面部清窍，未能爽适，显然肺热未能全解。议进甘寒，仿喻嘉言清燥意。

桑叶、麦冬、梨肉、川贝母、生甘草、银花。

五诊：伏暑上壅，得宣通而降，头项胸次已平，但乳食不能少运，便溏日有数次。思肺降之热，必移于腑，考古幼稚泄泻，每以四苓为主方，不越分利和中之意。

四苓加广皮、木瓜、生谷芽。（《叶天士幼科医案》）

【辨证思路】

患者为幼儿，所谓"稚阴稚阳"之体，"阳常有余，阴常不足"，故"热症最多"；又小儿为"娇体"，肺为"娇脏"，不耐寒热，更不耐燥邪。患儿伏暑于体，复感秋令燥邪，燥从热化，壅遏于肺，清肃失利，为伏暑上壅，外感温燥证。"肺热壅塞"，"热郁内蒸"，"诸逆冲上"，故患儿"病偏右胸高，呼气不利"，"状若痫症"；温燥伤肺，肺气上逆，则"见咳嗽燥逆"；肺热移腑，从上至下，由肺传肠，致胃肠升降失常，中焦脾土不运，故"但乳食不能少运，便溏日有数次"。其病以外感温燥伤肺为主。

本病应与风温相鉴别。两者初起均有邪袭肺卫见症，均是肺气受病，但风温多发于冬春季节，且初起津伤失润见症不明显，是其不同。

【治疗经验】

证为伏暑于上，外感温燥伤肺，治以清宣温燥为先，施以薄荷、桑叶辛凉宣透外感温燥之邪；再以薏苡仁、茯苓、淡竹叶清利温热于下；配合郁金、鲜石菖蒲之开窍之功，治"热郁内蒸，逆传膻中"的内闭之势。再诊时又以西瓜翠衣、鲜枇杷叶、通草、茯苓、生薏苡仁、淡竹叶以清解暑热，引热下行。三诊因"宿热未平"，"症见咳嗽燥逆"，以大沙参、麦冬、天花粉、生甘草、桑叶、灯心草清肺润燥。服药后患者面窍未能爽适，余热未尽，继用桑叶、麦冬、梨肉、川贝母、生甘草、金银花甘寒解肺中燥热，符合叶桂"治燥必用甘寒"之意，同时甘寒之品亦可育养胃阴，可润胃腑，因"胃土为肺金之母"，体现叶桂重"养胃阴"之治法。服后病向转佳，只是"但乳食不能少运，便溏日有数次"，乃邪热已传胃腑，故叶桂于五诊用化食止泻法，以四苓散（白术、茯苓、猪苓、泽泻）加陈皮、木瓜、生谷芽疏利调治而愈。

（九）湿温案

范升九，四肢乍冷，自利未已，目黄稍退，而神倦不语，温邪内伏，足太阴之气不运。《经》云：脾窍在舌。邪滞窍，必少灵，以致语言欲謇。法当分利，佐辛香以默运坤阳，是太阴里证治法。生於术、草果仁、厚朴、木瓜、茯苓、泽泻。

二案：身体稍稍转动，语謇神呆，气机犹未灵转，色脉非是有余，而湿为阴邪，不徒偏寒偏热已矣。生於术、石菖蒲汁、郁金、远志、米仁。

三案：湿滞于中，气蒸于上，失降，不得寐，口起白痦，仍不欲饮，开上郁，佐中运，利肠间，亦是宣通三焦也。生於术、寒水石、米仁、桔梗、广皮、猪苓、泽泻。

四案：湿胜，中宫不运，易生痰饮，不欲食，须使神机灵泛，少佐疏滞。外台茯苓饮去广皮，加天竺黄、石菖蒲。

五案：人参、金斛、枳实、於术、茯苓、广皮。

六案：脾胃不醒，皆从前湿蒸之累，气升痰咳，参药缓进。炒川贝、茯苓、地骨皮、米仁、郁金、淡芩。（《叶案存真》卷下）

【辨证思路】

叶桂在《温热论·各论》云："再论气病有不传血分，而邪留三焦，犹之伤寒中少阳病也。"所说当属湿热病。本案患者外感湿热邪气,内伏于里,初起多以湿邪为主,呈湿热裹结,热蕴湿中之态。因湿性黏腻,氤氲弥漫,阻滞气机,故易导致三焦气化失权,中土脾运失司。湿邪重着,易困脾土,脾主四肢,阳气不布则"四肢乍冷";湿邪下注则"自利未已";湿中蕴热,熏蒸肝胆,胆汁疏泄失常会目黄;湿浊阻滞,脾之清阳不能升展则"神倦不语";痰生于湿,随气上犯,痰浊堵窍则"语言欲謇"。至于经治之后所现各症,也无不与湿热相夹、病及三焦、气机不利有关。本案体现了叶桂认为湿热病的病变机理是湿邪阻滞三焦,上下气机不通的辨证思路特点,应为三焦湿热气分证。

【治疗经验】

湿热邪气留恋于三焦,阻滞三焦气机,导致上、中、下三焦气化受阻而升降失常,且又湿重于热,治宜清热利湿,宣畅气机,三焦同治,亦即"法当分利";但证现湿重于热,脾困失运,故又应重化湿运脾,"佐辛香以默运坤阳"。叶桂先以生於术、草果仁、厚朴、木瓜、茯苓、泽泻六药相伍,化湿浊,利湿热,畅气机,助脾运。服药后"身体稍稍转动",开始见效。二诊治之以生於术、石菖蒲汁、郁金、远志、薏苡仁,是在疏利湿热之时,化痰浊而开窍,使气机灵转,以治"语謇神呆";三诊时湿热交阻,三焦不利,故需清热化湿,宣通三焦,用寒水石配桔梗、广皮清热宣散上焦,生於术、薏苡仁运化中焦,猪苓、泽泻渗利下焦。四诊,用外台茯苓饮加减,健脾养阴,清热生津,开窍豁痰。后期,仍用清热、化湿、祛痰、宁咳之品,病终得调治而愈。本案具体地体现了叶桂宜"分消上下之势",即分消走泄治疗温热湿化的治疗思想和原则,"开上郁,佐中运,利肠间,亦是宣通三焦也"的治法,对后来吴瑭"宣上、畅中、渗下",上下分消三焦湿热之邪的湿温病的治法有重要的启示和示范作用,整个治疗过程反映了"随证变法,如近时杏、朴、苓等类"的灵活变通性和用药精简的特点。

● (汪 剑)

复习思考题:分析叶桂以下两则医案的病因病机、治则治法及处方用药。

1. 虚劳案

吴,二八。遗浊已久,上冬喉中哽噎,医投寒解,入夏不痊。缘肾阴为遗消烁,龙雷不肯潜伏,于冬令收藏之候,反升清空之所。《内经》以少阴之脉循喉咙,夹舌本。阴质既亏,五液无以上承,徒有浮阳蒸灼,柔嫩肺日伤,为痹为宣,不外阴虚阳亢楷模。但养育阴气,贵乎宁静。夫思烦嗔怒,诵读吟咏,皆是动阳助热,不求诸己工夫,日啖草木药汁生气暗伤,岂曰善策!然未尝无药也,益水源之弱,制火炎之炽。早用六味减丹、泽,加阿胶、秋石、龟胶、牡蛎、湖莲肉之属以入下,介以潜阳,滋填涩固,却是至静阴药。卧时量进补心丹,宁神解热,俾上下得交,经年可冀有成。(《临证指南医案·卷一·虚劳》)

2. 咳喘案

湿温长夏最多,湿热郁蒸之气由口鼻而入。上焦先病,渐布中下。河间所谓三焦病也,治与风寒食积迥异。仲景云:湿家不可发汗,汗之则痉。湿本阴邪,其中人也则伤阳;汗则阳易泄越而邪留不解,湿蒸热郁,发现为黄,熏蒸气坠之间,正是罨曲之比。斯时病全在气分,连翘赤小豆汤可以奏效。今经一月,邪弥三焦,自耳前后,左肿及右,痈疡大发。夫痈者壅也。不惟气滞,血亦阻塞,蒸而为脓。谷食不思,陡然肉消殆尽,胃气索然矣。商之治法,补则助壅,清则垂脱。前辈成法,一无可遵。因思湿热秽浊结于头面清窍,议轻可去实之法,选芳香气味,使胃无所苦,或者壅遏得宣。少进浆粥,便是进步。《经》云:从上病者治其上。《灵枢》云:上焦如雾。非轻扬芳香之气,何以开之。青菊叶,荷叶边,金银花,象贝母,绿豆皮,马兜铃,连翘,射干。煎好露一宿,临服加金汁一小杯。(《叶天士医案精华》)

笔记栏

ER-4-5-1

第四章
第五节
王维德医案
PPT 课件

第五节　王维德医案

学习目标

1. 掌握王维德治疗阴疽案、流注案、瘰疬案、痘疹案的辨证思路及治疗经验。
2. 熟悉王维德阳和汤及"以消为贵,以托为畏"治法的临床运用。
3. 了解王维德的生平、著作、学术渊源及特点。

一、医家简介

王维德(1669—1749),字洪绪,又字林洪、濟然,别号林屋山人,又号洞庭山人、定定子,清代江苏吴县洞庭西山人。外科世家出身,其曾祖若谷,留心疡科,治痈疽反对凭经分治,主张论阴阳,辨虚实,并以效方笔之于书,传为家宝。王维德幼承家学,通晓内、外、妇、儿各科,尤擅疡科,为吴门外科"全生派"的创始人,也是中医外科著名的三大流派之一。王维德倡导以阴阳为纲的辨证论治法则,指出"红痈乃阳实之症,气血热而毒滞;白疽乃阴虚之症,气血寒而毒凝"。对阴疽的治疗,提出"阳和通腠,温补气血"的法则,并主张"以消为贵,以托为畏",反对滥用刀针。创立了阳和汤、阳和解凝膏、犀黄丸和小金丹等名方。著有《外科证治全生集》5卷(又名《外科全生集》)。

二、医案选读

（一）阴疽案

木渎镇谈姓妇,背患疮如碗,初起色白,近已转红,痛甚。时值三伏,余以阳和汤书毕。旁人云:此暑天,缘何用麻黄发表,桂、姜之热剂? 余曰:此阴症也。彼云:患色转红,阴已变阳。余因其说,立令煎服,服后不一时,痛息,接服四剂,患平七分,有脓之三分,不痛而溃,五日收功。(《外科证治全生集·发背医案》)

【辨证思路】

本案为王维德以颜色辨痈疽阴阳之典型验案。"背患疮如碗",乃言背部疮面之大,属于发背。发背为发于背部之疽,多因外感风温热邪,内有脏腑蕴毒,气血凝滞而发。王维德谓:"红痈乃阳实之症,气血热而毒滞;白疽乃阴虚之症,气血寒而毒凝。""初起色白",属阴证,此乃营血本虚,寒痰凝滞,邪毒结聚肌肤而发病。气血瘀滞即有"近已转红,痛甚"。本案关键要辨别疮肿之阴阳属性,证属阴疽。

【治疗经验】

对阴疽的治疗,王维德提出"阳和通腠,温补气血"的法则,并主张"以消为贵,以托为畏",反对滥用刀针。本案属于阴寒之证,王维德用阳和汤(熟地黄、肉桂、麻黄、鹿角胶、白芥子、姜炭、生甘草)施治,以熟地黄、鹿角胶温补营血,填精强筋;肉桂、姜炭温中散寒,祛痰化瘀;麻黄开腠达表;白芥子助化瘀浊。诸药合施,以散寒通滞、散瘀消肿。虽时值三伏,酷热当头,然病属阴证,自可用麻桂之热剂,而寒凉之品应需慎用。王维德《外科证治全生集》有云:"如平塌不痛者,当以阴疽法治。此皆阴发背也,如误服寒剂,误敷凉药,误贴凉膏,定然毒攻内腑不救。"阳和汤为王维德所创,是治疗阴疽之代表方。本案为王维德用阳和汤治疗阴疽之验案。

（二）流注案

程姓母年七十,膝下患一阴毒流注,溃经数月,患下及旁,又起硬肿二块,与旧患相连。延一医,以新发之毒,误为旧患旁肿,不识流注,竟以托毒之剂与服。服二剂,致新发者被托发痛,始延余治。余以阳和汤与服三剂,新发之二毒皆消,接服小金丹十丸,后进滋阴温补,以杏仁散敷,半月脓浓,令服保元汤加肉桂,十余剂愈。(《外科证治全生集·流注医案》)

【辨证思路】

流注是多发于肌肉深部的转移性、多发性脓肿,常此处未愈他处又发。本病多因正气不足,邪毒流窜血络,邪气壅滞,使经络阻隔,气血凝滞而成。本案为余毒流注,患者年已七十,素体本亏,遇患疮毒,气血亏虚,致疮口溃后久不得敛愈;正不胜邪,毒邪随溃腐之液,流注入于旧患旁处,稽留于肌肉之中而发新肿。王维德《外科证治全生集》云:"此症色白肿痛,毒发阴分,盖因痰塞清道,气血虚寒凝结,一曰寒痰,一曰气毒。其初起皮色不异,惟肿惟疼,体虽发热,内未成脓。"故本案属虚证、阴证。

【治疗经验】

朱震亨云:"血少而肌肉难长,疮久未合,必成败症。苟反用驱利毒药,以伐其阴分之血,祸不旋踵。"流注乃余毒流窜所致,原疮已溃,正气不足,毒邪瘀滞,治疗宜以补虚散滞为主。此期不宜施用托毒之剂,以防加剧毒邪走窜。王维德先以阳和汤散寒通滞、温阳消肿,则新发之二毒皆消。后以小金丹(白胶香、草乌、五灵脂、地龙、木鳖子、乳香、没药、当归、麝香、黑炭)十丸,活血化瘀、理气止痛、消肿散结。后期王维德仍以滋阴温补之法,用杏仁散(杏仁、川贝、紫菀、款冬花、玄参)外敷,以透毒外出;用保元汤(黄芪、人参、炙甘草)加肉桂,益气温阳,生肌收口。本案为王维德以阳和汤、小金丹治流注之验案。

（三）瘰疬案

王姓媳,颈内瘰疬数个,两腋恶核三个,又大腿患一毒,不作疼痒。百余日后,日渐发大,形几如斗,按之如石,皮现青筋,常作抽痛。经治数人,皆称曰瘤。余曰:瘤系软者,世无石硬之瘤,乃石疽也。问:可治否?答曰:初起时皆可消,日久发大,上现筋纹,虽按之如石,其根下已成脓矣。如偶作一抽之痛,乃是有脓之症,上现青筋者,其内已作黄浆,可治。如上现小块,高低如石岩者,不治。三百日后,主发大痛,不溃而死。如现红筋者,其内已痛,血枯不治。倘生斑点,即自溃之症。溃即放血,三日内毙。今患所现青筋,医至患软为半功,溃后脓变浓厚,可冀收功也。外以活商陆捣涂,内服阳和汤,十日则止一抽之痛,十三剂里外作痒,十六剂顶软,十八剂通患全软。其颈项之病块,两腋之恶核,尽行消散,一无形迹。只剩石疽未平,内脓腋下,令服参一钱,因在筋络之处,先以银针刺穿,后以刀阔其口,以纸钉塞入孔内,次入两次流水斗许。大剂滋补托里,删去人参,倍增生芪,连进十剂,相安已极。适有伊戚,亦行外科道者,令其芪、草换炙,服不三日,四外发肿,内作疼痛。复延余治,余令以照前方服,又服二十余剂,外以阳和膏,随其根盘贴满,独留患孔,加以布捆绑。人问何以既用膏贴,又加布绑,答曰:凡属阴疽,外皮活,内膜生,故开刀伤膜,膜烂则死。所出之脓,在皮里膜外,仅似空弄,又不能以生肌药放入,故内服温补滋阴活血之剂,外贴活血温暖膏药,加之以捆,使其皮膜相连,易于脓尽,且又易于连接生肌。绑后数日,内脓甚厚,加参服两月收功。(《外科证治全生集·瘰疬医案》)

【辨证思路】

瘰疬是一种发生于颈项部的慢性炎症性疾病,多因忧思郁怒,肝气郁结,气滞伤脾,以致脾失健运,痰湿内生,气滞痰凝,阻于经脉,结于颈项而成。案中患者,颈内瘰疬、两腋恶核、大腿患毒,相兼出现,为邪毒蕴结于经脉,痰瘀凝结,结聚成核之故。"不作疼痒",表明病属阴证,正气已亏。痰浊瘀毒结聚日久,不得消散,气滞血瘀,则肿核"日渐发大,形几如斗,按之如石,皮现青筋,常作抽痛"。《外科证治全生集》云"如偶作一抽之痛,乃是有脓之症""其根下已成脓矣",乃因毒邪蕴结较深,败血腐肉而致。又云"瘰皆不足之症,有阴虚肝火凝结者,有脾虚痰气凝结者,有风痰风湿相结者"。本案属本虚标实,证属正气亏虚,痰毒瘀结。

【治疗经验】

《外科证治全生集》云:"凡瘰,有溃烂,间有成脓未溃者,亦有未成脓者,须服犀黄丸,止其已溃之痛,松其成脓未溃之胀,消其未成脓之核。已成脓者,用咬头膏穿之。日服温补祛痰、通腠活血壮气之剂,外贴阳和解凝膏而愈。"本案王维德外以活商陆捣涂以散结消肿,内服阳和汤以散寒通滞。两者合用,使痰结得化,毒滞得通,则痛痒得止,颈项变软,腋核自消。其后内脓已成,故"石疽高起",治疗需切口排脓,并尽量引流通畅。王维德"先以银针刺穿,后以刀阔其口,以纸钉塞入孔内",并用大剂托里透脓散(黄芪、当归、皂角刺、穿山甲、人参、白术、白芷、升麻、陈皮、甘草)排脓,以扶正祛邪,脓水得出。又外用阳和膏满贴患处,独留患孔加以布捆绑,内服温补滋阴养血,使毒邪得以尽除,新肌得生,伤口得愈。本案为王维德以内服阳和汤、外贴阳和膏治疗瘰疬之验案。

(四)痘疹案

洞庭钱永泰子,患痘毒,医用清火解毒之剂,以一医毒增六七,再医毒生二十,医至第二年,孔皆有管,日流臭浆,右足缩不能行,坐卧三载,始来就治。以阳和、小金、犀黄等丸与服,内用化管药,半月愈半,一月管化,有多骨者亦出。彼欲领子回家,才以生肌散并调和气血之丸与回。任子率性,欲食即与,不洗即止,不敷即停,日以酸橙、石榴等果消闲,严冬复臭难闻。余曰:臭则烂,香则生。肌寒疽未敛,日食酸涩,领回三月,患管复旧,乃父母害之也。(《外科证治全生集·痘毒医案》)

【辨证思路】

痘毒总由血热火毒为患,案中"医用清火解毒之剂"反复治之,却痘毒数目增多,以至"孔皆有管,日流臭浆",延及三年不愈,此乃医家误为痘后火毒未尽治之,多施凉药,致血寒气滞,乘虚发毒,毒邪流窜,久则生管成漏。患体乃娇嫩之体,加之久病多虚,余毒内结,正不胜邪,痰瘀难化,腐肉难除,故迁延难愈,"右足缩不能行,坐卧三载"。本案为阴证,证属正气亏虚,痰瘀寒滞。

【治疗经验】

本案总因元气亏损、痰结毒瘀寒滞所致。王维德以阳和汤温阳补血,散寒通滞;小金丹化痰通络,散结活血;犀黄丸清热解毒,化痰散结,活血消肿;外用化管药拔毒生肌。诸法合施,则腐去管化,病渐告愈。只惜患者后来未加适当调理,"欲食即与,不洗即止,不敷即停,日以酸橙、石榴等果消闲",而"肌寒疽未敛",致"患管复旧",后人需引以为鉴。

●(张明锐)

复习思考题:分析王维德以下两则医案的病因病机、治则治法及处方用药。

1. 乳岩案

一妇,两乳皆患乳岩,两载如桂圆大,从未延医。因子死悲哭发威,形大如杯,以五通、犀黄丸,每日早晚轮服,九日全消。又,男子乳亦患,因邻送鲫鱼膏贴上,两日发大如拳,色红始来。令其揭下,与服阳和四剂,倘色转白可救,色若仍红,无救矣。四日,患色仍红,哀恳求治,以犀黄丸、阳和汤轮服,服至十六日,四余皆消,独患顶溃,用蟾拔毒三日,半月收功。(《外科证治全生集·乳岩医案》)

2. 烫伤案

宜兴冯悠也,右足背连小腿转弯处,初起不过烫毒而成烂腿。三十余年,四起硬肛,小腿

笔记栏

ER-4-5-2

第四章
第五节
王维德医案
拓展阅读

ER-4-6-1

第四章
第六节
徐大椿医案
PPT课件

足肿如斗,烂腿可容大拳,有时出血,有时常流臭浆,满室难闻。自以布包如砖一块,以填孔内,否则空痛。时年七十有四,雍正六年,延余治,以老蟾破腹,蟾身刺数孔,以肚杂代包,填入孔内,蟾身覆盖孔外,每日煎葱椒汤,俟温,早晚各洗一次,以蟾易贴。内服醒消丸,亦早晚二服,三日后,取地丁大力鲜草,捣烂填孔,外盖乌金膏,仍以醒消丸日服。其肛口外四起硬块,内有皮中渗出清水者,以嫩膏加五美散敷。内有发痒者,以白花膏贴。内有块硬如石者,以生商陆捣烂涂。因孔内常有血出,先以参、三七末撒内,次用地丁、牛蒡叶、根捣填,如此二十余日,腿始退肿痒息,而其硬块及硬肛皆平,皮色退黑,内肉鲜红,患口收小平浅,可以不用草填,日以五宝散撒上,仍贴乌金膏。因老翁精神不衰,饮食不减,始终不补收功。(《外科证治全生集·起肛医案》)

第六节　徐大椿医案

▌学习目标

1. 掌握徐大椿治疗喘证案、胸背痛案、中风案、吐血案、痰核案的辨证思路及治疗经验。

2. 熟悉徐大椿辨病论治,化裁、运用经方及运用综合疗法的临床经验。

3. 了解徐大椿的生平、著作、学术渊源及特点。

一、医家简介

徐大椿(1693—1771),原名大业,字灵胎,晚号洄溪老人,清代江苏吴江松陵镇人。徐大椿天资敏悟,自幼习儒,学涉天文、历算、水利、音律、兵法等。年近三十,因家人多病而致力医学,曾先后两次应乾隆皇帝之召入京诊疾。徐大椿笃奉崇古尊经的治学之道,提出"五脏之真精"是"元气之分体","元气之根本所在"在"命门"之说,阐明了元气与命门、脏腑的关系;又将元气与生命比喻为薪与火,置薪于火,薪尽火也灭。治疗上采用祛邪安正和补气养正之法来顾护元气,是对扶正补益法之发挥。主张识病求因,其《兰台轨范·序》中言"欲治病者,必先识病之名;能识病名,而后求其病之所由生……然后考其治之之法,一病必有主方,一方必有主药",从而批评了"自宋以还,无非阴阳气血,寒热补泻,诸肤廓笼统之谈"。在用药方面,徐大椿反对机械套用"药物归经"说,认为"以某药为能治某经之病则可,以某药为独治某经则不可;谓某经之病当用某药则可,谓某药不复入他经则不可","不知经络而用药,其失也泛,必无捷效;执经络而用药,其失也泥,反能致害",这对当时及后世均有积极意义,对辨证论治的流俗化、选方的套方化、用药的笼统化有一定矫正作用。此外,他还主张治病方法不应单用汤药,反对标新立异,应以针、砭、熨、引、按摩诸法配合,凡此,均切合临床实用。徐大椿精勤于学,平生著述甚丰,皆其针砭医学之弊而发,如《医学源流论》《医贯砭》《兰台轨范》《慎疾刍言》等,均能一扫成见,别树一帜。又著《难经经释》《神农本草经百种录》《伤寒类方》《内经诠释》及《六经病解》等,虽曰遵经诠释之作,其中真知灼见亦颇不少。后人将其所著辑为《徐氏医学全书十六种》等刊版发行,流传甚广,影响极大。《洄溪医案》所收医案以内科杂症为主,治法灵活多变,随证而施,并有不少独到的临床见解,对读者有颇多启发。

二、医案选读

（一）喘证案

松江王孝贤夫人,素有血证,时发时止,发则微嗽,又因感冒变成痰喘,不能著枕,日夜俯几而坐,竟不能支持矣。是时有常州名医法丹书,调治无效,延余至。余曰:此小青龙证也。法曰:我固知之,但弱体而素有血证,麻桂等药可用乎? 余曰:急则治标,若更喘数日则立毙矣。且治其新病,愈后再治其本病可也。法曰:诚然,然病家焉能知之? 治本病而死,死而无怨,如用麻桂而死,则不咎病本无治,而恨麻桂杀之矣。我乃行道之人,不能任其咎,君不以医名,我不与闻,君独任之可也。余曰:然。服之有害,我自当之,但求先生不阻之耳。遂与服,饮毕而气平就枕,终夕得安,然后以消痰润肺、养阴开胃之方以次调之,体乃复旧。法翁颇有学识,并非时俗之医。然能知而不能行者,盖欲涉世行道,万一不中则谤声随之。余则不欲以此求名,故毅然用之也。凡举事一有利害关心,即不能大行我志,天下事尽然,岂独医也哉! (《洄溪医案·痰喘》)

【辨证思路】

患者"素有血证,时发时止,发则微嗽",嗽者,有物无声,故患者血证宿疾当为吐血。《伤寒论》曰:"伤寒表不解,心下有水气,干呕发热而咳,或渴,或利,或噎,或小便不利、少腹满,或喘者,小青龙汤主之。"吐血自当不是小青龙汤的适应证,但是刻下患者"因感冒变成痰喘,不能著枕",可知"形寒"伤肺,外寒引动内饮,内外合邪,水寒上迫使肺气不得宣降,故见咳嗽喘息不得平卧,此与小青龙汤证相符而与吐血不同,是另一种疾病。从中医标本关系来看,吐血宿疾当为本,而表寒内饮之咳喘现症则为标,标证为急,当治其标急。

【治疗经验】

急则治其标,缓则治其本,是中医临床治疗的法则之一,具体应用,仍离不开辨病识证。根据方证辨证,徐大椿果断使用小青龙汤,迅速控制了病情。之后,再给以养阴润肺的药物调治。小青龙汤是治疗寒痰水饮咳喘的效方,其方证为咳喘而痰多清稀如水,或泛吐清水,恶寒无汗,舌苔白腻等。若对证用药,往往有覆杯之效。但是,如果不对证,因为方中麻黄、细辛、干姜、半夏之品辛温燥烈,药后可能有出血、烦躁、动悸之虞。清代江南的社会上层,养尊处优,大多喜补而畏攻,一些医师迎合病家心理,其处方或堆砌补药,或轻描淡写,不求有效,但求无过,导致中医固有的辨证理念泯灭,这是中医历史上的逆流。本案即为徐大椿发自肺腑的心声,同时重申为医之道德,当无私心。

仲景《伤寒论》第 317 条"通脉四逆汤方后注"曰:"病皆与方相应者乃服之。"中医自此以来即形成了一大辨证特色,即方证辨证,或称为"汤方辨证""方剂辨证"等,其具体辨证方法,早已为人所熟知,即"有是证用是方",方随证立。它以研究方剂的适应证与证候所体现出来的病机是否相对应为目的,是中医学中蕴藏的一种独特的疾病辨治方法,体现了中医临证的传统思维特点。

临床上只要见到使用某方剂的适应证,就可以不拘泥于任何疾病病名诊断,径投该方予以治疗,且必能取效,实质这就是在重复仲景当年的临证经验。对于方药的配伍应用,徐大椿提出了独到见解,提倡主方主药,重视脏腑经络辨治,主张"一病必有主方,一方必有主药""古方以一药治一证,合数证而成病,即合数药而成方。其中亦有以一药治几证者,有合几药而治一证者。以有同此一证,因不同,用药亦异,变化无穷"。故方证辨证所包括的内涵,绝非简单的症状与药物对应的对症下药,而是中医传统的辨证论治方法的审机定治的高度体现,是理法方药的高度统一,既重视研究方药功效主治,更重视研究症状组合与方剂适应证的对应关系。此种独特的辨证方法创立至今已两千余年,仍然有效地指导着中医药的临床实践。诚如徐大椿所言"盖方之治病有定,而病之变迁无定,知其一定之治,随其病之千变万化而应用不爽。此从流溯源之法,病无遁形矣"(《伤寒论类方·序》)。

（二）胸背痛案

乌镇莫秀东,患奇病,痛始于背,达于胸胁,昼则饮食如常,暮则痛发,呼号彻夜,邻里惨闻。医治五年,家资荡尽,秀东欲自缢。其母曰:汝有子女之累,尚须冀念,不如我死,免闻哀号之声。欲赴水,其戚怜之,引来就医。余曰:此瘀血留经络也。因谓余子曦曰:此怪病也,广求治法以疗之,非但济人,正可造就己之学问。因留于家用针、灸、熨、渍、煎、丸之法,无所不备,其痛渐轻,亦渐短,一月而愈。其人感谢不置。余曰:我方欲谢子耳。凡病深者须尽我之技而后奏功,今人必欲一剂见效,三剂不验,则易他医,子独始终相信,我之知己也,能无感乎?(《洄溪医案·瘀留经络》)

【辨证思路】

本案患者背胸胁痛,暮则痛发,医治时长五年,家资荡尽而无一效。对此,叶桂也有类似的经验,所谓"久痛入络"。诚如《医林改错·痹症有瘀血说》中言:"凡肩痛、臂痛、腰痛、腿痛,或周身疼痛,总名曰痹症。明知受风寒,用温热发散药不愈;明知有湿热,用利湿降火药无功。久而肌肉消瘦,议论阴亏,随用滋阴药,又不效……因不思风寒湿热入皮肤,何处作痛? 入于气管,痛必流走;入于血管,痛不移处。如论虚弱,是因病致虚,非因虚而致病。总滋阴,外受之邪,归于何处? 总逐风寒、去湿热,已凝之血,更不能活。"血瘀证以痛如针刺、痛有定处、拒按、肿块、唇舌爪甲紫暗、脉涩等为辨证要点。由于瘀血阻滞经脉,不通则痛,故疼痛是瘀血证候中最突出的症状。瘀血为有形之邪,故疼痛剧烈如针刺,部位固定不移。瘀血属阴,夜晚亦属阴,同气相求,故夜间痛甚。积瘀不散而凝结,则可形成肿块,外见形色青紫而触之坚硬不消。

【治疗经验】

本案的精彩之处在于强调了中医综合治疗的思想。明清时期,许多医生视针灸、导引、按摩等外治法为不登大雅之堂的雕虫小技,导致治疗手段单一。徐大椿对此深为忧虑,他在《医学源流论》中指出:"《内经》治病之法,针灸为本,而佐之以砭石、熨浴、导引、按摩、酒醴等法,病各有宜,缺一不可,盖服药之功,入肠胃而气四达,未尝不能行于脏腑经络。若邪在筋骨肌肉之中,则药属有形,药之气味不能奏功也。故必用针灸等法,即从病之所在,调其血气,逐其风寒,为实而可据也。况即以服药论,止用汤剂亦不能尽病。盖汤者,荡也。其行速,其质轻,其力易过而不留,惟病在荣卫肠胃者,其效更速。其余诸病有宜丸、宜散、宜膏者,必医者预备以待一时急用,视其病之所在而委曲施治,则病无遁形,故天下无难治之症而所投辄有神效。"案中的熨法,相当于温热疗法;渍法,相当于湿敷法;煎,即煎取汤药;丸,即丸剂。指出每种疾病都有其相适应的治疗方法,不应寄希望于某一种疗法解决所有的问题,应该重视多途径的治疗措施。最后,本案强调了医患配合的重要性,《素问·汤液醪醴论》曰:"病为本,工为标,标本不得,邪气不服。"患者与医生在治疗中的关系是,患者是内因,医生为外因,如果患者不信任不配合医生,纵然再高明的医技也是无能为力的。

（三）中风案

运使王公叙揆,自长芦罢官归里,每向余言,手足麻木而痰多。余谓公体本丰腴,又善饮啖,痰流经脉,宜樽节为妙。一日忽昏厥遗尿,口噤手拳,痰声如锯,皆属危证。医者进参、附、熟地等药,煎成未服。余诊其脉洪大有力,面赤气粗,此乃痰火充实,诸窍皆闭,服参、附立毙矣。以小续命汤去桂、附,加生军一钱为末,假称他药纳之,恐旁人之疑骇也。戚党莫不讳然,太夫人素信余,力主服余药,三剂而有声,五剂而能言,然后以消痰养血之药调之,一月后步履如初。(《洄溪医案·中风》)

【辨证思路】

患者嗜好饮酒,饮食亦多肥甘之品,最易酿湿生痰;平时经常出现手足麻木,徐大椿已经察觉有中风征兆,故劝其戒酒肉。后果然中风,症见面红气粗,痰声如锯,脉洪大有力,明显的实证热证,由痰火闭窍所致。徐大椿对此病的正确诊断,首先是对患者体质的把握,"肥贵人膏粱之疾也";其次是对中风病证的辨识。在徐大椿生活的清初,明代"温补派"的学术思想流传广泛。一般目光短浅的医师,不加区别地机械搬用这一流派的观点,临证竟不辨寒热虚实,病证立论专以阳气为重,处方用药时往往习用人参、附子、干姜、白术、鹿茸、熟地黄等辛热峻补之品,害人无数。而且徐大椿使用大黄时还必须假称他药,以防他人加以阻拦,可见一斑,正如清初医家喻昌所谓的"议药不议病"。本案反映了徐大椿针砭医界时弊的良苦用心。

【治疗经验】

《医学源流论·卷上·中风论》云:"既为风病,则主病之方,必以治风为本。故仲景侯氏黑散……及唐人大小续命等方,皆多用风药,而因症增减。"本案中风证属痰火闭窍,徐大椿力排众议,采用历代治疗中风病的专方小续命汤作为基本方加减。小续命汤源于《备急千金要方》,由麻黄、桂枝、杏仁、附子、人参、干姜、甘草、川芎、防风、防己、黄芩、芍药所组成。方中内含四君、四物之义,补气益血而扶正;又有麻黄汤、桂枝汤之外散风寒;兼"风淫末疾,故佐以防风;湿淫腹疾,故佐以防己;阴淫寒疾,故佐以附子;阳淫热疾,故佐以黄芩。盖病不单来,杂揉而至,故其用药,亦兼该也",如此以除邪气有余。其配伍组方与唐宋之前对中风病机的认识多"内虚邪中"立论是一致的。

然诚如《医学源流论·卷上·古方加减论》所云"古人即有加减之法。其病大端相同,而所现之症或不同,则不必更立一方,即于是方之内,因其现症之异而为之加减",治当随证出入。徐大椿以小续命汤去附子、桂枝之辛热燥烈,加生大黄,苦寒攻逐痰火而愈。案中善后消痰养血之药未详,然观《徐评临证指南医案》可见大略。如钱案偏枯血虚生风,叶桂用制首乌、枸杞子、当归身、牛膝、天麻、胡麻、甘菊、石斛、小黑豆皮和蜜为丸,徐批曰"此方平稳";某妪案痰火风为患,四肢麻痹,叶桂用天冬、麦冬、沙参、天麻、白蒺藜、梨汁、芦根汁、青蔗浆、竹沥、柿霜收膏缓图,徐批曰"此方皆唐以前治风之良法";又"中风门汪案"中谓淡苁蓉干"确是养血驱风之品"。推测徐大椿用药理应如此。

（四）吐血案

洞庭吴伦宗夫人,席翁士俊女也,向患血证,每发,余以清和之药调之,相安者数年。郡中名医有与席翁相好者,因他姓延请至山,适遇病发,邀之诊视,见余前方,谓翁曰:此阳虚失血,此公自命通博,乃阴阳不辨耶！立温补方加鹿茸二钱,连服六剂,血上冒,连吐十余碗,一身之血尽脱,脉微目闭,面青唇白,奄奄待毙,急延余治。余曰:今脏腑经络俱空,非可以轻剂治。觅以鲜生地十斤,绞汁煎浓,略加人参末,徐徐进之,历一昼夜尽生地汁,稍知人事,手足得展动,唇与面红白稍分,更进阿胶、三七诸养阴之品,调摄月余,血气渐复。夫血脱补阳,乃指大脱之后,阴尽而阳无所附,肢冷汗出,则先用参附以回其阳,而后补其阴。或现种种虚寒之证,亦当气血兼补。岂有素体阴虚之人,又遇气升火旺之时,偶尔见红,反用大热升发之剂,以扰其阳而烁其阴乎！此乃道听途说之人,闻有此法,而不能深思其理,误人不浅也。（《洄溪医案·吐血》）

【辨证思路】

阴虚吐血,病证名,见于《医学心悟》,指肾阴亏虚,肝火炽盛所引起的吐血,治宜壮水制火而滋其化源。又有素性偏阳,外受酷暑,内伤椒姜而致血。本案患者向患血证,致阴虚血少。此次发病缘由前医妄用温补方加鹿茸等大热升发之剂,又遇气升火旺之时,而阴虚血热,迫血妄行,血从上出,故见连吐十余碗,一身之血尽脱,脉微目闭,面青唇白,奄奄待毙。

【治疗经验】

本案病情危急,治以凉血养血,补气固脱,滋阴清热。生地黄味甘、苦,性寒,归心、肝、肾经,具有清热养阴、凉血止血功能;合人参益气固脱,补气生血。服后稍知人事,手足得展动,唇与面红白稍分,更加进阿胶、三七诸养阴之品。三七性温,味甘、微苦,归肝、胃经,能够散瘀止血,消肿定痛,用于各种内、外出血,胸腹刺痛,跌扑肿痛。张锡纯曾说"凡重用生地黄,必用三七辅之,因生地黄最善凉血,以治血热妄行,犹恐妄行之血因凉而凝,瘀塞于经络中也,三七善化瘀血,与生地黄并用,血止后自无他虞"。并一再强调"吐衄之证,忌重用凉药及药炭强止其血。因吐血之时,血不归经,遽止以凉药,则经络瘀塞,血止之后,转成血痹虚劳之证"。生地黄配三七,止血防瘀。阿胶味甘,性平,主归肺、肝、肾经,为补血之佳品,尤为适宜出血而兼见阴虚、血虚证者,既能补血,又能滋阴。本证由阴虚所致,若妄用鹿茸等温补之剂,耗将竭之阴,则使病情加重,吐血更甚。

(五)痰核案

苏州府治东首杨姓,年三十余,以狎游私用父千金,父庭责之,体虚而兼郁怒,先似伤寒,后渐神昏身重。医者以为纯虚之证,惟事峻补,每日用人参三钱,痰火愈结,身强如尸,举家以为万无生理。余入视时,俱环而泣。余诊毕,又按其体,遍身皆生痰核,大小以千计,余不觉大笑,泣者尽骇。余曰:诸人之泣,以其将死耶? 试往府中借大板重打四十,亦不死也。其父闻之颇不信,曰:如果能起,现今吃人参费千金矣,当更以千金为寿。余曰:此可动他人,余无此例也,各尽其道而已。立清火安神极平淡之方,佐以末药一服,三日而能言,五日而能坐,一月而行动如常。其时牡丹方开,其戚友为设饮花前以贺,余适至,戏之曰:君服人参千金而几死,服余末药而愈,药本可不偿乎? 其母舅在旁曰:必当偿,先生明示几何? 余曰:增病之药值千金,去病之药自宜倍之。病者有惊惶色,余曰:无恐,不过八文钱,萝卜子为末耳。尚有服剩者,群取视之,果卜子也,相与大笑。其周身结核,皆补住痰邪所凝成者,半载方消。邪之不可留如此,幸而结在肤膜,若入脏则死已久矣。(《洄溪医案·痰》)

【辨证思路】

痰核,指皮下肿起如核的结块,多由湿痰流聚而成,结块多少不一,不红不肿,不硬不痛,用手触摸,如同果核状软滑而能移动,一般不会化脓溃破。痰核大多生于颈、项、下颌部,亦可见于四肢,肩背。生于身体上部的多兼风热,生于身体下部的多兼湿热。痰核多由肺、脾、肾的功能失调所致,由于正气虚损,痰形已成,停于体内,常表现为实证。所以在临床上以本虚标实多见,因此证见先似伤寒,后渐神昏身重。

【治疗经验】

本证虚实夹杂,若妄断为纯虚之证,以人参之剂峻补,则使痰火愈结,病情愈重。治痰核应掌握脏腑虚实标本缓急,急则先治其痰,以化痰、祛痰为主;缓则求其本,治在肺、脾、肾。痰在临床上症状多种多样,所以根据痰的性质采用不同的方法:热痰宜清之,寒痰宜温之,燥痰宜润之,湿痰宜燥之,风痰宜散之,郁痰宜开之,顽痰宜软之。本证应以清热化痰,开郁通窍为主。本案患者为体虚而兼郁怒,气行不顺,液郁为痰,痰复失道,不能为脓,但能为肿硬。治以莱菔子降气化痰而愈。

(张明锐)

复习思考题:分析徐大椿以下两则医案的病因病机、治则治法及处方用药。

1. 产后发热案

西濠陆炳若夫人,产后感风热,瘀血未尽,医者执产后属虚寒之说,用干姜熟地治之,且云必无生理。汗出而身热如炭,唇燥舌紫,仍用前药。余是日偶步田间看菜花,近炳若之居,趋迎求诊。余曰:生产血枯火炽,又兼风热,复加以刚燥滋腻之品益火塞窍,以此死者我见甚多,非石膏则阳明之盛火不解,遵仲景法用竹皮、石膏等药。余归而他医至,笑且非之,谓自古无产后用石膏之理。盖生平未见仲景方也。其母素信余,立主服之,一剂而苏。明日炳若复求诊,余曰:更服一剂,病已去矣,无庸易方,如言而愈。医者群以为怪,不知此乃古人定法,惟服姜桂则必死。(《洄溪医案·产后风热》)

2. 痰喘案

苏州沈母,患寒热痰喘,浼其婿毛君延余诊视。先有一名医在座,执笔沉吟曰:大汗不止,阳将亡矣。奈何? 非参、附、熟地、干姜不可。书方而去。余至不与通姓名,俟其去乃入,诊脉洪大,手足不冷,喘汗淋漓。余顾毛君曰:急买浮麦半合,大枣七枚,煮汤饮之可也。如法服而汗顿止,乃为立消痰降火之方二剂而安。盖亡阳亡阴,相似而实不同,一则脉微,汗冷如膏,手足厥逆而舌润;一则脉洪,汗热不黏,手足温和而舌干。但亡阴不止,阳从汗出,元气散脱,即为亡阳。然当亡阴之时,阳气方炽,不可即用阳药,宜收敛其阳气,不可不知也。亡阴之药宜凉,亡阳之药宜热,一或相反,无不立毙。标本先后之间,辨在毫发,乃举世更无知者,故动辄相反也。(《洄溪医案·痰喘亡阴》)

第七节 余霖医案

ER-4-6-2

第四章
第六节
徐大椿医案
拓展阅读

ER-4-7-1

第四章
第七节
余霖医案
PPT 课件

学习目标

1. 掌握余霖治疗瘟毒发斑案、昏愦呃逆案、发斑呃逆案、温病谵妄案的辨证思路及治疗经验。

2. 熟悉余霖自创清瘟败毒饮和运用石膏的临床经验。

3. 了解余霖的生平、著作、学术渊源及特点。

一、医家简介

余霖(1724—不详),字师愚,江苏常州人。少年习儒,后弃儒攻医。乾隆二十九年(1764年)其父染疫,由于被当地医生误治,以致不救,使余霖抱恨不已,其愤而致力于疫疹研究,经30年临证,在前人理论基础上,结合自己的实践经验,著成《疫疹一得》一书,为后世所传。余霖对疫疹的病因病机、形色和治疗等方面进行了详尽的论述,阐述了运气主病,指出"火者疹之根,疹者火之苗",重视火毒疠气,重视胃和十二经脉的关系。对疫疹的治疗,余霖主张以清热解毒、凉血滋阴为主,反对用伤寒法汗、下。其论治温疫,认为非石膏不能治热疫,应重用石膏清胃火,提出了"用药必须过峻,数倍前人"的主张,创立治温疫名方"清瘟败毒饮"。其对温病学的学术发展做出了贡献,成为温热学派的一大名家。

二、医案选读

(一)瘟毒发斑案

正阳门外,蒋家胡同口内祥泰布铺祁某,晋人也。长郎病疫,原诊谢以不治,又延一医,亦不治,及至邀予,已七日矣。诊其脉,六部全伏;察其形,目红面赤,满口如霜,头汗如雨,四

笔记栏

肢如冰;稽其症,时昏时躁,谵妄无伦,呕泄兼作,小水癃闭,周身斑疹,紫黑相间,幸而松活,浮于皮面,毒虽盛而犹隐跃,此生机也。检视前方,亦用犀、连,大剂不过钱许,乃杯水之救耳。予曰:令郎之症最险,不畏余药过峻,死中求活,不然,变在十四日。祁恳其切,予用大剂石膏八两,犀角六钱,黄连五钱,余佐以本方之味,加伏龙肝一两,滑石五钱,木通三钱,猪苓、泽泻各二钱,更加生地一两,紫草三钱,归尾三钱,大青叶二钱。以色紫黑也,连投二服。至九日,脉起细数,手足回温,呕虽止而泄如旧,仍用本方去伏龙肝,又二服。至十一日,脉转洪数,头汗遂止,黑斑变紫,小水亦利,大便亦实,但谵妄如前,身忽大热,烦躁更甚,大渴不已,以火外透也,仍用本方去滑石、木通、猪苓、泽泻,加花粉、山豆根。以喉微痛也,更以冰水与服,以济其渴。又二服,色转深红,热势稍杀,谵妄间有,犹渴思冰,按本方减生地五钱,去归尾、紫草、豆根、花粉。又二服,诸症已退十分之三,药减四分之一,但饮水而不思食。祁疑而叩曰:病虽减,而十数日不食,尚能生乎? 予曰:生矣! 按法治之,二十一日方可全愈。又二服,斑化多半,胃气渐开,热亦大减,照本方减药四分之二,去大青叶。又二服,斑点全消,饮食旋食旋饿,方能起坐。诊其脉,尚有六至,犹有余热,不即清之,其势复张,更难为力。犹用石膏二两四钱,犀角三钱,黄连二钱,余亦类减。十九日用石膏一两二钱,犀角二钱,黄连一钱,加乌梅三个,酸以收之也。予曰:前言二十一日方能成功,今已十九日矣,令郎如此,可见前言之不谬也。祁某喜曰:若非立定主意,几为众口所误。初立此方,体全堂不肯卖药,叩其所以,言误开分两,以八钱写八两,六分写六钱耳。予历指同乡服此得痊者颇多。虽卖,犹嘱以再三斟酌。二十日犹用石膏八钱,犀角钱半,黄连八分,加洋参二钱,麦冬三钱,归身二钱,川芎一钱,以调气血。二十一日用八珍汤加麦冬、五味,立方需大纸一张,昨言初方药店不肯发药,今令郎已愈,录一治法于方前,计服石膏、黄连、犀角若干,使彼知予用药之奇,即药铺亦未之见也。

录曰:瘟毒发斑,疫症之最重者,然有必活之方。无知医家不敢用,病家不敢服,甚至铺家不敢卖,有此三不敢,疫疹之死于误者,不知凡几,可胜叹哉! 令郎之症,蒙相信之深,邀予延医。予用大剂连投十五服,今已安全,计用石膏六斤有零,犀角七两有零,黄连六两有零,此前人之所未有,后人之所未见,故笔之于书,以征奇效。(《疫疹一得·附验案·紫黑相间治验》)

【辨证思路】

余霖认为"瘟毒发斑,疫症之最重者"。疫证发斑系热毒之邪入胃,胃外合肌肉,致使热毒从肌肉透发。疫证发斑越迟,说明疫毒深重。本案余霖诊时已有七日,见"周身斑疹,紫黑相间",此血热盛极,而脉见"六部全伏",乃阳毒伏匿之象,其症危急,故前医杯水之药难以速救。胃为十二经之海,热毒入胃,故毒火内踞,津液受其蒸腾而上行,则"头汗如雨";热毒郁遏,则"目红面赤";热扰心神,则"时昏时躁,谵妄无伦";热毒充斥上下,则"呕泄兼作,小水癃闭";热毒隐伏,阳极似阴,故见"满口如霜","四肢如冰"。虽毒盛而症危,幸而斑疹紫黑,浮而松活,犹有生机,热毒尚有隐跃外散之势,故余霖谓"有必活之方"。此案体现了余霖疫证中重视通过对斑疹的形状和色泽的辨识以判断疾病凶险预后的诊断特点,他在总结前人辨斑疹的临床经验的基础上,提出"予断生死,则又不在斑之大小紫黑,总以其形之松浮紧束为凭耳",此法至今指导于临床仍屡验不爽,确有卓识之见。

【治疗经验】

本案患者周身斑疹,紫黑相间,六脉全伏,示热毒深入,气血两燔,为瘟毒发斑之重症,乃伏邪深重之危象。治应大清其热,凉血解毒,故余霖先投大剂清瘟败毒饮。清瘟败毒饮由白虎汤、黄连解毒汤、犀角地黄汤组合变化而成。方中重用生石膏直清胃热。因胃是水谷之海,十二经的气血皆禀于胃,所以胃热清则十二经之火自消。石膏配知母、甘草是白虎汤法,有清热保津之功;再加芩、连、栀子(即黄连解毒汤法)通泄三焦,可清泄气分上下之火邪。诸药合用,目的在大清气分之热。犀角、生地黄、赤芍、牡丹皮共用,为犀角地黄汤法,专于凉血解毒,养阴化瘀,以清血分之热。以上三方合用,则气血两清的作用尤强。此外,玄参、桔梗、甘草、连翘同用,还能清润咽喉,治咽喉肿痛;竹叶、栀子同用则清心利尿,导热下行。本案首诊加伏龙肝降逆和胃止呕,配滑石、木通、猪苓、泽泻清利以导热下行,增紫草、当归尾、大青叶,并重用生地黄以助凉血解毒、养阴消斑。综合诸药的配伍,对疫毒火邪,充斥内外,气血两燔的证候,确为有效的良方。二诊,呕吐已止,不再用伏龙肝。此时脉起细数,手足回温,为伏热已行散,大有透热转气之势。三诊,已可见火热外散之明显征象,故去利水之品,加天花粉、山豆根,解毒利咽,以防津伤太过。四、五诊之后,热毒之势已减,处方减药减量,直至毒解斑消,胃气得复。

本案治疗体现了余霖治疗瘟疫的三个特色:首先,余霖认为疫毒重症的治疗之关键是用药要峻猛。其次,药物选用上重用石膏、犀角、黄连等清热凉血之品,使患者濒死获生。余霖用药之量大,非一般有胆有识之士敢为,尤其是重用生石膏为君药,其性寒,大清胃热,味淡而薄,能解肌热,体沉而降,能泄实热,强调"非石膏不足以取效耳"。再就是把清热解毒与活血化瘀相结合,如方中当归尾即用来活血,这种见解突破了传统治法,大大提高了治疗效果。此案确为余霖论治疫证发斑的成功之作。

(二)昏愦呃逆案

右营守府,费公名存孝者,年近七旬,癸丑四月,病疫已八日矣。诊其脉,细数无至;观其形色,如蒙垢,头汗如蒸,昏愦如痴,谵语无伦,身不大热,四肢振摇且冷,斑疹隐于皮内,紫而且赤,幸不紧束。此疫毒内伏,证亦危矣。如斑不透,毒无所泄,终成闷证,毙在十四日。检视前方,不外荆、防、升、葛,不知毒火壅遏之证不清,内热不降,斑终不出,徒肆发表,愈增其势,燔灼火焰,斑愈遏矣。予用大剂石膏八两,犀角六钱,黄连五钱,加大青叶三钱,升麻五分,使毒火下降,领斑外透,此内化外解,浊降清升之法。次日周身斑现,紫赤如锦,精神若明若昧,身亦大热,手足遂温,间有逆气上冲,仍照本方加生地一两,紫草三钱,调服四磨饮。其侄惧逆气上冲。予曰:无妨,服此即止。进门时,见又贴有堂号,因问曰:又延医乎? 其侄曰:相好请来,但诊其脉,不服药耳。予曰:予治此证,前人未有,昨日敢服此方,令叔活矣。然见者必以为怪,君其志之。后医者至,果见予方,大叱其非,曰:一身斑疹,不按古法,用如许寒凉水注,斑疹如何能透? 急宜提表,似或可救。即用荆、防、升、葛,更以麻黄,连服二煎,及至半夜,呃逆连声,四肢厥冷,足凉过膝,举家惊惶,追悔莫及,守城而进,叩门求见,问其所以,曰:变矣。问服何方? 曰:他方。予曰:既服他方,仍请他治之。其侄见予不往,权将四磨饮原方连灌二煎,呃逆顿止,手足遂温,转恳予素契者登门叩恳,予怜其以官为家,又系异乡人,仍按本方大剂调治,二十一日全愈,计用石膏五斤四两,犀角五两二钱,黄连四两八钱。此癸丑四月间事也。(《疫疹一得·附验案·昏愦呃逆治验》)

【辨证思路】

余霖认为,凡斑疹透出迟缓,不是热毒过胜,郁闭于内不能外达,就是正气不足,一时难以托邪外出,即所谓"其发愈迟,其毒愈重"。本案患者年近七十,体质已弱,外感疫疠毒邪,易传入内腑,里热极盛,邪不外泄,阳气内郁,即成"疫毒内伏"之危症也。邪热深伏于内,不得透发,则"斑疹隐于皮内,紫而且赤";毒热内陷营血,侵扰心神,则"昏愦如痴,谵语无伦";疫毒盘踞于内,蒸腾津液于上,则"头汗如蒸";热盛灼津生风,则"四肢振摇";毒热亢盛,滞陷于内,阳气郁闭,则"脉细数无至""身不大热""面如蒙垢""肢冷"。病属疫疹昏愦之邪毒内陷危重症。此案诊病的要点是分清为"疫疹"还是"伤寒",余霖强调"热疫不是伤寒,伤寒不发斑疹",辨证的关键是须分清寒热的真假,此为阳极似阴、真热假寒之证。本案同时也反映了余霖辨识疫疹之发有急有缓，与人体质强弱有关的疾病诊断思想。

【治疗经验】

本案为热毒内闭，气血两燔之疫疹重症，治宜清热泻火，凉血解毒。选用清瘟败毒饮之大剂（见前述"瘟毒发斑案"之治疗经验），重用石膏、犀角、黄连，加大青叶、升麻少许，清热解毒降火，"使毒火下降，领斑外透"，"此内化外解，浊降清升之法"。药后"周身斑现""手足遂温"，此为疫毒外透之佳兆，因现"间有逆气上冲"，调服四磨饮以理气调升降，并加重生地黄用量、加入紫草以增凉血透斑之功。然他医不遵此法，误用辛温升散之品，致病加重生变。后治仍用大剂清瘟败毒饮拨乱反正，病终得愈。综观此案，虽症状复杂，但热毒闭于内是其根本，若错用辛温发散必助其邪，而余霖用药针对病机，堪为后人师表。

（三）发斑呃逆案

丙午夏，四月，塞道掌佥孙兆某者，病疫已十一日，原诊辞以备后事。塞公另延一医，用理中汤，兆某妻舅工部员外伊芳公，素精医术，不肯与服，曰：若治此症，非余某不可。其家因有人进谗言，予用药过峻，惧不敢请，伊芳公力争，恳予甚切，予因知遇之感，慨然同往。诊其脉，沉细而数；验其症，周身斑点，紫黑相间，加以郁冒直视，谵语无伦，四肢如冰，呃逆不止，舌卷囊缩，手足动摇，似若循衣，此实危症。幸而两目红赤，嘴唇焦紫，验其是热，检视前方，不过重表轻凉，此杯水投火，愈增其焰，以致变症蜂起。予用大剂，更加元参三钱、大青叶二钱，使其内化外解，调服四磨饮。本家惧不敢服，伊芳公身任其咎，亲身煎药，半日一夜，连投二服，呃逆顿止，手足遂温。次日脉转洪数，身忽大热，以毒外透也。予问伊芳公曰：按法治之，二十一日得痊，但此剂不过聊治其焰，未拔其根，药力稍懈，火热复起。一方服至五日，病势大减，药亦减半；服至八日，药减三分之二，去大青叶；服至十日，药减四分之三。以后诸症全退，饮食渐进，计服石膏五斤十四两，犀角四两六钱，黄连三两四钱，举家狂喜，始悔谗言者之误也。（《疫疹一得·附验案·紫黑呃逆治验》）

【辨证思路】

患者病疫日久，失治误治，毒邪内陷已深，故其脉见"沉细而数"；"周身斑点，紫黑相间"，示疫毒内入营血，热邪极盛；邪陷厥阴，木动风摇，故"舌卷囊缩，手足动摇，似若循衣"；热毒内燔，煎灼津液，扰动心神，则"郁冒直视，谵语无伦"；胃火上冲，肝胆之火相助，胃气上逆动膈，故"呃逆不止"；邪毒内郁不能外散故出现"四肢如冰"。但真正让余霖明确病邪性质特点的是"两目红赤，嘴唇焦紫"。此案辨证的关键还是要分清寒热的真假，同时余霖提出了可以通过目和口唇的颜色来辨别热邪留滞深浅的疫疹诊断方式。

【治疗经验】

本案为热毒内陷之危重症，余霖采用"内化外解"之法，用清瘟败毒饮之大剂，加玄参、大青叶清解热毒凉血，并调服四磨饮（沉香、槟榔、乌药、枳壳）以止呃逆。中病后，据病情的渐转向愈，而依次减量，继续服药，直至病愈。这种随症变化用药剂量，症减药亦减的治疫方法，体现了热病治疗既要拔其根而防火复，又要权衡轻重，量证投药的治疗思想，为后世方、药、证不但要相符，且要相度的临床合理用药做出了示例，堪称典范。

（四）温病谵妄案

工部员外彩公名柱者，令亲内务府高某，病疫九日，邀予。其脉浮大而数，身热如炉，目红面赤，赤斑成片，忽然大叫，若有所见，卒然惊惕，若有所惧，语生平未有之事、未见之人。举家惊恐，疑有邪附。

本地风俗，最喜看香送祟，以至异端之术，不绝于门。予进屋内，香烟一室，满壁符签咒语。予曰：此邪予能去之，将此一概收去，只用大冰四块，安置四角。彩问何为？予曰：当此暑热，病此大热之症，加以香烛辉煌，内外夹攻，不狂何待？此邪热乘于肝胆，故发狂，外用多冰,收其熏蒸暑气,内服清凉解散之药,病除而狂自止,焉有邪附者乎？遂用大剂,七日而愈。(《疫疹一得·附验案·谵妄若有所见治验》)

【辨证思路】

患者病疫九日,热毒内深,充斥上下内外,发为重症。热毒盘踞于内,深陷血络,布于外则"赤斑成片";热毒充斥则"身热如炉,目红面赤";邪陷内脏,热乘肝胆,使少阳之火横肆内外,胆失决断,故见"卒然惊惕"等神志方面异常;"其脉浮大而数",表明虽里热壅盛但有外泄之势。本案虽为重症,但"赤斑成片""脉浮大而数",较之斑疹紫黑隐隐、脉沉细数之邪毒深陷者为顺,故七日即愈。此案说明余霖重视通过脉象来判断疾病吉凶的诊断特点,也说明斑疹色泽对判断疾病吉凶预后亦有重要意义。

本案不同于其他几则医案,七日即愈,因其"身热如炉,目红面赤""赤斑成片""脉浮大而数"较之前几则有里热外泄出表之势,相对易治。同时也体现了余霖辨斑疹色泽对判断疾病吉凶预后的特点。"疫疹之脉,未有不数者。有浮大而数者,有沉细而数者,有不浮不沉而数者,有按之若隐若现者,此《灵枢》所谓阳毒伏匿之象也。诊其脉,即知其病之吉凶。浮大而数者,其毒发扬,一经表热,病自霍然;沉细而数者,其毒已深,大剂清解,犹易扑灭;至于若隐若现,或全伏者,其毒重矣,其症险矣。"(《疫疹一得·卷上·论疫疹之脉不宜表下》)

【治疗经验】

患者为疫病重症,治应清热泻火,凉血解毒,即投清瘟败毒饮(见前述"瘟毒发斑案"之治疗经验)之大剂清气分大热,凉血散血。余霖用冰块之意,因其时节暑热盛,能助降热解暑。本案治疗提示,治病要有信医不信神的科学态度。热病治疗中,保持空气的流通、清凉的温度等环境因素有助于疾病的治疗。

● (夏永良)

复习思考题:分析余霖以下两则医案的病因病机、治则治法及处方用药。

1. 半身不遂案

癸丑四月,国子监冯公名海粟者,适至舍间,叙及陈令亲疫后又痢。予曰:若以痢治之,防变别症。及至七月,冯公复至,言陈舍亲病痿两月,百药无效,相邀起之。及至,诊其脉,沉紧弦数;观其色,若无病然,但偃仰在床,不能反侧,自腰以下,痛如火燎。查看前方,总不外滋阴补气,杜仲、续断、牛膝、虎胫等类。予曰:以此症而施此药,谁曰不然？但以脉合症,以症合形,乃热毒流于下注,非痿也。遂用小剂败毒饮加知、柏、木瓜、萆薢、川膝、威灵仙、木通。两服痛减,而足能运动,六服扶起能立,未至十服,能挪步矣。后用汤药,每送扶桑丸,一月而痊。(《疫疹一得·附验案·半身不遂治验》)

2. 痰血案

安徽富藩台堂夫人病疫,初起但寒不热,头晕眼花,腰体疼痛。医者误认虚寒,用六味加杜仲、续断、牛膝、木瓜,两服后,昏沉如迷,呼吸将绝,并不知其为病所苦。令叔五公,现任兵部郎中,邀予往看。诊其脉,沉细而数;稽其症,面颜红赤,头汗如淋,身热肢冷,舌燥唇焦。予曰:非虚也,乃疫耳。五曰:种种形状是虚,何以言疫？予曰:若是虚症,面颜不至红赤,舌不焦,唇不燥,通身大汗,乃元阳将脱之象,岂独头汗如淋、身热肢冷哉？大剂决不敢服,暂用凉膈散,清其内热,明日斑疹微露,症自明矣。次日斑点隐隐,含于皮内。五见骇然曰:几误矣。即投败毒中剂,加大青叶钱半,升麻五分。次日周身斑见,紫赤松浮,身忽大热,肢亦不冷,烦躁大渴,即换大剂,石膏八两,犀角六钱,黄连五钱,加生地一两,紫草三钱,大青叶三钱,连投二服,斑转艳红,惟咳嗽不止,痰中带血粉红。此金被火灼,即按本方加羚羊角三钱,桑皮三钱,棕炭三钱,丹皮二钱,又二服,嗽宁血止,色转深红,热亦大减。照本方去紫草、羚羊、桑皮、棕炭;减生地五钱,石膏二两,犀角二钱;加木通钱半,滑石五钱,以小水不利也。又二服,诸症已减十分之六,犹用石膏二两四钱,犀角二钱,黄连钱半,生地四钱,去木通、滑石。又二服后,用犀角钱半,黄连八分,石膏八钱,加人参一钱,当归一钱,麦冬三钱,五味子五分。连服二帖,饮食倍增,精神渐旺矣。(《疫疹一得·附验案·痰中带血治验》)

第八节　吴　瑭　医　案

学习目标

1. 掌握吴瑭治疗血淋案、癫狂案、风温案、伏暑案、湿温案的辨证思路及治疗经验。
2. 熟悉叶桂学术思想对吴瑭辨证论治的影响。
3. 了解吴瑭的生平、著作、学术渊源及特点。

一、医家简介

吴瑭(1758—1836),字鞠通,清代江苏淮阴人。吴瑭19岁时父亲病故,开始自学医术。4年后其侄子病温,后发黄而死,吴瑭哀痛欲绝,自此痛下决心潜心钻研医学。又3年,在京师参与检校《四库全书》时,得明末吴有性的《温疫论》。吴瑭观其议论宽宏,实有发前人所未发,遂专心学步焉。这一学长达10年之久。1793年时,京城瘟疫肆虐,其所治的疫病坏证,尤能存活数十人。自此之后名声大噪,积累了大量的临床经验。他对叶桂更是推崇,但认为叶桂的理论"多南方证,又立论甚简,但有医案散见于杂证之中,人多忽之而不深究"。于是他在继承叶桂理论的基础上参古博今,结合临证经验,于1798年撰成《温病条辨》初稿,于1813年正式出版。他把伤寒与温病区分开来,认为温病的病因有三:伏气,时气,疫气;把温病分为九类:风温,温热,瘟疫,温毒,暑温,伏暑,湿温,冬瘟,湿疟。温病感邪的途径,自口鼻而入,始于上焦,在手太阴。创立三焦辨证纲领,提出"治上焦如羽,非轻不举;治中焦如衡,非平不安;治下焦如权,非重不沉"的治疗原则,成为以后温病治疗之指南。同时,三焦辨证法也完善了叶桂卫气营血说的治疗法则。叶桂的《温热论》中没有收载足够的方剂,而吴瑭的另一重大贡献,就是在《温病条辨》当中,为后人留下了许多优秀的实用方剂,如银翘散、桑菊饮、清营汤、清宫汤等,都是后世医家极为常用的方剂。其还提出清热养阴之治则,治温重视保存阴津。《吴鞠通医案》,4卷(或作5卷),收载了作者治疗温病、伤寒、杂病、妇儿科医案。书中颇多连续治疗较完整的病案,记录详明,有利于读者领会病理发展过程和治法的终始变迁。

二、医案选读

(一)血淋案

辛卯三月二十日,满,六十七岁,血淋多年不愈,起于惊闪。现在痛甚,有妨于溺。溺则痛更甚,且有紫血条,显系瘀血之故,法当宣络。再久病在络,又定痛亦须络药,盖定痛之药,无不走络,走络之药,无不定痛,但有大络、别络、腑络、脏络之分,此症治在阴络。左脉沉弦而细,所谓沉弦,内痛是也。

杜牛膝三钱,桃仁三钱,归横须三钱,降香末三钱,琥珀(同研细,冲)三分,两头尖三钱,丹皮炭五钱,口麝(同研细,冲)五厘。煮成三小茶杯,分三次食远服。

二十一日,照前方服一帖。

二十二日,于前方内加小茴香炭五钱,杜牛膝加二钱成五钱,琥珀加二分成五分,口麝加二厘成七厘。再服二帖。

二十四日,血淋之后膏淋,显有秽浊之物,下出不畅,以故效而未愈,再用前法而进之,大抵以浊攻浊。

杜牛膝五钱,归须三钱,两头尖三钱,小茴香五钱,琥珀八分,口麝(同研细,冲)八厘,川椒炭二钱,降香末三钱,韭白汁每杯点三小匙,丹皮炭三钱。煮三杯,分三次服。连服二帖。

二十六日,病减者减其制,照原方服半帖。

二十七日,脉数身热,风温所致。如今晚仍然大热,明日服此方。温病宜辛凉,最忌发表;且有下焦病,以纯走上焦勿犯中、下二焦为要。

连翘三钱,苦桔梗三钱,甘草二钱,银花三钱,香豆豉三钱,芦根三钱,薄荷八分,荆芥穗一钱。煮三小杯,分三次服。

二十八日,照原方再服一帖。

二十九日,风温解后,服温药治他病太急,微有喉痛之意,且与清上焦,开提肺气,无任温病余邪滋长,其下焦温药,初一日晚再服未迟。

桔梗三钱,僵蚕二钱,甘草一钱,连翘三钱,蝉蜕(去头足)一钱,芦根三钱,银花一钱。煮二杯,分二次服。

三十日,照原方服一帖。

四月初一日,以病退八九,故未服药。

初二日,风温已解无余,膏淋亦清至九分,惟溺后微痛,微有丝毫浊滞未清。议用前通络泄浊法五分之一,以清余邪,俟十分清楚,再商善后。

茯苓(连皮)三钱,杜牛膝一钱,丹皮二钱,小茴香二钱,归须八分,两头尖一钱,琥珀二分,口麝(同琥珀研细,冲)二厘。煮一大茶杯,分二次服。以浊滞净尽为度。

初三日,照前方服一帖。

初四日,大痛之后,胃气受伤,食少而阳气不振,再九窍不和皆属胃病。拟通补胃阳,冀开胃健食,谷气以生宗气。

云苓块五钱,益智仁二钱,麦冬(不去心)三钱,高丽参二钱,橘皮炭四钱,生姜三片,姜半夏三钱,炙甘草二钱,大枣(去核)二枚。煮三杯,分三次服。

初五日,仍服前方。

初六日,前方仍再服。(《吴鞠通医案·淋浊大小便秘》)

【辨证思路】

小便淋漓涩痛者,谓之淋;小便急满不通者,谓之闭。淋者有五:石淋、气淋、血淋、膏淋、劳淋。潘硕甫曰:"其病机必因劳动火,火盛搏气,甚则于血,血转为膏,膏转为石。"其中血淋又有血瘀、血虚、血寒、血热之分。本案患者,溺有紫血条,显系血瘀之血淋。病之初起于惊闪,惊则气乱,循经入络,络脉气滞,血瘀阻塞,故见"血淋",年久失治,有妨于溺者也。

其间,复受风温,吴瑭曰:"温病宜辛凉,最忌发表;且有下焦病,以纯走上焦勿犯中、下二焦为要。"上下属殊,表里缓急即异,不可诛伐无过。

本案虽为血淋,但实际上体现了吴瑭络病辨治的思想。吴瑭继承了叶桂的学术思想,认为痛久不解,可以导致疾病深入络脉,即"久痛在络"。叶桂在《临证指南医案·诸痛》中说"痛则不通",说明疼痛往往是由于气血不通而致。并进一步指出"痛为脉络中气血不和",

"久痛必入于络,络中气血,虚实寒热,稍有留邪,皆能致痛"。指出如若疼痛日久,气血窒塞,郁滞不通,即可导致络脉瘀阻。吴瑭承袭了叶氏"久痛入络"的思想,他认为疾病的传变,往往是"由谷而孙络……由孙络而大络,由大络而经",进而侵入脏腑阴络,因而经络脏腑由各种原因引起的疼痛,日久往往发展到腑络、脏络,又因络脉细小,邪气易入难出,气血阻滞不通,因而呈现痛久难愈的症状,导致"久痛入络"。本案吴瑭即明确病位"此症治在阴络"。

【治疗经验】

本案为血瘀之血淋,吴瑭述案详尽,治法灵活,随证施治,大要以宣络祛瘀为法。案中归须、杜牛膝、降香末之属活血行气以祛瘀,并以杜牛膝宣导,韭白之滑利,小茴香之通阳,两头尖之咸以走泄,滑利通阳,辛咸泄急,通络祛瘀。

吴瑭往往选用根须类药物治疗络病。当归甘辛性温,而归须其形似络,更易直入络脉而发挥活血通络效用,正如《日华子本草》所说,归须可以"治一切风,一切血,补一切劳,破恶血,养新血及主癥癖",故吴瑭将其视为治疗络病的常用药物。麦冬为百合科多年生草本植物沿阶草或大叶麦冬须根上的小块根。吴瑭把麦冬之物象与人身之十五络联系起来形象而生动地指出:"麦冬禀少阴癸水之气,一本横生,根颗连络,有十二枚者,有十四五枚者,所以然之故,手足三阳三阴之络,共有十二,加任之尾翳,督之长强,共十四,又加脾之大络,共十五,此物性合人身自然之妙也,惟圣人能体物象,察物情,用麦冬以通续络脉。"正是基于上述认识,吴瑭应用麦冬治疗络脉疾患也就不足为奇了。芦根也是根须类药物,可治疗络病。

吴瑭还善用辛味药物以及芳香药物治疗络病。因辛味药物辛散走窜,既长于入络,在表能散,在络能通,具有发散、通络、行气、散结、止痛之功,又可引领诸药直达络中,使邪气透达外解;而芳香药物亦能透络,故案中小茴香、韭白、降香末、口麝辛香能通络。再伍以桃仁、牡丹皮等祛瘀之品以加强通络之功,自然瘀去络通,血淋得止。案中琥珀能活血化瘀,利水通淋,为血淋之要药。

其间,复受风温,则以银翘散加减治之。至风温已解无余,膏淋亦清至九分,惟溺后微痛,微有丝毫浊滞未清,再用前通络泄浊法五分之一,以清余邪。

至于大痛之后,胃气受伤,食少而阳气不振,九窍不和,治以通补胃阳,冀开胃健食,谷气以生宗气。宗气可行气血,促使瘀浊去而新复生,《素问·平人气象论》曰:"胃之大络,名曰虚里……出于左乳下,其动应衣,脉宗气也。"《灵枢·刺节真邪》曰:"宗气不下,脉中之血,凝而留止。"所以,余邪清净后,通补胃阳,从谷气以生宗气,此法外之法也。

(二)癫狂案

鲍,三十二岁。十月初二日,大狂七年,先因功名不遂而病,本京先医、市医、儒医,已历不少,既徽州医、杭州医、苏州医、湖北医,所阅之医,不下数百矣,大概补虚者多,攻实者少。间有已时,不旋踵而发。余初诊时,见其蓬首垢面,下体俱赤,衣不遮身,随作随毁,门窗分碎,随钉随拆,镣铐手足,外有铁索数根,锢锁于大石盘上,言语之乱,形体之羸,更不待言。细询其情,每日非见妇人不可,妇人不愿见,彼尽闹不可,叫号声嘶,哀鸣令人不可闻,只得令伊姬妾强侍之,然后少安,次日仍然,无一日之空。诊其脉,六脉弦长而劲,余曰:此实症,非虚症也。于是用极苦以泻心胆二经之火,泻心者必泻小肠,病在脏,治其腑也,但无出路,亦必泻小肠也。龙胆草三钱,胡黄连三钱,天门冬三钱,细生地三钱,丹皮三钱,大麦冬(连心)三钱。

服二帖而大效,妄语少而举动安静,初三日见其效也。以为久病体虚,恐过刚则折,用病减者减其制例,于原方减苦药,加补阴之甘润。

笔记栏

初五日,病家来告云,昨服改方二帖,病势大重,较前之叫哮妄语加数倍之多,无一刻静,此症想不能治,谅其必死,先生可不诊矣。余曰:不然,初用重剂而大效,继用轻剂加补阴而大重,吾知进退矣。复诊其脉,弦长而数,于是重用苦药。龙胆草六钱,天冬五钱,真雅连五钱,洋芦荟六钱,麦冬(不去心)二钱,胡黄连五钱,秋石二钱,乌梅肉五钱。煮三碗,分三次服。一气六帖,一日较一日大效,至十一日大为明白,于是将其得病之由,因伊念头之差,其念头之差,因未识文章至高之境,即欲至高,尚有命在,非人力所能为,何怒之有。人生以体亲心为孝,痛乎责之,俯首无辞,以后渐去苦药加补阴,半月而后,去刑具,着衣冠,同跪拜,神识与好人无异。服专翁大生膏一料而大壮,下科竟中矣。(《吴鞠通医案·癫狂》)

【辨证思路】

患者因功名不遂,情志抑郁,郁久化火,而致心胆火旺。心者君主之官,神明出焉,胆主决断,为清净之府。心胆之火上升,冲心犯脑,神明失其主宰,故见精神错乱,叫哮妄语,动而多怒,喧扰不宁,躁妄骂詈,不避亲疏,加之前数医误治,多以补虚,使实者更实,火愈补愈旺,竟至大狂七年,其脉六部弦长有力,皆为心胆火旺之象。

【治疗经验】

当此治疗宜极苦寒之品以泻心胆二经之火,因心与小肠相表里,胆以小肠为出路,故泻心胆以泻小肠也。方用龙胆草大苦大寒之品以清泄胆热;胡黄连、牡丹皮清心泻火;天冬、细生地、麦冬滋阴清热,服二帖而大效。吴瑭以其身体羸瘦之极,加之病且既久,以为久病体虚,故于原方中稍减苦寒之品而加补阴之药,病情反而更重,足见其为实证无疑,于是重用苦药,以龙胆草、芦荟、黄连清泻心胆实火,麦冬、乌梅、胡黄连滋阴清热,服至十一日神志大为明白,又以心理开导使病情向愈,以后渐减苦药,加以滋阴补剂,神识与好人无异,甚则后又中功名,疗效卓著。

吴瑭为温病大家,然亦为内科临床大家,本案众医以为虚证而吴瑭详加辨证,断为实证,足见其辨证之精,且临床用药过程亦印证其诊断正确。在治法上,其以泻小肠而代泻心胆亦反映其注重整体观念。案中亦示人养生之道,所谓恬恢虚无,精神内守,对于人生不如意之事,应以乐观豁达精神对待,方达至高之境。这些也反映了调畅情志在本病治疗过程中的重要性。

(三)风温案

庚寅四月二七日,崇男,三个月,三月幼孩,温热自汗,口渴,午后壮热,瘕疝,脉数急,七日不解,且与辛凉轻剂。

苦桔梗一钱,芥穗八分,连翘三钱,竹叶卷心八分,炒黄芩一钱,银花二钱。炙甘草六分,桑叶一钱,煮一大茶杯,分三四次服。处牛黄清心丸一丸,每服一角,日二次,热退即止。

二八日,幼孩热病,与辛凉轻剂,热少减而未解,改用辛凉重剂。但孩太小,白虎不中与也。与玉女煎,存阴退热最妙。

生石膏六钱,知母一钱,连心麦冬二钱,次生地二钱,银花一钱,连翘钱半,炙甘草八分,粳米一小撮。煮一大茶杯,分三四次服。

二九日,幼孩热病七日,与玉女煎,热已渐成,微有凉汗,用药以存阴退热为要,气分凉药当成。

次生地三钱,犀角八分,丹皮一钱,连心麦冬二钱,炙甘草八分,粳米一小撮。煮一茶杯半,频频缓服。

五月初二日,幼孩热病解后,与邪少虚多之复脉法。盖热之所过,其阴必伤,况阴未充长乎。

干地黄,麦冬连心,生阿胶,生白芍,牡蛎,炙甘草。(《吴鞠通医案·风温》)

【辨证思路】

叶桂在《三时伏气外感篇》中说:"风温者,春月受风,其气已温。"明确了风温发病的季节和病因,并确定其属新感温病范围。风温者,初春阳气始开,厥阴行令风夹温也,其邪自口鼻而入,自上而下,鼻通于肺,始于上焦,病若不解,传中入下。案中患儿本身气血阴阳未充,加之照顾不当,故易感外邪,其病风温已经七天,病已传变,邪也入深。症见温热自汗,口渴,为风热传内,邪热正盛的表现;而午后壮热,瘛疭,脉数急,有热邪内陷逆传,深入营血,伤及心肝,热甚动风之象。此属风温之重症、急症。

本证应与风热感冒相鉴别。风热感冒与风温初起有类似症状,但前者不发热或发热不高,解表发汗即可退热,多不传变;后者则高热、壮热,多有传变,常出现瘛疭、神昏、谵妄、惊厥等变证。

【治疗经验】

此案为风温重症,已入营分,治法宜辛凉,不宜辛温,宜甘润,不宜苦降,盖辛温燥肺,苦降伤胃。但因其感邪温热,从口鼻而入,先犯肺卫,又幼儿体娇,故先治以辛凉之品、清轻之剂,以达辛凉宣清之效,选苦桔梗、连翘、芥穗、炒黄芩、桑叶、竹叶卷心、金银花组方。君药金银花、连翘重用辛凉透邪,清热解毒,配桑叶、桔梗清上焦肺热,配竹叶卷心清透心营热邪,配芥穗透邪外出,配炒黄芩清热解毒。因温热之邪,已内陷心包,故以牛黄清心丸,丸药缓图,清心开窍安神。药后一日热只退少许,只因症重而药轻,想改为辛凉重剂白虎汤,但虑患儿稚体,恐有损伤,改为玉女煎,并易熟地黄为生地黄,去牛膝,加金银花、连翘等以存阴退热。待加减变化治疗两次后,热势已退,邪少而虚多,采用复脉法,以护阴为主。本案治疗,吴瑭先拟辛凉配开窍,继而甘寒,后又甘苦化阴,时时轻扬,存阴退热,方全法备,亦神圣工巧之手。

(四)伏暑案

十七日,张,伏暑酒毒,遇寒凉而发,九日不愈,脉缓而软,滞下,身热,谵语,湿热发黄,先清湿热,开心包络。

飞滑石五钱,茵陈五钱,黄柏炭三钱,茯苓皮五钱,黄芩三钱,真山连二钱,生苡仁三钱,通草一钱,栀子炭二钱。煮三杯,分三次服。先服牛黄清心丸一丸,戌时再服一丸。

十八日,热退,滞下已愈,黄未解。

飞滑石五钱,茵陈四钱,黑山栀三钱,茯苓皮五钱,半夏三钱,真雅连八分,生苡仁三钱,杏仁三钱,广皮炭二钱,黄柏炭二钱,草薢三钱。煮三杯,分三次服。

二十日,黄退,小便赤浊,舌赤脉洪,湿热未尽。

飞滑石五钱,半夏三钱,海金沙三钱,炒栀皮二钱,草薢三钱,真雅连一钱。煮三杯,分三次服。(《吴鞠通医案·伏暑》)

【辨证思路】

吴瑭认为"长夏受暑,过夏而发者,名曰伏暑""暑得湿而留"。案中患者素有暑邪酒毒内伏于体,复感寒凉,发为暑温。暑为阳邪,酒毒多为湿热,虽复感寒凉,但邪已热化,且内传入里,成暑兼湿热证。患者出现身热,为暑邪化火内传,气分热甚而致;"发黄""滞下""小便赤浊"及从"脉缓而软"变为"舌赤脉洪",应属暑热夹湿,困阻中焦引起;至于"谵语",表明暑温邪已内陷,热入心营。此证为邪在气分也。

【治疗经验】

吴瑭提出:"暑兼湿热,偏于暑之热者为暑温,多手太阴证而宜清,偏于暑之湿者为湿温,多足太阴证而宜温;湿热平等者两解之。"本案病证为暑温之暑热夹湿,当湿热两解之,且邪入心营,故治宜清热除湿,清心开窍。吴瑭首选滑石、茵陈、黄柏炭、茯苓皮、黄芩、黄连、生薏苡仁、通草、栀子炭组方作汤剂,解暑清热,除湿退黄,但重在清利湿热。又以牛黄清心丸(牛黄、朱砂、黄连、黄芩、栀子、郁金)清热开窍,以除内陷心包之热而治"身热,谵语"。待热退好转后,专以汤剂清热利湿退黄直至病愈。

（五）湿温案

丙寅四月,初八日,张,三十三岁,六脉弦细而劲,阴寒证脉也;咳嗽稀痰,阴湿咳也;舌苔刮白而滑,阴舌苔也;呕吐泄泻,阴湿症也。虽发热汗出不解,乃湿中兼风,病名湿温,天下有如是之阴虚症乎?

茯苓块四钱,桂枝三钱,姜半夏五钱,於术三钱,广皮炭二钱,生苡仁五钱,泽泻四钱,生姜汁每杯冲三小匙。煮三杯,分三次服。

初十日,痰饮兼风,误治成坏症。前用温平逐饮除风,诸恶症俱成,惟寒少热多,热后汗出未除。现在面赤口渴,暮夜谵语,有风化热之象,但六脉尚弦,未尽转阳也。再咳嗽则胸胁小腹俱微痛,又有金克木之象。

桂枝三钱,生石膏六钱,青蒿三钱,半夏五钱,茯苓块四钱,生姜三片,杏仁三钱,焦白芍二钱,大枣(去核)两枚,猪苓二钱,炙甘草二钱。煮三杯,分三次服。

十四日,脉弦数,午后潮热,前有白苔,复变为黄,呕恶口渴,颇有湿疟之象;但咳嗽便溏,又有湿温之形。伏邪内陷所致,最难清理。

生石膏八钱,桂枝四钱,生苡仁五钱,飞滑石六钱,知母三钱,杏仁泥三钱,茯苓皮五钱,青蒿二钱,炙甘草二钱。煮三杯,分三次服。(《吴鞠通医案·湿温》)

【辨证思路】

吴瑭于《温病条辨》中开始立湿温为专病。本案为太阴内伤,内不能运化水湿,湿饮停聚,外复感时令湿热病邪,内外相引,发为湿温。此案应首辨湿与热之孰轻孰重。初期,湿从寒化,湿郁伤阳,湿盛热微,寒痰阻肺,兼有风邪,乃见咳嗽稀痰;湿遏中焦,寒湿困脾,则现呕吐泄泻,舌白而滑;六脉弦细而劲,乃痰饮壅滞于内之象;发热汗出不解,因湿热中兼有风邪,痰饮兼风之故。

初十日,症现面赤口渴、暮夜谵语,因气分湿热郁而不解,且风邪化热传内,酿痰蒙蔽心包,心神受扰所致,但此时六脉仍弦,示风热尚存,病在上焦。咳嗽乃痰饮阻肺,胸胁微痛乃湿热伤肝,再咳嗽累及胸胁小腹俱微痛,提示有肺金克肝木之象。十四日,脉弦数,午后潮热,舌苔由白转黄,呕恶口渴,表明湿热内盛,有湿疟之象。但此期仍有咳嗽、便溏,乃湿热壅肺、湿热困脾、湿温深化之故。

本案证候复杂。初期寒痰夹风,之后风邪化热内传,湿热内蕴,再后湿热又深化及出现湿疟变证,需细加辨明。

【治疗经验】

本案证候多变,需因证变化施治,证变法亦应变。初期以祛湿化痰、温阳止呕止咳治法为主,以茯苓块、姜半夏、於术、广皮炭、生薏苡仁、泽泻利水祛湿化痰,桂枝温阳化气行水,生姜汁温中止呕、温肺止咳。寒痰去则脾亦不伤,泄泻可止。此期病主在上焦、中焦,吴瑭以温平逐饮祛风为主,体现其"治上焦如羽,非轻不举;治中焦如衡,非平不安"之治温思想。

后来,风邪化热传内,湿邪夹热,湿热内蕴,吴瑭在前方祛湿化痰的基础上加入石膏、青蒿清热,加杏仁止咳,加焦白芍平肝止痛。再后来,症见脉弦数、午后潮热、苔变黄、呕恶口渴,湿热之象更加明显,此时应在原法之上加重清热祛湿之功,故吴瑭在前方中加大石膏用量,并增用知母、飞滑石来退热祛湿。

●（卢　静）

复习思考题：分析吴瑭以下两则医案的病因病机、治则治法及处方用药。

1. 癥瘕案

车,五十五岁。须发已白大半,脐左坚大如盘,隐隐微痛,不大便十数日。先延外科治之,外科谓肠痈,以大承气下之,三四次终不通。延余诊视,按之坚冷如石,面色青黄,脉短涩而迟,先尚能食,屡下之后,糜粥不进,不大便已四十九日。余曰:此癥也,金气之所结也,以肝木抑郁,又感秋金燥气,邪中入里,久而结成,愈久愈坚,非下不可。然寒下非其治也,以天台乌药散二钱,加巴豆一分,姜汤和服。设三服以待之,如不通,第二次加巴豆霜分半,再不通,第三次加巴豆霜二分,服至三次后,始下黑亮球四十九枚,坚莫能破,继以苦温甘辛之法调理,渐次能食。又十五日不大便,余如前法,下至第二次而通,下黑亮球十五枚,虽亦坚结,然破之能碎,但燥极耳,外以香油熬川椒熨其坚处,内服芳香透络,月余化净。于此证方知燥金之气伤人如此,而温下之法,断不容缓也。（《吴鞠通医案·积聚》）

2. 胃痛案

伊氏,三十岁,甲子十月二十七日,脉弦急,胁胀攻心痛,痛极欲呕,甫十五日而经水暴至甚多,几不能起,不欲食,少腹坠胀而痛。此怒郁伤肝,暴注血海,肝厥犯胃也,议胞宫阳明同治法。盖《金匮》谓:胞宫累及阳明,治在胞宫;阳明累及胞宫,治在阳明。兹因肝病下注胞宫,横穿土位,两伤者两救之。仍以厥阴为主,虽变《金匮》之法,而实法《金匮》之法者也。

制香附三钱,乌药二钱,半夏五钱,艾炭三钱,郁金二钱,黄芩炭一钱,小茴炭二钱,血余炭三钱,青皮八分,五灵脂钱半。五杯水,煎两杯,分二次服。二帖大效。

二十九日:《金匮》谓胞宫累及阳明,则治在胞宫;阳明累及胞宫,则治在阳明。兹肝厥既克阳明,又累胞宫,必以厥阴为主,而阳明胞宫两护之。

制香附三钱,淡吴萸二钱,半夏五钱,萆薢二钱,川楝子三钱,艾炭钱半,小茴香(炒黑)三钱,乌药二钱,黑栀子三钱,桂枝三钱,杜仲炭二钱。水五杯,煎取两杯,分二次服。（《吴鞠通医案·胃痛》）

ER-4-8-2

第四章
第八节
吴瑭医案
拓展阅读

ER-4-9-1

第四章
第九节
王泰林医案
PPT 课件

第九节　王泰林医案

学习目标

1. 掌握王泰林治疗癥瘕案、中风案、遗精案、溢乳案、头痛案、虚劳案的辨证思路及治疗经验。

2. 熟悉王泰林从肝论治疾病的特点。

3. 了解王泰林的生平、著作、学术渊源及特点。

一、医家简介

王泰林(1798—1862),字旭高,晚号退思居士,清代江苏无锡西门外坝桥人。12 岁从舅父高锦庭学医多年,尽得其传。起初从事外科,后来专力于内科杂病,且对温病尤多关注,辨证用药甚为精当。王泰林学术代表著作为《西溪书屋夜话录》,书成后惜多散佚,仅存治肝三十法。王泰林于肝病辨证中,以肝气、肝风、肝火三者为纲总结出治肝三十法,内容十分丰富。其中针对肝气证治有:疏肝理气法、疏肝通络法、柔肝法、缓肝法、培土泻木法、泄肝和胃法、泄肝法、抑肝法八法;肝风证治有:息风和阳法、息风潜阳法、培土宁风法、养肝法、暖土以御寒风法五法;肝火证治有:清肝法、泻肝法、清金抑木法、补母法、泻子法、化肝法、温肝法七法;除此之外还有补肝法、镇肝法、敛肝法、平肝法、散肝法、搜肝法、补肝阴法、补肝阳法、补肝血法、补肝气法十法。以上诸法,实为王泰林临证的丰富经验,这一套完整的肝病治疗法则,至今尚有很大的推广应用价值。王泰林著述颇丰,后世将其《退思集类方歌注》《医方证治汇编歌括》《医方歌括》《薛氏湿热论歌诀》《医方歌诀》,连同《西溪书屋夜话录》合刊为《王旭高医书六种》,另著《医学刍言》,门人方耕霞(仁渊)搜集编辑其师脉案,于 1879 年刊行《王旭高临证医案》4 卷。

二、医案选读

(一)癥瘕案

脉右关滑动,舌苔黄白而腻,是痰积在中焦也。左关弦搏,肝木气旺,故左肋斜至脐下有梗一条,按之觉硬,乃肝气入络所致。尺寸脉俱微缓,泄痢一载,气血两亏,补之无益,攻之不可,而病根终莫能拔。病根者何?痰积湿热肝气也。夫湿热痰积,须借元气以运之外出,洁古所谓养正积自除,脾胃健,则湿热自化,原指久病而言。此病不为不久,攻消克伐,何敢妄施?兹择性味不猛,而能通能化者用之。人参,茯苓,於术,青、陈皮,炙草,泽泻,枳壳,神曲,茅术,当归(土炒),白芍(吴萸三分煎汁炒),黄芪,防风根。(《柳选四家医案·环溪草堂医案》中卷)

【辨证思路】

本案患者其泄经年不愈,其人中气必虚,则脾失健运之职,不能为胃行其津液,津液输布代谢发生障碍,以至水液不化,聚而成湿,湿聚又为痰。如《素问·至真要大论》所言:"诸湿肿满,皆属于脾。"而痰湿积于中,脾胃虚弱,化源不足,使肝体失养。"肝体阴而用阳",肝体不足,肝阳则亢,肝旺则其气郁于经,入于络。湿热积于中,故脉右关滑动,舌苔黄白而腻。肝木气旺,故左关弦搏有力。肝气入络,气血瘀滞,故左肋斜至脐下有梗一条,按之觉硬。泄痢一载,气血两亏,故尺寸脉俱微弱。证属肝脾同病。

【治疗经验】

证虽属肝脾同病,但关键在于脾虚,脾气健运则湿热痰积自化,所谓"养正积自除"。用人参、黄芪、茯苓、於术健脾益气;茯苓、泽泻甘淡渗利,渗湿止泄痢;於术、茅术燥湿健脾而祛痰;白芍酸甘,柔肝缓急止痛,配於术、茅术于"土中泻木";当归补血和血;防风有升散之性,与术、芍配伍能散肝郁,舒脾气,且有燥湿以助止泻之功;陈皮健脾和胃,理气消积;青皮、枳壳能疏肝理气;炙甘草调和诸药。诸药合用,脾气健运则湿热痰积自化。

(二)中风案

五脏六腑之精气,皆上注于目,目之系,上属于脑,后出于项,故凡风邪入于项、入于脑者,多令目系急而斜视,或颈项强急也。此证始由口目牵引,乃外风引动内风,内风多从火出。其原实由于水亏,水亏则木旺,木旺则风生。至于口唇干燥赤碎,名舐唇风,亦由肝风胃火之所成也。法当清火、熄风、养阴为治。大生地,丹皮,沙参,双钩,桑叶,羚羊角,白芍,石斛,石决明,芝麻,蔗皮,梨皮,玄参心。(《柳选四家医案·环溪草堂医案》

上卷）

【辨证思路】

"风者,百病之长",所言之风为外风,它是六淫之首,四季皆能伤人,经口鼻或肌表而入,侵入人体后,常留于肌表、经络、筋肉、骨节等。"内风",是指脏腑功能失调所引起的风病,因其病变似外感六淫中风邪的急骤、动摇和多变之性,故名。由于"内风"与肝的关系非常密切,故又称肝风内动或肝风。本病系由外风引动内风,内风之所以易动,由于水亏火旺,水亏则肝失所养,火旺则能令母实,风火相煽,阴液先亏,而致内风动扰。肝开窍于目,目之系,上属于脑,后出于项,所以风邪入于项、入于脑者,出现目系急而斜视,或颈项强急,或口目牵引。然何以知为水亏木旺,外风引动内风呢?盖口唇干燥赤碎,知为肝风胃火所致,火盛则水亏,水亏则木旺,而致肝风内动。

【治疗经验】

本证乃外风引动内风之证,其关键在于"肝风胃火",肝经有热,阴液不足,肝风内动,治宜凉肝息风,增液舒筋,正合羚角钩藤汤之意。方中羚羊角咸寒,入肝经,善于凉肝息风;钩藤甘寒入肝经,清热平肝,息风解痉,二药合用,相得益彰,清热凉肝,息风止痉之功益著;佐以桑叶清热平肝以加强凉肝息风之效;合芍药、生地黄、牡丹皮滋阴以柔肝;北沙参、石斛滋养肺胃,养阴生津,意在佐金平木、扶土抑木;石斛能入肾经,可滋水涵木;石决明咸寒而质重,能平肝潜阳,镇肝息风,并能清热明目;梨皮能清热润燥;芝麻、蔗皮能润燥养阴。诸药合用则诸症自除。

（三）遗精案

病由丧子,悲愤抑郁,肝火偏盛,小水淋浊,渐至遗精,一载有余,日无虚度。今年新正,加以左少腹睾丸气上攻胸,心神狂乱,龈血目青,皆肝火亢盛莫制也。肾主闭藏,肝司疏泄,二脏皆有相火,而其系于心;心为君火,君不制相,相火妄动,虽不交合,精亦暗流而走泄矣。治法当制肝之亢,益肾之虚,宗越人东实西虚、泻南补北例。川连,黑栀,延胡,赤苓,沙参,川楝子,鲜地,知母,黄柏,龟板,芡实,另用芦荟丸一钱开水送下。（《柳选四家医案·环溪草堂医案》下卷）

【辨证思路】

朱震亨在《格致余论·阳有余阴不足论》中指出:"主闭藏者肾也,司疏泄者肝也。二脏皆有相火,而其系上属于心。心,君火也,为物所感则易动,心动则相火亦动,动则精自走,相火翕然而起,虽不交会,亦暗流而疏泄矣。"病家丧子,悲痛抑郁,郁而化火,肝肾同居下焦,内寄相火,乃致肝肾相火亢旺,因肝主疏泄,肾主闭藏,相火内扰,则淋浊、遗精,日无虚度,久则耗损肾阴,诚如朱震亨之言"阳有余阴不足"。心为君火,肝肾相火亢旺,君火不制约相火,肝火燔灼上下,则左少腹睾丸气上攻胸,心神狂乱,龈血目青。故此证辨为肝火亢旺,肾阴亏虚。

【治疗经验】

肝火亢旺,"实则泻之";肾阴亏虚,"虚则补之",故王泰林宗越人、丹溪之法:东实西虚,泻南补北,意即滋阴而泻火,泻心火而制相火。方中黄连性味苦寒,清心泻火,使肺金无畏,乃制肝肾之相火;黄柏苦寒,泻相火以坚阴,知母苦寒而润,能清相火,滋肾阴,与黄柏相须为用,苦寒降火,保存阴液,平抑亢阳;佐以少量川楝子泄热疏肝,理气止痛,以复肝条达之性;沙参滋养肺胃,养阴生津,意在佐金平木、扶土制木;龟板滋阴潜阳,壮水以制火;赤茯苓清热利湿;芡实益肾固精,能涩精止遗;黑栀子入肾经,能泻肾火;芦荟丸清泻肝火;延胡索理气疏肝;鲜地黄清热,凉血,生津。诸药合用,既清泻心肝之火,又滋补肾阴,即泻南补北之法。

（四）溢乳案

舒某。乳房属胃，乳汁，血之所化。无孩子而乳房膨胀，下乳汁，非血之有余，乃不循其道以下归冲脉而为月水，反随肝气上入乳房，变为乳汁。事出反常。夫血，犹水也；气，犹风也。血随气行，如水为风激而作波澜也。然则顺其气而使之下行，如风回波转也，何必参堵截之法，涩其源而止其流哉？此可与知者道，难与俗人言也。玄精石，赤石脂，紫石英，牡蛎，乌药，寒水石，郁李仁，大生地，白芍，茯神，归身，焦麦芽。（《王旭高临证医案·杂病门》）

【辨证思路】

患者无孩子而乳房膨胀，下乳汁，可知既非哺乳期之泌乳，亦非未产乳自出之"乳泣"，这是异常的下乳。王泰林认为此乳汁非血之有余，乃血不循其道下归冲脉以为月水，反随肝气上入乳房，变为乳汁，这是反常之事，应予重视。冲为血海，隶于阳明，又为肝脉所属，能"导气而上，导血而下"（《医经精心·冲脉》），为妇人月经之本。人身气为血之帅，血为气之母，故气安而血自安。今冲脉胃气逆，肝气亦随之上逆，如张锡纯"肝火之上升冲气之上冲，又多因胃气不降而增剧"（张锡纯《医学衷中参西录·脑充血门》）之说。妇人乳汁为血所化，源出于胃，随冲气运行，升则为乳，降则为经水。今"肝胃冲三经之气化皆有升无降"（张锡纯《医学衷中参西录·气病门》），血亦不循常道，形成溢乳之反常现象。

【治疗经验】

王泰林认为其治不必用堵截法以塞源止流，主张以顺气为先导，兼以清火息风，并治肝、胃、冲。方选风引汤（大黄、干姜、龙骨、桂枝、甘草、牡蛎、寒水石、滑石、赤石脂、白石脂、紫石英、石膏，功能清热息风、镇惊安神）合四物汤加减，冀风回波转，血循常道，而奏全功。王泰林治"络脉空虚，相火内风，走窜入络"有去桂附之例。今取紫石英、寒水石、牡蛎、玄精石等重镇清热之品，以治肝、胃、冲三经气火风之逆升。在四物汤中去辛温走窜之川芎，以生地黄易熟地黄，其滋阴养血息风之效更佳。另加乌药顺气，茯神、郁李仁利水安神，且二药配伍，尚能润以济渗。尤妙在麦芽回乳消胀，条达肝气，玄精石滋阴降火。全方构思巧妙，立论深邃。此病罕见，疗效如何先不多言，光就论理而言，其论深合机理，思路清晰，有理有据，足使后学大开眼界，求之古今医案，诚不可多得。

（五）头痛案

陆。阳升头痛，心虚善忘，痰火迷心，若昧若狂。安神定志，人参可用，而腻补且缓，以其纳少痰多也。舒郁化痰，川贝最妙，而燥劫须忌，以其舌苔干白也。潜阳熄风，须参重镇，而收涩当戒，恐反敛其痰也。人参，茯神，川贝，石决明，蛤壳，枣仁（川连三分，拌炒，研）。

又：脉细数，懒言倦卧，其为精气神三者皆虚。然舌苔白腻，有痰且有饮。再察神情，静则气息而若虚，动则气上而自乱，是虚而有痰兼有火也。火伏则痰不上升则静，静则虚象现；火动而痰升则躁，躁则虚象隐。非不虚也，痰火为之起伏也。治不越十味温胆加减。临症各有心思，悉关根柢。参须，川贝，茯神，枣仁，石决明，橘红。

又：阴遏于外，阳伏于内。阴如迷雾，阳若日光。今阳为阴遏，故沉沉默默而蒙昧，脉亦为之不显。有时阳光见睍，则起坐而神清，脉亦为之稍起。顷之阴霾四合，阳气复翳，则仍昏昏如寐。前案谓有痰饮郁于其中，十味温胆屡投不应。再思病源起于头眩心悸，苔白多痰，常服苍术见效。近因神乱若痴，多从事于痰火，清滋重镇，阴胜于阳，以致变幻。然欲开阴雾，法必通阳，譬之离照当空，而后阴雾始散。议进仲景苓桂术甘汤加味。

苓桂术甘汤加远志。（《王旭高临证医案·肝风痰火门》）

【辨证思路】

肝风痰火,乃类中之渐也,故次于中风之后。原夫肝之所以生风,由肾水不足灌溉,致木燥火生,火生风起;脾弱不能运化饮食精微而生痰浊,痰浊为风阳煽动,上盛下虚。轻则眩晕摇颤,气升呕逆,重则癫狂昏仆,与中风同类。患者初起若昧若狂,昧者见神乱若痴,多源于痰火,而心主阳神,痰为阴物,以阴邪遏其阳气,灵明为之蒙闭颠倒。《黄帝内经》云:重阳则狂,重阴则癫。癫狂二证,未可混治。世医一见神志昏乱,多从事于痰火,由不读《黄帝内经》耳。本案先以潜阳息风、清热化痰之法不应,且常服苍术见效,故知其本虚标实之证,且以标实为重。标乃痰湿内蕴,蒙蔽神窍则见头眩心悸,沉沉默默而蒙昧,苔白。本虚乃脾虚不运,肾水不足,脾虚不运既可酿生痰湿,又不运化水谷,而致纳少、懒言倦卧;肾水不足,则木燥火生,火生风起,风夹痰浊而成上盛下虚之证,脉细数。然因过用清滋重镇,致阴盛于阳,以致病情反复。

【治疗经验】

案中治法,大都上息风阳,下滋肾水。痰多者,以化痰为主,虚多者,以养阴为主。虚而寒者宜温,虚而热者宜凉;亦从痰火着手,清滋重镇,至阴盛于阳,痰湿不化,蒙蔽神窍,以致变证。此时欲开阴雾,法当通阳,譬之离照当空,而后阴雾始散。以仲景苓桂术甘汤加远志,所谓"病痰饮者,当以温药和之",使痰饮得化,肝郁得解,神思得复,加远志者以开窍化痰,宁心安神。

(六)虚劳案

赵某,血不养心,则心悸少寐。胃有寒饮,则呕吐清水。虚火烁金,则咽痛。肝木乘中,则腹胀。此时调剂,最难熨贴。盖补养心血之药,多嫌其滞。清降虚火之药,又恐其滋。欲除胃寒,虑其温燥劫液。欲平肝木,恐其克伐耗气。今仿胡洽居士法,专治其胃。以胃为气血之乡,土为万物之母,一举而三善备焉。请试服之。党参,冬术,茯苓,半夏,枣仁,扁豆,陈皮,怀山药,秋米。

渊按:土虚木燥,积饮内生。原木之所以燥,由脾不运化精微而生营血以养肝木耳。治胃一言最扼要。

复诊:阴虚则阳不藏,水亏则木自旺。金衰不能制木,脾弱更受木刑。久病不复,便谓之损。调补之外,何法敢施。党参,茯神,枣仁,熟地,冬术,当归,陈皮,川贝,神曲,五味子,龙眼肉。

三诊:阳明为阳盛之经,虚则寒栗。少阴为相火之宅,虚则火升,咽喉燥痛、耳鸣、颧赤所由来也。至于腹中撑胀,虽为肝旺,亦属脾衰。心跳少寐,咳嗽短气,心营肺卫俱虚矣。虚者补之,是为大法。虚不受补,谓之逆候。党参,怀山药,神曲,玄参,白芍,大生地,茯神,枣仁,陈皮。(《王旭高临证医案·虚劳门》)

【辨证思路】

此系一例病机错杂之虚损案。王泰林宗李杲"内伤脾胃,百病由生"之学术思想,从"专治其胃"立论。胃主纳,脾主运,两者之纳运有别,体用各殊,但皆为气血生化之源,后天之本,故习惯上常脾胃并称。且古有"脾者胃之妻,胃虚者脾亦弱"之说。该案证见心悸少寐,呕吐清水,咽痛腹胀,王泰林辨其为血不养心,寒饮停胃,虚火铄金,肝木乘中之病机。结合复诊"阴虚则阳不藏,水亏则木自旺。金衰不能制木,脾弱更受木刑"之补述,是一例五脏交病,虚实兼见,寒热夹杂之病。当时若以腻补之熟地黄、龙眼补养心血,凉滋之麦冬、生地黄、阿胶清降虚火,砂仁、豆蔻、良姜消除胃寒,重坠及苦寒之品以平肝木,不仅无益,反能使病情加重,有"刚热补阳恐劫其阴,滋腻补阴恐妨其胃"(《王旭高临证医案·虚劳门》)之矛盾,故谓调剂最难熨贴。王泰林抓住"胃为气血之乡，土为万物之母"之要领，借"久病宜调补脾胃，胃和则卧能安寐，升降自调，转运得所，生长之机自复"（《王旭高临证医书合编·环溪草堂医案》卷四）之理论，取胡洽居士法，专治其胃。

【治疗经验】

胡洽居士方，系四君子汤加酸枣仁、生姜。《医方集解》谓其治"振悸不得眠"。从来久病总以胃气为要，所谓"有胃气则生"。四君子汤功能补气补土，气旺生血则心有所养；补土既可御肝木之侮，又能生金以制木，从而使土无所侮，金有所恃，亦理偏就和之法。复加酸枣仁养心安神。秫米配半夏，即《黄帝内经》治"胃不和则卧不安"之方。更以山药、扁豆滋养脾阴，且矫白术之燥，并去甘草之满中、生姜之温散。全方不寒不燥，不刚不柔，面面俱到，达到"立法务取轻灵，定方必求无过"之境界，诚一举而多善备焉。复诊之时用五行生克之理论及虚则补之之法，调整脏腑及营卫气血，使其达到平衡。他如《西溪书屋夜话录》治肝三十法之泻子、补母、培土泻木、泻肝和胃、培土宁风、清金制木、暖土以御寒风等，对实践很有指导意义，可与本案相互参阅。

（江　花）

复习思考题： 分析王泰林以下两则医案的病因病机、治则治法及处方用药。

1. 心悸案

徐。丧弟悲哀太过，肝阳升动无制。初起病发如狂，今则心跳少寐，头晕口干，略见咳嗽。拟安神养阴、清火降气为法。石决明，丹皮，枣仁，茯神，川贝，北沙参，广橘红，麦冬，元参，竹茹，枇杷叶。（《王旭高临证医案·肝风痰火门》）

2. 噎膈案

陈。丧子悲伤，气逆发厥，左脉沉数不利，是肝之气郁，血少不泽也。右关及寸滑搏，为痰为火，肺胃之气失降，肝木之火上逆，将水谷津液蒸酿为痰，阻塞气道，故咽喉胸膈若有阻碍，纳食有时呕噎也。夫五志过极，多从火化，哭泣无泪，目涩昏花，皆属阳亢而阴不上承。目前治法，不外顺气降火，复入清金平木。

苏子，茯苓，半夏，枳实，杏仁，川贝，竹茹，沙参，橘红，麦冬，海蜇，荸荠。

此方系四七、温胆、麦冬三汤加减，降气化痰，生津和胃。病起肝及肺胃，当从肺肝胃为主。（《王旭高临证医案·噎膈反胃门》）

第十节　王士雄医案

ER-4-9-2
第四章
第九节
王泰林医案
拓展阅读

📘 学习目标

1. 掌握王士雄治疗不寐案、咳嗽案、痰饮病案、温病案、鸦片成瘾案的辨证思路及治疗经验。

2. 熟悉王士雄运用经方和加减用药的临床经验。

3. 了解王士雄的生平、著作、学术渊源及特点。

ER-4-10-1
第四章
第十节
王士雄医案
PPT课件

一、医家简介

王士雄(1808—1868),字孟英,号潜斋、半痴山人,晚号梦隐,浙江海宁人,晚清时期著名温病学家。其曾祖父王学权以医名世,曾著《重庆堂随笔》,以后其家世代为医。王士雄14岁时父病不起,致使家境贫困,因此立志继承先人遗业,学习医学。先后用时10年,博览群书,致使学业大进。再加之其一生中经历多次温热、霍乱、疫疬流行,积累了丰富的临床经验。王士雄对温病证治,以伏气和新感区分;重视六气中的暑、湿和火;对霍乱,以寒证和热证分辨,并著有《随息居霍乱论》。其对前人观点并不盲从,注重实践,创立清暑益气汤、蚕矢汤等名方。王士雄生平著述颇多,影响最大的是《温热经纬》,此书集温病学之大成,以轩岐仲景之文为经,叶薛诸家之辨为纬,汇集一些主要的温病学著作,参照自己的临床实践认识编著而成。此外尚有《王孟英医案》《潜斋医话》等。

二、医案选读

(一)不寐案

石北涯之大令媳,忽患多言不寐,面赤火升,汗出心摇,仓皇欲死。孟英察脉虚弦小数,乃赋质阴亏,将交春令,虚阳浮动,有鸢飞鱼跃之虞。亟以人参、龙齿、牡蛎、石英、甘草、百合、小麦、竹叶、红枣、青盐水炒黄连为剂,引以鸡子黄,投匕即安。续加熟地、阿胶滋填而愈。(《王孟英医案·内风》)

【辨证思路】

患者素来赋质阴亏,将交春令,阳气易于升发,致虚阳浮动,故见不寐多言、面赤汗出、惊惶欲死、脉虚弦小数。其病机为阴亏阳亢、虚风内动。

【治疗经验】

处方以养心润燥之甘麦大枣汤为主方,再配以清热养阴、重镇安神之品。其中竹叶、黄连清心泻火、除烦安神,龙齿、牡蛎重镇潜阳、宁心安神,百合、鸡子黄滋养心肾之阴,石英、青盐温凉并济而入肾经,与黄连相配即有交泰丸沟通心肾之意,并加人参益气宁心,心肾并治,故疗效明显。甘麦大枣汤出自张仲景《金匮要略》,由甘草、小麦、大枣组成,主治"妇人脏躁,喜悲伤欲哭,象如神灵所作,数欠伸",并未明言治疗"不寐"。而王士雄推陈出新,尤其善用此方加味以治疗"不寐"。且王士雄在《四科简效方》中明确记载:"凡心神过扰,营血耗伤,不寐善忘,悲愁不乐,用甘草一钱,小麦三钱,红枣七枚,野百合七钱,莲子心七分,水煎去滓,入青盐一分服。"王士雄认为疫病后期自汗、盗汗、心神不安、虚烦不寐等症,多因"心营不足","余热未清,心阳内炽",治疗"慎勿骤补,清养为宜","如西洋参、生地、麦冬、黄连、甘草、小麦、百合、竹叶、茯苓、莲子心之类,择而为剂可也";针对"虚烦不寐",则可随症加阿胶、生鸡子黄、珍珠之类。可见,王士雄应用甘麦大枣汤加味治疗不寐,主要病机应为"真阴亏虚、心火炽盛",主要症见除不寐外,多伴烦躁、心悸、情绪低落、精神紧张、面赤、汗出、口干口苦、小便短赤、大便偏干、舌红或绛红、苔黄、脉偏细数等症。若心肝火旺,又需配伍苦寒泻火之品,如可加黄连、竹叶、栀子、龙胆草等;若阴虚为主,则可加强滋阴之力,如石斛、麦冬、地黄、玄参、女贞子、旱莲草、阿胶、鸡子黄之类;若伴气虚,则加人参、西洋参;若伴有痰火,可加黄连、石菖蒲、贝母等;若伴有惊恐不已、心神不安,则又需加龙骨、龙齿、牡蛎、龟板、石英、珍珠等重镇定惊之品。

(二)咳嗽案

初冬邵可亭患痰嗽,面浮微喘。医谓年逾花甲,总属下部虚寒,进以温补纳气之药。喘嗽日甚,口涎自流,茎囊渐肿,两腿肿硬至踵,不能稍立,开口则喘逆欲死,不敢发言,头仰则咳呛咽疼,不容略卧,痰色黄浓带血,小溲微黄而长。许芷卿荐孟英视之,脉形弦滑有力,曰:此高年孤阳炽于内,时令燥火薄其外。外病或可图治,真阴未必能复,且平昔便如羊矢,津液素干,再投温补,如火益热矣。乃以白虎汤合泻白散,加西洋参、贝母、花粉、黄芩,大剂投之,并用北梨捣汁,频饮润喉,以缓其上僭之火。数帖后势渐减,改投苇茎汤合清燥救肺汤,加海蜇、蛤壳、青黛、竹沥、荸荠为方。旬日外,梨已用及百斤,而喘始息,继加龟甲、鳖甲、犀角,而以猪肉汤代水煎药,大滋其阴,而潜其阳(此却不必,以病者难服也。何不另用),火始下行,小溲赤如苏木汁,而诸证悉平,下部之肿,随病递消。一月以来,共用梨二百余斤矣。适大雪奇寒,更衣时略感冷风,腹中微痛,自啜姜糖汤两碗,而喘嗽复作,口干咽痛,大渴舌破,仍不能眠。复用前方,以绿豆煎清汤代水煮药,始渐向安。孟英谓其乃郎步梅曰:《内经》云阴精所奉其人寿。今尊翁津液久亏,阳气独治,病虽去矣,阴精非药石所能继续。况年愈六秩,长不胜消,治病已竭人谋,引年且希天眷。予以脉察之,终属可虞。毋谓治法不周,赠言不早,致有他日之疑、成败之论也。(《王孟英医案·喘嗽》)

【辨证思路】

患者花甲之年,又平昔便如羊矢,津液素干,可知其体本阴虚阳亢。夫邪气入内,必多从热化,滥施温补纳气,于病何益? 纵观全案,乃湿热困脾,燥火伤肺,气滞痰壅,面浮痰咳变证蜂起,复以温补纳气药投之,温补纳气则气机阻塞愈甚,温热胶痰更难蠲除,故口涎自流,茎囊渐肿,两腿肿硬至踵,头仰则咳呛咽疼,不能略卧,郁久化火,痰黄如浓而兼带血,王士雄曰:"再投温补,如火益热矣。"

【治疗经验】

王士雄首用人参白虎汤清热,护阴生津,泻白散加贝母、花粉、黄芩,治燥火之咳喘,更以北梨生津润肺。次以苇茎汤涤脓血且蠲痰,清燥救肺汤加海蜇、蛤壳、青黛、荸荠、竹沥,清痰热而生津以保肺。梨汁润肺燥,用达百斤,而喘始息,继加犀角、龟甲、鳖甲,滋阴潜阳,其妙在王士雄用猪肉汤代水煎药,尝云:"猪为水畜,其肉最腴,大补肾阴而生津液,用治肾水枯涸之消渴,阴虚阳越之咳嗽,并著奇效。"王士雄巧用猪肉汤代水煎药之法,来自其善广见博闻,王士雄自云:"昔老友范君广簪语雄曰:解渴莫如猪肉汤,凡宫炉银匠,每当酷暑,正各县倾造奏销银两纳库之际,银炉最高,火光迎面,故非血气充足者,不能习此也。"然人受火铄,其渴莫解,必需猪肉以急火煎清汤,撇去浮油,缸盛待冷,则此代茶。雄闻而悟曰:"攻专补水救液,允非瓜果可比,乃知猪肉为滋阴妙品也。"谚云"虚心处处皆学问",况乎医哉。

(三)痰饮病案

姚氏妇产后昏谵汗厥,肌肤浮肿,医投补虚破血、祛祟安神之药,皆不能治。举家惶怖,转延孟英诊焉。询知恶露仍行,曰:此证医家必以为奇病,其实易愈也。昔金尚陶先生曾治一人,与此相似,载于沈尧封《女科辑要》中,方用石菖蒲、胆星、旋覆花、茯苓、橘红、半夏曲,名蠲饮六神汤。凡产后恶露行而昏谵者,多属痰饮,不可误投攻补,此方最著神效。如方服之良愈。(《王孟英医案·产后》)

【辨证思路】

此系产后从痰论治之案。患者产后见肌肤浮肿等表现,当为痰饮内停,邪在气分;恶露仍行,为血分无病;昏谵汗厥,为痰蒙清窍所致。产后病有多虚多瘀之特点。医者疑虚而补,猜瘀而攻,本在情理之中,但皆属旧时治产后病之套法,不加辨证,所谓"执死方以治活病",故皆不效。致医者束手无策,病家惶恐不安,只待归天而已,诚乃"最是吓医之证"。

【治疗经验】

王士雄善于治痰,极推崇沈又彭(尧封)"胎前病痰证居半,产时痰涎不下,诸病丛生"之说,指出"岂可以不见痰而遂云无痰"之理论。患者主要症状为昏谵,当询得恶露仍行,王士雄即讲明该证原委。谓昔金尚陶有治验相似,治以蠲饮六神汤,载于《女科辑要》,该方功能"开泄宣通",治子悬(妊娠胸胁胀满疼痛)效如桴鼓。因其性偏温燥,以舌苔滑而"津液内盛,痰饮未至涸竭"为宜。如翁媳素体阴虚,娩后血去发热,治于蠲饮六神汤中,去橘红、半夏之燥,加西洋参、生地黄、竹茹、天花粉、白芍等益气养血、清热润燥之品。王士雄有时还配凉肝涤痰之雪羹以矫其燥。张山雷对其评价较高,谓"六神汤本非为产后而设,王孟英习用是方,皆得真谛"。

(四)温病案

石诵羲,夏杪患感,多医广药,病势日增,延逾一月,始请孟英诊焉。脉至右寸关滑数上溢,左手弦数,耳聋口苦,热甚于夜,胸次迷闷,频吐黏沫,啜饮咽喉阻塞,便溺赤,间有谵语。曰:此暑热始终在肺,并不传经,一剂白虎汤可愈者,何以久延至此也?乃尊北涯,出前所服方见示,孟英一一阅之,惟初诊顾听泉用清解肺卫法,为不谬耳。其余温散升提,滋阴凉血,各有来历,皆费心思,原是好方,惜未中病。而北涯因其溏泄,见孟英君石膏以为治,不敢与服。次日复诊,自陈昨药未投,惟求另施妥法。孟英曰:我法最妥,而君以为不妥者,为石膏之性寒耳。第药以对为妥,此病舍此法,别无再妥之方,若必以模棱迎合为妥,恐贤郎之病不妥矣。北涯闻而感悟,颇有姑且服之之意,而病者偶索方一看,见首列石膏,即曰我胸中但觉一团冷气,汤水皆必热呷,此药安可投乎?坚不肯服,然素仰孟英手眼,越日仍延过诊,且告之故。孟英曰:吾于是证,正欲发明,夫邪在肺经,清肃之令不行,津液凝滞,结成涎沫,盘踞胸中,升降之机亦窒,大气反能旁趋而转旋,是一团涎沫之中,为气机所不能流行之地,其觉冷也,不亦宜乎?且予初诊时,即断为不传经之候,所以尚有今日。而能自觉胸中之冷,若传入心包,则舌黑神昏,方合吴古年之犀角地黄汤矣。然虽不传经,延之逾月,热愈久而液愈涸,药愈乱而病愈深,切勿以白虎为不妥,急急透之为妙。于是有敢服之心矣。而又有人云:曾目击所亲某,石膏甫下咽,而命亦随之。况月余之病,耳聋泄泻,正气已亏,尤宜慎用。北涯闻之惶惑,仍不敢投,乃约异日广征名士,主商可否。迄孟英往诊,而群贤毕至。且见北涯意乱心慌,情殊可悯。欲与众商榷,恐转生掣肘,以误病情,遂不遑谦让,提笔立案云:病既久延,药无小效,主人之方寸乱矣,予三疏白虎而不用,今仍赴召视诊者,欲求其病之愈也。夫有是病,则有是药,诸君不必各抒高见,希原自用之愚。古云:鼻塞治心,耳聋治肺,肺移热于大肠则为肠澼,是皆白虎之专司,何必拘少阳而疑虚寒哉!放胆服之,勿再因循,致贻伊戚也。坐中顾听泉见案,即谓北涯曰:孟英肠热胆坚,极堪倚赖,如犹不信,我辈别无善法也。顾友梅、许芷卿、赵笛楼,亦皆谓是。疏方以白虎加西洋参、贝母、花粉、黄芩、紫菀、杏仁、冬瓜仁、枇杷叶、竹叶、竹茹、竹黄,而一剂甫投,咽喉即利。三服后,各恙皆去,糜粥渐安,乃改甘润生津,调理而愈。(《王孟英医案·外感》)

【辨证思路】

本案所述为伏暑迁延不治,暑热稽留于肺之证。病逾一月,暑热虽久,但始终在一经不移,且不为药误所动,诚如叶桂所谓"温热虽久,在一经不移"的典型案例。而王士雄之所以坚定不移地认为暑热仍在肺经气分者,是因有脉作为辨证依据,如右寸关滑数上溢,显然是肺热有余之脉。肺滞暑热,清肃不利,痰浊暑热结聚胸中,故"胸次迷闷,频吐黏沫"。耳聋口苦,虽是少阳主症,但金不生水,肾水无以上养其窍,耳亦可聋;心肺火炎,亦往往口苦,以苦为火之味故也。咽喉为肺之门户,大肠为肺之腑,肺热上蒸食道则啜饮为之不利;肺热及腑,

162

乃生溏泄。谵语、夜热本是手足阳明燥金共有之症,以肺热移于大肠而见之,亦势之必然。便溺赤,脉滑弦数,均为肺热暑湿之症。暑热稽肺,则清肃不行,外不能散,内不能降,遂致痰火胶结胸中,而成难分难解之势,故尔经久不传。

【治疗经验】

暑热稽肺,阳明气分热甚,需清热;暑热多伤气阴,又需益气养阴。故王士雄治以白虎汤为主方,并重用石膏,以速清内盛之暑热。用白虎清肺经气分暑热外,同时佐以大量清肃化痰之品,助清痰火。贝母、天花粉化痰润肺,黄芩助清肺火及上焦之实热,紫菀润肺化痰,杏仁宣肺降气,枇杷叶、冬瓜仁、竹茹及竹黄清肺化痰,竹叶清热解烦。诸药合用,暑热自解。肺热得消后,改用甘润之品以润肺生津,诸症即除。本案辨治过程颇为委屈周全,然王士雄救误之心,悲悯之情值得后世尊重。

（五）鸦片成瘾案

何氏妇年未四旬,于庚戌冬患腹胀善呕。或云寒凝气滞,宜吸鸦片烟以温运之。及烟瘾既成,而病如故。或云冷积也,莫妙于蒜罨。往夏遂以蒜杵如泥遍涂脊骨,名曰水灸。灸后起疱痛溃,骨蒸减餐,其胀反加,经乃渐断。招越医庄某治之,云劳损也,进以温补,病乃日甚。复邀张凤喈、包次桥、姚益斋诸人视之,金云劳损已成。或补阴,或补阳,服之冬令,便泻不饥,骨立形消,卧床不起。今春请神方于各乩坛,皆云不治。其夫因蒲艾田荐于许信臣学使,随任广东,家无主意,束手待毙而已。蒲闻而怜之,为屈孟英一诊,以决危期之迟速,初无求愈之心也。切其脉弦细数,循其尺索刺粗,舌绛无津,饮而不食,两腿肿痛,挛不能伸,痰多善怒,腹胀坚高,上肤黄粗,循之戚戚然。昼夜殿屎,愁容黎瘁,小溲短涩而如沸,大便日泻十余行。脉色相参,万分棘手。惟目光炯炯,音朗神清,是精气神之本实未拨。病虽造于极中之极,却非虚损之末传也。殆由木土相凌,为呕为胀。洋烟提涩其气,益令疏泄无权。蒜灸劫耗其阴,更使郁攸内烁。进以温补,徒为壮火竖帜而涸其津。溉以滋填,反致运化无权而酿为泻。固之涩之,煞费苦心。余谓赖有此泻,尚堪消受许多补剂。纵临证心粗,不询其泻出之热而且腻,岂有肾虚脾败之泻,可以久不安谷而延之至今乎?夫人气以成形耳。法天行健,本无一息之停。而性主疏泄者肝也,职司敷布者肺也,权衡出纳者胃也,运化精微者脾也,咸以气为用者也。肝气不疏,则郁而为火;肺气不肃,则津结成痰;胃气不通,则废其容纳;脾气不达,则滞其枢机。一气偶愆,即能成病。推诸外感,理亦相同。如酷暑严寒,人所共受,而有病有不病者,不尽关乎老少强弱也。以身中之气有愆有不愆也,愆则邪留著而为病,不愆则气默运而潜消。调其愆而使之不愆,治外感内伤诸病无余蕴矣。今气愆其道,津液不行,血无化源,人日枯瘁。率投补药,更阻气机,是不调其愆而反锢其疾也。疾日锢,腹愈胀,气日愆,血愈枯。或以为干血劳,或以为单腹胀。然汛断于腹胀半年之后,是气愆而致血无以化,非血病而成胀矣。既胀而驯致腿肿筋挛,不可谓之单胀矣。肿处裂有血纹,坚如鳞甲,显为热壅,不属虚寒。借箸而筹,气行则热自泄。首重调愆,展以轻清,忌投刚燥。热泄则液自生,佐以养血。须避滋腻,宜取流通。徐洄溪所谓"病去则虚者亦生,病留则实者亦死",勿以药太平淡,而疑其不足以去病也。……于是以沙参、竹茹、丝瓜络、银花、楝实、枇杷叶、冬瓜皮、黄柏、当归、麦冬、枸杞、白芍出入为方,用水露煮苇茎、藕汤煎药。服四剂,脉柔溲畅,泻减餐加。乃参以西洋参、生地、黄连、花粉、薏苡、栀子之类,又六剂,舌色渐淡,腿肿渐消。服至匝月,忽然周身汗出溱溱,而肿胀皆退,舌亦津润,皮肤渐蜕,肌肉渐生,足亦能伸,便溺有节。并不另授峻补,两月后,可策杖而行矣。天时渐热,服药已久,以虎潜丸方熬为膏,用藕粉漂捣成丸。因丸剂皆药之渣质,脾运殊艰。孟英凡治阴虚须滋补者,悉熬取其精华,而以可为佐使者和之为丸。不但药力较优,亦且饵之易化。如法服至长夏,健步经通,遂以康复。……（水露，以甜水贮甑，蒸取其露。宜临时蒸用。取其有升降之机而养津液也。一名甑汗水。停久则失性矣。）（《王孟英医案·胀》）

【辨证思路】

王士雄博采众长，识见超群，常曰："辨证为医家第一要务，辨证不明，动手便错。"强调临证必先辨其病属何因，继必察其体性何似，更当审其有何宿恙，然后权其先后之宜，才可用药自然，手到病除，无枘凿之不入矣。本案何氏病情复杂，病史较长，且多方求医，由发病时腹胀善呕，发展至两腿肿痛，挛不能伸，腹胀坚高，小溲短涩而如沸，大便日泻十余行，已万分棘手。王士雄分析其经吸鸦片烟温运，提涩其气，令疏泄无权；蒜灸劫耗其阴，使郁热更盛；进以温补固涩之剂，使其壮火竖帜，而津液枯竭，反致运化无权而酿成泻。非但没有使气机调畅，反而使病情更重，更加难治，且形成恶性循环，病愈久，腹部愈胀，气机愈滞，则血愈枯。肝失疏泄，脾失健运，胃失和降，精微不布，津液不行，血无化源，气滞血瘀，瘀久化热，则见上述诸症。王士雄脉证相参，认为其病机关键是气滞而血无以化生，并非血枯津亏而成胀。且伴有腿肿筋挛，就不仅仅是胀所致。细心观察，发现其肿处裂有血纹，坚如鳞甲，显然为热壅之象，不属虚寒，乃是因为气机郁滞，认为气行则热自泄。王士雄临证特别强调气机调畅，认为肝的疏泄、脾的运化、胃的出纳、肺的敷布都离不开一个"气"字，而肝的疏泄、脾的运化都有上升的趋势，胃的出纳、肺的敷布都有下降的趋势，调节升降乃王士雄用药的一大特色。

纵观王士雄论治吸食鸦片致疾的条文，不难看出他认为吸食鸦片可导致多种疾病，故此类疾病的元凶，就是鸦片。清代乾隆时吸食成风，王士雄对此极为反对，他说："因病吸此，尤易成瘾，迨瘾既成，脏气已与之相习，嗣后旧疾复作，必较前更剧，而烟亦不能奏效矣。"吸食鸦片致疾的病机，主要依据鸦片性味温涩，同时结合临床症状，从而提出其病机主要是燥烈伤阴。他认为："阿片，性味温涩，而又产于南夷之热地，煎晒以成土，熬煎而为膏。吸其烟时还须火炼，燥热毒烈，不亚于砒；久吸之令人枯槁，岂非燥烈伤阴之明验哉？"吸食鸦片，损人脏腑，肾首当其冲。他解释说："吸入肾主之……故初吸大能鼓舞肾气，令人不倦，久之则精华发越渐尽，遂致形枯神槁。"可见吸食鸦片，耗人元气，元气既伤，疾患焉能不生。

【治疗经验】

王士雄认为何氏之病，以调理枢机升降、疏通气机为首要之重，用药当以轻清泄热之品，佐以养血，热泄则液自生，忌投刚燥，须避滋腻，特别强调"勿以药太平淡，而疑其不足以去病也"。治疗以楝实疏肝理气、缓急止痛；白芍柔肝健脾、平肝止痛；沙参、麦冬滋养肝胃之阴；枸杞子滋补肝肾之阴；黄柏清泄下焦之热；当归活血养血；竹茹和胃止呕；金银花、枇杷叶清肺化痰；冬瓜皮、丝瓜络利水消肿；又以水露煮苇茎、藕汤煎药，引水下行，调中开胃，健脾止泻。服用4剂后，脉象较前柔和，小便通利，腹泻减轻，饮食有加。又以西洋参益气养阴，生地黄清热凉血，黄连、栀子清热燥湿，薏苡仁健脾利水消肿，服6剂，舌色渐淡，腿肿渐消。看似平常之药，信手拈来，每收奇效。

李杲言："汤者荡也，去大病用之；散者散也，去急病用之；丸者缓也，不能速去病，舒缓而治之也。"王士雄用药亦注重剂型的调整。考虑何氏服药2个月后，逐渐好转，已可策杖而行，且天气越来越热，服药已久，根据病情需要应调整剂型，便以虎潜丸（现称壮骨丸）方熬为膏，用藕粉做成丸剂。因其认为丸剂为药之渣质，脾胃虚弱者很难运化吸收，只要是治疗阴虚须滋补者，就把药方熬成膏，取其精华，再以佐使药物和之为丸，不仅药力较优，且容易消化，便于服用。王士雄每每以患者为先，体会患者疾苦，设身处地为患者着想，从患者的实际需要出发，在此细微处体现一代大家医德高尚、独具匠心。又有患者张养之在经王士雄治疗获愈后慨叹"孟英之手眼或可得而学也，孟英之心地不可得而及也"，是对其人品的肯定和颂扬。

自古以来,鸦片瘾的戒断最令人头痛,王士雄亦说:"断瘾之方,验者甚少。"尽管如此,他依然潜心搜证。在收录的4条戒瘾单方中,有2条最受其肯定。一是鲜松毛数斤,略杵,井水熬稀膏,每晨开水代服一二钱;一是甘草熬为膏,调入烟内,吸食二三日即渐不欲吸。对于后方,他认为方简价廉,不损人,无后患,极深之瘾,一月可戒。同时他指出,凡烟瘾戒断一二年内,多食南瓜或多啖枣或甘草汤,或砂糖频饮,永无后患。吸食鸦片久之则易中毒,一旦中毒,寻常方药已是不及。王士雄则频频使用简便易得之物进行施救。如:肥皂或金鱼杵烂;或猪屎水和,绞汁灌之;甘草煎浓汁,俟凉频灌;生南瓜捣,绞汁频灌;青蔗浆恣饮;吸烟醉者,陈豆酱泡汤解之,酱油泡汤亦可;粳米加水绞汁服;砂糖调水服;金汁灌服。不难看出,王士雄所用之药,除金汁现已难得外,其余均为手头之物。其用心良苦于此可见一斑。

王士雄防治吸食鸦片致疾可谓积累了丰富的经验,即使对现代的戒毒治疗也将会起到良好的指导作用。但需要指出的是,古之鸦片在原料提炼方法、成品纯度、吸食途径上与现代均有着较大差别,且旧社会生活水平低,医疗条件差,这些因素直接影响到现代研究者对此病病因病机及治疗上的再认识。同时,预防也是治疗的一种手段,大力进行预防宣传是非常重要的。

●(李海霞)

复习思考题:分析王士雄以下两则医案的病因病机、治则治法及处方用药。

1. 湿温案

沈南台,年三十七岁,初冬在乡收租,将归饱啖羊肉面条,途次即发热头疼。到家招沈某视之,谓其体丰阳气不足,以致伤寒夹食。表散消导之中,佐以姜附。数帖后,热壮神昏,诸医束手。交八日,所亲许锡卿、吴久山交荐孟英图之。苔色黄腻,口不甚渴,粒米不沾,时时火升,汗躁谵语,溲赤便秘,面晦睛红,呼吸不调,胸前拒按,脉则虚软,微带弦滑,不甚鼓指,曰:体气素亏,然脉证太觉悬殊,必因痰阻清阳,故气壅塞而脉更无力也。剂以小陷胸合雪羹,加旋、菖、薤、枳、栀子、胆星,服后痰即吐,脉较起。再服谵语息,三服痰中带出紫血数块,四服热退而汗躁胥蠲。七服苔净胸舒,溲长口渴,改予甘凉濡润之法。服数帖痰已渐少,舌布新苔而仍不更衣,觉有秽气上冲,亦不知饥,仍予甘凉养胃,佐以兰叶、野蔷薇露,降其浊气。数帖后,秽气除,粥食进,但不大解,家人忧之,孟英曰:既无所苦,能食脉和,静俟水到渠成,不可妄行催动也。既而加谷起床,便犹不解。病者停药旬日,计起病已交一月矣。粥嫌不饱,意欲食饭,复请孟英商之,孟英曰:可食也。药则不当停,亟宜培养涵濡,俾其转运也。授参、术、归、苁、杞、麻、半、芍,少佐枳壳为方。服十二剂,始得畅解坚矢。嗣与峻补善后,寻即复元。(《王孟英医案·湿温》)

2. 霍乱案

戚媪者,年六十余矣。自幼佣食于黄莲泉家,忠勤敏干,老而弥甚。主仆之谊,胜于亲戚也。秋间患霍乱转筋,孟英视之,暑也。投自制蚕矢汤,两服而安。三日后,忽然倦卧不能反侧,气少不能语言,不饮不食。莲泉惶惧,不暇远致孟英,即邀济仁堂朱某诊之,以为霍乱皆属于寒,且昏沉欲脱,疏附子理中汤与焉。莲泉知药猛烈,不敢遽投,商之王安伯,安伯云:以予度之,且勿服也。若谓寒证,则前日之药,下咽即毙,吐泻安能渐止乎?莲泉闻之大悟,着人飞赶孟英至而切其脉曰:此高年之体,元气随泻而泄,固当补者。第余暑未清,热药在所禁耳。若在孟浪之家,必以前之凉药为未当,今日温补为极是。纵下咽不及救,亦惟归罪于前手寒凉之误也。设初起即误死于温补,而世人亦但知霍乱转筋是危险之证,从无一人,能知此证有阴阳之异,治法有寒热之殊,而一正其得失者。此病之所以不易治,而医之所以不可为也。今君见姜附而生疑,安伯察病机之已转。好问者心虚,识机者智赡,二美相济,遂使病者跳出鬼门关,医者卸脱无妄罪。幸矣! 幸矣! 乃以高丽参、麦冬、知母、萎蕤、木瓜、扁豆、石斛、白芍、苡仁、茯苓、蒺藜为方,服六剂始能言动,渐进饮食,调理月余而健。(《王孟英医案·霍乱》)

第五章

近现代名医医案

第一节　张锡纯医案

📐 **学习目标**

　　1. 掌握张锡纯治疗头痛案、眩晕案、虚劳案、胃脘痛案、喘证案、黄疸案的辨证思路及治疗经验。

　　2. 熟悉张锡纯辨证选方和加减用药的经验。

　　3. 了解张锡纯的生平、著作、学术渊源及特点。

一、医家简介

　　张锡纯(1860—1933),字寿甫,河北盐山人。出身于书香之家,自幼读经书,十余岁写一手好诗,曾因"月送满宫悉"的诗句,被他父亲大加赞赏,说"异日当以诗显名"。1893 年第二次参加秋试,再次落第,遂遵父命改学医,后潜心于医学。此时张锡纯开始接触西医及其他西学,受时代思潮的影响,萌发了衷中参西的思想,主张汇通中西医学。1900 年前后十余年的读书、应诊过程,使他的学术思想趋于成熟。1909 年,完成《医学衷中参西录》前三期初稿,此时他年近五十,医名渐著于国内。1912 年,德州驻军统领聘张锡纯为军医正,从此他开始了专业行医的生涯。1918 年,奉天设近代中国第一家中医院——立达医院,聘张锡纯为院长。1928 年春,张锡纯携眷至天津,创办国医函授学校,授徒并开业行医,组织中西汇通医社,传播学术。他在临床医学上有很深的造诣,疗效卓绝,屡起沉疴危症,与张山雷、张生甫同为医界公认的名医,人称"三张"。代表著作《医学衷中参西录》共分为 5 册:医方篇(即《屡试屡效方》)、药物篇(即《中药亲试记》)、医论篇(即《中医论说集》)、医案篇(即《医案讲习录》)、医话篇(即《伤寒论讲义》)。在 40 多年的治疗工作中,他不厌其烦,有始有终地建立了医案。他的医案于立案法度、记载项目,尤能要言不烦,简而不漏,首尾完整,层次也井然,可为医案的范例,后来的津梁。

🌱 **思政元素**

衷中参西，大医情怀

　　清末民初,西学东渐,西医学在我国流传甚快。张锡纯结合中医的情况,认真学习和研究西医新说,沟通融会中西医,并且"汇集十余年经验之方""又兼采西人之说与方中义理相发明,辑为八卷,名之曰《医学衷中参西录》"。从其著作命名足以看出作者的用心良苦:衷中者,根本也,不背叛祖宗,同道无异议,是立业之基;参西者,辅助也,借鉴有益的,师门无厚非,为发展之翼。他主张:"西医用药在局部,是重在病之标也;中医用药求原因,是重在病之本也。究之标本原宜兼顾。""由斯知中药与西药相助为理,诚能相得益彰。"典型方药如石膏阿司匹林汤,另外,还有多种中西药配合使用治疗多种疾病的方药。以上表明,张锡纯在开创我国中西医结合事业上功不可没,时人称之为一代大师,实当之无愧。其书《医学衷中参西录》自序云:"人生有大愿力而后有大建树……医虽小道,实济世活人之一端。故学医者,为身家温饱计则愿力小,为济世活人计则愿力大。"1928年后寓居天津,张锡纯白天诊病,夜间写作,开办天津"国医函授学校",设立"中西汇通医社",尽己所能培养后继人才,只为践行其"不为良相,便为良医"的大医情怀。

二、医案选读

(一)头痛案

谈丹崖,北平大陆银行总理,年五十二岁,得脑充血头疼证。

病因:禀性强干精明,分行十余处多经其手设立,因此劳心过度,遂得脑充血头疼证。

证候:脏腑之间恒觉有气上冲,头即作疼,甚或至于眩晕,其夜间头疼益甚,恒至疼不能寐。医治二年无效,浸至言语謇涩,肢体渐觉不利,饮食停滞胃口不下行,心中时常发热,大便干燥。其脉左右皆弦硬,关前有力,两尺重按不实。

诊断:弦为肝脉,至弦硬有力无论见于何部,皆系有肝火过升之弊。因肝火过升,恒引动冲气胃气相并上升,是以其脏腑之间恒觉有气上冲。人之血随气行,气上升不已,血即随之上升不已,以致脑中血管充血过甚,是以作疼。其夜间疼益剧者,因其脉上盛下虚,阴分原不充足,是以夜则加剧,其偶作眩晕亦职此也。至其心常发热,肝火炽其心火亦炽。其饮食不下行,大便多干燥者,又皆因其冲气挟胃气上升,胃即不能传送饮食以速达于大肠也。其言语、肢体蹇涩不利者,因脑中血管充血过甚,有妨碍于司运动之神经也。此宜治以镇肝、降胃、安冲之剂,而以引血下行兼清热滋阴之药辅之。又须知肝为将军之官,中藏相火,强镇之恒起其反动力,又宜兼用舒肝之药,将顺其性之作引也。

处方:生赭石(轧细)一两,生怀地黄一两,怀牛膝六钱,大甘枸杞六钱,生龙骨(捣碎)六钱,生牡蛎(捣碎)六钱,净萸肉五钱,生杭芍五钱,茵陈二钱,甘草二钱。共煎汤一大盅,温服。

复诊:将药连服四剂,头疼已愈强半,夜间可睡四五点钟,诸病亦皆见愈,脉象之弦硬已减,两尺重诊有根,拟即原方略为加减,俾再服之。

处方:生赭石(轧细)一两,生怀地黄一两,生怀山药八钱,怀牛膝六钱,生龙骨(捣碎)六钱,生牡蛎(捣碎)六钱,净萸肉五钱,生杭芍五钱,生鸡内金(黄色的,捣)钱半,茵陈钱半,甘草二钱。共煎汤一大盅,温服。

三诊:将药连服五剂,头已不疼,能彻夜安睡,诸病皆愈。惟经理行中事务,略觉操劳过度,头仍作疼,脉象犹微有弦硬之意,其心中仍间有觉热之时,拟再治以滋阴清热之剂。

处方:生怀山药一两,生怀地黄八钱,玄参四钱,北沙参四钱,生杭芍四钱,净萸肉四钱,生珍珠母(捣碎)四钱,生石决明(捣碎)四钱,生赭石(轧细)四钱,怀牛膝三钱,生鸡内金(黄色的,捣)钱半,甘草二钱。共煎汤一大盅,温饮下。

效果:将药连服六剂,至经理事务时,头亦不疼,脉象已和平如常。遂停服汤药,俾日用生山药细末,煮作茶汤,调以白糖令适口,送服生赭石细末钱许,当点心服之以善其后。(《医

学衷中参西录·脑充血门》）

【辨证思路】

张锡纯在《医学衷中参西录·论脑充血之原因及治法》中说："脑充血病之说倡自西人，而浅见者流恒讥中医不知此病，其人盖生平未见《内经》者也。尝读《内经》至调经论，有谓'血之与气，并走于上，则为大厥，厥则暴死，气反则生，不反则死'云云，非即西人所谓脑充血之证乎？所有异者，西人但言充血，《内经》则谓血之与气并走于上。盖血必随气上升，此为一定之理。而西人论病皆得之剖解之余，是以但见血充脑中，而不知辅以理想以深究病源，故但名为脑充血也。至《内经》所谓'气反则生，不反则死'者，盖谓此证幸有转机，其气上行之极，复反而下行，脑中所充之血应亦随之下行，故其人可生；若其气上行不反，升而愈升，血亦随之充而愈充，脑中血管可至破裂，所以其人死也。又《内经》厥论篇谓'巨阳之厥则肿首，头重不能行，发为眴（眩也）仆'；'阳明之厥，面赤而热，妄言妄见'；'少阳之厥，则暴聋颊肿而热'，诸现象皆脑充血证也。推之秦越人治虢太子尸厥，谓'上有绝阳之络，下有破阴之纽'者，亦脑充血证也。特是古人立言简括，恒但详究病源，而不细论治法。然既洞悉致病之由，即自拟治法不难也。"

张锡纯根据"血菀于上，使人薄厥"的理论，认为脑充血即《黄帝内经》中所言的煎厥、薄厥、大厥。其病位在"肝"，肝肾阴虚、肝阳偏亢、上实下虚、脏腑之气升发太过或失之下行，血随气逆为主要病机。本案脉象弦硬，自觉气上冲、心中热、头痛、眩晕，均为肝火过升之象，而两尺重按不实，为上实下虚，阴分不足之证。血随气逆于上，下虚而不润，故有大便干燥等象，因而辨为阴虚阳亢之证。

【治疗经验】

根据脑充血之"肝木失和，肺气不降，肾气不摄，冲气、胃气又复上逆，脏腑之气化皆上升太过"之病机，张锡纯提出治疗本病应使用"清其脏腑之热，滋其脏腑之阴，更降其脏腑之气，引脑部所充之血下行"的"镇肝息风，引血下行"的原则，并创制镇肝熄风汤作为治疗本病的主方。本案便是镇肝熄风汤加减运用的典型病例，方中赭石降胃、平肝镇冲，下行通便；牛膝补益肝肾，善引上部之血下行；枸杞子、山茱萸肉补益肝肾；芍药柔肝敛阴；山药、甘草和胃缓肝；茵陈为"青蒿之嫩者，得初春少阳生发之气，与肝木同气相求，泻肝热兼舒肝郁，实能将顺肝木之性"；再加龙骨、牡蛎重镇安神、平肝潜阳；生鸡内金以健运脾胃。处方以滋阴清热、平肝镇肝、疏肝通便、引血下行为法，而收效迅速，其辨证用药精当，值得师法。

（二）眩晕案

高姓叟，年过六旬，渐觉两腿乏力，浸至时欲眩仆，神昏健忘。恐成痿废，求为诊治。其脉微弱无力。为制此方（此指加味补血汤）服之，连进十剂，两腿较前有力，健忘亦见愈，而仍有眩晕之时。再诊其脉，虽有起色，而仍不任重按。遂于方中加野台参、天门冬各五钱，威灵仙一钱，连服二十余剂始愈。用威灵仙者，欲其运化参、芪之补力，使之灵活也。（《医学衷中参西录·治内外中风方》）

【辨证思路】

本案是一个脑贫血证的典型病例，张锡纯认为脑贫血证与脑充血证正好相反，是由于血之上注于脑过少，无以养其脑髓神经，致使脑神经失其所司。然血有形而气无形，张锡纯认为西医"论病皆从实验而得，故言血而不言气也"，中医讲究气和血之间的关系，《黄帝内经》谓"上气不足，脑为之不满""宗气积于胸中，出于喉咙，以贯心脉，而行呼吸"，说明气能输血于脑。本案脉症合参，知是气虚之证，气虚则血不能上注于脑，脑中贫血，脑髓神经失养则见健忘、眩仆及下肢痿废等症，故本案辨证是气虚血不能上注于脑之脑贫血证。

【治疗经验】

张锡纯治疗脑贫血证,主张"当峻补其胸中大气"为主,滋补阴血为辅,以助血上行。取李杲当归补血汤予以加味,制加味补血汤[生箭芪一两、当归五钱、龙眼肉五钱、真鹿角胶三钱(另炖同服)、丹参三钱、明乳香三钱、明没药三钱、甘松二钱],以之为治脑贫血证之主方。李杲当归补血汤,黄芪、当归同用,而黄芪之分量,竟五倍于当归,诚以阴阳互为之根,人之气壮旺者,其血分自易充长。此方不以当归为主药,而以黄芪益气为主药,使气行血升,辅以当归养血,用龙眼肉者,因其味甘色赤,多含津液,最能助当归以生血也。用鹿角胶者,因鹿之角原生于头顶督脉之上,督脉为脑髓之来源,故鹿角胶之性善补脑髓。凡脑中血虚者,其脑髓亦必虚,用之以补脑髓,实可与补血之药相助为理也。用丹参、乳香、没药者,因气血虚者,其经络多瘀滞,此与偏枯痿废亦颇有关系,加此通气活血之品,以化其经络之瘀滞,则偏枯痿废者自易愈也。用甘松者,为其能助心房运动有力,以多输血于脑,且又为调养神经之要品,能引诸药至脑以调养其神经也。连进十剂,两腿较前有力,健忘亦见愈,而仍有眩晕之时。再诊时,其脉虽有起色,而仍不任重按,气虚症状仍存,故加台参助黄芪益气,用天门冬监制温补之燥,用威灵仙欲其运化参、芪之补力使之灵活也。诸药合用,共奏益气升血、健脑养髓之功。

(三)虚劳案

李登高,山东恩县人,年三十二岁,寓天津河东瑞安街,拉洋车为业,得大气下陷证。

病因:腹中觉饥,未暇吃饭,枵腹奔走七八里,遂得此病。

证候:呼吸短气,心中发热,懒食,肢体酸懒无力,略有动作,即觉气短不足以息。其脉左部弦而兼硬,右部则寸关皆沉而无力。

诊断:此胸中大气下陷,其肝胆又蕴有郁热也。盖胸中大气,原为后天宗气,能代先天元气主持全身,然必赖水谷之气以养之。此证因忍饥劳力过度,是以大气下陷,右寸关之沉而无力其明征也。其举家数口生活皆赖一人劳力,因气陷不能劳力继将断炊,肝胆之中遂多起急火,其左脉之弦而兼硬是明征也。治之者当用拙拟之升陷汤,升补其胸中大气,而辅以凉润之品以清肝胆之热。

处方:生箭芪八钱,知母五钱,桔梗二钱,柴胡二钱,升麻钱半,生杭芍五钱,龙胆草二钱。共煎汤一大盅,温服。

效果:将药连服两剂,诸病脱然全愈。(《医学衷中参西录·气病门》)

【辨证思路】

本案是张锡纯运用"大气论"治疗大气下陷之典型病例。张锡纯认为大气即《黄帝内经》所言之宗气,它"以元气为根本,以水谷之气为养料,以胸中之地为宅窟者也",因其"能撑持全身,为诸气之纲领,包举肺外,司呼吸之枢机,故郑而重之曰大气"。大气源于元气,受脾胃所化生的水谷之气和呼吸之气的滋养,除主司呼吸外,同时对全身产生重要影响。此气一虚,呼吸即觉不利,而时时酸懒,精神昏愦,脑力、心思为之顿减,又或由虚生陷,急则引起猝死,缓则出现全身衰弱的一系列表现。如果表现以心肺为主者,称为大气下陷,因大气受脾胃所化生的水谷精微滋养,故可兼见脾胃证候;如果表现单是脾胃证候而无心肺证候者,是中气下陷。张锡纯认为引起大气下陷的原因不外劳力过度、久病和误药。如本案患者因忍饥(枵腹)劳力过度,大气失养,因而下陷,表现为呼吸短气,心中发热,肢体酸懒无力,稍有动作即气短不足以息,脉沉而无力,以上见症以心肺证候为主,亦兼见脾胃不足之象,即不欲饮食。同时因其举家数口皆赖一人之力而生活,因气陷不能劳力即将断炊,肝胆之气郁而化火,故其左脉见弦而兼硬。

【治疗经验】

当此之治宜升补胸中大气,辅以清泄肝胆之热。张锡纯治以升陷汤(生黄芪、知母、桔梗、柴胡、升麻)加减。方以生箭芪(即生黄芪)升补大气,佐以知母凉润以制其温燥;柴胡引大气之陷者自左上升,升麻引大气之陷者自右而升,桔梗为诸药之舟楫,导诸药之力上达胸中。因患者兼有肝胆郁热,故加龙胆草清肝胆之火,芍药柔肝敛阴,兼制龙胆草之苦燥,并且柴胡能条达肝气而解肝气之郁。服后诸病脱然全愈。

(四)胃脘痛案

徐氏妇,年近三旬,得胃脘痛闷证。

病因:本南方人,出嫁随夫久居北方,远怀乡里,归宁不得,常起忧思,因得斯证。

证候:中焦气化凝郁,饮食停滞艰于下行,时欲呃逆,又苦不能上达,甚则郁极绵绵作痛,其初病时,惟觉气分不舒,服药治疗三年,病益加剧,且身形亦羸弱,呼吸短气,口无津液,时常作渴,大便时常干燥。其脉左右皆弦细,右脉又兼有牢意。

诊断:《内经》谓脾主思。此证乃过思伤脾,以致脾不升胃不降也。为其脾气不升,是以口无津液,呃逆不能上达;为其胃气不降,是以食饮停滞,大便干燥。治之者当调养脾胃,俾还其脾升胃降之常,则中焦之气化舒畅,痛胀自愈,饮食加多而诸病自除矣。

处方:生怀山药一两,大甘枸杞八钱,生箭芪三钱,生鸡内金(黄色的,捣)三钱,生麦芽三钱,玄参三钱,天花粉三钱,天冬三钱,生杭芍二钱,桂枝尖钱半,生姜三钱,大枣(掰开)三枚。共煎汤一大盅,温服。

方解:此方以山药、枸杞、黄芪、姜、枣培养中焦气化,以麦芽升脾(麦芽生用善升),以鸡内金降胃(鸡内金生用善降),以桂枝升脾兼以降胃(气之当升者遇之则升,气之当降者遇之则降),又用玄参、花粉诸药以调姜、桂、黄芪之温,则药性归于和平,可以久服无弊。

复诊:将药连服五剂,诸病皆大轻减,而胃疼仍未脱然,右脉仍有牢意,度其疼处当有瘀血凝滞,拟再于升降气化药中加消瘀血之品。

处方:生怀山药一两,大甘枸杞八钱,生箭芪三钱,玄参三钱,天花粉三钱,生麦芽三钱,生鸡内金(黄色的,捣)二钱,生杭芍二钱,桃仁(去皮,炒,捣)二钱,广三七(轧细)二钱。药共十味,将前九味煎汤一大盅,送服三七末一半,至煎渣再服时,仍送服余一半。

效果:将药连服四剂。胃中安然不疼,诸病皆愈,身形亦渐强壮,脉象已如常人,将原方再服数剂以善其后。

或问:药物之性原有一定,善升者不能下降,善降者不能上升,此为一定之理,何以桂枝之性既善上升,又善下降乎?答曰:凡树枝之形状分鹿角、蟹爪两种,鹿角者属阳,蟹爪者属阴,桂枝原具鹿角形状,其又性温,温为木气,为其得春木之气最厚,是以善升,而其味又甚辣,辣为金味,为其得秋金之气最厚,是以善降,究之其能升兼能降之理,乃天生使独,又非可仅以气味相测之。且愚谓气之当升不升者,遇桂枝则升,气之当降不降者,遇桂枝则降。此虽从实验中得来,实亦读《伤寒》《金匮》而先有会悟。今诚取《伤寒》《金匮》凡用桂枝之方汇通参观,自晓然无疑义矣。(《医学衷中参西录·肠胃病门》)

【辨证思路】

本案之病因属忧思气郁,气郁伤肝,肝木失于疏泄,横逆犯胃,气机阻塞,因而发生疼痛。如《沈氏尊生书·胃痛》所说:"胃痛,邪干胃脘病也……唯肝气相乘为尤甚,以木性暴,且正克也。"肝气郁结,久郁化火,火邪又可伤阴,可使胃痛重或病程缠绵。本案病程三年,且绵绵作疼,说明气滞日久,血脉凝涩,瘀血内结,故疼痛以痛闷为主,顽固难愈。因忧思伤肝,肝失疏泄之常,致使脾胃升降紊乱,脾气不升,是以口无津液,呃逆不能上达;胃气不降,是以饮食停滞,大便干燥。病久体虚,故脉细;疼而气滞,故脉弦。本证属肝气犯胃的胃脘痛。

【治疗经验】

治则以调理脾胃为主,皆在恢复脾升胃降之常,中焦气化得顺,则疼闷自除。方以黄芪、山药、姜、枣之属培养中焦气化。特用桂枝升脾降胃之气,脾以健运磨积、宣通津液为主,胃以腐熟水谷、传化糟粕为主,脾胃职司运化,贵在流通,故治疗脾胃病助之"运"。张锡纯对慢性脾胃病有瘀血脉症者,又结合病情配伍活血化瘀药以活血运脾,故方中加桃仁、三七,活络祛瘀,病愈也。

（五）喘证案

一妇人,年三十余,劳心之后兼以伤心,忽喘逆大作,迫促异常。其翁知医,以补敛元气之药治之,觉胸中窒碍不能容受。更他医以为外感,投以小剂青龙汤喘益甚。延愚诊视,其脉浮而微数,按之即无,知为阴阳两虚之证。盖阳虚则元气不能自摄,阴虚而肝肾又不能纳气,故作喘也。为制此汤(参赭镇气汤),病人服药后,未及覆杯曰:吾有命矣。询之曰:从前呼吸惟在喉间,几欲脱去,今则转落丹田矣。果一剂病愈强半,又服数剂全愈。

参赭镇气汤:野台参四钱,生赭石(轧细)六钱,生芡实五钱,生山药五钱,萸肉(去净核)六钱,生龙骨(捣细)六钱,生牡蛎(捣细)六钱,生杭芍四钱,苏子(炒,捣)二钱。(《医学衷中参西录·治喘息方》)

【辨证思路】

胸满喘逆一证,病多有之,属小青龙证者,常兼咳痰而喘;属大气下陷证者,乃胸中气陷为患,常表现为短气、少气不续,多兼汗出、怔忡、小便失禁;属冲气上逆者,常觉有气上冲,喘息,或兼哕气、呃逆、头目眩晕等症,且脉象虚实亦不同。此例患者为肾虚不摄,阴阳两虚,阳虚而元气不能自摄,阴虚而肝肾又不能纳气,冲气上干,致胃气不降而作喘。其脉浮而微数,按之即无,知为阴阳两虚之证。

【治疗经验】

冲气上逆证的治疗,张锡纯以敛冲镇冲为主,降胃平肝为佐,独创参赭镇气汤。方中生赭石压力最胜,能镇胃气冲气上逆,开胸膈,坠痰涎,止呕吐,通燥结,用之得当,诚有捷效。野台参虽有温补之性,但与代赭石并用,则借代赭石下行之力,挽回将脱之元气,降气归原,以镇安奠定之,亦旋覆代赭汤之义。仲景旋覆代赭汤,代赭石、人参并用,治"伤寒发汗,若吐若下解后,心下痞硬,噫气不除者"。龙骨、牡蛎可助代赭石镇敛冲气;山茱萸肉、山药、白芍、芡实收摄补阴,敛冲固肾;苏子降气化痰,合而用之,补中寓降,标本兼得,则效如桴鼓。

（六）黄疸案

范庸吾,年三十二岁,住天津城里草厂庵旁,业商,为英商汇丰银行经理,得黄疸证。

病因:连日朋友饮宴,饮酒过量,遂得斯证。

证候:周身面目俱黄,饮食懒进,时作呕吐,心中恒觉发热,小便黄甚,大便白而干涩。脉象左部弦而有力。右部滑而有力。

诊断:此因脾中蕴有湿热,不能助胃消食,转输其湿热于胃,以致胃气上逆(是以呕吐),胆火亦因之上逆(黄坤载谓非胃气下降,则胆火不降),致胆管肿胀,不能输其汁于小肠以化食,遂溢于血中成黄疸矣。治此证者,宜降胃气,除脾湿,兼清肝胆之热,则黄疸自愈。

处方:生赭石(轧细)一两,生薏米(捣细)八钱,茵陈三钱,栀子三钱,生麦芽三钱,竹茹三钱,木通二钱,槟榔二钱,甘草二钱。煎汤服。

效果:服药一剂呕吐即止,可以进食。又服两剂,饮食如常,遂停药,静养旬日间黄疸皆退净。(《医学衷中参西录·黄疸门》)

【辨证思路】

本案患者之黄疸症因连日饮宴,饮酒过度所致。黄疸病证在《黄帝内经》中已有记载,《素问·平人气象论》指出:"溺黄赤、安卧者,黄疸……目黄者,曰黄疸。"《灵枢·论疾诊尺》亦说:"身痛而色微黄,齿垢黄,爪甲上黄,黄疸也。"明确地指出了黄疸是指巩膜、黏膜、皮肤发黄,并可伴有小便的颜色加深发黄。一般认为人体感受时邪,或饮食不节,嗜酒劳累,湿热或寒湿内阻中焦,迫使胆汁不循常道所致。而本案正是由于嗜酒所致,正如《诸病源候论·黄病诸候》中所说"黄疸之病,此由酒食过度,腑脏不和,水谷相并,积于脾胃……瘀结不散,热气郁蒸",所以发黄疸。嗜酒过度,脾胃乃伤,运化失司,湿浊内生,郁而化热,熏蒸于肝胆,胆火亦因之上逆,致胆管肿胀,胆汁不能输于小肠以助消化饮食,遂溢于血中成黄疸,小便亦黄矣。湿热交蒸,脾胃气机升降失常,胃中浊阴上逆,而致饮食懒进,时作呕吐;湿热内阻,故心中恒觉发热。脉象左部弦而有力为肝胆火郁,右部滑而有力为脾湿内蕴之象。

【治疗经验】

治以健脾除湿降胃为主,佐以清利肝胆湿热。重用生赭石配竹茹降胃气以止呕逆,生薏苡仁、生麦芽健脾胃以祛湿浊,用茵陈、栀子、木通清利肝胆湿热,槟榔下气行水消积,且茵陈、生麦芽能条达肝气,恢复肝胆疏泄之功。张锡纯认为:"肝气不升则先天之气化不能由肝上达,胃气不降则后天之饮食不能由胃下输。"此证不仅当降者不降,尚在于当升者不升,故用降胃之品为主稍佐以升肝之品。

●（张俐敏）

复习思考题：分析张锡纯以下两则医案的病因病机、治则治法及处方用药。

1. 痿证案

崔华林,天津金钢桥旁德兴木厂理事,年三十八岁,得脑充血兼两腿痿弱证。

病因:出门采买木料,数日始归,劳心劳力过度,遂得斯证。

证候:其初常觉头疼,时或眩晕,心中发热,饮食停滞,大便燥结,延医治疗无效。一日早起下床,觉痿弱无力,痿坐于地,人扶起坐床沿休息,移时,自扶杖起立,犹可徐步,然时恐颠仆。其脉左部弦而甚硬,右部弦硬且长。

诊断:其左脉弦硬者,肝气挟火上升也。右脉弦硬且长者,胃气上逆更兼冲气上冲也。因其脏腑间之气化有升无降,是以血随气升充塞于脑部作疼作眩晕。其脑部充血过甚,或自微细血管溢血于外,或隔血管之壁,些些渗血于外,其所出之血,若着于司运动之神经,其重者可使肢体痿废,其轻者亦可使肢体软弱无力。若此证之忽然痿坐于地者是也。至其心中之发热,饮食之停滞,大便之燥结,亦皆其气化有升无降之故,此宜平肝、清热、降胃、安冲,不使脏腑之气化过升,且导引其脑中过充之血使之下行,则诸证自愈矣。

处方:生赭石(轧细)一两,怀牛膝一两,生怀地黄一两,生珍珠母(捣碎)六钱,生石决明(捣碎)六钱,生杭芍五钱,当归四钱,龙胆草二钱,茵陈钱半,甘草钱半。共煎汤一大盅,温服。

复诊:将药连服七剂,诸病皆大见愈,脉象亦大见缓和,惟其步履之间仍须用杖,未能复常,心中仍间有发热之时。拟即原方略为加减,再佐以通活血脉之品。

处方:生赭石(轧细)一两,怀牛膝一两,生怀地黄一两,生杭芍五钱,生珍珠母(捣碎)四钱,生石决明(捣碎)四钱,丹参四钱,生麦芽三钱,土鳖虫五个,甘草一钱。共煎汤一大盅,温服。

效果:将药连服八剂,步履复常,病遂全愈。(《医学衷中参西录·脑充血门》)

2. 崩漏案

天津二区,徐姓妇人,年十八岁,得血崩证。

病因:家庭不和,激动肝火,因致下血不止。

证候:初时下血甚多,屡经医治,月余血虽见少,而终不能止。脉象濡弱,而搏近五至。呼吸短气,自觉当呼气外出之时,稍须努力,不能顺呼吸之自然。过午潮热,然不甚剧。

第五章
第一节
张锡纯医案
拓展阅读

ER-5-2-1

第五章
第二节
丁甘仁医案
PPT 课件

诊断:此胸中大气下陷,其阴分兼亏损也。为其大气下陷,所以呼气努力,下血不止;为其阴分亏损,所以过午潮热。宜补其大气,滋其真阴,而兼用升举固涩之品,方能治愈。

处方:生箭芪一两,白术(炒)五钱,大生地一两,龙骨(煅,捣)一两,牡蛎(煅,捣)一两,天花粉六钱,苦参四钱,黄柏四钱,柴胡三钱,海螵蛸(去甲)三钱,茜草二钱。

西药麦角中者一个,捣乳糖五分,共研细,将中药煎汤两大盅,分两次服,麦角末亦分两次送服。

效果:煎服一剂,其血顿止,分毫皆无,短气与潮热皆愈。再为开调补气血之剂,俾服数剂以善其后。(《医学衷中参西录·妇女科》)

第二节　丁甘仁医案

学习目标

1. 掌握丁甘仁治疗伤寒案、湿温案、肺痈案、产后胃痛案、胸痹案、中风案的辨证思路及治疗经验。

2. 熟悉丁甘仁辨证选方和加减用药的经验。

3. 了解丁甘仁的生平、著作、学术渊源及特点。

一、医家简介

丁甘仁(1865—1926),名泽周,江苏省武进县孟河镇人,近代著名医学家、教育家。丁甘仁幼年聪颖,下笔成章,初拜圩塘马绍成及兄丁松溪为师,继问业于孟河名医马培之,对马培之内外两科之长(包括喉科)能兼收并蓄,尽得其真传。学成之后,初行医于孟河及苏州,后至沪上,道乃大行,名震大江南北,当时在沪的外侨来丁甘仁处求诊者颇多。为振兴中医,提出"医学之兴衰,以普及与提高教育为关键",号召夏应堂等集资办学,于1916年夏创办"上海中医专门学校",两年后扩充校院,又创办"女子中医专门学校"。其后丁甘仁又进一步在沪南、沪北设立两所广益中医院,南北两院均设有门诊及住院部,以备学生见习与实习之用,因之门墙桃李遍及全国。他对医术毫不自秘,倾其所学,亲自教诲,深受门人爱戴。他门下的学生,佼佼者颇不乏人,诸如程门雪、黄文东、王一仁、张伯臾、秦伯未、许半龙、章次公、王慎轩等中医名家。由于丁甘仁办学务实,劳苦功高,孙中山先生以大总统名义亲颁"博施济众"匾额,以示褒奖。1920年,丁甘仁发起成立"国医学会",首次把中医师组织起来,相互切磋,开团结协作之风。为加强中医学术研究,又发行《国医杂志》,成立"江苏省中医联合会",丁甘仁为首任会长,从而使医林同道得以互通声气,加强了全国中医界的联系。

丁甘仁研究外感热病,宗法仲景而不拘泥于伤寒方,宗温病学说而不拘于四时温病,其治法融汇伤寒、温病学说之长,用药轻灵,以轻去实。他行医之时烂喉丹痧流行猖獗,其亲身诊治万余人,积累了丰富经验。他治学不偏执一家之言,对前贤经验择善而从,而以审证精确,用药丝丝入扣见长,医疗风格以"和""缓"为特色。丁甘仁学术流派在江南医界颇有影响。他晚年于诊务之余专心著述,著有《药性辑要》《脉学辑要》《诊方辑要》(又称《丁甘仁用药一百十三法》)、《喉痧症治概要》等。《思补山房医案》经其次子仲英、长孙济万等汇编成《孟河丁甘仁医案》。

二、医案选读

（一）伤寒案

张左。寒邪外束，痰饮内搏，支塞肺络，清肃之令不行，气机窒塞不宣，寒热无汗，咳嗽气喘，难于平卧，胃有蕴热，热郁而烦躁，脉浮紧而滑，舌苔薄腻而黄。宜疏外邪以宣肺气，化痰饮而清胃热，大青龙加减。

蜜炙麻黄四分，云苓三钱，橘红八分，炙款冬一钱五分，川桂枝六分，象贝母三钱，半夏二钱，石膏三钱，旋覆花（包）一钱五分，杏仁三钱，生甘草六分。（《丁甘仁医案·卷一·伤寒》）

【辨证思路】

本案为太阳伤寒兼咳喘，《伤寒论》云："脉浮紧，发热，恶寒，身疼痛，不汗出而烦躁者，大青龙汤主之。"寒邪外束，故见寒热无汗；痰饮内搏，支塞肺络，肺失宣肃，则咳嗽气喘，难于平卧；胃有蕴热，故热郁而烦躁；脉浮紧而滑，舌苔薄腻而黄，是外寒里饮、胃有蕴热之征。

【治疗经验】

《丁甘仁医案》中不以经方和时方划分界限，临证灵活运用，疗效甚佳。比如，在治疗伤寒类疾病方面，他总是根据伤寒邪从外来，循六经传变规律，辨别其夹杂情况，随机应变。是证，治当疏外邪以宣肺气，化痰饮，清胃热，用大青龙汤合二陈汤加减。方中麻黄、桂枝、杏仁合用，发汗解表，宣肺平喘，治太阳伤寒兼咳喘；石膏辛甘大寒，清郁热而除烦躁；二陈汤燥湿化痰，理气和胃；加款冬花、旋覆花、象贝母降气化痰，则其功力更峻。诸药合用，丝丝入扣，切中病机。

（二）湿温案

叶左。初病喉痧，治愈之后，因复感停滞，酿成湿温。身热有汗不解，临晚畏寒，入夜热势较盛，天明即觉轻减，已有三候。口干不多饮，小溲短赤，逾时有粉汁之形。苔薄黄，脉濡数。素有失红，阴虚体质，叠进清温化湿之剂，其热非特不减，反加肤肿足肿，脐腹饱满，面浮咳嗽。细推病情，太阳经邪未解，膀胱腑湿不化，久则湿困太阴，健运无权。湿为阴邪，易于化水，水湿泛滥，则为肤肿足肿；中阳不运，浊阴凝聚，则为脐腹饱满；水湿逆肺，则为咳嗽面浮；格阳于外，则身热不退也。恙势已入险境，岂可泛视。今拟五苓加味，温开太阳而化水湿，勿可拘执阴虚体质，而畏投温剂，致一误而再误也。然乎否乎？质之高明！

川桂枝八分，连皮苓四钱，炒白术三钱，猪苓三钱，仙半夏三钱，大腹皮二钱，砂仁八分，光杏仁三钱，泽泻一钱，姜皮八分，陈皮一钱，冬瓜子皮各三钱。

二诊：两进五苓，症势未见动静。夫太阳为寒水之经，本阴标阳；太阳与少阴为表里，少阴为水火之脏，本热标寒。太阳之阳不行，少阴之阴亦伤，少火不能生土，中央乾健无权，水湿日积，泛滥横溢，浊阴凝聚，阴盛格阳，肺失治节，水道不行，险象环生，殊可虑也。脉象寸部濡数，关尺迟弱，真阳埋没，阴霾满布，若加气喘，则难为力矣。再拟五苓合真武汤，震动肾阳，温化水湿，千钧一发，惟此一举，狂见如斯，明者何如！

熟附块一钱，川桂枝八分，陈皮一钱，大砂仁八分，连皮苓四钱，猪苓二钱，大腹皮二钱，川椒目十四粒，炒白术三钱，泽泻一钱五分，水炙桑皮一钱五分，淡姜皮八分。

三诊：连服五苓、真武以来，肤肿跗肿腹满，已见轻减，小溲稍多，真阳有震动之渐，水湿有下行之势，临晚形寒身热，至天明得汗而退，枢机有斡旋之意，均属佳象。口干渴喜热饮，痰多咳嗽，谷食衰微，白苔化而转淡。夫太阴为湿久困，乾健无权，肺失肃化。脉象关尺迟弱略起，虽逾险岭，夫涉坦途。仍守前法，努力前进。

桂枝六分，白术三钱，熟附块一钱，软柴胡七分，大腹皮二钱，茯苓四钱，泽泻一钱五分，大砂仁八分，仙半夏二钱，水炙桑皮一钱五分，清炙草五分，生姜二片，红枣四枚，炒谷芽、苡仁各三钱。

四诊：温少阴，开太阳，运中阳，逐水湿，又服二剂，肿退，腹满渐消，临晚寒热亦轻，惟痰多咳嗽，纳谷衰少，小溲不清，苔薄腻微黄，脉象缓滑。此脾不健运，胃不流通，湿痰积之于肺，肺失肃化之权。再仿前意，制小其剂。

吉林参须八分，连皮苓四钱，炒白术一钱五分，光杏仁三钱，冬瓜子皮各三钱，陈皮一钱，熟附块八分，炒谷麦芽各三钱，软柴胡八分，福泽泻一钱五分，清炙草五分，大砂仁八分，仙半夏二钱。

五诊：肿满已消，寒热亦退，惟纳谷衰少，口有甜味，痰多咳嗽，小溲不清，脉象濡滑。余湿留恋中焦，脾胃运化失司，津液不布为痰，此痰多而咳嗽也。今当调理脾胃以化余湿，节其饮食而慎起居。

炒白术五钱，陈广皮一钱，清水豆卷四钱，炒谷芽、苡仁各三钱，冬瓜子皮各三钱，连皮苓四钱，仙半夏二钱，省头草一钱五分，大砂仁七分，光杏仁三钱，川贝二钱，通草八分，清炙枇杷叶(去毛、包)二钱。(《丁甘仁医案·卷一·湿温》)

【辨证思路】

患者因太阳经邪未解，膀胱腑湿不化，久则湿困太阴，健运无权，水湿日积，泛滥横溢，浊阴凝聚、阴盛格阳，肺失治节，水道不行，险象环生。湿为阴邪，易于化水，水无制约则泛滥，故为肤肿足肿；中阳被湿所困，浊阴凝聚，则为脐腹饱满；水湿逆肺，则为咳嗽面浮；格阳于外，则身热不退；真阳埋没，阴霾满布，脉象寸部濡数，关尺迟弱；湿阻中焦而有口干喜热饮，痰多咳嗽，谷食衰微，苔白。故证属脾肾虚寒，水湿内停。

【治疗经验】

患者素有失红，始拘执阴虚体质，畏投温剂，而致病症多误。水湿为阴邪，遇寒则凝，得温则行，故治疗水湿证，不仅阳微饮邪不盛者应予温化，无论逐饮、利水、发汗之剂，常需佐以温药，以伸发阳气，同时还配以渗利药，通小便而宣阳气。宗仲景之说"病痰饮者，当以温药和之"，非温不足以祛中焦之寒，非利不可除湿邪内停。故用五苓合真武汤加减进退治之。方用川桂枝、姜皮、熟附块等温阳散寒，化气行水；茯苓皮、猪苓、泽泻、大腹皮、冬瓜子皮等利水渗湿；陈皮、半夏、砂仁理气醒脾；白术、大枣健运脾胃；光杏仁宣肺行气利水，调水之上源；诸药合用，使水湿之邪通利有道，运化有权。实际上本方贯穿了肺、脾、肾三脏用药，因水湿代谢失调，主要是此三者，证候险恶，故三管齐下，以求生机。后余湿留恋，困阻中焦，脾胃运化失司，津液不布，变生痰浊，加用调理脾胃之品而收全功。

（三）肺痈案

沈左。外感风温，内蕴湿热，熏蒸于肺，肺脏生痈，咳嗽胸膺牵痛，痰臭脓血，身热口干，脉滑数，苔黄，重症也。急拟辛凉清温，而化痰瘀。

薄荷叶八分，冬桑叶二钱，粉丹皮二钱，桃仁一钱，生甘草八分，桔梗一钱，银花五钱，连翘壳三钱，光杏仁三钱，象贝母三钱，生苡仁五钱，冬瓜子四钱，活芦根(去节)二尺，鲜金丝荷叶(去背上白毛)十张。

另单方：金丝荷叶(去毛，打汁)一两，陈酒一两，杏仁粉五钱，川贝粉五钱，炖温服之。

前方连服三剂，咳嗽脓血均减，身热亦退大半，原方去桃仁及薄荷叶，加轻马勃八分、通草八分。(《丁甘仁医案·卷四·肺痈》)

【辨证思路】

肺痈之名首见于仲景之《金匮要略·肺痿肺痈咳嗽上气病脉证治》，篇中云："咳而胸满振寒，脉数，咽干不渴，时出浊唾腥臭，久久吐脓如米粥者，为肺痈。"肺痈的病因和发病机制，古人的认识经历了从外因、内因到内外合邪而病的发展过程。外因论：《金匮要略》认为肺痈是因"风伤皮毛,热伤血脉;风舍于肺,其人则咳,口干喘满,咽燥不渴,多唾浊沫,时时振寒。热之所过,血为之凝滞,蓄结痈脓……"《张氏医通·卷四·肺痈》也认为肺痈是"由感受风寒,未经发越,停留胸中,蕴发为热"。内因论:《外科精要》认为"由食啖辛热炙煿,或醉饮热酒,燥热伤肺所致"。《张氏医通·卷四·肺痈》又提出:"或挟湿热痰涎垢腻,蒸淫肺窍,皆能致此。"内外合邪论:如果患者素有痰热内停于肺,而又复感外邪,内外合邪,则更易引发肺痈之病。《医宗金鉴·外科心法要诀》就提出了"此证系肺脏蓄热,复伤风邪,郁久成痈"。隋代的《诸病源候论·痈疽病诸候·肺痈候》提出了正虚是外邪乘虚致病的重要因素,"肺主气,候皮毛,劳伤血气,腠理则开,而受风寒,其气虚者,寒乘虚伤肺,寒搏于血,蕴结成痈,热又加之,积热不散,血败为脓"。

本案正是内外合邪,以致肺痈的经典案例。患者因外感风温之邪,与内蕴湿热相结,熏蒸于肺,肺失清肃,则咳嗽,胸膺牵痛。《灵枢·痈疽》云:"热胜则肉腐,肉腐则为脓。"风湿热邪久留不散,致热壅血瘀,血败肉腐,乃成肺痈。痈脓溃破,假口咽而出,故痰臭脓血。内蕴湿热,故身热口干,苔黄,脉滑数。

【治疗经验】

本案因风湿热邪内蕴,故治以辛凉清润,清肺化痰,排脓消痈,方用千金苇茎汤合银翘散加减。方中药用辛凉或清润之薄荷叶、冬桑叶、金银花、连翘、荷叶等清透温热之邪;用桃仁、牡丹皮等活血化瘀;用桔梗、杏仁、贝母、芦根等开通肺气以利排脓消痈;芦根、冬瓜子、薏苡仁为利湿排脓消痈之要药,自不可缺。诸药合用,可使肺热清,痰瘀化,脓液外排,痈渐向愈。

（四）产后胃痛案

傅右。旧有胸脘痛之宿疾,今新产半月,胸脘痛大发,痛甚呕吐拒按,饮食不纳,形寒怯冷,舌苔薄腻而灰,脉象左弦紧右迟涩。新寒外受,引动厥气上逆,食滞交阻中宫,胃气不得下降,颇虑痛剧增变。急拟散寒理气,和胃消滞,先冀痛止为要着,至于体质亏虚,一时无暇顾及也。

桂枝心各三分,仙半夏三钱,左金丸(包)六分,栝蒌皮(炒)三钱,陈皮一钱,薤白头(酒炒)一钱五分,云茯苓三钱,大砂仁(研)一钱,金铃子二钱,延胡索一钱,枳实炭一钱,炒谷麦芽各三钱,陈佛手八分,神仁丹(另开水冲服)四分。

二诊:服药两剂,胸脘痛渐减,呕吐渐止,谷食无味,头眩心惊,苔薄腻,脉左弦右迟缓。此营血本虚,肝气肝阳上升,湿滞未楚,脾胃运化无权。今拟柔肝泄肝,和胃畅中。

炒白芍一钱五分,金铃子二钱,延胡索一钱,云茯苓(朱砂拌)三钱,仙半夏二钱,陈广皮一钱,栝蒌皮二钱,薤白头(酒炒)一钱五分,紫丹参二钱,大砂仁(研)一钱,紫石英三钱,陈佛手八分,炒谷麦芽各三钱。

三诊:痛呕均止,谷食减少,头眩心悸。原方去延胡索、金铃子,加制香附三钱、青龙齿三钱。(《丁甘仁医案·卷五·诸痛》)

【辨证思路】

患者旧有胸脘痛之宿疾,今又新产半月,复感寒邪,寒凝气滞,则胸脘痛大发,日久不愈易聚湿生痰。寒凝、气滞、食滞交阻中宫,胃气不得下降则呕吐,饮食不纳。形寒怯冷,舌苔薄腻而灰,脉象左弦紧右迟涩,均为寒凝积滞之象。故辨为寒凝气滞,肝胃气逆证。

【治疗经验】

丁甘仁对内科杂病的治疗,则以《伤寒论》《金匮要略》方论结合马绍成、汪莲石等的经验进行辨证施治,处方有理有据。如治胸痹心痛用瓜蒌薤白白酒汤、瓜蒌薤白半夏汤;肿胀(水肿)用五苓散、越婢汤、麻黄附子甘草汤;吐血色鲜红用《金匮要略》柏叶汤、《备急千金要方》犀角地黄汤;色黑如墨用附子理中汤;寒湿下利用桃花散,湿热下利用白头翁汤;黄疸用栀子柏皮汤;阴黄用茵陈术附汤;湿热并重用麻黄连翘赤小豆汤、茵陈五苓散。诸如此类,不一而足。本案患者病证,虽有体质亏虚一面,然主证在于寒凝、气滞、气逆,据"寒者热之""滞以行之""逆者降之"之理,故治以散寒理气、和胃消滞。方用仲景之枳实薤白桂枝汤、丹溪之左金丸《太平惠民和剂局方》之二陈汤合金铃子散加减。选方之多,用药之精,丁甘仁诚可谓"精求古训,博采众方"之典范。其中枳实薤白桂枝汤善治"胸痹,心中痞气,气结在胸",长于通阳散结,降逆下气;左金丸长于降肝胃之气;二陈汤善于燥湿化痰,理气和胃;金铃子散擅于理气止痛;更加炒谷麦芽之属,则健脾消食之功著也。诸药合用,散寒理气,和胃消滞,止痛之功迅捷而宏大。至于二、三诊,则继以柔肝泄肝、和胃畅中之法,以善其功。

（五）胸痹案

朱左。诊脉三部弦小而数,右寸涩,关濡、尺细数,舌苔腻黄,见症胸痹痞闷,不进饮食,时泛恶,里热口干不多饮,十日未更衣,小溲短赤浑浊,目珠微黄,面色灰暗无华,良由肾阴早亏,湿遏热伏,犯胃贯膈,胃气不得下降。脉症合参,证属缠绵,阴伤既不可滋,湿甚又不可燥,姑拟宣气泄肝,以通阳明,芳香化浊,而和枢机。

栝蒌皮三钱,赤茯苓三钱,江枳实一钱,荸荠梗一钱五分,薤白头(酒炒)一钱,福泽泻一钱五分,炒竹茹一钱五分,鲜枇杷叶三片,绵茵陈一钱五分,仙半夏二钱,通草八分,银柴胡一钱,水炒川连四分,鲜藿佩各二钱,块滑石三钱。

二诊:脉左三部细小带弦,右寸涩稍和,关濡尺细,舌苔薄腻而黄,今日呕恶渐减,胸痞依然,不思纳谷,口干不多饮,旬日未更衣,小溲短赤浑浊,目珠微黄,面部晦色稍开。少阴之分本亏,湿热夹痰滞互阻中焦,肝气横逆于中,太阴健运失常,阳明通降失司。昨投宣气泄肝,以通阳明,芳香化浊,而和枢机之剂,尚觉合度,仍守原意扩充。

仙半夏二钱,赤茯苓三钱,银柴胡一钱,绵茵陈一钱五分,上川雅连五分,鲜藿香、佩兰各二钱,广郁金一钱五分,建泽泻一钱五分,栝蒌皮三钱,炒枳实一钱,生、熟谷芽各三钱,薤白头(酒炒)一钱,块滑石三钱,炒竹茹一钱五分,通草八分,鲜枇杷叶(去毛、包)三片,鲜荷梗一尺。

三诊:呕恶已止,湿浊有下行之势,胸痞略舒,气机有流行之渐,惟纳谷衰少,小溲浑赤,苔薄黄,右脉濡滑,左脉弦细带数。阴分本亏,湿热留恋募原,三焦宣化失司,脾不健运,胃不通降,十余日未更衣,肠中干燥,非宿垢可比,勿亟亟下达也。今拟理脾和胃,苦寒泄热,淡味渗湿。

栝蒌皮三钱,赤茯苓三钱,黑山栀一钱五分,鲜荸荠梗三钱,薤白头(酒炒)一钱,炒枳实七分,通草八分,鲜枇杷叶三片,仙半夏二钱,川贝母二钱,块滑石三钱,鲜荷梗一尺,水炒川连四分,鲜藿香、佩兰各二钱,生、熟谷芽各三钱。

四诊:胸痞十去七八,腑气已通,浊气已得下降。惟纳谷衰少,小溲短赤浑浊,临晚微有潮热,脉象右濡滑而数,左弦细带数,苔薄腻微黄。肾阴亏于未病之先,湿热逗留募原,三焦宣化失司,脾胃运行无权。叶香岩先生云:湿热为黏腻熏蒸之邪,最难骤化,所以缠绵若此也。再拟宣气通胃,苦降渗湿。

清水豆卷六钱,赤茯苓三钱,银柴胡一钱,鲜枇杷叶四片,鲜荷梗一尺,黑山栀一钱五分,炒枳实八分,块滑石三钱,仙半夏二钱,川贝母二钱,通草八分,谷麦芽各三钱,川黄连三分,鲜藿香、佩兰各二钱,栝蒌皮三钱,荸荠梗一钱五分。

五诊:门人余继鸿接续代诊。小溲浑赤渐淡,胃气来复,渐渐知饥。头眩神疲,因昨晚饥而未食,以致虚阳上扰也。脘痞已除,午后仍见欠舒,良由湿热之邪,旺于午后,乘势而上蒸也。脾胃虽则渐运,而三焦之间,湿热逗留,一时未能清彻。口涎甚多,此脾虚不能摄涎也。今拟仍宗原法中加和胃运脾之品。

清水豆卷六钱,赤茯苓三钱,块滑石三钱,鲜枇杷叶(去毛)四片,鲜荷梗一尺,黑山栀一钱五分,生於术八分,通草八分,仙半夏一钱五分,谷麦芽各三钱,炒枳实八分,鲜藿香、佩兰各二钱,杭菊花一钱五分,栝蒌皮三钱,川贝母二钱,橘白络各一钱,荸荠梗一钱五分。

六诊:饮食渐增,口亦知味,脾胃运化之权有恢复之机,小溲赤色已淡,较昨略长,湿热有下行之势,俱属佳征。神疲乏力,目视作胀,且畏灯亮,此正虚浮阳上扰也。口涎渐少,脾气已能摄涎。舌苔薄腻,而黄色已化,脉象右寸关颇和,左关无力,两尺细软,邪少正虚。再拟温胆汤,加扶脾宣气而化湿热之品,标本同治。

清水豆卷六钱,赤茯苓三钱,川贝母二钱,鲜枇杷叶四片,鲜荷梗一尺,生於术一钱五分,橘白络各八分,谷麦芽各三钱,杭菊花一钱五分,广郁金一钱,生苡仁三钱,炒竹茹一钱五分,仙半夏一钱五分,鲜藿香、佩兰各二钱,通草八分,建兰叶三片。

此方本用枳实、栝蒌皮二味,因大便又行兼溏,故去之。

七诊:腹胀已舒,饮食亦香,小溲渐清,仅带淡黄色,昨解大便一次颇畅,作老黄色,久留之湿热滞浊,从二便下走也。今早欲大便未得,略见有血,良由湿热蕴于大肠血分,乘势外达,可无妨碍。脾胃运化有权,正气日渐恢复,当慎起居,谨饮食,不可稍有疏忽,恐其横生枝节也。再与扶脾宣化,而畅胃气。

生於术一钱,朱茯苓三钱,通草八分,鲜荷梗一尺,鲜藕节三枚,清水豆卷四钱,橘白络各一钱,川贝母二钱,仙半夏一钱五分,生苡仁三钱,谷麦芽各三钱,京赤芍一钱五分,炒竹茹一钱五分,杭菊花一钱五分,建兰叶三片,荸荠梗一钱五分。

八诊:脾胃为资生之本,饮食乃气血之源,正因病而虚,病去则正自复。今病邪已去,饮食日见增加,小溲渐清,略带淡黄,三焦蕴留之湿热,从二便下达,脾胃资生有权,正气日振矣。舌根腻,未能尽化,脉象颇和,惟尺部细小。再与扶脾和胃,而化余湿。

生於术一钱,朱茯苓三钱,谷麦芽各三钱,鲜荷梗一尺,鲜建兰叶二片,清水豆卷四钱,橘白络各一钱,稆豆衣一钱五分,仙半夏一钱五分,生苡仁三钱,炒杭菊一钱五分,炒竹茹一钱五分,鲜藿香、佩兰各二钱,通草八分。

九诊:脉象渐渐和缓,脏腑气血,日见充旺,病后调养,饮食为先,药物次之。书云:胃以纳谷为宝。又云:无毒治病,十去其八,毋使过之,伤其正也。补养身体,最冲和者,莫如饮食。今病邪尽去,正宜饮食缓缓调理,虽有余下微邪,正足则自去,不必虑也。再与调养脾胃,而化余邪。

生於术一钱五分,橘白络各一钱,谷麦芽各三钱,鲜荷梗一尺,清水豆卷四钱,生苡仁三钱,佩兰梗一钱五分,建兰叶二片,朱茯神二钱,生怀山药二钱,稆豆衣一钱五分,炒杭菊一钱五分,鲜佛手一钱,通草八分。

十诊:病邪尽去,饮食颇旺,脉象和缓有神,正气日见充旺。小便虽长,色带黄,苔薄腻,余湿未尽。四日未更衣,因饮食多流汁之故,非燥结可比,不足虑也。当此夏令,还宜慎起居,节饮食,精心调养月余,可以复元。再拟健运脾胃,而化余湿。

生於术一钱五分,栝蒌皮三钱,川贝母三钱,鲜佩兰三钱,清水豆卷四钱,朱茯神三钱,生苡仁三钱,通草一钱,鲜荷梗一尺,橘白络各一钱,生熟谷芽各三钱。(《丁甘仁医案·卷五·痿痹》)

【辨证思路】

患者之病因素有肾阴不足,复有湿热内蕴,脾胃健运失司,升降失常,肝气不畅所致。素有肾阴不足,则见里热口干不多饮,尺脉细数;湿热内蕴,困阻于脾,健运失职,则不进饮食;升降失常,胃气不降,则时有恶心,大便十日未解;湿阻气机,则胸痹痞闷;湿热熏蒸肝胆,肝气不畅,胆汁不循常道,则目珠微黄,面色灰暗无华。苔黄腻,关脉濡,均为湿热内蕴之象。

湿性黏滞,病情缠绵,故本案前后十诊,始得痊愈。

【治疗经验】

本案胸痹良由湿热阻遏气机而来。对此肾阴亏虚、湿遏热伏、气机不利之证,既不宜滋阴,又不宜燥湿,只宜宣气泄肝,以通阳明,芳香化浊,而和枢机之法,使湿热得化,气机得畅,升降复常;再理脾和胃、苦降渗湿、宣畅气机等法谨慎调理而愈。本案治疗过程完备,疗效确切,足资师法。

(六)中风案

罗左。年甫半百,阳气早亏,贼风入中经腧,营卫痹塞不行,陡然跌仆成中,舌强不语,神识似明似昧,嗜卧不醒,右手足不用。风性上升,痰湿随之,阻于廉泉,堵塞神明也。脉象尺部沉细,寸关弦紧而滑,苔白腻,阴霾弥漫,阳不用事,幸小溲未遗,肾气尚固,未至骤见脱象,亦云幸矣。急拟仲景小续命汤加减,助阳祛风,开其痹塞,运中涤痰,而通络道,冀望应手,始有转机。

净麻黄四分,熟附片一钱,川桂枝八分,生甘草六分,全当归三钱,川芎八分,姜半夏三钱,光杏仁三钱,生姜汁(冲服)一钱,淡竹沥(冲服)一两。

另再造丸去壳研细末化服,一粒。

二诊:两进小续命汤,神识稍清,嗜寐渐减,佳兆也。而舌强不能言语,右手足不用,脉息尺部沉细,寸关弦紧稍和,苔薄腻。阳气本虚,藩篱不固,贼风中经,经腧痹塞,痰湿稽留,宗气不得分布,故右手足不用也。肾脉络舌本,脾脉络舌旁,痰阻心脾之络,故舌强不能言,灵机堵塞也。虽见小效,尚不敢有恃无恐,再拟维阳气以祛邪风,涤痰浊而通络道,努力前进,以观后效。

熟附片一钱,云茯苓三钱,川桂枝八分,姜半夏二钱,生甘草六分,枳实炭一钱,全当归二钱,光杏仁三钱,大川芎八分,炙僵蚕二钱,生姜汁(冲)一钱,淡竹沥(冲)一两。

三诊:又服三剂,神识较清,嗜寐大减,略能言语,阳气有流行之机,浊痰有克化之渐,是应手也。惟右手足依然不用,腑气六七日不行。苔腻,脉弦紧渐和,尺部沉细,肾阳早亏,宗气不得分布。腑中之浊垢,须阳气通,而后能下达;经腑之邪风,必正气旺,始托之外出。仍拟助阳益气,以驱邪风,通胃涤痰,而下浊垢,腑气以下行为顺,通腑亦不可缓也。

生黄芪三钱,桂枝八分,附子一钱,生甘草五分,全当归三钱,川芎八分,云茯苓三钱,风化硝五分,全栝蒌三钱,枳实炭一钱,淡苁蓉三钱,半硫丸(吞服)一钱五分。

四诊:腑气已通,浊垢得以下行,神识已清,舌强,言语未能自如,右手足依然不用,脉弦紧转和,尺部沉细。阳气衰弱之体,风为百病之长,阳虚之邪风,即寒中之动气,阳气旺一分,邪风去一分。湿痰盘踞,亦藉阳气充足,始能克化。经所谓阳气者,若天与日,失其所,则折寿而不彰,理有信然。仍助阳气以祛邪风,化湿痰而通络道,循序渐进,自获效果。

生黄芪五钱,生白术二钱,生甘草五分,熟附子一钱,桂枝八分,全当归三钱,川芎八分,姜半夏三钱,西秦艽二钱,怀牛膝二钱,嫩桑枝三钱,指迷茯苓丸(包)五钱。

服前方,诸恙见轻,仍守原法扩充。生黄芪用至八钱;间日用鹿茸二分,研细末,饭为丸,陈酒吞服;大活络丹,每五日服一粒,去壳研末,陈酒化服。共服六十余帖,舌能言,手能握,足能履。接服膏滋方,药味与煎药仿佛,以善其后。(《丁甘仁医案·卷三·中风》)

【辨证思路】

本案中风乃外感风邪,内有痰湿,风痰相引,阻于经络,蒙蔽神窍所致。患者年已半百,阳气已衰,阳气虚衰,卫气不固,外感风邪乘虚入之,引动体内痰湿,风痰相引,阻于经腧,营卫痹塞不行,故见突然昏倒,舌强不语,半身不遂;痰阻神窍,则神识似明似昧,嗜卧不醒。苔白腻,脉沉细弦紧,为阳衰阴盛之候。幸小溲未遗,肾气尚固,未至骤见脱象。病性为本虚标实,正气不足,湿痰壅盛。

【治疗经验】

丁甘仁首用小续命汤去防风、防己、人参、大枣、白芍、黄芩,加竹沥、姜半夏、当归,涤痰通络,温阳散寒,少用桂麻祛风,并配合再造丸祛风化痰,舒筋活血。再诊去麻黄,加茯苓、枳实、僵蚕,重在祛痰。三诊气虚之象已显,腑气不行更剧,但无热势,故重用黄芪、肉苁蓉,合桂枝、附子、硫磺,益气温阳补肾,使"阳气旺一分,邪风去一分"。湿痰盘踞,亦藉阳气充足,始能克化";瓜蒌、枳实、芒硝、茯苓、半夏合肉苁蓉,涤痰畅腑,润肠通便。四诊神识已清,然"湿痰盘踞",气虚更甚,故重用黄芪五钱,得效后用至八钱,加白术、怀牛膝、鹿茸、附子、桂枝益气温阳;当归、川芎、秦艽、桑枝、姜半夏配合指迷茯苓丸与大活络丹祛风除湿,活血通络,化痰息风。丁甘仁治疗本案重在扶正祛痰,兼以祛风,汤、丸并举,膏滋善后,并根据病情变化,灵活加减,慎用活血化瘀药;附子、桂枝、当归、川芎贯彻始终,温阳散寒,养血通络;三诊与四诊重用黄芪与当归即为当归补血汤大补气血,并与桂枝、附子、肉苁蓉、硫磺、牛膝、鹿茸、白术相配,补益气血阴阳,扶助正气,培补先天肾阳,温养后天脾胃,杜绝生痰之源,釜底抽薪;而温阳药与半夏、竹沥、茯苓、僵蚕及指迷茯苓丸祛痰息风以治标,更体现了"病痰饮者,当以温药和之"的原则;兼用当归、川芎、秦艽、桑枝及大活络丹活血通络,促进气血畅通。连续服用60余帖,神识清,舌能言,手能握,足能履。而以膏滋方善后,以为巩固疗效,培补正气预防复发。

● (宋　佳)

复习思考题:分析丁甘仁以下两则医案的病因病机、治则治法及处方用药。

1. 风温案

王右。发热八日,汗泄不畅,咳嗽痰多,烦躁懊憹,泛泛呕恶,且抽搐有如惊风之状,腑行溏薄,四末微冷,舌苔薄腻而黄,脉滑数不扬。前师作慢惊治,用参、术、苓、半、贝齿、竺黄、钩钩等,烦躁泛恶益甚。此乃风温伏邪,蕴袭肺胃,蓄于经络,不能泄越于外,势有内陷之象。肺邪不解,反移大肠则便溏,阳明之邪不达,阳不通行则肢冷,不得与慢惊同日而语也。况慢惊属虚,岂有烦躁懊憹之理? 即日有之,当见少阴之脉证。今种种病机,恐有痧疹内伏也,亟拟疏透,以冀弋获。

荆芥穗一钱五分,粉葛根二钱,蝉衣八分,薄荷八分,苦桔梗八分,淡豆豉三钱,银花炭三钱,连翘一钱五分,赤苓三钱,枳实炭一钱五分,炒竹茹一钱五分,藿香梗一钱五分。

二诊:服疏透之剂,得汗甚多,烦躁泛恶悉减。面额项颈之间,有红点隐隐,即痧疹之见象。咳嗽痰多,身热不退,舌质红,苔薄腻而黄,脉滑数。伏温之邪,有外达之机,肺胃之气,窒塞不宣。仍从辛凉清解,宣肺化痰,冀痧透热退则吉。

原方去豆豉,加紫背浮萍。(《丁甘仁医案·卷一·风温》)

2. 消渴案

尹左。诊脉左三部弦数,右三部滑数,太溪细弱,趺阳濡数。见症饮食不充肌肤,神疲乏力,虚里穴动。自汗盗汗,头眩眼花。皆由阴液亏耗,不能涵木,肝阳上僭,心神不得安宁,虚阳逼津液而外泄则多汗,消灼胃阴则消谷。头面烘热,汗后畏冷,营虚失于内守,卫虚失于外护故也。脉数不减,颇虑延成消症。姑拟养肺阴以柔肝木,清胃阳而宁心神,俾得阴平阳秘,水升火降,方能渐入佳境。

大生地四钱,抱茯神三钱,潼蒺藜三钱,川贝母二钱,浮小麦四钱,生白芍一钱五分,左牡蛎四钱,熟女贞三钱,天花粉三钱,肥玉竹三钱,花龙骨三钱,冬虫夏草二钱,五味子三分。

二诊:心为君主之官,肝为将军之官,曲运劳乎心,谋虑劳乎肝,心肝之阴既伤,心肝之阳上亢,消灼胃阴,胃热炽盛,饮食入胃,不生津液,既不能灌溉于五脏,又不能输运于筋骨,是以饮食如常,足膝软弱。汗为心之液,心阳逼津液而外泄则多汗;阴不敛阳,阳升于上则头部眩晕,面部烘热,且又心悸。胃之大络名虚里,虚里穴动,胃虚故也。脉象左三部弦数,右三部滑数,太溪细弱,趺阳濡数,唇红舌光,微有苔意,一派阴液亏耗、虚火上炎之象,此所谓独阳不生,独阴不长也。必须地气上升,天气始得下降。今拟滋养肺阴,以柔肝木,蒸腾肾气,而安心神。务使阴阳和协,庶成既济之象。

北沙参三钱,抱茯神三钱,五味子三分,肥玉竹三钱,天麦冬各二钱,左牡蛎四钱,生白芍二钱,川贝母二钱,大生地四钱,花龙骨三钱,潼蒺藜三钱,制黄精三钱,浮小麦四钱,金匮肾气丸(包)四钱。

三诊:饮食入胃,不生津液,始不为肌肤,继不为筋骨,书谓食亦见症,已著前章矣。阴液亏耗,肝阳上僭,水不制火,火不归宅。两进养肺阴以柔肝木,益肾阴而安心神之剂,尚觉合度。诊脉弦数较和,细数依然,仍守原意出入,俾得阴阳和协,水火既济,则入胃之饮食,自能生化精微,灌溉于五脏,洒陈于六腑。第是恙延已久,断非能克日奏功也。

照前方去金匮肾气丸、五味子、制黄精,加怀山药三钱、盐水炒杜仲三钱、上桂心四分。
(《丁甘仁医案·卷五·消渴》)

第三节　曹颖甫医案

学习目标

1. 掌握曹颖甫治疗太阳伤寒案、阳明经证案、阳明腑实证案、下焦蓄血证案、疝气案的辨证思路及治疗经验。

2. 熟悉曹颖甫临床善用经方的临证经验。

3. 了解曹颖甫的生平、著作、学术渊源及特点。

一、医家简介

曹颖甫(1866—1938),名家达,又字尹孚,号鹏南,晚号拙巢老人,江苏江阴人。清光绪二十一年(1895 年)举孝廉,遂文知医,尔后入南菁书院深造,1902 年中举人,科举废,遂绝意进取而肆力于医学。时山长黄以周(元同)为晚清经学大师,尝于治经之余以考据训诂之法移治医经,对《伤寒论》研究造诣颇深。曹颖甫师承有自,于仲景之学颇得黄以周师传,喜读张志聪《伤寒论注》,笃嗜经方。常以仲景之方为人治病,得心应手,强调"经方"是后世方剂的基础,中医应当从源寻流而不该舍本逐末。时沪上丁甘仁创办上海中医专门学校,延聘曹颖甫任教务长,于民国十六年(1927 年)迁来上海设诊行医,兼主同仁辅元堂诊务和上海中医专门学校教务长。临证数十年,经验丰富,疗效卓著;在校亲自开设讲座,教授《伤寒论》《金匮要略》,以其精深汉学功底,对文深义奥的仲景原旨讲解透彻。提出"经方实验"概念,即在临床实践中验证经方的主张,并笃行之,被尊为近代经方大家,而有"曹派"之谓。尝谓门弟子曰:"医虽小道,生死之所出入,苟不悉心研究,焉能生死人而肉白骨。今之所谓宗仲景者名而已矣,实则因陋就简,胆识不足以知病,毅力不足以处方,真能宗仲景之说,用仲景之方者,曾几人哉?"学生数百人,秦伯未、严苍山、章次公、姜佐景、黄汉栋等继其术。曹颖甫研究仲景学术,师古而不泥古,参西而不背中,对经方研究与发展做出了重要贡献。著有《伤寒发微》《金匮发微》,以及门人整理的《经方实验录》《曹颖甫先生医案》等。

二、医案选读

（一）太阳伤寒案

梅溪街，金左。形寒发热，头痛项背强，身疼无汗，脉浮紧，虽在炎暑，而病机实属伤寒，宜麻黄汤主之。

生麻黄三钱，川桂枝三钱，光杏仁四钱，炙甘草二钱。

王慎轩记：今之时医，多谓南方无伤寒，夏日无伤寒。然此方系六月二十四日所开，连服二剂，病即豁然。七月中旬，天气骤寒，患此者甚众，曹师均用是方，莫不即愈。慎轩七月二十一亦患此证，承曹师书此方，一服即瘥。可见仲师伤寒诸方不仅为北方严冬而设也。特志之，与研究斯道者一商榷焉。（《曹颖甫先生医案·伤寒门》）

【辨证思路】

本案虽时值炎暑，但病因病机则实属风寒外感，毛窍闭而不通，表实无汗，肺气不得宣发，卫气不得外达，所以见恶寒发热、头痛、身痛、项背强、无汗而喘，舌苔薄白，脉浮紧，所以辨为太阳伤寒，即外感风寒表实证。

【治疗经验】

曹颖甫笃嗜仲景经方，其用方精锐猛烈，长于攻治。当时世俗谓"南方无伤寒，夏日无伤寒"，但曹颖甫深研经方，经大量的临床验证，提出有其证即用其方，不必因季节、节气而束缚手脚。本案虽时值炎暑，但却系外感风寒表实无疑，所以选用仲景之麻黄汤，突破了夏日不用麻黄汤之常规。药用肺经专药麻黄，发汗解表，宣发肺气，又用解肌退热、透营达卫的桂枝相配合，两者相须配伍，加强发汗解表而散风寒之功，且桂枝兼能温通经脉除身疼。再配肃降肺气的杏仁，同麻黄一宣一降，增强宣肺平喘之功；炙甘草既能调和诸药，又能缓和麻、桂相合的峻烈之性，使汗出不致过猛而耗伤正气，故诸症悉除。

（二）阳明经证案

住三角街梅寄里屠人吴某之室，病起四五日，脉大身热，大汗，不谵语，不头痛，惟口中大渴。时方初夏，思食西瓜，家人不敢以应，乃延予诊。予曰：此白虎汤证也。随书方如下：生石膏一两，肥知母八钱，生甘草三钱，洋参一钱，粳米一小杯。

服后，渴稍解。知药不误，明日再服原方。至第三日，仍如是，惟较初诊时略安，本拟用犀角地黄汤，以其家寒，仍以白虎原剂，增石膏至二两，加赤芍一两、丹皮一两、生地一两、大小蓟五钱，并令买西瓜与食，二剂略安，五剂痊愈。

佐景按：本案方原为白虎加人参汤，却标作白虎汤证者，盖为求说解便利，示学者以大范故耳。石膏所以清热，人参所以养阴，养阴所以佐清热之不逮，同属于里，非若白虎加桂枝汤、桂枝加大黄汤之兼有表里者，故今姑一并及之。后人于白虎汤中加元参、生地、麦冬之属，即是人参之变味，不足异也。（《经方实验录》上卷）

【辨证思路】

寒温争辩，其来已久，历代医家大多直指《伤寒论》专论狭义伤寒，其方亦独为狭义伤寒而设。曹颖甫纠正其误，点明《伤寒论》是讨论广义伤寒的，对寒温之辨强调以临证实效为指归。本案吴某之妻初夏受热，邪热传入阳明气分，或伤寒化热内传阳明气分，所谓阳明气分热盛证。邪热内传，里热壅盛，故见身热而不恶寒、不头痛；热灼津伤，而见口中大渴；里热蒸腾，迫津外泄，乃致大汗；邪热盛于经，鼓动脉道，故脉洪大有力；邪热未入血分，未伤神明，故不谵语；思食西瓜，西瓜乃生津解暑之品，故思之，此乃热盛伤津之证。

【治疗经验】

本案是曹颖甫用《伤寒论》中经方白虎加人参汤治广义伤寒的典型案例。阳明气分热盛,且有伤津之象,故治当直清里热,生津止渴,投以白虎加人参汤(原作者为求说解便利,谓白虎汤,异曲而同工)。白虎汤乃辛寒清热之首方,以洋参易人参,取其益气生津之效,既避免人参之昂贵与珍稀难寻之虞,又可防用人参温热之弊,服后,渴稍减,三日未愈,恐热入血分,故拟以犀角地黄汤清血分之热,而患者家寒,未用,以石膏增量,加赤芍、牡丹皮,取其走血分清热之功,生地黄、大小蓟以滋阴养血凉血,西瓜乃生津止渴、清热祛暑之良品,又有"天生白虎"之谓,故令买之与食,药与食共为之,故二剂略安,五剂则痊愈。

（三）阳明腑实证案

予尝诊江阴街肉庄吴姓妇人,病起已六七日,壮热,头汗出,脉大,便闭,七日未行,身不发黄,胸不结,腹不胀满,惟满头剧痛,不言语,眼张,瞳神不能瞬,人过其前,亦不能辨,证颇危重。余曰:目中不了了,睛不和,燥热上冲,此《阳明病》篇三急下证之第一证也。不速治,行见其脑膜破裂,病不可为矣。于是遂书大承气汤方与之。

大黄四钱,枳实三钱,川朴一钱,芒硝三钱。

并嘱其家人速煎服之,竟一剂愈。盖阳明燥气上冲颠顶,故头汗出,满头剧痛,神识不清,目不辨人,其势危在顷刻。今一剂而下,亦如釜底抽薪,泄去胃热,胃热一平,则上冲燥气因下无所继,随之俱下,故头目清明,病遂霍然。非若有宿食积滞,腹胀而痛,壮热谵语,必经数剂方能奏效,此缓急之所由分。是故无形之气与有形之积,宜加辨别,方不至临诊茫然也。（《经方实验录》上卷）

【辨证思路】

此为患伤寒未能速愈,外邪入里化热,热结阳明之阳明燥热证。病已六七日,无恶寒等表证,则病不在太阳;又有便闭,七日未行,壮热,此乃阳明燥热之征;身不发黄,进一步说明病不在少阳而在阳明。里热蒸腾,迫津外泄,燥气上冲颠顶,故头汗出,满头剧痛,神识不清,不能言语;腑热炽盛已极,胃肾阴液俱竭,精气不能上注于目,目睛失养,视物不清,眼珠转动不灵活则见其眼张,瞳神不能瞬;热在阳明,尚未成实,故胸不结,腹不胀满。统观诸症,虽未成阳明腑实证,但属里热炽盛、热结在里之实证。

【治疗经验】

此为阳明热盛,内灼阴液,燥气上冲之证,当急下之,宜用大承气汤釜底抽薪,以泄阳明之热,胃热一平,则上冲燥气因下无所继,随之而下,故头目清,病遂愈。此证之所以一剂即愈,曹颖甫认为"非若有宿食积滞,腹胀而痛,壮热谵语,必经数剂方能奏效,此缓急之所由分。是故无形之气与有形之积,宜加辨别,方不至临诊茫然也"。通过此案,曹颖甫验证了仲景之方大承气汤治"目中不了了,睛不和",确能迅速获效,并认为"目中不了了,睛不和,即为脑病之外征。外见目疾,内实脑病……而治无第二法门,舍大承气莫属也"。

（四）下焦蓄血证案

住毛家弄鸿兴里门人沈石顽之妹,年未二十,体颇羸弱。一日出外市物,骤受惊吓,归即发狂,逢人乱殴,力大无穷。石顽亦被击伤腰部,因不能起。数日后,乃邀余诊。病已七八日矣,狂乃如故。石顽扶伤出见。问之,方知病者经事二月未行。遂乘睡入室诊察,脉沉紧,少腹似胀。因出谓石顽曰:此蓄血证也,下之可愈。遂疏桃核承气汤与之。

桃仁一两,生军五钱,芒硝二钱,炙甘草二钱,桂枝二钱,枳实三钱。

翌日问之,知服后下黑血甚多,狂止,体亦不疲,且能啜粥,见人羞避不出。乃书一善后之方与之,不复再诊。

佐景按:狂止体不疲者,以病者体弱不甚,而药复适中病也。即使病者体气过虚,或药量过剂,致下后疲惫者,不妨用补剂以调之。病家至此,慎勿惊惶,反令医者不克竟其技也。（《经方实验录》中卷）

【辨证思路】

本案中患者经事两月未行,恐有瘀血内阻,蓄于胞宫,曹颖甫乘病者沉睡之时入室诊察,果如其然,少腹似胀,脉又沉紧,乃蓄血之征。瘀血内阻,新血不生,无以充养机体,故患者体颇羸弱。下焦蓄血,瘀热内生,复因外出受惊,情志失调,诱发瘀热上扰心神,随即发狂,故本案辨为下焦蓄血、瘀热互结证。历代医家对下焦蓄血证阐释颇多,然其含义和部位,诸家认识不一。换而言之,历代医家对于下焦蓄血证之血瘀瘀于何处,认识颇歧。曹颖甫以经文注解和临床验证,认为下焦蓄血应在大肠与胞宫,此案便是例证。

【治疗经验】

瘀热互结,法当破瘀泄热,病在下焦,又当因势利导,故宗仲景之法破血逐瘀,攻下泄热,使瘀血去,邪热泄,神志宁,诸症自解,方用仲景桃核承气汤。方中桃仁破血祛瘀,生军即生大黄下瘀泄热,两者合用,直达病所,瘀热并治;桂枝辛温通经活血,既助桃仁破血祛瘀,又防寒药凉遏留瘀;芒硝咸寒软坚去实,炙甘草调和诸药,益气和中,以防祛瘀伤正,更加枳实以消胀祛积,六药合用,共奏破血下瘀、通便泄热之功。

（五）疝气案

西新桥,徐左。睾丸左大右小,小腹左旁有瘕,大如小猴,食入先作胀,续即大疼,经一小时后,自觉痛处有声,痛乃渐减。此为寒湿瘀结,先予温通。

熟附片二钱,淡吴萸二钱,小茴香二钱,紫桂心二钱,金铃子二钱,延胡索二钱,淡干姜二钱,全当归二钱,大川芎一钱,细辛一钱,炒莱菔子三钱,炒荔枝核七枚。

前进大温之药,小腹瘕痛大瘥,但食入作胀,虽不痛,根由未除。刻据肛门重坠,寒湿欲从后出也。因势利导之。

熟附片三钱,生川军三钱,炒枳实三钱,荆三棱二钱,小茴香三钱。

得利后腹中宽舒,已可进干食,但水饮入胃,小腹仍胀,小溲短少,此为肠胃寒湿虽去,而三焦膀胱之寒湿尚无去路也。当开膀胱。

川桂枝三钱,车前子(包)五钱,茯苓三钱,猪苓三钱,白术三钱,泽泻三钱,杏仁三钱,桔梗一钱。上研末,作二服。

王慎轩记:此痛始于初春,历诊数十名医,治皆无效,病者痛不得食,求死而已。后医生马润生嘱其求诊于曹师,曾服第一方十剂,第二方两剂,第三方两剂,迩已愈矣。(《曹颖甫先生医案·诸痛门》)

【辨证思路】

疝痛以睾丸肿胀疼痛为特征。本案病因为寒湿内侵,留滞厥阴肝经,气血郁滞而致。其病机为寒湿阻滞肝脉,而肝脉络于阴器,上抵少腹,故初起睾丸肿大,胀坠疼痛,久则气滞血瘀,而致瘕大如小猴,阻滞脾气,故食后作胀,续则大疼。其病位在肾,而病变在肝也。肝肾阴寒,则气机阻滞,故见小腹左旁疼痛,久则气血瘀结成瘕。肝主疏泄,能为脾胃运行津液,若脾运失常,则症见食即作胀疼痛。

【治疗经验】

张从正曰:"治疝皆归肝经。"张介宾亦有"治疝必先治气"之说,故治疝之法总不离理气疏肝。本案因寒凝肝脉、气机阻滞所致,故治以暖肝温肾,行气止痛。方用暖肝煎加减,当归益肝肾;紫桂心、小茴香温肾散寒;金铃子、延胡索、细辛、炒莱菔子、炒荔枝核行气止痛;川芎活血行瘀;因寒甚故加吴茱萸、干姜、附片温经散寒。诸药合用,以温补肝肾治其本,行气逐寒治其标。后症状虽减但寒湿未除,先以温下,再以利膀胱,使肠胃寒湿及三焦膀胱之寒湿前后分消,诸症痊愈。

（姚洁敏）

复习思考题：分析曹颖甫以下两则医案的病因病机、治则治法及处方用药。

1. 感冒案

我治一湖北人叶君，住霞飞路霞飞坊。大暑之夜，游大世界屋顶花园，披襟当风，兼进冷饮。当时甚为愉快，觉南面王不易也。顷之，觉恶寒，头痛，急急回家，伏枕而睡。适有友人来访，乃强起坐中庭，相与周旋。夜阑客去，背益寒，头痛更甚，自作紫苏、生姜服之，得微汗，但不解。次早乞诊，病者被扶至楼下，即急呼闭户，且吐绿色痰浊甚多，盖系冰饮酿成也，两手臂出汗，抚之潮。随疏方，用：

桂枝四钱，白芍三钱，甘草钱半，生姜五片，大枣七枚，浮萍三钱。

加浮萍者，因其身无汗，头汗不多故也。次日，未请复诊。某夕，值于途，叶君拱手谢曰：前病承一诊而愈，先生之术，可谓神矣！（《经方实验录》上卷）

2. 肺痈案

辛未七月中旬，余治一陈姓疾。初发时，咳嗽，胸中隐隐作痛，痛连缺盆。其所吐者，浊痰腥臭，与悬饮内痛之吐涎沫，固自不同，决为肺痈之始萌。遂以桔梗汤乘其未集而先排之。进五剂，痛稍止，诸证依然，脉滑实。因思是证确为肺痈之正病，必其肺脏壅阻不通而腐，腐久乃吐脓，所谓久久吐脓如米粥者，治以桔梗汤。今当壅塞之时，不去其壅，反排其腐，何怪其不效也。《淮南子》云：葶苈愈胀，胀者，壅极不通之谓。《金匮》曰：肺痈，喘而不得眠，即胀也。《千金》重申其义曰：肺痈胸满胀，故知葶苈泻肺汤非泻肺也，泻肺中壅胀。今有此证，必用此方，乃以：

葶苈子五钱，大黑枣十二枚。

凡五进，痛渐止，咳亦爽。其腥臭挟有米粥状之痰，即腐脓也。后乃以千金苇茎汤，并以大小蓟、海藻、桔梗、甘草、杜赤豆出入加减成方。至八月朔日，先后凡十五日有奇，用药凡十余剂，始告全瘥。九月底，其人偶受寒凉，宿恙又发，乃嘱兼服犀黄醒消丸，以一两五钱分作五服。服后，腥臭全去。但尚有绿色之痰，复制一料服之，乃愈，而不复来诊矣。（《经方实验录》下卷）

ER-5-3-2

第五章
第三节
曹颖甫医案
拓展阅读

ER-5-4-1

第五章
第四节
张山雷医案
PPT 课件

第四节　张山雷医案

学习目标

1. 掌握张山雷治疗中风先兆案、咯血案、温病案、泄泻案的辨证思路及治疗经验。
2. 熟悉张山雷对中风治法的总结和发挥，以及对经方的灵活运用。
3. 了解张山雷的生平、著作、学术渊源及特点。

一、医家简介

张山雷（1873—1934），名寿颐，江苏省嘉定县（今上海市）人，近代著名医家。自幼熟读诸子百家，19 岁中秀才，因母病而弃儒学医。经过对中医经典和历代名家著述的朝夕钻研，并从师于俞德浮、侯春林及吴门黄醴泉诸先生学习，几年后医术大进，求医者日多。为求深造，师从方泰黄墙名医朱阆仙，朱视其为得意门生，以生平经验一一传授指点，张学识益臻精湛，三载后,在城中张马弄悬壶济世。清宣统二年(1910 年),张山雷移居沪上开设诊所行医,以精湛的医术享誉沪上,并加入上海神州医学会。当时西学东渐,中医日受排挤,张山雷叹我国习医,漫无定轨,乃自出家资,筹设中医学校,后又应浙江兰溪中医专门学校的聘请,担任教务主任,编写教材,并亲自执教,先后长达 15 年,受业学生达 600 多人,为中医人才培养做出了贡献。张山雷虽强调"融洽西中",但限于当时历史条件,张山雷仍十分注重中医学术理论与临床的重要性。其于中医学的主要贡献,在于结合个人经验对中风病的病因、病机、分类及治疗的认识和总结,为后人在中风病的辨证分型和治法方面奠定了坚实的基础,故而成为民国时期的一大名医,为后人所称许。先生多年执教,治学严谨,勤编教材,著有《难经汇注笺正》《脏腑药式补正》《中风斠诠》《疡科纲要》《沈氏女科辑要笺正》《医事蒙求》《脉学正义》《本草正义》《小儿药证直诀笺正》《古今医案平议》等。《医事蒙求》第三次重订时,他已沉疴在身,依然一丝不苟,重订结束后不久即病故,享年 62 岁。

二、医案选读

(一)中风先兆案

洪左。肝络不疏,起先右胁隐隐膜胀,不能向右侧睡眠,继则右腰直下胫内,经掣不舒,似痛非痛,痛在足三阴经,脉右弦大,左亦显弦,肝经之病,确乎有据。年逾周甲,阴气已衰,延久或恐有不遂不仁之虑。宜疏肝泄湿,不可投风药,反招内风暴动。

金铃子二钱,生玄胡一钱五分,细桑枝四钱,晚蚕矢三钱,怀牛膝一钱五分,淡苁蓉一钱五分,陈木瓜一钱五分,川断肉二钱,制香附二钱,炒川柏一钱五分,生牡蛎五钱,炒橘络一钱五分,甘杞子一钱五分。

二诊:肝阳颇动,脉象甚弦,右足胫掣痛不利。昨授养阴和络,似乎稍缓,舌苔光滑,此非风寒湿邪为患。贵体丰腴,阴液不足,宜滋肝肾,而参宣络,不可漫投风药动药,恐扰动肝阳,致有不遂不仁之虑。

金铃子三钱,大生地二钱,宣木瓜二钱,怀牛膝二钱,淡苁蓉一钱五分,炒川柏一钱五分,甘杞子一钱五分,威灵仙一钱五分,藏红花一钱五分,当归一钱五分,川独活五分,川断肉一钱五分,粉萆薢一钱五分。

三诊:右足经掣,本是足三阴不充,再授滋养,据述十轻七八。惟右手脉尚弦,昨觉足底后隐隐微痛,阴虚见征,尤其明了。舌尖红无苔,胃纳如滞,宜峻养肝肾真阴,自能桴应。

大元地四钱,山萸肉三钱,甘杞子二钱,阿胶珠一钱五分,全当归一钱五分,川断肉二钱,陈木瓜一钱五分,川独活四分,怀牛膝一钱五分,藏红花一钱五分,威灵仙一钱,粉萆薢二钱,淡苁蓉一钱,川柏皮一钱五分,春砂仁二粒。(《张山雷医集·张山雷医案》)

【辨证思路】

本案为中风先兆。《素问·上古天真论》云:"女子……七七,任脉虚,太冲脉衰少,天癸竭,地道不通,故形坏而无子也。丈夫……七八,肝气衰,筋不能动,天癸竭,精少,肾脏衰,形体皆极……"本案患者年逾周甲,素来体丰,肝肾亏虚,阴精不足,筋脉失养,化生肝风。肝经起于足大趾,达少腹,循胸布胁,今患者偏右不能侧卧,右腿足胫掣痛。舌光滑或光红无苔,则肝肾阴亏,阴不潜阳,内风暗动有据,与痹证显然不同。失治、误治恐有不遂不仁中风之虑。重视脉诊,对中风类中的脉法,他说:"内风之动,气升火升,以致血逆上扰,冲激脑经,其脉未有不弦劲滑大,浮数浑浊者。甚者且上溢促击,虚大散乱。盖病本于肝,火浮气越,自有蓬蓬勃勃不可遏抑之态。弦而劲者,肝火之横逆也……痰阻气塞,其形自不能清晰分明。"脉弦大,皆是肝经之病。

【治疗经验】

本案治法,层次分明,张山雷亦分析详尽。先宜疏肝泄湿,次用滋补肝肾、舒经活络,再以峻养肝肾真阴,而绝少投用风药,以防辛香温燥伤阴,或煽动内风。方中且有一味淡苁蓉,从阴引阳,又强腰膝。先后用药,配伍得应,故有捷效。

张山雷认为杂病之中风是以内风为主要病机,因此治疗时强调应以"潜镇摄纳"为总原则。张山雷吸收了张伯龙、缪希雍等的中风治法,在此基础上,按其病情,分为闭证、脱证两大类,并根据具体表现,创立了治疗中风病八法并详加分析。①闭证宜开:闭之发生,因于肝阳上升,气血夹痰浊上壅清窍。目瞪口呆、喉中曳锯、鼻齉气粗、面唇红赤、脉象洪数弦劲,粗浊滑大等是其特征。此时,开闭为第一要务。以通关散搐鼻以取嚏;水沟、合谷等穴针刺以回知觉;如牙关紧闭者,以乌梅肉擦牙。强调不可用脑、麝等芳香之品,以免助气火之走窜。②脱证宜固:脱证由于真元式微、龙雷暴动所致,可见痉厥、目合口开、手不握固、声嘶气促、舌短面青,甚则冷汗淋漓、手足逆冷、脉伏不见、二便自遗、气息俱微,殆将不继,多兼有虚寒之象,或四肢冷而面颧独红,是为虚火上浮之戴阳证。脉多微弱无神,或不应指。治疗必摄纳真阴、固护元气,以人参、阿胶、鸡子黄等滋养之品与龙牡、玳瑁、龟板、鳖甲等大队潜镇之品,浓煎频灌。亡阴亡阳者,以参、附等回阳固脱。药不下咽者,真猴枣研末,煎石菖蒲根先服。③肝阳宜于潜镇:此法是诸法之核心。中风之初,病机主要在于"浮火之不安于窟宅",故"潜藏为急要之良图"。强调以介类为第一主药,如珍珠母、紫贝齿、玳瑁、石决明、牡蛎等;石类药中,则龙骨、磁石等。④痰涎宜于开泄:张山雷认为,中风病肝阳之上升必夹胸中痰浊,镇摄肝阳的同时,"必须合之开泄涤痰,乃为无投不利",故开痰降浊为另一重要治法。实者以稀涎散、滚痰丸、控涎丹、青州丸子治之;虚者以二陈、杏、贝、枳实、竹茹之类治之;胆南星、天竺黄、竹沥、荆沥、桑沥则虚实均可应用;推崇以石菖蒲涤痰开窍。⑤气逆宜于顺降:气血并走于上即是气逆,此时必顺其气。该法在潜阳、化痰诸法中已有体现。⑥心液肝阴宜于培养:中风病血亏液耗,肝、心阴亏虚,在潜阳之后要培补肝、心之阴,以滋水清肝饮、一贯煎治之,但是不可早用滋腻,以免助痰。⑦肾阴渐宜滋填:肝阳之病,肝为标而肾为本,但滋肾填精为善后之法,同样不可早用,可用六味丸之类。⑧偏瘫宜于宣通:中风手足不仁、半身不遂,或刺痛瘫痪,数日不复者,以治痹之方通经宣络,可用独活寄生汤、桑枝煎、虎骨四斤丸(木瓜、天麻、牛膝、苁蓉)等。在论述八法同时,强调治法之禁忌:若夫肝阳浮越、气焰横肆之时,禁风药升散,以助其气火之猖狂;禁表药疏泄,以速其亡阳之汗脱;禁芳香走窜,以耗散正气;禁温补刚燥,以销铄真阴;禁滋腻养阴,以窒塞痰浊;禁呆笨补中,以壅遏气化。此八法为后世研究中风医家所重视。

(二)咯血案

诸葛左。五月初六日赴诊:咳呛见血。病起上年十月,然尚无多,今春发,一度亦不甚,四月十八、十九日又发。前医大率见血止血,颇不相应。二十七日用附子理中加肉桂丸一服,乃气升痰升,血随而溢,呛不滑爽,气喘痰鸣,大腑不畅,小溲不多。不能平卧,更不能左侧卧,左卧则气升而咳剧,咯血满口,鲜红全无瘀晦。八九日来血失盈斗,诊得脉极细软,幸无数象,舌满白垢浊,舌根尤厚,此皆痰壅不开为患。宜乎愈滋养而病随之加,要知此白苔非寒,浪投温补,宁不为虎添翼?姑先清肃化痰,能得下行为顺,气平痰滑则吉。

焦蒌皮二钱,白前三钱,光杏仁三钱,郁金一钱五分,象贝三钱,菖蒲一钱五分,白茅根一两,法夏二钱,小蓟炭三钱,侧柏炭三钱,莱菔子三钱,旱莲草二钱,女贞子三钱,煅磁石二钱。

初七上午复诊:昨议泄降开痰,大腑一行,自觉不甚畅快,咳仍不减,红尤错杂,脉仍细软,尚是血家本色,沉尺尤软,则真阴大伤也。舌苔前半稍化,后根厚腻亦较薄白,述胸脘之闭塞稍松,则昨方不无小效。总之痰塞不开,气火上升,势难骤戢。不能左卧,卧则气闭塞喉,咳呛即炽,络室不通灼然可见。仍宜宣络顺降,以冀转机。

焦蒌皮三钱,旋覆花三钱,新绛屑一钱五分,象贝三钱,茜根二钱,白前三钱,胆星二钱,菖蒲根一钱五分,莱菔子三钱,郁金一钱五分,丝瓜络一钱五分,冬瓜子四钱,旱莲草三钱,女贞子三钱,礞石滚痰丸四钱(包煎)。

十五日三诊:据述前方二服,大腑通调,红即渐减,继去丸子照方连服,血即未见,咳亦松爽,咯痰甚滑,迥非前日咳呛难畅可比。胃纳亦苏,且左卧安然,皆以络中所滞,痰浊既得下行为顺,自然气不上升,渐入泰境。以失血既多言之,于理自当滋养,但痰塞初开,误投黏腻,适以助其壅塞,从前清肺滋阴,愈用愈窒,是其明征,况在长夏湿浊令中,尤宜清微淡雅为佳。再宜肃肺金,清而不腻,仍守通络顺降。

炒瓜蒌皮一钱五分,熟女贞子三钱,川贝一钱五分,象贝三钱,生紫菀一钱五分,白前三钱,旋覆花三钱(包),路路通二钱,木蝴蝶二十片,桑白皮一钱五分,宋半夏一钱五分,鲜竹茹一钱五分,海石二钱,丝瓜络一钱五分,海蜇煎汤代水。(《张山雷医集·张山雷医案》)

【辨证思路】

此病咳呛极盛而咯吐艰难,咳声重浊,胸脘闭塞,红痰满地,脉小而弱,舌浊满布,根尤厚,显是痰浊壅窒,有升无降。加以小溲不多,大腑数日未行,虽去血已多,人体每无不虚之理,但是正气虽虚而痰壅是实,前面的一些医家,见血止血,妄投补肺补脾滋腻之品,导致胃呆气促,痰浊内生;后误认舌苔白垢脉细为虚寒,而投温补,又助火热,遂铸大错。

【治疗经验】

此咯血因痰热内盛,左升太过,右降不及所致,治宜清热化痰,下气止咳,则血自止。朱震亨认为,有升无降,血随气上,越出上窍,法当补阴抑阳,气降则血归经。张山雷宗朱震亨之法而又不妄投滋腻,允称至当,诚"师古而不泥古"之典范。若误投滋腻,壅窒气机,痰浊不化,则咯血永无止歇,病难向愈矣。

(三)温病案

王右。三十七岁。辛酉十二月二十四日:病起前月廿九,大寒大热,继至渴饮舌黑,曾服大柴胡加味,大便已通,嗣后每餐食粥碗许,外热渐淡,舌焦亦化。又延十二天,大腑不行,渴喜热饮。忽于昨午呓语不知人,彻夜不眠,口无停暑。诊脉两寸不起,两关尺沉而涩滞,目赤颧红,牙关紧闭,撬开分许见舌胖而尖边不红,中心白腻甚厚,齿干唇燥。昨医用牛黄丸石菖蒲等不应,询其夫手按腹部并不坚硬,然能食而不能便,积滞可知。且转气频仍,燥矢确证,经期适已匝月未见,症情危急,非急下何以存阴,爰议桃仁承气。

蒌皮三钱,桃仁三钱,生军二钱,延胡一钱五分,归尾一钱五分,青皮一钱五分,枳实八分,槟榔一钱,胆星一钱五分,元明粉一钱五分(冲)。

二十五日复诊:昨方服后,居然安睡两度,呓语顿已,但人事昏沉,不动不言。诊脉涩滞顿起,颇见滑大,但两寸仍不起,腹中漉漉有声,矢气更多,此机栝已动,但未水到渠成耳。两目直瞪,面目俱赤,有升无降,苟得地道一通,当有转泰之象。

全瓜蒌四钱,桃仁三钱,生军三钱,枳实一钱,六曲三钱,槟榔一钱五分,乌药一钱五分,厚朴八分,元明粉一钱五分(冲),郁金一钱五分,象贝母三钱,陈皮一钱五分。

二十六日三诊:昨方一服,神识稍醒而不清楚,饲以粥饮亦能受。昨夜二鼓服二煎,自知欲解,即出燥矢,干结深黑者五枚,且无溏粪,继之乃言语清明,手颤已定,面赤亦减,今晨得睡。午后一时诊脉,六部滑利,大而有力,重按不挠,则燥矢未尽,始见阳明大实之脉。牙关尚紧,两颊车不利,舌不能全见,而前半白腻颇厚,并不燥,边尖亦不红绛。知痰热互因,尚在阻塞之候,仍以前方小减其制。叶派治此,惟有甘寒滋润,岂不助痰增壅。

蒌皮三钱,象贝二钱,生军一钱五分,杏仁泥三钱,胆星一钱五分,枳实一钱,元明粉一钱(冲),郁金一钱五分,青陈皮各一钱五分,六曲三钱,炙鸡金一钱五分,知母二钱。(《张山雷医集·张山雷医案》)

【辨证思路】

患者病起前月,初见大寒大热,病在太阳,继至渴饮舌黑,知其邪入少阳阳明,医用大柴胡汤加味,其后"大便已通,嗣后每餐食粥碗许,外热渐淡,舌焦亦化",病似已除,余邪未尽,又延十二天,大腑不行,渴喜热饮,当为邪热未尽,热结阳明;里热炽盛,炼津成痰,痰热互结,见舌胖而尖边不红,中心白腻甚厚,齿干唇燥;热盛于里,上扰心神,则呓语,牙关紧闭,张山雷据其"能食而不能便……转气频仍"进一步诊断为阳明腑实证,颇有见地。又热与血结,渐生瘀血,以致闭经。故本案为伤寒入里化热而成阳明腑实,兼痰瘀互结之证。

【治疗经验】

阳明腑实,又兼痰瘀,病情危急,张山雷认为"非急下何以存阴",故治首当选用承气之属。然痰瘀不除,积滞则难消,神思则难清。既要泄热,又要破瘀,实则仲景之桃核承气汤也。张山雷在此方基础上,予以加味,力更雄厚。所加之品,青皮、槟榔、枳实行气导滞;延胡索、当归尾活血祛瘀;胆南星、瓜蒌皮清热化痰。诸药合用共奏通腑泄热、祛瘀化痰之功,使腑实除,积滞消,瘀热化,故一剂而病大减。二诊之时,病已大缓,效不更方,稍事加减,而能取效。三诊燥矢已下,语言清明,手颤亦定,但从牙关尚紧,两颊车不利,舌白腻而不燥,先生知痰热尚阻,仍以前方,小减其制,虽不知后况如何,而立方用药理法清晰,颇有指导意义。

(四)泄泻案

许左。二十五岁。八月二十四日:纳食即吐,水饮亦然,不纳水谷者十余天,加以水泄日十余度。身热不彻,脉虚数无伦,舌光白无华,亦无苔。明是阴盛于内,格阳于外,姑议附子理中加味。

原附块一钱五分,炮姜八分,川连四分,吴萸八分,炒党参八分,郁金一钱五分,椒红二十三粒,乌梅炭四分,焦橘红一钱,姜夏一钱五分,砂仁壳四分,肉果(去油)五分。

二十五日二诊:昨方服后,竟然吐止,且纳粥饮,泄亦减,夜仅二次,今早又一次水泄。脉左静右尚数大,喉舌觉干,舌尖转红,中心白亦化,微露燥象,身热昨夜亦退,今早仍热而势减,恐午后热尚炽也。议转掞,参和胃阴。盖吐泄旬余,中州脾胃阴阳已两惫也。病尚可危,冀能步入佳境为吉。

北沙参二分,炒党参一钱,明附片一钱,川连四分,吴萸五分,炮姜四分,象贝二钱,仙露夏二钱,带皮苓三钱,原枝金石斛三钱,焦白术一钱五分,郁金一钱五分,肉果八分,乌梅炭三分。

二十六日三诊:昨日午后及夜泄不再作,今早泄下一次。八时来诊,脉静左右调匀,沉分亦起,外热全退,舌光现红,根仍白腻有燥象,自知燥渴而不能引饮。

党参一钱五分,炮姜四分,冬术一钱五分,炙甘草四分,淡附片六分,杞子二钱,沙参二钱,吴萸三分,川连三分,牡蛎五钱,法半夏一钱五分,肉果六分,原石斛三钱,赤石脂三钱,禹余粮三钱,砂仁壳四分。

三十日四诊:耳聋身热是中虚无主,浮阳上升。再进理中加味。

九月初十又来,热较减而未已,胃纳一碗稀饭,脉浮数,重按虚,舌光无苔,少少浮垢,尖边虽红,亦是假热。

党参一钱五分,炮姜六分,冬术一钱五分,藿香一钱五分,佩兰一钱五分,木香五分,谷芽一钱五分,当归二钱,白芍二钱,陈皮一钱五分,砂仁一粒,牡蛎六钱,炙甘草四分。

十三日复诊:热净胃加,诸症就绪,仍踵昨方。

此人先病发热,闻医者先投防风、荆芥之类,遂吐不止,继则清热,乃患水泄,犀角大凉皆服过,致身尤热,而吐泄不已,乃来兰就诊。(《张山雷医集·张山雷医案》)

【辨证思路】

本案为中焦阳虚,阴盛于内,格阳于外所致。中焦阳虚,脾胃健运失司,故见纳食即吐,水饮亦然;寒伤中阳,水湿下注,则腹泻清稀。不纳水谷十余天,加以水泄日十余度,致脾胃更虚。身热不撤,脉虚数无伦,舌光白无华,阴盛于内,格阳于外无疑。久经吐泻,津液必伤,故而脾胃阴阳俱虚。

【治疗经验】

法用附子理中加味,兼取乌梅丸加减,盖仲景乌梅丸,治蛔厥吐蛔,又主久利,皆脏寒胃虚故也。该病因前医过用辛温发散,扰动肝胃之气,复受寒凉戕害,脾胃中阳受劫,致成阴盛格阳之变。乌梅丸温中散寒、益气回阳,加姜半夏、肉豆蔻等以治吐泻,药后症减转而阴阳两顾,气阴两和,是以收效颇著。

（张　弘）

复习思考题：分析张山雷以下两则医案的病因病机、治则治法及处方用药。

1. 中风案

邵左。病起二月,猝然半身不遂,言语不利,于今麻木,尚能行动,乃是类中风极轻之候。脉弦劲有力,舌苔白垢,此肝阳易挟痰浊上升,西学之所谓血冲脑,必用张伯龙法,化痰降镇为宜,况乎大便多日未行,降少升多,尤其确然有据。

瓜蒌皮一钱五分,生石决明八钱,生玳瑁二钱,生磁石三钱(三物先煎),象山贝三钱,宋半夏二钱,生远志三钱,大白芍二钱,当归全二钱,鲜竹茹一钱五分,陈胆星八分,天竺黄一钱五分,橘红一钱,礞石滚痰丸一钱五分(包煎)。(《张山雷医集·张山雷医案》)

2. 胃痛案

某左。阴液久薄,胃脘当心结痛,呕吐不撤,阳亦惫矣。脉细软已甚,左手隐隐带弦,舌苔白而滑。胃纳方艰,不得遽投滋填,先以调和中土。

黄连三分、淡吴萸四分(同炒),天仙藤二钱,台乌药一钱五分,广郁金一钱五分,乌梅肉炭一钱,生玄胡二钱,金铃子一钱五分,制半夏一钱,小青皮八分,佛手花一钱,绿萼梅八分,沉香曲四分。

二诊:肝胃不和,总是液虚为本,气滞为标。治痛之方脱不了香燥行气,然非培本久服之法。此其弊陆氏《冷庐医话》言之最透。兹贵恙痛犹不剧,胃纳尚佳,脉稍带弦,舌色不腻,拟用标本两顾,或尚可以多服少弊。

益智仁一钱五分,炒萸肉二钱,大元地三钱,台乌药一钱五分,淡吴萸三分,生淮山药三钱,甘杞子二钱,生玄胡一钱五分,广木香七分,炮姜炭四分,北细辛二分,乌梅肉炭一分,砂仁七分。(《张山雷医集·张山雷医案》)

第五节　祝味菊医案

ER-5-4-2

第五章
第四节
张山雷医案
拓展阅读

📕 学习目标

1. 掌握祝味菊治疗虚劳案、鼻衄案、痞满案、崩漏案、便血案、咳血案的辨证思路及治疗经验。

2. 熟悉祝味菊崇尚温阳,善用附子,以及临床辨证选方和配伍用药的经验。

3. 了解祝味菊的生平、著作、学术渊源及特点。

ER-5-5-1

第五章
第五节
祝味菊医案
PPT 课件

一、医家简介

祝味菊(1884—1951),名积德,出生于四川成都,祖籍浙江山阴(今绍兴)祝家桥,晚年以"菊残犹有傲霜枝"之意,自号"傲霜轩主"。祝味菊为中西医汇通派的积极提倡者和代表人物之一,以"发皇古义,融汇新知"为其中西汇通思想的根本,虽提出改革中医,但始终立足于中医,主张停止中西医门户之争,建立沟通的桥梁,实现中西医间的认识与了解,以求共同进步。他首提"八纲"一词,独创"伤寒五段""本体疗法"。他认为,一切外感疾病中,正气抗邪之趋势不外五种阶段,六经证候亦不出"五段"范围,即太阳为开始抵抗,少阳为抵抗不济,阳明为抵抗太过,太阴、少阴为抵抗不足,厥阴为最后之抵抗,此五阶段乃从正气之盛衰、抵抗之强弱来阐述伤寒之六经。可见,伤寒五段论与八纲学说在逻辑上是一脉相承的。祝味菊认为,医师治病,不外乎针对病原治疗和扶助人体正气以抗病两大方法,即所谓"治病"(祛邪疗法)与"治人"(本体疗法)。祝味菊新解发热机制,客观认识到发热乃病原微生物所引起,其为机体抗病之正常反应,故对于发热,他并不以消除发热为目的,而是协助人体自然疗能以抗邪,治疗上主张调整阳气,维持人体适度之抵抗。崇尚温阳,临床上善用附子,创多种温热配伍法,是沪上"火神派"的代表人物。其著有《伤寒新义》《伤寒方解》《病理发挥》《诊断提纲》等,其中与门人陈苏生编写的《伤寒质难》最能反映其学术思想。

二、医案选读

(一)虚劳案

吴某某。

一诊:1941年2月20日初诊。

症状:耳鸣目眩,心悸,肢麻,脉息弦芤。

病理:心肾阳气不足,神衰脾弱,消化不良。

诊断:心肾两亏。

治法:当以温养为主。

处方:生鹿角18克,巴戟天30克,紫石英45克(先煎),仙灵脾12克,川杜仲15克,黄附片45克(先煎),酸枣仁24克,朱茯神18克,灵磁石45克(先煎),炒茅术15克,姜半夏18克,淡干姜18克,棉子霜15克。

二诊(2月25日):诸恙渐瘥,脉仍弦。再予温养。

上方去茯神、紫石英,加桂枝9克,炒牛膝9克,磁石改为60克。

三诊(3月11日):头胀瘥,腰酸,脉息略缓。再以扶阳益肾。

生鹿角18克,灵磁石60克(先煎),仙灵脾12克,狗脊15克,炒茅术15克,黄附片45克(先煎),巴戟天30克,千年健15克,川杜仲15克,姜半夏18克,淡干姜18克,小茴香4.5克,棉子霜15克。(《祝味菊医案经验集》)

【辨证思路】

心居于上为火,肾位于下而属水,心火要下行以暖肾水,肾水要上行以济心火,正所谓"升已而降,降已而升",如此则心肾相交,水火交融,火生于水,生生不息。此案耳鸣,目眩,分明为肝肾之阴亏于下,不能上承于心,故"心脏不得不奋其余勇……然心力有限,长期奋发,势必难支",故心悸、肢麻、耳鸣、目眩见矣。

【治疗经验】

按常理当以滋阴济火,交通心肾为法。祝味菊却以温养为大法,其因何在? 盖祝味菊认为:阳气是生命活动的原动力,人体脏腑活动,物质的滋生变化,气机的升降出入,以至于整个生命活动,均依赖于阳气,阳气旺盛,则能调动利用体内的一切营养物质,做到物尽其用。阳不患多,其要在秘,故祝味菊重用黄附片,辅以生鹿角、巴戟天、淫羊藿、川杜仲、棉子霜补肾壮阳,调动人体阳气;炒茅术、姜半夏、淡干姜温补脾阳化痰浊;同时使用适量酸枣仁、朱茯神、灵磁石、紫石英镇静养心,引为资用,诸药协调,而行匡扶之道。

二诊时,药诊合拍,"诸恙渐瘥",复方中去茯神、紫石英,加桂枝、炒牛膝,想必是心悸已除,为进一步鼓舞阳气而设。原方磁石改为60克,方中附子配磁石,这是祝味菊临床常用药对之一,附子"大辛大热,为阳中之阳,故行而不止"(《汤液本草》),磁石"入肾,镇养真精,使神水不外移"(《本草纲目》),祝味菊为防附子兴奋太过,而遣磁石相佐以镇静神经,两药一阴一阳,一动一静,互相制约,则"鲜僭逆之患,而为强壮之剂",实为配伍之妙着。

三诊,药矢中的,诸症向愈。气可鼓不可泄,继以温养而贯始终,祝味菊治病注重人体阳气,由此可见一斑。值得一提的是,祝味菊认为:①服用各类附子要注意须以热水煎煮半小时以上,再纳它药同煎,则附子之麻味消失,虽温而勿僭矣。生附子则需先煎2小时。②其中川产黄附片,乃盐卤所制,其性纯正,为附子中佳品。③用附子要善去其急暴,制暴为良,每因配伍而异用之(如此案附子配磁石),实属经验之谈。

（二）鼻衄案

陈先生。

一诊:

症状:鼻衄气促,胸闷,舌苔滑,脉虚缓。

病理:肝肾不足,下虚寒而上假热,鼻衄,气促,胸闷,舌苔滑,脉虚缓。

治法:当以柔肝摄肾为主。

处方:生龙齿30克(先煎),菟丝子18克,炮姜炭4.5克,活磁石30克(先煎),破故纸18克,橘红4.5克,仙半夏15克,炙苏子6克,黑锡丹18克。

二诊:

症状:鼻衄止,气促微瘥,脉沉虚。

病理:肾气不足,摄纳无权。

治法:仍当温热。

处方:破故纸18克,朱茯神18克,仙半夏15克,灵磁石30克(先煎),炒白术12克,炙苏子6克,黑锡丹15克,覆盆子12克,炒杜仲12克,炮姜4.5克。(《祝味菊医案经验集》)

【辨证思路】

鼻衄证治,历来医籍多责之于肺、胃、肝,火热偏盛,迫血妄行所为。本案鼻衄一证,伴见气促、胸闷,脉虚缓,祝味菊认为病位虽在上,却缘于肝肾不足,实乃下虚寒而上不足也。

【治疗经验】

祝味菊以菟丝子、补骨脂补肾填精;灵磁石、生龙齿柔肝潜藏;半夏、橘红、苏子开宣降逆,诸药与黑锡丹配合运用。祝味菊在此时投黑锡丹,究其缘由,盖黑锡丹专为下元虚寒、真阳不足而设,其"镇坠之力胜于灵丹","故为医家必备之药"。祝味菊用黑锡丹"温以壮其怯,潜以平其逆,引火归原,导龙入海",实为切要之举。

本案一诊见出血症状而未用止血药,鼻衄若失,足示温潜得法,切中肯綮。复诊脉来沉虚者,乃肾中之阳绝非一朝一夕所能复也,仍需"匡扶体力,亦可令正胜邪却,收化逆为顺之功也"。故以覆盆子、杜仲补气摄精;再加炒白术、半夏、炮姜补助中阳,宣发中阳,使先后天之气源源相续,故康复指日可期。

（三）痞满案

谭小姐。

初诊：

症状：胃痞，面浮，溲短，脉细迟。

病理：中寒脾弱，三焦失化。

病名：胃痞。

治法：温中。

处方：黄厚附 12 克（先煎），仙灵脾 15 克，西砂壳 6 克，上安桂 24 克，炒白术 15 克，带皮砂仁 9 克，黄郁金 6 克，带皮苓 15 克，淡干姜 6 克，藿梗 9 克。

二诊：

症状：溲增，胸痞，纳少。

病理：脾运未复。

治法：温中理脾，仍以前法损益。

处方：黄厚附 5 克（先煎），生牡蛎 30 克（先煎），生白芍 12 克，大腹皮 12 克，姜半夏 12 克，带皮苓 15 克，上安桂 3 克，藿梗 6 克，淡干姜 3 克，西砂壳 6 克，炒白术 15 克。

三诊：

症状：溲行较增，浮肿减，纳食增，脉仍细迟。

治法：再与扶阳理脾。

处方：黄厚附 15 克（先煎），仙灵脾 12 克，淡干姜 6 克，生白术 15 克，带皮苓 9 克，带皮砂仁 18 克，生谷芽 15 克，藿梗 6 克，上安桂 3 克，大腹皮 12 克，川椒目 6 克。（《祝味菊医案经验集》）

【辨证思路】

痞之概念，最早为东汉张仲景所明确，"满而不痛者，此为痞"（《伤寒论》），并认为伤寒太阳病阶段，由于医早下之，导致正虚邪陷，升降失调是其发病机理，在此基础上，后世医家多有发挥，但其辨治关键仍不出"虚实"二字。

患者临床症状虽寥寥数语，但点睛般地明确其痞之部位乃中焦脾胃处。脾胃中阳久虚，中焦失其健运之职，以致水湿滞留，故而面浮；三焦气化失利，且脾阳虚久导致肾阳亦虚，水道滞涩，故溲短；脉来细迟表明此痞属虚性无疑。

【治疗经验】

本着"实痞，可散可消；虚痞，非大加温补不可"之治则（明代王肯堂《证治准绳·痞》），祝味菊首用黄厚附、上安桂、淡干姜散寒健脾，振奋脾阳；藿梗、郁金行气开郁散结；砂仁带皮一起用以辛散温通，健脾和胃尤甚；淫羊藿能"补命门，益精气，利小便"，补肾壮阳，更助附子一臂之力。

二诊时溲增，乃示三焦气化始行其职，表明祝味菊辨治精当。胸痞、纳少为脾胃运化功能尚未复醒，仍须再接再厉。故在上方基础上以生牡蛎易淫羊藿，与白芍同用以抚育肝阴，并防肝郁横逆犯胃。姜半夏助淡干姜，增加辛温开结散寒之力；大腹皮更增下气宽中、利水消肿之功效。

三诊时药证合拍，诸恙俱减，溲行较之前增加，说明三焦气化复常，尤其是肾阳回复，使潴留之水湿有了出路；中焦脾胃阳气渐复，表明其运化功能得以逐步健全，故见纳食增而浮肿减；脉来仍细迟，说明中阳振奋绝非朝夕可达，仍需循序渐进而收全功。

（四）崩漏案

侯妇，年三十余岁。

一诊:月经无定期,或提前,或错后,或一月两行,头昏,心烦。一次在持重劳动后,忽然面色鲜红,头昏心悸不能支持,自汗不止。随后月经成块而来,色紫量多,头昏心悸更甚,面色转㿠白。遂请祝医生诊治,祝曰:经崩脉虚,体质素差,有虚脱之危险,应予急救。

处方:别直参 12 克(先煎),黄厚附片 16 克(先煎),生龙骨 24 克(先煎),酸枣仁、黄芪各 18 克,阿胶(烊化)、陈皮炭、贯仲炭、生白术各 12 克,大熟地 18 克,龙眼肉、淮山药各 12 克,炒麦芽 15 克。

二诊:服药 1 帖后,经崩减轻,血块亦稀,心烦渐减。脉稍有力,以前方加山楂肉 9 克,当归身 12 克。

三诊:经服 2 帖后,血块已稀,心亦不烦不悸,以后月经淋沥不断,此脾虚不能摄血,改以归脾丸,日服 12 克而瘥。(《祝味菊医案经验集》)

【辨证思路】

此案女子体质素差,持重劳动,耗伤阳气,虚阳浮越,故见经崩脉虚,头昏心悸,面色㿠白,自汗不止,此险象环生,有阴阳离绝之危,故应予急救。

【治疗经验】

祝味菊认为:"出血在下而虚者,温提而举之,佐以对症之药。"故方中用黄厚附片扶阳,别直参、黄芪、白术、生龙骨益气固脱,合用能摄纳浮阳,补气固脱;阿胶、大熟地、陈皮炭、贯仲炭,养血止血;酸枣仁、龙眼肉,补血强心;炒麦芽助胃消食。1 帖症减,脉稍有力,说明辨证准确,用药合理。故原方加当归身养血调经,山楂肉加强运化之力。连服 2 帖,经崩已止,脱离险境。惟经漏不净,结合案中叠进炒麦芽、山楂肉,以药测证,可知脾胃素弱,故断为脾虚不能摄血,以归脾丸收功。

(五)便血案

曹先生,霞飞路 16 号。

一诊:1 月 20 日。

症状:肌热一周已过,神昏,便黑,舌干有糜,且现呃逆,脉息虚缓。

病理:寒邪外干,营卫不和,表邪内陷,肠膜出血,高年正气久衰,终属险候。

病名:少阴伤寒(便血)。

治法:当潜阳强心,和中达表。

处方:灵磁石 60 克(先煎),川桂枝 6 克,姜半夏 18 克,黄附片 15 克(先煎),生龙齿 30 克(先煎),水炙麻黄 3 克,白术 15 克,赤石脂 24 克,粉葛根 9 克,酸枣仁 24 克,朱茯神 18 克,炮姜炭 6 克,大腹皮 12 克。(《祝味菊医案经验集》)

【辨证思路】

高龄羸弱,肌热周余,因为正气不支,表邪内陷,中焦受困,斡旋无力,升降乖违。气血逆乱,故神昏;气为血帅,阳衰无力摄血,故便黑(血);浮火夹冲气上逆,故舌干有糜(口疮),且现呃逆,为虚阳欲脱之危象;脉息虚缓,乃正气不支之征。综观案中所述,知其病机特点为正虚邪恋。

【治疗经验】

正虚欲脱为病本,表邪留恋乃病标,故祝味菊以潜阳强心、和中达表为治则,恰如其分。方中重用灵磁石、生龙齿、黄附片、酸枣仁,潜阳强心;姜半夏、白术、大腹皮,和中以复升降之职;葛根、水炙麻黄、川桂枝,为仲景葛根汤之轻剂,达表而非发表,托邪退热,以防表汗伤阳;炮姜炭、赤石脂,敛疮止血。诸药合力,切中窾要,正胜邪退,获效亦在情理之中。

(六)咳血案

庄先生,徐家汇。

一诊：1月25日。

症状：咳血，上气，下利，肢肿，脉绝。

病理：肺损有日，心脾衰脱。

病名：肺损。

治法：姑以人参四逆加味以救脱亡。

处方：太子参9克，朱茯神18克，黄附片30克（先煎），酸枣仁30克，炮姜炭6克。（《祝味菊医案经验集》）

【辨证思路】

肺损日久，心脾肾三阴戕伤，故咳血、上气、下利、肢肿、脉绝。《伤寒论》云："既吐且利，小便复利，而大汗出，下利清谷，内寒外热，脉微欲绝者，四逆汤主之。"综观案中所述，当属阳衰阴竭，此危在旦夕，当速速扶阳强心为是。

【治疗经验】

本案病情危重，非重剂扶阳强心，不足以挽救脱亡，故祝味菊重剂枣附联用，强心救亡，乃其独特经验。祝味菊曰："此二药之效能，胜于西药之毛地黄……对于伤寒及杂病病人的心脏衰弱，无不在处方中重用此二药。"心主血脉，心强脉和，血液自宁。方中太子参、朱茯神，加强枣附强心固脱之力，炮姜炭温阳止血，均为辅佐之药。药证合拍，自当化险为夷，转逆为顺。

附：祝味菊针对沪医之用药崇尚温热学说，善用寒凉，以致不仅温热时病，内科诸病也多用寒凉之法为主，造成机体阳气受戕，病势渐深，多至重危虚脱，遂另辟蹊径，以大剂姜附温热之剂挽救了很多因投凉太过而阳气衰微的小儿，给沪上医界注入一剂强心针，带来了一股新鲜的学术空气。这对他重阳、温阳学术思想的形成具有重要的促进作用。

祝味菊临床擅用附子，且经常与他药组成药对，形成了独特的用药方法，其常用药对有：

1. 附子配伍磁石、龙牡　附子功擅补肾助阳，磁石、龙牡善能潜阳镇静，两者配合，动静结合，引火归原，导龙入海，祝味菊称之为"温潜法"，是其临床最常用的配伍治法。在祝味菊医案中俯拾皆是。如其治疗胡夫人下虚阳浮，失眠肌热案。祝味菊认为"虚人而躁甚者，气怯于内，阳浮于上，其为兴奋，乃虚性兴奋也……此非亢阳之有余，乃阳衰不能自秘也"。

2. 附子配伍酸枣仁　附子温通心阳，酸枣仁滋阴安神，枣附配伍，辛通酸收，温阳济阴，善能调节心脏功能。祝味菊认为，二药同用，具有强心效力，其效能胜于西药之毛地黄。如其治疗庄先生肺损咳血，心脾衰脱案，即以人参四逆加酸枣仁、茯神，以救脱亡。

3. 附子配伍制半夏　附子反半夏，属中药七情"十八反"之列。然而，临床附子与半夏配伍应用，历代皆有记载。如仲景《金匮要略》附子粳米汤等。祝味菊亦广泛将附子与制半夏配伍应用于临床，取其相反相成之功，如其治疗胃痞案、湿阻案、中满腹痛案、宿饮案、呕恶案、呃逆案、泄泻案等胃肠道病变，具有温阳化饮作用，为祝味菊"温化法"。

4. 附子配伍麻黄　仲景《伤寒论》有麻黄附子细辛汤，为助阳解表之用。祝味菊麻附同用，一为扶阳解表，如其治疗沈小姐阳虚中寒，复为寒侵案。二为温阳通脉，如其治疗潘君阴疽案。祝味菊曰："阴疽之病，皆缘人体正气无力抵抗外来之细菌。治疗之法，必须增加人体之力量，使由阴转阳，方为顺事。"洵为有得之言。

5. 附子配伍熟地黄　附子纯阳主动，走而不守，熟地黄纯阴主静，守而不走，二药合用，补而不腻，行而不散，将相协力，阴阳双补。祝味菊以附子与熟地黄配伍，治疗阴阳双亏之疾病。如其治疗一妇女更年期综合征案，祝味菊诊为阴阳两亏，肝肾不足，虚火上浮，非重剂补阳填阴不可，遂以附子配伍熟地黄等治疗，果然服药6剂而奏效。

6. 附子配伍黄连　附子与黄连配伍应用，出自《伤寒论》附子泻心汤。附子辛热，回阳救逆最强,黄连苦寒,泻火镇静要药,二药配伍,寒热并用,补泻同功。如祝味菊治疗李先生心衰阳浮,唇烂失寐之伤寒案,以附子扶阳强心,黄连泻火镇静,一热一寒,阴阳相济,仅服药4天,就转入顺境。

7. 附子配伍柴胡　附子温补心肾阳气,柴胡疏肝宣畅气血,二药合用,温阳疏达,相辅相成,是祝味菊临床配伍应用最多的方法之一。如其治疗顾姓老人疟母案,以附子配伍柴胡、人参鳖甲丸,调治月余,康复如常。又如其曾治一男,西医诊断浆液性胸膜炎,以附子配伍柴胡、控涎丹,服药5剂,各症若失。对于肝肿大胁肋胀满,祝味菊以附子配伍柴胡、当归、芍药,重用三棱、莪术,可使肝肿大逐渐消失,乃其独特经验。

8. 附子配伍大黄　附子配伍大黄属于温下法,临床对于寒实积滞便秘,疗效甚捷。如《金匮要略》大黄附子汤是也。祝味菊临床广其用,以附子配伍大黄治疗痢疾,如其治疗徐姓痢疾案,连服3帖,诸症大减,渐能进食。对于湿疹与肠胃浊毒积聚有关者,祝味菊亦以附子大黄合用,鼓舞正气,通浊化毒,屡见奇效。如其治疗钱君湿疹案,服药4帖,大便通畅,湿疹隐退而愈。

9. 附子配伍羚羊角　羚附配伍,一凉一热,机巧之用,古方"资寿解语汤"有之,喻昌盛赞之,以为温阳息风、醒脑开窍之用。后世用之不多,而祝味菊则常用之。如其在上海中西医会诊诊所救治一位肝硬化腹水合并昏厥案。又如治疗某女性中风昏厥案。羚附合用,每获良效。祝味菊尝云:"羚羊角治脑,附子治心,体虚而有脑症状者最宜。"

10. 附子配伍全蝎　附子温阳止痛,全蝎息风解痉。二药配伍,具有温阳开痹、息风止痉之功效。如祝味菊治疗蒋姓妇人抽搐案,以及孙妇头痛案,皆以蝎附联用而奏效。

11. 附子配伍瓜蒌、薤白　附子温阳强心,瓜蒌、薤白宽胸化浊。祝味菊曰:"《金匮要略》瓜蒌薤白白酒汤治胸痹甚效,近世所谓风湿性心脏病颇类乎此,并认为若再加附子等振阳之品,其效更彰。"如其治疗一中年男子"风心病"胸闷心痛案,服药3剂症减,又3剂,其症若失。

12. 附子配伍石菖蒲　附子扶阳强心,石菖蒲芳香开窍,两者配伍,具有温阳宣窍之功,对于阳衰痰蒙、窍闭神昏者,每获佳效。如其治疗当时沪上儿科名医一位哲嗣"伤寒神昏"案。以附子配伍石菖蒲等,强心宣窍,患儿当晚服药1剂,及至天明,神识逐渐转清,转逆为顺。

13. 附子配伍知母　附子配伍知母,辛热加甘寒,为祝味菊温滋法,可以治疗热性病心阳不振而兼口渴欲饮者。祝味菊认为,"温滋可以并用也,气怯而津不足,桂附汤中,重加知母,此扁鹊心法也"。

14. 附子配伍桑、麻、芝、乌　此即附子与桑椹、火麻仁、黑芝麻、制首乌配伍应用,以附子之温,加诸药之润,即祝味菊常用之温润法。对于老年性便秘,并另服半硫丸,屡服屡效。

（杨云松）

复习思考题：分析祝味菊以下两则医案的病因病机、治则治法及处方用药。

1. 抽搐案

蒋姓妇人,年48岁。每天早晨醒来必手足抽动,甚或大跳,床几为之倒塌,如此者2~3小时,则抽搐自然停止,能勉强进行家务劳动。神志始终清楚,每逢寒暖交替节气,如立春、立秋、冬至等,发作更甚。全家为妇病而担忧,其夫闻有能治此病者,必踵门求医,而所服之方,不外羚羊角、天麻、石决明等药。由于多服凉药,中焦受伤,又并发了胃病,早上呕吐之后,胃痛始减,一病未已,又增一病。后闻祝师善治疑难杂症,即上门求诊。经过诊查,断为虚阳上浮,非肝风也,而胃气受戕,中寒久留。处方:生龙齿(先煎)30克,活磁石(先煎)

45 克以潜阳,附子(先煎)12 克以益阳气,代赭石(先煎)18 克以镇逆,旋覆花(包)9 克、淡干姜 9 克温中祛寒理气,全蝎(去毒)6 克、大蜈蚣 6 克以定惊,另佐姜半夏 12 克、陈皮 9 克、炒白术 12 克以理中焦。服 3 帖后,抽搐跳动及胃痛呕吐均已大减,虽冬至节降临,疾病亦未大发。药既对症,再用前法。生龙齿(先煎)30 克,活磁石(先煎)45 克,黄附片(先煎)12 克,淡干姜 9 克,姜半夏 12 克,陈皮 9 克,石菖蒲 9 克,嫩钩藤 12 克,全蝎 9 克,蜈蚣 9 克,旋覆梗 12 克,制香附 12 克。连服 4 帖,抽搐大定,胃仅隐痛,呕恶全止,心情愉快,胃纳增加,再续服上方 4 帖以巩固疗效。以后纵然发作,即以原药方照服 3 帖,病即霍然。(《祝味菊名医类案回忆录》)

2. 不寐案

胡夫人,新闸路同安坊 22 号。

一诊:1 月 20 日。

症状:头昏耳鸣,苔白腻,夜不成寐,便秘,肌热,微有起伏,脉息弦扎。

病理:下虚上盛,中湿格拒,阳上浮,潜藏失,下虚上盛,格阳于上。

病名:下虚阳浮,失眠肌热。

治法:当与温潜为主。

处方:灵磁石(先煎)60 克,生牡蛎(先煎)45 克,酸枣仁(先煎)24 克,麦芽(炒)15 克,生龙齿(先煎)15 克,黄附片(先煎)15 克,明天麻 6 克,大腹皮 12 克,朱茯神 18 克,姜半夏 24 克,茅术(炒)15 克,酒连(泡冲)4.5 克。(《祝味菊医案经验集》)

ER-5-5-2

第五章
第五节
祝味菊医案
拓展阅读

ER-5-6-1

第五章
第六节
施今墨医案
PPT 课件

第六节　施今墨医案

学习目标

1. 掌握施今墨治疗糖尿病案、纳呆案、痛经案、感冒案的辨证思路及治疗经验。
2. 熟悉施今墨运用药对及辨证选方的经验。
3. 了解施今墨的生平、著作、学术渊源及特点。

一、医家简介

施今墨(1881—1969),原名毓黔,字奖生,祖籍浙江省杭州市萧山区,因祖父在云南和贵州做过官,出生在贵州,故取名"毓黔"。中国近代中医临床家、教育家、改革家,"北京四大名医"之一。他年幼时,因母多病,遂立志学医。13 岁随舅父河南安阳名医李可亭学习中医,20 岁左右已经通晓中医理论,可以独立行医了。因政治不定,进入京师法政学堂,接受革命理论,随黄兴先生,并参加了辛亥革命。后来渐感时世虽异,许多官员仍不改争权夺利、尔虞我诈的封建官僚作风,对革命大为失望,慨叹不已,便从此弃政从医。施今墨善于处方,精于配伍。其处方多由古今多个方剂化裁而成,时用原方,时采其意,药味虽多而不乱,主次分明,配合巧妙,结构严谨,浑然一体,往往数剂即见功效。他特别善于双药合用。施今墨在阅读古方书时,发现古方中有许多起关键作用的药物,往往成对出现,或一寒一热,或一升一降,或一气一血,或一散一收……有的互相配合、增强疗效,有的互相制约、防止偏胜,非常符合中医"阴平阳秘""以平为期"的原则,起到正反双向调节的作用。自己默默记下,验之于临床,发现确实药少而效著。于是就一对对积累起来,形成自己用药特点。施今墨强调"有是症,用是药",提出十纲辨证,即"以阴阳为总纲,表里虚实寒热气血为八纲"。施今墨毕生致力于中医事业的发展,提倡中西医结合,但他认为,西医在治疗方法上不如中医多样有效,故始终坚持中医的辨证论治。由于长期从事中医临床,治愈了许多疑难重症,创制了许多新成药,积累了 700 个验方。流传于世的《施今墨对药》是其学生、长女婿祝谌予随他学医时,经留心收集,整理出 100 多对药,学生吕景山毕业后将此药对又加工整理,1982 年出版了《施今墨药对临床经验集》。

二、医案选读

（一）糖尿病案

满某某,男,48 岁。病历号:52-4-6。

病已多年,铁路医院检查空腹时血糖 14.72mmol/L,尿糖(+++),诊断为糖尿病。

现症:烦渴引饮,小便频数,多食善饥,日渐消瘦,身倦乏力,头晕心跳,大便微结,夜寐不实,多梦纷纭。舌苔薄白,脉数,重按不满。

辨证立法:心火不降,乱梦纷纭;热灼肺阴,烦渴多饮;脾胃蕴热,消谷善饥;肝阴不足,头晕目眩;肾阴亏耗,小便频多。综观脉证,气阴两亏,精血不足,三消俱备,五脏皆损,证候复杂,证属肝肾不足,气阴两伤。拟用益气阴,滋肝肾,补心脾法图治。

处方:生黄芪、薏苡仁各 30 克,怀山药 18 克,乌梅肉、人参各 5 克,五味子、寸麦冬、云茯苓、远志、桑螵蛸各 10 克,何首乌 15 克,绿豆衣、天花粉、山萸肉、元参、大生地各 12 克。

二诊:前方服 7 剂后,烦渴解,尿次减,饮食如常,夜寐转佳,精神舒畅。空腹时血糖已降至 8.61mmol/L,尿糖(+),效不更方,前方再服 7～10 剂。(《施今墨医案解读》)

【辨证思路】

本例为三消俱备,肝肾不足,气阴两伤之证,患者日渐消瘦,病情证候复杂。张介宾谓:"治消之法,最当先辨虚实,若察其脉证,果为实火致耗津液者,但去其火则津液自生,而消渴自止。若由真水不足,则悉属阴虚,无论上、中、下,急宜治肾为主,必使阴气渐充,精血渐复,则病必自愈。若但知清火,则阴无以生,而日见消败,益以困矣。"本例虽有三消之证,但阴虚乃为根本。《沈氏尊生书》有"阴虚者,肾中真阴虚也"之说。

【治疗经验】

施今墨以滋肾阴为主,益气为辅,阴复津回,水升火降,五脏可安。方以梅花取香汤(德生堂方,由天花粉、乌梅、人参、葛根、枇杷叶、黄芪、瓜蒌子、五味子、檀香组成)及麦门冬煎(三因方)加减为主,佐以玄参、首乌、桑螵蛸、远志、绿豆衣等味,并加用了施今墨常用的生黄芪、山药这组药对。全方组织周密,阴阳兼顾,所用之药,均考虑到对肺、脾、肾三经,上、中、下三焦的作用,以此达到滋肾水、涵肝木、泻心火、除燥热、济精血之目的。热去津生,燥除渴止,阴平阳秘,水火既济,诸症自解。

本例病已多年,只服药 7 剂,血糖、尿糖均下降,效果十分明显。本案中施今墨运用药对如下:

1. 人参—黄芪 人参甘温,健脾胃,促运化,益气生血,生津止渴;黄芪甘温,补气升阳,益胃固表。二药伍用,相得益彰,增强机体免疫功能,以达双向性调节血糖之作用。

2. 黄芪—山药 黄芪甘温,补气升阳,利水消肿,而偏于补脾阳;山药甘平,补脾养肺,养阴生津,益肾固精,而侧重于补脾阴。二药伍用,一阳一阴,阴阳相合,相互促进,相互转化,共收健脾胃、促运化、敛脾精、止漏浊、消除尿糖之功。黄芪、山药伍用,系施今墨临证经验所得,用于降低尿糖,意即取黄芪的补中益气、升阳、实腠理等作用,与山药的益气阴、固肾精的功用相合,谓之相互为用,益气生津,健脾补肾,涩精止遗,使尿糖转为阴性也。《中华药海》载:"山药配黄芪,甘温,固表益卫,补中益气,升提中焦清气,补气生血,利水消肿。二药配用,补脾之阴阳,对糖尿病、肾炎水肿有效,主治消渴水肿。"

3. 乌梅—五味子　乌梅味酸,清凉生津,益胃止渴,敛肺止咳;五味子敛肺滋肾,敛汗止汗,生津止渴,养心安神,涩精止泻。二药参合,相得益彰,养阴强心、敛肺止汗之力增强。乌梅、五味子伍用,均取酸以敛之,益阴止汗也。盖汗症者,日久必然伤阴,汗为心之液,施今墨治疗自汗、盗汗诸症,在治标的同时,总不忘益阴强心以治其本,常与麦冬、党参合用。山萸肉、牡蛎、乌梅、五味子均可用以治疗糖尿病尿糖不降之症,其治病原理,即敛脾精、止漏浊是也。

4. 绿豆衣—薏苡仁　绿豆衣质轻气寒,善清脏腑经络、皮肤、脾胃之热毒;薏苡仁甘淡渗利,善清肺热,除脾湿,以健脾化湿,利水消肿。二药伍用,益脾胃促健运,清虚热解毒热,治消渴之效益彰。

（二）纳呆案

秦某某,男,45岁。病历号:51-7-554。

经商十数年,往来南北,饮食起居无有定时,食欲渐减,遂致不知饥饿,虽有佳肴亦不欲食,懒言,倦怠,精神大不如前。舌苔薄白,脉缓而细。

辨证立法:脾胃为后天之本,人受水谷之气以生,劳倦思虑,耗伤津液,以致脾胃失调,运化功能紊乱,致使胃纳呆滞,拟调气机、养胃阴、生津液为治。

处方:乌梅肉5克,宣木瓜、绿萼梅、野於术、鸡内金、生谷芽、生麦芽、北沙参(米炒)各10克,金石斛12克,炒荷叶6克。另:西洋参4.5克(炖浓汁兑服)。

二诊:服8剂,能稍进饮食,自觉精神较好。前方续服。(《施今墨医案解读》)

【辨证思路】

纳呆又叫食欲不振、饮食乏味。有慢性萎缩性胃炎所致者,有热性病胃阴受损者,有癌瘤放、化疗后伤及阴液者,有罹患各种慢性病证胃气不足、胃阴缺乏者种种。本案因劳倦思虑,耗伤津液,以致脾胃失调,胃阴不足,运化功能紊乱,致使胃纳呆滞。

【治疗经验】

施今墨常以养胃阴、生发胃气为治。本案用北沙参、石斛、乌梅养胃阴,生胃津;鸡内金、生谷麦芽、荷叶、绿萼梅疏肝气,生发胃气,健脾和胃以助调气开胃增食之效。本案中施今墨运用药对如下:

1. 白术—鸡内金　白术甘温补中,苦温燥湿,益气生血,和中消滞,固表止汗;鸡内金甘平无毒,生发胃气,养胃阴,生胃津,消食积,助消化,固摄缩尿,化结石。二药伍用,白术偏于补,鸡内金善于消。白术多用、久服有壅滞之弊,故与鸡内金伍用,其弊可除。二药相合,一补一消,补消兼施,健脾开胃之力更彰。

2. 乌梅—木瓜　乌梅味酸,清凉生津,益胃止渴;木瓜酸温,和肝脾,生胃津,助消化。二药伍用,其功益彰,疏肝和胃,理脾化湿,养胃阴,生胃津,开胃口,增食欲。乌梅、木瓜配伍,出自《临证指南医案》。叶桂创养胃阴之说,观其立论云:"纳食主胃,运化主脾。脾宜升则健,胃宜降则和。"又云:"太阴湿土,得阳始运,阳明阳土,得阴自安。以脾喜刚燥,胃喜柔润也。"叶桂养胃阴者,取甘平或甘凉之品,药用石斛、麦冬、生白芍、沙参、生白扁豆、乌梅之类,以使津液来复,通降和合,即宗《黄帝内经》所谓"六腑者,传化物而不藏",以通为用之理也。施今墨遵叶桂之法,在辨证施治精神的指导下,对热性病后期、消化系统疾病(如萎缩性胃炎,胃、十二指肠溃疡等),表现为不饥少纳,或不饥不纳,口干,舌红少苔,欠润,脉细而数者,在养胃阴的基础上,加上生发胃气之品,诸如乌梅、木瓜、生谷芽、生麦芽、鸡内金之类,其效更著。

3. 生谷芽—生麦芽 麦芽、谷芽的功效类同,均有启脾进食、宽中消积、和胃补中之功,故两者常常相须为用,以增强疗效。但麦芽消食力强,谷芽和养功胜;麦芽力猛,谷芽力缓;麦芽消面食,谷芽消米食。至于临床上的取舍,应注意患者平日以面食为主,还是以米食为主,给予灵活选用。前者宜选麦芽,后者宜用谷芽,若米面皆食,可两者同用,其效更彰。麦芽、谷芽伍用,施今墨本案用生品,其用意是取其生发之气,以舒肝气,和胃气,生津液,养胃阴,开胃口,增食欲。另外,生品入药,能更好地保持药物的有效成分,以增强疗效。

（三）痛经案

郝某某,女,16 岁。病历号:51-8-482。

去岁天癸初行量甚少,经来腹痛,食欲减退,两胁窜痛,情志不舒,时生烦躁,形体瘦弱,面色少华。舌淡苔腻,脉细缓。

辨证立法:情志不舒,两胁窜痛,均属肝郁,肝为藏血之脏,脾为生血之源,肝病传脾,血亏不得荣养经脉,冲脉为血海,血不充则经水少而腹痛。拟调冲任,理肝脾法。

处方:醋柴胡、醋蕲艾、厚朴花、玫瑰花、春砂仁、月季花、玳玳花、酒川芎、苏梗、桔梗、炒枳壳各 5 克,杭白芍、阿胶珠、酒当归各 10 克,香附米、生地、熟地、酒元胡各 6 克,炙甘草3 克。

二诊:服药 3 剂,食欲增,精神好,两胁已不窜痛,月经尚未及期,未知经来腹痛是否有效,嘱于经前 3 天再服前方,以资观察。

三诊:每月经前均服前方 3 剂,已用过 4 个月,均获良效,月经量较前增多,血色鲜红,经期较准,经期腰腹不觉酸痛,精神好,食欲强,面色转为红润,拟用丸方巩固。

处方:每届经前 1 周,早晚各服艾附暖宫丸 1 丸,白开水送下。（《施今墨医案解读》）

【辨证思路】

经来腹痛,多见于初行经时不重视经期卫生,饮冷遇寒,或肝郁气滞,或血瘀,或为血虚,均可致痛经。本案则因肝郁不舒,遂有饮食少进,致血少来源,气滞血瘀,而引起痛经。

【治疗经验】

初诊以缪希雍之加减正元丹(香附、当归、川芎、白芍、生地黄、阿胶、枳壳、艾叶、青蒿子、山茱萸肉、银柴胡、五味子、鳖甲)为主方,加延胡索、柴胡、香附、紫苏梗舒肝理气,养血调经,服药后不但经来腹痛治愈,而且气血渐充,食欲增,面色亦转红润矣。本案中施今墨运用药对如下:

1. 杭白芍—醋柴胡 白芍养血敛阴,柔肝和血,缓急止痛,清解虚热;柴胡疏肝开郁,和解退热,升举阳气。白芍酸寒收敛,能敛津液而护营血,收阳气而泄邪热,养血以柔肝,缓急而止痛,泄肝之邪热,以补脾阴;柴胡轻清辛散,能引清阳之气从左上升,以疏调少阳之气,而理肝脾,调中宫,消痞满。二药伍用,相互依赖,相互促进,互制其短而展其长。故以白芍之酸敛,制柴胡之辛散,以引药直达少阳之经,而清胆疏肝,和解表里,升阳敛阴,调经止痛。

2. 生熟地黄—砂仁 生熟地黄亦简称二地。生地黄性凉而不寒,养阴清热,凉血止血;熟地黄甘温黏腻,补益肝肾,滋阴养血,生精补髓;砂仁辛散温通,芳香理气,行气和中,开胃消食,温脾止泻,理气安胎。取砂仁辛散之性,去生熟地黄黏腻碍胃之弊。诸药合参,滋阴补肾,益精填髓,生血补血,养阴凉血之功益彰。生熟地黄、砂仁伍用,为施今墨所习用,凡津亏血少诸症皆宜选用。生熟地黄质黏腻,易碍胃腻膈,故以砂仁之辛散佐之,减轻其副作用,增强治疗效应是也。

3. 当归—川芎 当归性柔而润,补血调经,活血止痛,祛瘀消肿,润燥滑肠;川芎辛温香窜,行气活血,祛风止痛。当归以养血为主,川芎以行气为要。二药伍用,互制其短而展其长,气血兼顾,养血调经、行气活血、散瘀止痛之力增强。当归、川芎伍用,名曰佛手散,又名芎归散,出自《普济本事方》。治妊娠伤胎、难产、胞衣不下等症。《医宗金鉴》谓:"命名不曰归芎,而曰佛手者,谓此方治妇人胎前、产后诸疾,如佛手之神妙也。当归、川芎为血分之主药,性温而味甘、辛,以温能和血,甘能补血,辛能散血也。"明代张介宾云:"一名芎归汤,亦名当归汤。治产后去血过多,烦晕不省,一切胎气不安,亦下死胎。"

4. 艾叶—香附　艾叶温经止血,暖胞散寒止痛;香附开郁调经,行气止痛。艾叶除沉寒痼冷为主,香附开郁行气为要。二药伍用,温开并举,调经散寒、理血利气、通经止痛的力量增强。艾叶、香附伍用,出自《寿世保元》艾附暖宫丸。治子宫虚寒不孕,月经不调,肚腹时痛,胸膈胀闷,肢怠食减,腰酸带下等。

5. 厚朴花—玫瑰花　厚朴花味苦、辛,性温,而其气味辛香,具有生发之气,能宽胸理膈、化湿开郁、降逆理气;玫瑰花色紫、鲜艳,香气浓郁,其气清而不浊,其性和而不猛,柔肝醒脾,行气活血,宣通窒滞而绝无辛温刚燥之弊,实属理气解郁、和血散瘀之良药。

6. 月季花—玫瑰花　月季花甘温通利,活血调经,消肿止痛;玫瑰花甘平行散,理气宽胸,和胃止呕。月季花重在活血,玫瑰花偏于行气。二药伍用,一气一血,气血双调,调经活血、行气止痛甚效。施今墨经验,诸花入药者,均宜后下。否则,有效成分易被破坏,以致影响治疗效果。

7. 紫苏梗—桔梗　紫苏梗行气宽中,温中止痛,理气安胎;桔梗宣通肺气,祛痰排脓,清利咽喉,升提利水。紫苏梗偏于下降理气,桔梗长于升提上行。二药伍用,一上一下,开胸顺气、理气止痛、消胀除满之功益彰。经期胸闷、乳房胀痛等症尤为相宜。

（四）感冒案

刘某,男,38岁。病历号:56-10-448

一周之前,暴感风寒,左臂骤然作痛,咳嗽剧烈,夜不安枕,经服药及针灸治疗,未见显效,昨晚忽又咯血,大便4日未下,体温38.8℃。舌苔黄,脉浮紧。

辨证立法:脉象浮紧,浮则为风,紧则为寒,风寒痹阻经络,故左臂骤痛。肺主皮毛,风寒客肺,症见咳嗽。大便不通,内热甚炽,遂致咯血。拟以五解五清法治之。

处方:赤、白芍各6克(同炒),川桂枝5克,炙紫菀10克,嫩桑枝30克,片姜黄10克,炙白前6克,炙前胡10克,白茅根15克,炙麻黄3克,炙甘草3克,大、小蓟炭6克,酒黄芩10克,白杏仁10克。

另:紫雪丹3克,温开水分2次冲服。

二诊:前方服2剂,发热退,臂痛减,咳嗽见好,未再吐血,大便已下。

处方:前方去大小蓟炭、紫雪丹,加旋覆花6克、新绛5克(用布包)。

三诊:药服2剂,左臂痛已好,体温正常,咳嗽减轻,但周身似有气串走,酸楚不适,夙疾偏头痛又现。

处方:杭白芍10克、川桂枝3克(同炒),片姜黄6克,酒地龙10克,旋覆花6克,新绛5克(用布包),蔓荆子6克,炙甘草3克,海风藤、络石藤各10克,白蒺藜15克。(《施今墨医案解读》)

【辨证思路】

结合案中所述分析,患者身体素蕴内热,暴感风寒,腠理紧闭,不得透越,遂发高热;寒性收引,气血运行不畅则臂痛。肺合皮毛,外邪袭表,肺失宣降,遂有咳嗽,入夜尤甚。热逼血溢,致生咯血。里热炽盛,苔黄而便干。脉象浮紧为外感风寒之象。

【治疗经验】

治宜宣肺解表,降逆止咳,施今墨常用炙麻黄、杏仁,炙白前、炙前胡,炙紫菀、炙紫苏子等药对化裁为治。本案中施今墨运用药对如下：

1. 炙麻黄—白杏仁　麻黄味辛、微苦，性温，入肺、膀胱经，本品中空而浮，长于升散，既能发汗散寒而解表，又能散风止痒、散邪透疹，还能宣肺平喘、利水消肿。蜜炙后可减弱发汗之力，增强润肺、止咳定喘之功；杏仁味苦、性温，色白入肺，降气止咳。麻黄以宣肺定喘为主，杏仁以降气止咳为要。二药伍用，一宣一降，宣降合法，肺气通调，止咳平喘益彰，不论新久咳嗽均宜选用。

2. 赤、白芍—桂枝

（1）赤芍—白芍：赤芍味苦微寒，清热凉血，活血散瘀；白芍苦酸微寒，养血敛阴，柔肝止痛。赤芍泻肝火，白芍养肝阴。赤芍散而不补，白芍补而不泻。二药伍用，一散一敛，一泻一补，清热退热、养血敛阴、散瘀止痛的力量增强。

（2）白芍—桂枝：杭白芍敛阴和营，养血柔肝，调和肝气为主；桂枝振奋气血，调畅血脉，达卫气以和营解肌为要。二药伍用，发汗之中寓有敛汗之意，和营之内有调卫之力。白芍养血敛阴而不滞邪，桂枝和营解肌而不伤阴。二药相合，一收一散，一寒一温，相互制约，而收调营卫、和气血、启发心阳、益阴止汗之功。（注：杭白芍为浙江产者，商品名为杭白芍，为施今墨所习用。）

桂枝色赤，入于血分，可通血脉；白芍善走阴分，能益阴护里，缓急止痛。桂枝又能振奋脾阳，白芍又善养胃阴。两者相合，一阴一阳，共奏通调血脉、缓急止痛、振奋中阳、调整脾胃之功。

桂枝、白芍配伍，出自张仲景《伤寒论》，名曰桂枝汤，治外感风寒表虚证，症见发热、汗出、鼻鸣、干呕、口不渴、舌苔薄白、脉浮缓。《伤寒论》云："太阳病，头痛、发热、汗出、恶风，桂枝汤主之。"又云："病人脏无他病，时发热自汗出而不愈者，此卫气不和也，先其时发汗则愈，宜桂枝汤。"《医宗金鉴》云："此为仲景群方之冠，乃解肌发汗、调和营卫第一方也。"施今墨临证处方时，习惯以川桂枝、杭白芍同炒并用，善治营卫不和、时有汗出、表虚寒证不解者。若治四肢麻木、酸楚、关节疼痛者，易桂枝为桂枝木，但用量宜大，15～30克均可。若寒甚四肢发凉者，也可酌加制附片，其效更著。

（3）赤、白芍—桂枝：赤、白芍清热退热，养阴敛阴，散瘀止痛，若营卫不和，气血不调，络道不畅，肢体疼痛时，与桂枝配伍，盖桂枝色赤体轻，有升无降，通经活络，解肌发表，调和营卫，以解外寒、清内热之力益彰。

施今墨习惯以炒赤芍、炒白芍伍用，善入阴分，一补一泻，以达相辅相成之功效。白芍敛阴，赤芍凉血，二药相合，而退血分之热（敛阴凉血而不恋邪）。白芍柔肝，赤芍行血，二药参合，止痛之功益彰。若营卫不和，气血不调，络道不畅，肢体疼痛者，与桂枝配伍，其效更佳。

3. 炙白前—炙前胡　肺主气，外合皮毛，宜宣发肃降。若外感风寒、风热，或痰浊蕴肺，均可引起肺的清肃功能失职，以致出现胸闷气逆、咳嗽多痰等症。故以白前清肃肺气，降气化痰；用前胡宣散风热，降气消痰。白前重在降气，前胡偏于宣肺。二药伍用，一宣一降，使肺之宣降功能恢复正常，故痰可祛、咳可宁、喘可平。故常用于治疗咳嗽初起，肺气不宣，清肃之令不行，而致肺气上逆、咳嗽有痰、痰吐不爽、咽痒、胸闷、气促等症。

4. 大蓟—小蓟　大蓟味甘、性凉，凉血止血，消散痈肿，利尿消肿，炒炭入药能缩短出血时间，并有消炎利尿作用；小蓟味甘、性凉，凉血止血，消散痈肿，利尿。《本草拾遗》记载："大蓟、小蓟二味，根、叶俱苦甘气平，能升能降，能破血又能止血。小蓟则甘平胜，不甚苦，专以退热除烦，使火清而血归经，是保血在于凉血。"施今墨将二药炒炭协力为用，意即令入血分而收止血之效也。

5. 旋覆花—新绛　旋覆花味微苦、辛、咸，性微温，入肺、肝、胃经。本品能下气散结、宣肺平喘、行水消痰、降气止噫。新绛在《神农本草经》中未载,有的医家认为是绯帛,将已染成大赤色丝织品的大红帽帷作新绛使用(有谓以茜草印染或以猩猩血、藏红花汁、苏木染成者),而陶弘景则称绛为茜草,新绛则为刘茜草,用治肝著及妇人半产漏下属于瘀血者,确有实效。自清代以后,新绛逐渐废用,多以茜草代之。茜草又叫茜草根,味苦,性寒,入肝经。本品苦寒降泄清热,既能凉血止血,又能活血祛瘀。

旋覆花走气分为主,新绛走血分为要。二药参合,一气一血,活血、凉血、止血、止痛之功益彰。旋覆花、新绛配伍,出自《金匮要略》旋覆花汤。旋覆花3两,葱14茎,新绛少许。水煎服。治肝著,症见胸胁痞闷,甚则胀痛,重按胸部可以减轻,初起时欲得热饮。

此外,内热炽盛,灼伤肺络,溢之于外,遂有咯血,遂与白茅根、酒黄芩、大小蓟炭参合,以收凉血止血之功效。

紫雪丹出自《太平惠民和剂局方》,原为治疗温热病,邪热内陷心包,高热烦躁,神昏谵语,抽搐惊厥,口渴唇焦,尿赤便秘等症。施今墨于本案中取紫雪丹3克,温开水分2次冲服,意即清热解毒,退热止血。

（杨云松）

复习思考题：分析施今墨以下两则医案的病因病机、治则治法及处方用药。

1. 风湿性心脏病案

钟某,女,50岁。病历号:52-5-383。

关节疼痛,已患十年,心跳气短,足跗浮肿,屡经求医,均诊断为慢性风湿性心脏病,近数月来视物模糊,睡不实,头常晕。舌苔正常,脉细软。

辨证立法:目得血而视,今血不上荣,遂致视物不清。血不足者,心之疾也,拟强心养血,佐以清肝明目之味治之。

处方:鹿角胶10克(另烊化),炒远志10克,酸枣仁12克,柏子仁10克,白蒺藜6克,密蒙花10克,节菖蒲6克,炒桑枝20克,磁朱丸6克(包煎),北秫米12克,沙蒺藜6克,川杜仲10克,川续断10克,桑寄生20克,谷精草10克。

二诊:服药十剂,心跳、气短、头晕、跗肿均甚减轻,视物不清如旧,拟用丸剂缓图。

处方:鹿角胶30克、大生地30克、柏子仁30克、陈阿胶30克、大熟地30克、龙眼肉30克、紫河车30克、制首乌30克、朱茯神30克、原寸冬30克、酒川芎15克、白蒺藜30克、炒远志30克、沙苑子30克、石决明60克、节菖蒲15克、黄菊花30克、密蒙花30克、谷精草30克、磁朱丸30克、酸枣仁30克。共研细末,炼蜜为丸,如小梧桐子大,每日早晚各服10克,白开水送。

三诊:服丸药月余,即将服完,经过情况良好,诸症均减,现症:头时晕,多动则心跳气促,晚间看书时间长则感眼力疲劳。

处方:再按原方配丸一料,以资巩固。(《施今墨临床经验集》)

2. 子宫下层黏膜肌瘤案

靳某,女,29岁。病历号:53-7-14。

三年前由于过劳,适届经期,遂致淋漓不断。时少时多,日无间断,色黑紫有血块。腰腿酸楚,少腹坠痛,头晕气短,倦怠无力,经协和医院检查诊断为子宫黏膜下肌瘤,本人不愿手术,故求诊中医设法。舌质淡并有齿痕,六脉沉迟而弱。

辨证立法:月经淋漓不断,业已三年,气血双损,虚寒为祟,血色黑紫有块,非热结之瘀,实系出血缓慢,稽留时久,凝结所致。察其脉沉迟而弱,舌质淡红,均非热证可知,拟升阳补中固涩为治。

处方:米党参 10 克,干姜炭 3 克,祁艾炭 10 克,苍术炭 6 克,川续断 10 克,黑升麻 5 克,白术炭 6 克,川杜仲 10 克,黑芥穗 5 克,生地炭 15 克,五味子 5 克,熟地炭 15 克,赤石脂(血余炭 10 克同布包)10 克,五倍子 5 克,山茱萸 18 克,鹿角胶 10 克,陈阿胶 10 克,紫厚朴 5 克,炙甘草 3 克。

二诊:服药十剂,此间曾血止两日,为三年来未有之现象,而后血又再来,量甚少,色亦转淡红,头晕渐好,仍觉倦怠。

前方照服,另用仙鹤草 60 克,荷叶 30 克,红鸡冠花炭 60 克,伏龙肝 90 克,煮汤澄清代水煎药。

三诊:又服十剂,出血大为减少,有时如红带,气短心跳、头晕均效,精神亦转佳,腰腿酸楚减轻,拟用丸方巩固。

处方:每日早服定坤丹 1 丸,晚服玉液金丹 1 丸。(《施今墨临床经验集》)

第五章
第六节
施今墨医案
拓展阅读

第五章
第七节
蒲辅周医案
PPT 课件

第七节　蒲辅周医案

学习目标

1. 掌握蒲辅周治疗胃溃疡案、梅尼埃病案、月经过多案、腺病毒肺炎案的辨证思路及治疗经验。

2. 熟悉蒲辅周临证组方及用药特点。

3. 了解蒲辅周的生平、著作、学术渊源及特点。

一、医家简介

蒲辅周(1888—1975),原名启宇,现代中医学家,四川梓潼人。祖父蒲国桢,父亲蒲仲思,均精通医道、行医为生、名闻乡里。蒲辅周家境甚清贫,7 岁上私塾,11 岁后在上小学的同时,还由其祖父讲授医书。15 岁起,白天随祖父临床侍诊,入晚苦读到深夜。他以《黄帝内经》《难经》《伤寒论》《金匮要略》为基本研读之书,并参考《外台秘要》《备急千金要方》及历代诸家之书。经 3 年的苦读与侍诊,积累了一定的临床经验,18 岁即悬壶乡里。他牢记前人"医乃仁术"之教诲,将名字改为辅周,取辅助贫弱、周济病人之意。蒲辅周长期从事中医临床、教学和科研工作,精于内、妇、儿科,尤擅治热病。其治病主张灵活辨证,将伤寒、温病学说熔于一炉,经方、时方合宜而施,反对泥古不化。在几次传染病流行时,他辨证论治,独辟蹊径,救治了大量危重患者,为丰富、发展中医临床医学做出了宝贵的贡献。其著作有《蒲辅周医案》《蒲辅周医疗经验》《流行性乙型脑炎》《中医对几种妇女病的治疗法》《中医对几种传染病的辨证论治》等书。

二、医案选读

(一)胃溃疡案

段某,男,38 岁,干部,1960 年 10 月 1 日初诊。

旧有胃溃疡病,并有胃出血史。前二十日大便检查潜血阳性,近因过度疲劳,加之公出逢大雨受冷,饮葡萄酒一杯后,突然发生吐血不止,精神萎靡。急送某医院检查为胃出血,经住院治疗两日,大口吐血仍不止,恐导致胃穿孔,决定立即施行手术,迟则将失去手术机会,而患者家属不同意,半夜后请蒲老处一方止血。蒲老曰:"吐血已两昼夜,若未穿孔,尚可以服药止之。"询其原因由受寒饮酒致血上溢,未可以凉药止血,宜用《金匮要略》侧柏叶汤,以温通胃阳、消瘀止血。

处方:侧柏叶三钱,炮干姜二钱,艾叶二钱,浓煎取汁,兑童便60毫升,频频服之。次晨往诊,吐血渐止,脉沉细涩,舌质淡,无苔。原方再进,加西洋参四钱益气摄血,三七(研末吞)二钱止血消瘀,频频服之。

次日复诊,血止,神安欲寐,知饥思食,并转矢气,脉两寸微,关尺沉弱,舌质淡无苔。此乃气弱血虚之象,但在大失血之后,脉证相符为吉。治宜温运脾阳,并养荣血,佐以消瘀,主以理中汤,加归、芍补血,佐以三七消瘀。服后微有头晕耳鸣,脉细数。此为虚热上冲所致,于前方内加入地骨皮二钱、藕节三钱,浓煎取汁,仍兑童便60毫升,续服。

复诊:诸证悉平,脉亦缓和,纳谷增加,但转矢气而无大便,继宜益气补血,养阴润燥兼消瘀之剂。

处方:白人参三钱,柏子仁二钱,肉苁蓉四钱,火麻仁(打)四钱,甜当归二钱,藕节五钱,新会皮一钱,山楂肉一钱,浓煎取汁,清阿胶(烊化)四钱和童便60毫升兑入,分四次温服。服后宿粪渐下,食眠俱佳,大便检查潜血阴性,嘱其停药,以饮食调养,逐渐恢复健康。(《蒲辅周医案》)

【辨证思路】

本例旧有胃损之症,素不饮酒,骤因受寒饮酒,寒热相攻,致血上溢,非热极吐血可比。

【治疗经验】

蒲辅周主以温降之法,采用侧柏叶汤。柏叶轻清,气香味甘,能清热止血,佐以姜、艾辛温,合童便咸寒降逆消瘀,温通清降并行,故服后血即渐止。再剂加三七、西洋参,益气消瘀止血,因而得以避免手术。继以理中法温运脾阳,盖因脾胃为中州之司,而甘温有固血之用。服后微见头晕耳鸣,知其虚热上冲,则佐以地骨皮凉血不滞,藕节通络消瘀,仍以童便益阴化瘀。服后诸症悉平,脉和睡安。终以益气补血、滋阴润燥而善其后。蒲辅周指出:此非热邪传经迫血妄行,故不用寒凉止血之法。若不知其所因,误用寒凉,必然血凝气阻而危殆立至。

(二)梅尼埃病案

李某,男,57岁,已婚,干部,1961年4月17日初诊。

从1952年起头晕,当时头晕较剧,如立舟车,感觉周围环境转动,呕吐,血压低,耳鸣如蝉声。于1953年、1957年均同样发作过,西医检查有耳内平衡失调,为梅尼埃病。近二月来头昏头晕,不能久看书,稍久则头痛头晕加重,胃部不适,有欲吐之感,并有摇晃欲倒,食纳减退,体重亦减,常嗳气,矢气多,大便正常,晚间皮肤发痒,西医认为荨麻疹,影响睡眠,噩梦多,小便稍频,有少许痰,有时脱肛,脉弦细无力,舌淡无苔。根据脉症认为属中虚脾弱夹痰,兼心气不足。治宜先益中气、调脾胃,佐以宁心理痰,用补中益气汤加味。

处方:炙黄芪四钱,党参二钱,柴胡八分,升麻八分,白术二钱,当归一钱五分,陈皮一钱五分,炙甘草一钱,茯神二钱,炒远志一钱,法半夏二钱,生姜三片,大枣三枚。服五剂,隔天一剂。

5月12日二诊:服药后诸症均见轻,由于看报稍久,六天前又失眠严重,经某医院诊治,给予镇静剂后稍好,但大便有时燥,近日二便尚调,脉迟滑,舌正中心苔薄黄腻,似有食滞之象。仍宜调和脾胃,健强中气兼消胃滞,原方黄芪改为二钱,加枣仁二钱、焦山楂一钱。服三剂。

5月31日三诊:服上药后自觉很见效,食欲及睡眠好转,二便调,精神佳,看书写字能较前久些,但超过二小时就觉烦躁及头部发紧,小便正常,脉虚,舌正无苔,改用心脾肝并调,以丸剂缓治。补中益气丸八两,每早服二钱;归脾丸八两,每晚服二钱,感冒时停服。药后头晕失眠等症基本消失。(《蒲辅周医案》)

【辨证思路】

本例西医诊为梅尼埃病,时发时止,多用脑后易发,而且呕吐欲倒,并有脱肛等症,中医系眩晕为病。其病因较多,古人分析有:一为风眩,《素问·至真要大论》曰:"诸风掉眩,皆属于肝。"孙思邈、沈金鳌等认为肝风引起眩晕。二为痰眩,《金匮要略·痰饮咳嗽病脉证并治》曰:"心下有痰饮,胸胁支满,目眩。"朱震亨亦认为"无痰不作眩",《济生方》等亦主张胖人停饮而眩。三为火眩,刘完素认为由风火引起,王肯堂以为由火致眩,张三锡主张痰火成眩。四为虚眩,《灵枢·卫气》谓"上虚则眩",张介宾、徐春甫等亦同意此说。张介宾认为"虚者居其八九,而兼火兼痰者不过十中一二"。但虞抟等则主张下虚上实而眩。五为七情内伤、过劳、失眠等均可引起眩晕,亦是临床常见到的。虽病况繁多,只要详为辨证施治,即能收到应有的效果。本案既非风、火、痰的实证,亦非肝肾不足之虚候,其脉弦细无力,其症纳差、脱肛、不能用脑等,系中虚脾弱夹痰,兼心气不足。

【治疗经验】

蒲辅周用补中益气汤,加茯神、远志安神宁心,法半夏、生姜降逆止呕,诸症均减;以后又加枣仁宁心安神、补血养肝,焦山楂助胃健脾而好转;最后用补中益气丸、归脾丸而善其后。蒲辅周临证特别强调辨证论治,倘偏执无痰不作眩,而重于祛痰,或拘泥肝风成眩,用平肝息风,抑或清火而泄热,则恐本病非但不效,并且不无虚虚之弊。

(三)月经过多案

蔡某,女,25岁,已婚,干部。于1956年6月28日初诊。

患者月经过多约一年,经某医院用黄体酮等治疗无效。最近七八个月来经期尚准,惟经量逐渐增多,每次经行七至八日,夹有血块,经期有腰痛及腹痛。旧有胃病未愈,平时食纳欠佳,睡眠不好,梦多,大便时干时溏,小便黄热,并有头晕,面不华,久站或头向下垂之过久,则有恶心或呕吐现象。右下腹部有压痛。妇科检查示:外阴正常,子宫体后倒,质软,圆滑,能动,约有小广柑大小,无压痛,穹窿阴性,宫颈下唇有少许糜烂。脉象软弱,舌淡无苔。此属冲任不固,气血失调,流血过多,五脏失营。治宜固冲任,调气血,并应增加营养及适当休息,节欲戒怒。

处方:红人参二钱,茯神三钱,白术三钱,炙甘草二钱,龙眼肉五钱,炒枣仁五钱,炒远志二钱,绵黄芪一两,巴戟天五钱,杜仲五钱,破故纸三钱,牛膝二钱,龟板二两,鹿角霜一两。服五剂。

7月3日复诊:于6月30日月经来潮,与上次无异,量多,色紫,有血块,并夹有白色黏膜样物,精神欠佳,身乏无力,脉数虚,仍宜原方加减。

处方:黄芪一两,当归二钱,川芎一钱五分,生地三钱,白芍三钱,潞党参三钱,生杜仲五钱,续断二钱,侧柏炭二钱,蒲黄炭二钱,炮姜炭一钱,地榆炭二钱,艾叶炭一钱,阿胶三钱(烊化),龙眼肉五钱。三剂。

7月7日三诊:药后血量减少,内夹黏膜及血块均消失,睡眠转佳,惟腿软无力,经期六天即净。脉弦虚,宜气血两补。十全大补丸八两,每日早晚各服三钱,并以龙眼肉八两,每日用五钱煎汤送丸药。依上法经过四个月的治疗,经量及血块逐渐减少,而至恢复正常,并获得妊娠,足月顺产。(《蒲辅周医案》)

【辨证思路】

月经过多常见原因:一属血热妄行;二属冲任不固、气血失调。本案中,蒲辅周据其脉症辨为"冲任不固，气血失调，流血过多，五脏失营"。

【治疗经验】

清代徐大椿《医学源流论·卷下·妇科论》所言："凡治妇人，必先明冲任之脉……明于冲任之故，则本原洞悉。"本案以冲任不固为本，故治以"固冲任，调气血"之剂，甘温调养，以固其源，以调理奇经为主。治奇经药物多从肝肾二经用药。然"冲脉隶属阳明"，脾主升、统血，使血脉循脉道而行，胃主降，胃经下行与冲脉交会于气街，而致"太冲脉盛"。脾胃功能正常与否也是"月事以时下"的一个重要条件。蒲辅周认为治病必求其本，治病以胃气为本。因此，本案先以人参归脾丸加减调补气血，巴戟天、杜仲、补骨脂、牛膝、龟板、鹿角霜等温补、滋养、通利、固摄冲任。二诊适逢经期，仍以"固冲任，调气血"为法，合胶艾四物汤、炮姜炭等加减养血健脾、止血塞流，标本同治。三诊时，诸症好转，以十全大补丸合龙眼肉气血双补、扶脾固本。蒲辅周治病，组方严谨，重视正气，不滥用攻伐逐瘀之品。本案发病日久，五脏失营，其治必须辨其标本缓急，循序渐进，不可操之过急，经4个月的治疗而获全效。

（四）腺病毒肺炎案

张某，男，1岁半，1964年5月3日初诊。

4月24日发热，咳嗽气急，体温39~40℃，住某医院确诊为腺病毒肺炎，用多种西药治疗未效，病情缠绵，其母心情焦急异常，经同道介绍前来求治。患儿迄今发热未退，烦躁多哭，烦躁时头额有汗，咳嗽尚甚，咳声不畅，不思食，不饮水，且拒食饮，大便溏软，腹不胀满，小便黄，面黄，舌质淡，苔白黄腻带秽，脉沉滑。因湿热郁闭，肺气不宣。治宜宣肺卫、化痰湿。

处方：连皮茯苓二钱，法半夏二钱，杏仁（去皮）一钱五分，苡仁四钱，冬瓜仁二钱，白蔻（打）八分，芦根三钱，桑皮一钱五分，麦芽（炒）一钱五分，竹茹一钱，象贝一钱，枇杷叶（炙）二钱。慢火煎三十分钟，取30毫升，每次服两匙，两剂。

1964年5月5日再诊：服上药两剂后，周身染染潮汗出，即思饮食。今日体温已平，烦躁亦除，精神活跃，面色转红润，惟咳嗽较频，食欲渐增，大便每日一行，夹有少量黏物，舌正红，秽腻苔已去，脉沉滑微数。郁闭已开，湿痰未净。宗前法加减。

处方：连皮茯苓二钱，法半夏一钱，橘红一钱，杏仁一钱五分，苡仁四钱，冬瓜仁二钱，象贝一钱，桑皮一钱五分，竹茹一钱，麦芽一钱五分，芦根三钱，枇杷叶（炙）二钱。两剂而愈。（《蒲辅周医案》）

【辨证思路】

蒲辅周认为，腺病毒肺炎是肺气郁闭之病变，属"外感热病"范畴，据其临床表现，与"淫气喘息""肺胀"等中医病证有关。肺为娇脏，外合皮毛，喜清肃，恶寒复恶热。"形寒饮冷则伤肺""风寒上受，首先犯肺"。蒲辅周认为，六淫侵袭，如风闭、寒闭、热闭等皆能影响于肺，导致本病。腺病毒肺炎不仅限于温病范畴，也归属伤寒之列。小儿为稚阴稚阳之体，由于"稚阴未长"，故易见阴伤阳亢，表现为热证；又由于小儿"稚阳未充"，故易见阳气虚衰，表现为寒证，故有易热、易寒之说。病随体异，如阳盛之体，感寒易化热；阳不足之体，感温亦寒化。小儿的易寒易热常常与易实易虚交错出现，形成寒证、热证并迅速转化或兼杂。

患儿确诊为腺病毒肺炎，起病高烧、咳嗽气急，用多种西药，体温稍降，而胸透阴影不吸收，咳嗽仍频，烦躁多哭，哭时仅头额有汗，便溏腹软，小便黄，舌质淡，苔黄腻带秽，脉沉滑，据病情显为外感湿邪所致。辨证当结合季节气候综合分析，春末多雨，气候偏湿，感受湿邪，清阳郁闭，卫失疏泄，肺失清肃，痰湿内聚，以致热不得越而发病。

【治疗经验】

在病程演变规律上，蒲辅周认为，腺病毒肺炎初期多实，乃气实、邪实也。治疗应抓住这一病机本质，以宣透为要。一般说来，七日以前多正旺邪实，其治以逐邪为主，邪在表者，或辛散温开，或辛凉透邪，重在开闭，若过于寒凉则影响宣闭。肺炎初期用药，最怕凉血，引邪内陷，亦忌滋润而助邪。七日之后，正气渐虚，或正虚邪实，或正虚邪衰，总以虚实互见为多，其治宜扶正逐邪，或攻补兼施。肺炎后期，如血分有热，才可用凉血药。末期阴伤则宜润，可重用沙参、玉竹、百合、二冬等一类润肺养阴之品；和胃宜酌加大枣、谷芽、麦芽、荷叶之类。但临床不能拘泥于七日之说，要四诊、八纲全面分析。

本案患儿为腺病毒肺炎，起病高烧，咳嗽气急，用多种西药，疗效不佳。蒲辅周提出治应宣通肺卫、通阳利湿，非风寒故不用发表之品。服首方后，上焦得通，胃气即和，遍身微汗出，而体温恢复正常，但仍咳嗽较频，此为郁闭已开、湿痰外出之象，故因势利导，再予疏利痰湿、调理肺胃而获痊愈。

蒲辅周十分重视儿科肺系疾病用药，药性气味必求轻薄、灵动之品，以达疏解宣畅之功。正如吴瑭曰："治上焦如羽，非轻不举。"解风寒风热时，常用葱白、生姜、淡豆豉、薄荷、蝉蜕、桑叶、菊花等；降气化痰常用紫苏子、桔梗、贝母、远志、橘红等；养阴生津常选用竹叶、粳米、炙甘草、沙参、麦冬、大枣等。蒲辅周认为，治疗时切忌在邪气未清时投以大剂养阴润肺或收敛之品。《医宗必读》亦告诫："大抵治疗表者，药不宜静，静则留连不解，变生他病，故忌寒凉收敛，如《五脏生成篇》所谓肺欲辛是也。治内者，药不宜动，动则虚火不宁，燥痒愈甚。"所谓"静"，一般指药物质重、味厚、滋腻、收涩者而言。

（庞　杰）

复习思考题：分析蒲辅周以下两则医案的病因病机、治则治法及处方用药。

1. 十二指肠溃疡案

吴某，男，42 岁，1962 年 9 月 12 日初诊。

胃十二指肠溃疡已十三年，秋、冬、春季节之交，易发胃脘疼痛，经钡餐透视十二指肠球部有龛影，大便潜血阳性。最近胃痛，以空腹为重，精神不佳，大便正常，小便时黄。脉弦急，舌红苔少黄。属肝胃不和，治宜调和肝胃。

处方：柴胡一钱半，白芍二钱，炒枳实一钱半，炙甘草一钱，黄连六分，吴萸二分，青皮一钱半，广木香五分，良姜八分，大枣（擘）四枚。一剂两煎，取 160 毫升，分早晚两次服。

9 月 17 日复诊：药后胃痛稍减，大便不爽，小便稍黄，寐差。脉弦数，舌红苔黄腻。属湿热尚盛，胃气未复，治宜调肝胃、清湿热。

处方：炒苍术一钱半，香附一钱半，川芎一钱半，焦栀子一钱半，建曲三钱，厚朴一钱半，炒枳壳一钱半，茵陈二钱，郁金一钱半，石斛三钱，广木香五分，通草一钱，鸡内金二钱。三剂，煎服法同前。

9 月 26 日三诊：胃痛基本消失，食纳增加，脉缓有力，舌微有薄黄腻苔。续宜和胃，以资巩固。

处方：赤石脂一两，乌贼骨一两，香橼五钱，炙甘草一两，炮鸡内金二两。共为细末和匀，每服五分，日服二丸，白开水送下。（《蒲辅周医疗经验集》）

2. 冠心病案

林某，男，52 岁，1958 年 11 月初诊。

心前区绞痛频发，两次住院，心电图不正常，确诊为冠心病。睡眠不好，只能睡三至四小时，梦多心烦，醒后反觉疲劳，头痛，心悸，气短，不能久视，稍劳则胸闷，隐痛。脉沉迟，舌边缘燥，中有裂纹。因操劳过甚，脑力过伤，肝肾渐衰，心肝失调，治宜调理心肝。

处方：酸枣仁五钱，茯神三钱，川芎一钱半，知母一钱半，炙甘草一钱，天麻三钱，桑寄生三钱，菊花一钱。五剂。

ER-5-7-2

第五章
第七节
蒲辅周医案
拓展阅读

ER-5-8-1

第五章
第八节
陆渊雷医案
PPT课件

二诊：服药后睡眠好转，头痛减。脉微弦，右盛于左，舌同前。原方加淡苁蓉四钱、枸杞子三钱。

三诊：睡眠好，心脏亦稳定，未犯心绞痛。脉两寸和缓，两关有力，两尺弱，舌正红无苔。原方去知母、天麻、桑寄生，加黄精四钱、山萸肉二钱、山药三钱。五剂。桑椹膏，每晚服五钱。并制丸药，滋养肝肾、强心补脑，以资巩固。

处方：人参三钱，白术三钱，菊花三钱，枸杞子五钱，山药五钱，茯苓三钱，茯神三钱，麦冬三钱，川芎二钱，山萸肉五钱，苁蓉五钱，生地黄一两，黄精一两，酸枣仁五钱，远志三钱，广陈皮三钱。

共研为细末，炼蜜为丸，每丸重三钱，早晚各服一丸，温开水送下。（《蒲辅周医疗经验集》）

第八节　陆渊雷医案

学习目标

1. 掌握陆渊雷治疗痞满案、慢性肝炎案、胁痛伴子宫肌瘤案、癥瘕案、喘咳案的辨证思路及治疗经验。

2. 熟悉陆渊雷中西结合，化裁和运用经方的经验。

3. 了解陆渊雷的生平、著作、学术渊源及特点。

一、医家简介

陆渊雷（1894—1955），名彭年，江苏川沙县（今属上海市浦东新区）人，近代著名的中医学家、中医教育家和著述家。少曾从朴学大师姚孟醺治经学、小学，遍览诸子百家，工书法、金石，对天文历算及医术造诣尤深，通晓英、法、德、日诸国文字。其父儒而知医，常称医道能愈人疾苦，勉励其学医。早岁曾问学于章太炎先生，并从名医恽树珏探究医学。1929年与徐衡之、章次公创办上海国医学院，以"发皇古义，融会新知"为办校宗旨，聘章太炎为校长，自任教务长，亲自制订教学大纲并任课。编写《伤寒论今释》《金匮要略今释》等教材，是书以近代医学评述医经，独具见解，虽褒贬不一，但对中医理论不失为有价值之作。1932年起，陆渊雷在上海开业行医，临证以西医方法诊断，运用经方治疗，擅治伤寒等流行性热病、慢性肝炎、胃肠道疾病、肿瘤等。还应各地学者之请创设"遥从部"，函授中医理论，报名参加者甚众。陆渊雷学识广博，蜚声医界，曾被中央国医馆聘为学术整理委员会委员。1934年创办《中国新生命杂志》，任主编。著有《生理补正》《病理补正》《诊断治疗》《陆氏论医集》《中医生理术语解》《中医病理术语解》《流行病须知》《伤寒论概要》《脉学新论》《舌诊要旨》等书，对中西医学有广泛的研究和独到的见解。

二、医案选读

（一）痞满案

袁姓，成衣铺主妇。年五十许，住南市王家嘴角三十四号。卧病已两月，不能饮食已五十四日。体本肥，又略带浮肿，故不觉甚瘦。虽神识甚清，已不能下床。大小便俱承以盆。凡诊六次，服药二十余剂，而病除。录其历次案方如下。

初诊：九月廿五日。痢疾之后，心下痞满。水米不入，辄吐酸苦水。舌色甚淡，脉亦迟软。病将两个月，颇不易速愈。今当温通降痰。

处方：太子参 9 克，川连 0.9 克，淡吴萸 4.5 克，旋覆花 6 克（包），淡芩 4.5 克，姜夏 12 克，代赭石 12 克，干姜 4.5 克，川朴 3 克（炒），赤白芍各 6 克，炙草 3 克，黑附块 6 克（先煎），生姜（铜元大）5 片。

二诊：九月廿八日。稍稍能食，不复苦胀，吐及呃逆亦较稀。脉仍软而迟，舌仍白，中后稍有黑苔而润。前方中肯。

处方：太子参 12 克，炙草 3 克，淡芩 4.5 克，干姜 4.5 克（勿泡淡），旋覆花 6 克（包），姜夏 12 克，白术 9 克（土微炒），代赭石 12 克，淡吴萸 4.5 克，陈皮 9 克，生姜（铜元大）5 片，黑附块 6 克（先煎）。

廿九日改方，服前方感满。加川朴 3 克，白术改生用 6 克。

三诊：九月三十日。胸腹不复感满闷，亦不复吐。但仍不思食。脉舌仍多黏液。腹皮软，重按则里甚痞硬挛急。

处方：黑附块 9 克（先煎），旋覆花 9 克（包），陈皮 9 克，代赭石 12 克，川朴 3 克，茅白术各 6 克（生用），姜夏 12 克，云苓 12 克，干姜 3 克，炒谷芽 12 克，太子参 12 克，枳实 6 克，赤芍 9 克，生姜（铜元大）5 片。

四诊：十月四日。进步虽迟，却甚顺利，胀满全除，渐知饥，渐知味。惟吃逆未净。痰虽少，仍有。脉仍弱。

处方：太子参 12 克，旋覆花 6 克（包），缩砂仁 3 克（研，后下），梗通 3 克，姜夏 12 克，黑附块 9 克（先煎），代赭石 12 克，炒谷芽 12 克，丁香 1.8 克，干姜 3 克，朴花 4.5 克，云苓 15 克，陈皮 9 克，生白术 6 克，生内金 9 克，炙草 3 克。

五诊：十月七日。寒证渐除。口味甜而舌润，是湿痰盛。夜不能寐，故头痛。虽不甚知饥，食入却已不胀。脉稍迟，已有胃气。

处方：云苓 15 克，太子参 12 克，柴胡 3 克，陈皮 9 克，茅白术各 6 克，制南星 4.5 克，朴花 4.5 克，黑附块 9 克（先煎），桂枝 3 克（后下），姜夏 12 克，炒谷芽 12 克，炙草 3 克，夜交藤 9 克，生内金 9 克。

六诊：十月十四日。食量将恢复常度。亦稍能行动，至此危险已过。只须调养，慎劳动、饮食。今有偏颇。贫血，有痰。

处方：人参须 6 克（另煎，冲），川芎 4.5 克，姜夏 9 克，炙草 3 克，白术 9 克（土微炒），生芪 15 克，缩砂仁 3 克（研，后下），云苓 12 克，陈皮 6 克，生熟地各 15 克，黑附块 9 克（先煎），当归 9 克，炒谷芽 12 克。（《陆渊雷医案》）

【辨证思路】

本案主症为"痢疾之后，心下痞满"。《伤寒论·辨太阳病脉证并治》曰："伤寒汗出，解之后，胃中不和，心下痞硬，干噫，食臭，胁下有水气，腹中雷鸣，下利者，生姜泻心汤主之。"金代成无己注云："胃为津液之主，阳气之根。大汗出后，外亡津液，胃中空虚，客气上逆，心下痞硬。《金匮要略》曰：中焦气未和，不能消谷，故令噫。干噫、食臭者，胃虚而不杀谷也。胁下有水气，腹中雷鸣，土弱不能胜水也。与泻心汤以攻痞，加生姜以益胃。"《伤寒论·辨太阳病脉证并治》曰："伤寒发汗，若吐若下，解后，心下痞硬，噫气不除者，旋覆代赭石汤主之。"本案患者痢疾之后，水米不入，致使该患者外亡津液，胃中空虚，客气上逆，证见心下痞满、吐酸苦水、舌色甚淡、脉亦迟软，此都符合生姜泻心汤合旋覆代赭石汤证。

【治疗经验】

陆渊雷对于中焦脾胃之病，凡脾胃虚寒，腹胀嗳气，消化不良，口腻苔垢，脉微弱，合旋覆代赭汤化裁。《伤寒论今释》一书中对旋覆代赭汤及三泻心汤的看法是:本方及半夏、生姜、甘草三泻心汤之证,皆非外感卒病。本条云"解后",生姜泻心汤条云"汗出解之后",可见也。故伤寒方非专为伤寒而设,亦有杂病方存焉……旋覆花、代赭石今人用以治痰,可知此证亦多黏液。凡有黏膜器官之炎症,西医名卡他,谓渗出黏液。他器官有黏液时,不致甚苦,胃多黏液,则大碍消化,故药治必先涤之。

诸花皆升而旋覆独降,故用旋覆花以降气逆;而且心下痞满,乃是客气上逆,旋覆花咸味可以软坚散痞。胃气虚则气浮,重剂可以镇之,故用代赭石之重以镇虚逆。辛者能散,生姜、半夏之辛可散虚痞;甘者能缓,太子参、甘草之甘,以补胃气之弱。此处陆渊雷用太子参取代人参,是因人参升发之气较甚,怕引起胃气上冲。另加吴茱萸与川连合成左金丸之意,疗反吐酸水;川朴与半夏合力,助散痞满;赤白芍收敛缓急;黑附片以温行全身阳气。本案初诊用生姜泻心汤合旋覆代赭汤加味,正中病机,故而二诊时患者情况已大为改善,陆渊雷取法仲景灵活运用,以为后世楷模,实可效法。

二诊胃气渐复,但运化仍弱,故陆渊雷去赤白芍之酸收,而加白术、陈皮以助运化。三诊各种情况继续好转,但仍不思食,故陆渊雷加入茅苍术、炒谷芽、枳实等通利助消化。四诊、五诊、六诊,迅速好转,治疗方法也逐渐转到调理脾胃、补气利湿、养血化痰等各种调补手段为主,如用白术、砂仁助运化脾湿,人参、黄芪补气健脾,川芎、当归、生熟地黄等养血,最终经过20余剂的治疗而病除。

陆渊雷定下的温通降痰之法切合病机,再加生姜泻心汤之生姜、干姜、黄连、黄芩的辛开苦降之法,合治本案寒热错杂所致的痞证,故而如此严重的病证,20余剂而收痊愈之效,可以说是效如桴鼓。

(二)慢性肝炎案

汪男。

初诊:患慢性肝炎已愈半年,精神不振,右胁有块而痛,脉迟舌白。

处方:生黄芪12克,吉林参粗须9克,干姜3.6克,白术9克,当归6克,胡芦巴9克,槟榔9克,煅牡蛎30克,黑附子6克,怀山药15克,柴胡12克,生甘草3克。

二诊:得益气补中强肾之剂,精神好转,脉渐有神,胁下痛仍作,此当然不能速治。

处方:柴胡12克,桂枝6克,干姜3克,赤芍6克,瓜蒌根15克,三棱6克,蓬术6克,白术9克,黑附块6克,怀山药15克,当归6克,炙甘草3克。

三诊:得破血剂,肝肿之痛顿减,今有干咳,寐不酣,咽喉痛。

处方:柴胡12克,桂枝6克,赤芍6克,干姜3克,淡黄芩6克,干漆4.5克,硇砂3克,当归9克,瓜蒌根12克,白术6克,生黄芪12克,枣仁15克,朱茯苓12克。

四诊:慢性肝炎肝肿逐渐缩小,但脉颇迟弱,神色恢复不足,须稍停攻破之剂,补益其本。

处方:吉林粗须6克,西黄芪15克,生白术9克,干姜3.6克,黑附块6克,当归6克,白芍6克,金樱子12克,菟丝子12克,枣仁15克,柴胡12克,姜半夏9克,炙甘草3克。

五诊:脉右手已起,左手仍弱,人反觉容易疲劳,此当是节以培身中元气之故。

处方:吉林粗须9克,黄芪15克,当归6克,赤芍6克,干漆4.5克,金樱子12克,玉竹12克,枣仁15克,柴胡12克,干姜3.6克,鳖甲15克,黑附块6克。(《陆渊雷医案》)

【辨证思路】

《灵枢·五邪》篇云:"邪在肝,则两胁中痛。"本案患者有慢性肝炎病史,虽已愈,但现胁下有块且痛。由于肝气郁结,气机不调,经脉不通,故胁下疼痛;气为血之帅,血为气之母,气行则血行,血滞则血瘀。气机滞塞,不能帅血,气血不和,营卫不畅,血脉瘀阻,不通则痛,故胁下有块且痛。

【治疗经验】

本案为胁痛之气血瘀滞证,亦即现代西医慢性肝炎,法当行气消瘀止痛。因患者精神不振,故一诊以补中益气为大法,培补元气。二诊在一诊方的基础上,加大去胁下包块的力度,加入三棱、莪术等药来软坚散结,止痛消瘀。三诊患者肝肿痛好转,但见干咳、寐不酣、咽喉痛等症状,故在前方的基础上加入硇砂、黄芩清热消肿止痛,黄芪、枣仁、茯苓益气宁心安神。四诊慢性肝炎肝肿逐渐缩小,但脉颇迟弱,神色恢复不足,须稍停攻破之剂,补益其本;五诊脉右手已起,左手仍弱,人反觉容易疲劳,治当节以培身中元气。四诊、五诊仍是补中益气,温脾益肾为主,方从前方出入。

陆渊雷善用积聚方、祛瘀药、活血药及软坚攻坚药,既治疗慢性肝病,又治疗肿瘤病。他善用攻破药,但同时重视虚实兼顾,分清轻重缓急,注意脾胃功能,因而往往获得较好的远期疗效。陆渊雷以柴胡、牡蛎一升一降,能潜阳、敛真阴,舒肝郁、软坚癖,再加槟榔加强柴胡、牡蛎消坚去积的力量;另用黄芪、吉林人参、白术、山药、炙甘草、干姜等益气补中,温阳健脾;胡芦巴、附子,温肾祛寒止痛;当归养血调和。

（三）胁痛伴子宫肌瘤案

吴太太。

初诊:月事二旬一行,行辄十日不止。昨从蜀中来,持螯顾曲(即吃螃蟹,喝老酒之意),遂胸胁痛连背,至今胁满不已。脉弦而鼓,舌色尚无他。胃有水声,子宫有疣。

处方:制川乌6克,赤白芍各6克,苏全9克,炙鳖甲12克,高良姜3克,枳实6克,当归9克,姜夏9克,柴胡9克,炙草3克,川芎4.5克。

二诊:胸背痛皆愈,今苦胁下硬痛,不可按。脉右弦左平,舌色平。此肝脏肿大,病甚至发黄,今眼白甚清。

处方:柴胡6克,赤白芍各6克,姜夏12克,桂枝4.5克(后下),炙鳖甲12克,制香附6克,云苓12克,生姜(铜元大)3片,枳实6克,陈皮6克,炙草3克。

三诊:肝脏之肿痛,平卧时已瘥,行动时未能无痛,则亦向愈矣。适值经行,只差三日,色始黑继淡,脉舌尚无他。

处方:软柴胡6克,当归9克,白芍9克,制香附6克,炙鳖甲9克,川芎6克,熟地9克(砂仁拌),陈皮6克,枳实6克,艾叶9克,红花6克。

四诊:肝部肿痛痊愈。月水行五日已止,然故事第六日又稍见,必淋沥至十许日乃已。西医诊是子宫疣,云须割,今内治之。有咳嗽,食无味。

处方:川芎6克,苡仁15克,炙紫菀9克,高良姜3克,当归9克,红花4.5克,川贝母9克,赤白芍各6克,莪术4.5克,谷麦芽各9克。

五诊:药治匝月,向者月事二旬即行,今乃足期,则方中肯。近以入浴冒寒,头痛而咳,喉痒。脉不数,体质寒也,先解外。

处方:麻黄2.1克,炙草3克,当归9克,水蛭2头,黑附块6克,桔梗4.5克,川芎6克,地鳖5枚(去足),细辛2.4克(后下),象贝6克,赤白芍各6克。

六诊:月事下块物,较前时尤多,此或疣消蚀,反是好象。口苦,咽干,然此时不宜过予寒凉。

处方:全当归9克,淡芩6克,水蛭2头,桔梗4.5克,川芎3克,桃仁12克,地鳖5枚(去足),干姜6克,赤白芍各4.5克,红花4.5克,天冬6克(去心),生草3克。(《陆渊雷医案》)

【辨证思路】

胁痛之名,首见于《黄帝内经》,《素问·缪刺论》所言"邪客于足少阳之络,令人胁痛不得息"是也。《素问·举痛论》指出邪客厥阴所致外感胁痛的成因在于"寒气客于脉中,则血泣脉急,故胁肋与少腹相引痛矣"。本案患者原有月经淋漓不尽的血虚宿疾,现舟车劳顿,未加休息,即暴饮暴食,以致寒食积滞,胁痛不舒,故患者表现为胸胁痛连背,至今胁满不已。

【治疗经验】

本案患者是由寒食积滞所致胁痛不舒,法当温脾散寒,舒肝止痛。方中制川乌、高良姜温阳健脾,散寒止痛;柴胡、半夏、炙甘草舒肝解郁止痛;赤白芍、炙鳖甲、当归、川芎活血行气,养阴通络而止痛;紫苏、枳实行气解郁止痛。二诊胸背痛愈,惟尚有胁下硬痛,故续用前方,加桂枝、香附增强温通之力。三诊患者月经至,以柴胡、鳖甲相伍,舒肝散结止痛;熟地黄、白芍、当归、川芎,即四物汤养血调经;香附、枳实、陈皮舒肝化痰,散结止痛;艾叶、红花温经祛瘀止痛。诸药合奏舒肝散结、温经止痛之功效。四诊时,肝肿痛已愈,月经淋漓不尽,知患者有子宫肌瘤病,加大活血祛瘀、消坚散结之功效。方中去柴胡、鳖甲等,加莪术、川贝母、紫菀,活血祛瘀,化痰散结;谷麦芽健脾助运化。五诊时患者有表证,以麻黄、附子、细辛等温阳散寒解表;当归、水蛭、川芎、地鳖等药活血通经,消子宫肌瘤;象贝、桔梗化痰散结;炙甘草、赤白芍调和营卫。六诊时,患者月经下块物,证明子宫肌瘤已有减小,续用前方,稍加黄芩、天冬,解少阳郁热,疗其口苦。

《金匮要略·脏腑经络先后病脉证》曰:"夫病痼疾,加以卒病,当先治其卒病,后乃治其痼疾。"本案患者有子宫肌瘤之旧疾,亦有胁痛之新病,陆渊雷依据疾病标本缓急之治疗原则,认为胁痛为标急之症,当先治,子宫肌瘤为本缓之症,宜后治。故先用温脾散寒、舒肝止痛之药解患者胁痛之苦,再用活血通经、软坚散结之药来消其子宫肌瘤。

(四)癥瘕案

谢夫人。

初诊:右腹角瘕块,痛连及子宫及胫。月事,月辄二至,此次相隔三数月。小腹痛,胸闷,有微热。下紫黑块。脉细带弦,舌清。

处方:赤白芍各9克,生白术9克,柴胡6克,延胡索(炒)6克,当归9克,云苓12克,半夏9克,金铃肉6克,川芎4.5克,泽泻12克,太子参9克,艾叶9克。

二诊:小腹痛已除,月水尚未净,瘕块下移,皆佳象,前方中病。脉太细,寐不酣,是血少阴虚。

处方:全当归9克,川芎4.5克,生熟地各12克,金铃肉9克,赤白芍各9克,云苓12克,生芪24克,真阿胶9克(烊,冲),生炒白术各6克,泽泻12克,艾叶9克,夜交藤9克,枣仁9克(研),远志9克,陈皮6克。

三诊:月水已尽。瘕块下移,有时不见。今脉仍细弱。晨起如厕,辄腹痛甚剧,下有陈寒故也。

处方:炒故纸4.5克,赤白芍各6克,云苓12克,生熟地各12克,枣仁6克,细辛2.1克(后下),川芎4.5克,泽泻12克,夜交藤9克,陈皮6克,全当归9克,生炒白术各6克,生芪24克,真阿胶6克(烊,冲)。

四诊:瘕块消尽,腹痛亦除。病愈之速,殊出意外。今苦胃气不佳,厌油腻物,食不香,宜健胃,兼顾下焦。

处方:原钗斛9克,生炒白术各4.5克,当归9克,川连1.5克,炒谷芽12克,云苓12克,川芎4.5克,良姜2.4克,人参须6克,姜夏9克,赤白芍各6克。(《陆渊雷医案》)

【辨证思路】

癥瘕是中医特有的病证名。妇女下腹有结块,或胀,或满,或痛者,称为"癥瘕"。癥与瘕,按其病变性质有所不同。癥,坚硬成块,固定不移,推揉不散,痛有定处,病属血分;瘕,痞满无形,时聚时散,推揉转动,痛无定处,病属气分。但就其临床所见,每有先因气聚,日久则血瘀成癥,因此不能把它们截然分开,故前人每以癥瘕并称。本病相当于西医学的女性生殖系统肿瘤、盆腔炎性包块、子宫内膜异位症。若小腹质地坚硬,凹凸不平,固定不移,增长速度快者,多为恶性。本案患者右腹角瘕块,痛连及子宫及胫,下紫黑块,脉细带弦,当属癥瘕之气滞血瘀证,从后面癥瘕消失的结果看,良性肿块的可能性大。

【治疗经验】

本案辨证为气滞血瘀证,治当行气消瘀。方中当归、川芎、白芍养血调经;柴胡、赤芍、延胡索、川楝子(金铃肉)行气解郁,舒肝止痛,化癥瘕;白术、茯苓、半夏、泽泻健脾利湿,化痰去浊;太子参、艾叶温宫补气,散寒化瘕。二诊小腹痛已除,瘕块移动,但现症月经淋漓不尽,为血少阴虚,法当滋阴养血调经,以四物汤为主方,药用当归、赤白芍、生熟地黄、川芎养血调经;川楝子疏肝止痛;黄芪、白术、艾叶益气温阳,通经止痛;阿胶乃养血补虚之妙品;茯苓、泽泻、陈皮化痰利湿,去浊散结;夜交藤、枣仁、远志安神养心。三诊月经已经干净,但脉细,且晨起如厕时腹痛,从二诊方加减,加补骨脂、细辛,温阳补肾,暖宫止痛。四诊时病痛已愈,惟有胃消化不佳,当健胃助消化。方中白术、川连、炒谷芽、茯苓、高良姜、人参、半夏等药健脾益气,清化湿浊,消食助运;石斛、当归、川芎、赤白芍养阴补血,调经补虚。

本案病情较重,但陆渊雷处理得当,一步步将较为危险的癥瘕肿块消除,并将月经调理好,最终以调理脾胃收功。观此案,陆渊雷总的思路是活血暖宫,温补行气,并未滥用攻伐之药。

(五)喘咳案

苏某,年 39 岁。

初诊:病喘咳十年,本来秋发春瘥,去年霍乱、伤寒后,终年不瘥。剧咳,气不足息,脉数弱,舌色平,能食,但人瘦。

处方:黑附子 9 克,干姜 4.5 克,炙甘草 2.4 克,人参须 6 克(煎冲),云茯苓 9 克,杏仁 9 克,炙紫菀 9 克,山茱萸肉 4.5 克,五味子 2.4 克,仙鹤草 12 克,炒苏子 12 克(包)。

二诊:喘促稍减,咳亦减,脉稍起,舌仍虚,总之心脏稍好转,属慢性支气管炎,无除根之法也。

处方:黑附子 6 克,干姜 4.5 克,炙甘草 3 克,蛤蚧尾 1 对(另煎冲),人参须 6 克(另煎冲),白术 9 克,桂枝 4.5 克,仙鹤草 12 克,杏仁 9 克,没食子 4.5 克。(《陆渊雷医案》)

【辨证思路】

陆渊雷认为“咳嗽之病,无不由于支气管之炎症”。此例咳嗽气喘,日久阳虚脉弱,本来秋发春瘥,但是历经霍乱、伤寒后正气受到严重损伤,故而咳喘终年不休。“气不足息,脉弱”均为气虚之象;另陆渊雷在答“肖君君绛”一文中说“其脉数亦是心脏衰弱之救济代偿,因张缩不能至相当之度,故济之以数,犹之虚证之喘,因呼吸不能深长,而济之以急促也”。“脉数,人瘦”乃阴亏之征,故此乃元气不足、气阴两亏之证。

【治疗经验】

四逆汤之文散见于《伤寒论》的太阳病、阳明病、少阴病、厥阴病、霍乱病等多篇,并见于《金匮要略》的“呕吐哕下利病脉证治”中。原方生附子温经回阳,干姜温中散寒,炙甘草和中益气,合之能回阳救逆,主治三阴伤寒,太阳病误汗亡阳,吐利腹痛,四肢厥逆,脉沉或微细者。陆渊雷对四逆汤的应用,不仅限于伤寒诸证,还广泛地用于内科杂病、妇科病与儿科病。陆渊雷认为“仲景于亡阳虚脱之证,必用生附子配干姜,甚或依证更配以人参”,“四逆汤为强心主剂”,又谓“干姜与附子俱为纯阳大热之药,俱参使功能亢进。惟附子之效遍于全身,干姜之效限于局部,其主效在温运消化管而兼及于肺”。

本案中陆渊雷以四逆汤加人参、茯苓以补元气之不足,以治病本;另加山茱萸、五味子、仙鹤草之属收敛耗散之气;再加杏仁、炙紫菀、苏子化痰止咳之药,以扶正祛邪。

二诊以四逆汤加人参、白术以温阳益气;加蛤蚧尾纳气平喘,桂枝温通心阳,仙鹤草收敛耗散之气,杏仁降气化痰。没食子有化痰敛肺作用,《现代实用中药》载其治慢性支气管炎、痰多、咳嗽、咯血、咳血等症。

本案可以看出陆渊雷在运用四逆汤的心得,而且在辨证论治的基础上,又针对患者具体的兼症对症治疗,初步体现出了辨病用药的特点。

—— ●（张建伟）

复习思考题：分析陆渊雷以下两则医案的病因病机、治则治法及处方用药。

1. 心悸案

沈男。

初诊:心脏扩大而震动,胸次微痛,其颈动脉搏动可以目见,寸口脉亦弦大,舌无他,病已甚严重,必须静养,切勿劳作。

处方:大生地 15 克,麦冬 12 克,元参 9 克,云苓 12 克,五味子 3 克,桂枝 9 克,针砂 15 克,煅牡蛎 30 克,麻仁 9 克,炙甘草 6 克。

二诊:连日服炙甘草汤加味,颈动脉已目视不见搏动,惟苦心跳不寐。

处方:朱茯苓 12 克,真珠母 12 克,煅牡蛎 30 克,秫米 9 克,针砂 12 克,桂尖 6 克,茅白术 9 克,炙甘草 6 克,枣仁 12 克,夜交藤 12 克,姜半夏 12 克。(《陆渊雷医案》)

2. 带下案

史夫人。

初诊:小月后匝月,仍带下黄绯。腰酸痛,精神困惫。脉甚细,舌苔白。当从血虚治。

处方:生熟地各 12 克,归身 9 克,绵仲 9 克,乌贼骨 9 克(炒),生西芪 9 克,川芎 4.5 克,椿皮 9 克,炙草 3 克,白芍 9 克,白薇 6 克,苡仁 15 克。

二诊:红色已净,带下未止,精神不振,时时心烦,寐则多梦。脉细弱,舌色淡,可以补心脾,振阳气。

处方:生芪 12 克,川芎 4.5 克,木香 2.4 克(后下),桂圆肉 18 克,炙草 3 克,当归 9 克,远志肉 6 克(炙),生熟地各 15 克,椿皮 9 克,太子参 9 克,枣仁 9 克(研),黑附块 9 克,苡仁 15 克。

三诊:心烦遂止,带下亦稀,精神渐好,能安寐。脉仍细弱,舌色白淡不萎,仍须补血强心之法。

处方:大熟地 24 克,生芪 15 克,远志肉 6 克(炙),桂圆肉 18 克,生怀药 15 克(碎),归身 6 克,枣仁 9 克(研),黑附块 9 克,云苓 12 克,木香 2.4 克(后下)

四诊:得补血强心之药,精神颇振,前数日月期乍见乍止,色却正,前方中须除治带收敛性药。

处方:生熟地各 12 克,赤白芍各 3 克,泽泻 9 克,炒延胡 3 克,川芎 4.5 克,生白术 9 克,黑附块 9 克,云苓 12 克,当归 9 克,制香附 4.5 克。(《陆渊雷医案》)

ER-5-8-2

第五章
第八节
陆渊雷医案
拓展阅读

ER-5-9-1

第五章
第九节
秦伯未医案
PPT 课件

第九节　秦伯未医案

↘ 学习目标

1. 掌握秦伯未治疗虚劳案、眩晕案、胸痹案、崩漏案的辨证思路及治疗经验。

2. 熟悉秦伯未临证组方和运用膏方经验。

3. 了解秦伯未的生平、著作、学术渊源及特点。

一、医家简介

秦伯未(1901—1970),原名之济,号谦斋,上海人,现代中医学家、中医教育家。出身儒医世家,自幼酷爱文学和医学。1919 年入上海中医专门学校,在名医丁甘仁门下攻读中医。1923 年毕业后,留校任教,并在上海同仁辅元堂应诊。秦伯未以诊治内科杂病见长,对虚劳痼疾尤有心得,对冬令开膏方调治颇具特色。秦伯未首先指出了膏方的第一层含义:膏方者,润泽也。煎熬药汁或脂液而所以营养五脏六腑之枯燥虚弱者也,不外滋补之用。进而又指出了膏方的第二层含义:并非单纯之补剂,乃包含救偏却病之义,强调探究患者衰弱根源与病证之间的联系,根据发病之本采用不同治法灵活施补,在补益的同时不忘祛邪,拟膏紧扣病证,因此以善调理而延誉。膏方的选药,须视不同体质而施以不同滋补方法,亦须视不同病因而施以生津、益气、固精、养血。秦伯未认为膏方的滋补功效,主要分为温补、清补、涩补、平补四类,若出现兼症则需随机应变,并著《膏方大全》一书。秦伯未勤于著述,医文并茂,达数百万字,较有影响的有《秦氏内经学》《内经类证》《内经知要浅解》《金匮要略浅释》《内经病机十九条之研究》《清代名医医案精华》《中医入门》《中医临证备要》《谦斋医学讲稿》等 50 余种。

二、医案选读

(一)虚劳案

王大兄,男,59 岁。肾为水火之窟,脾属至阴之性。水亏于下,则为溲夹精丝,腰骨酸疼;阳虚于中,则为腹内苦冷,衣薄益甚,凡此皆衰老之象也。惟肾脏之精,全赖后天之生化;脾胃之健,赖命门火之温养,盈亏互伏,消长相关,为尽揆度,推求根源,治当滋阴而兼扶其阳,培土而兼益其气,膏滋代煎,痊愈可待。

炒熟地 90 克(砂仁 24 克拌),山萸肉 45 克,怀山药 90 克,潞党参 90 克,清炙芪 90 克,炒白术 90 克,云茯苓 120 克,清炙草 15 克,炮姜炭 12 克,土炒当归 45 克,甘枸杞 45 克,菟丝子 60 克,补骨脂 45 克,炒杜仲 90 克,川断肉 90 克,金毛狗脊(炙)90 克,金樱子 45 克,大芡实 20 克,建莲须 24 克,煅龙骨 120 克,桑螵蛸 45 克,锁阳片 45 克,新会皮 45 克,大红枣 120 克,核桃肉 120 克。

上味浓煎两次,滤汁,去渣,再加驴皮胶 120 克、线鱼胶 60 克、龟板胶 120 克(上胶陈酒烊化),煎熬,再入白纹冰糖 180 克,文火收膏,以滴水为度。(《秦伯未先生膏方选集》)

【辨证思路】

本例属脾肾两亏、阴阳俱损之虚劳证。脾肾之脏的重要生理功能历来为医家所重视。如宋代医家许叔微在《普济本事方》中提出,对于脾胃虚弱,全不进食,而用补脾药无效者,主张用二神丸(补骨脂、肉豆蔻、生姜、大枣)治疗,以温补脾肾,补火生土。其后,南宋医家严用和在《济生方》中又提出“补脾不如补肾”说,对后世医家极有影响。严用和之说,继孙思邈及孙兆提出“补肾不如补脾”之后,补充了前贤关于脾肾关系的论述。此后,明代医家对脾、肾及其关系的研究更趋深入,如薛己强调脾肾并重;李中梓以脾肾为先后天之根本;汪绮石强调脾为百骸之母,肾为生命之源。实际上脾肾之间在生理上相互依存,两脏彼此有相赞之功。病理上,脾肾之病存在着互为因果的关系,如脾土久虚可致肾虚,肾亏水不生土亦致脾胃虚衰,所以脾肾同治逐渐为后世所取法。本案肾阴不足于下,则为溲夹精丝,腰骨酸疼;脾阳亏虚于中,则为腹内苦冷,衣薄益甚。脾肾虚损,阴阳俱亏,而呈衰老之象也。

【治疗经验】

本案脾肾虚损,阴阳俱亏,秦伯未施以膏方,方以脾肾并补,阴阳同调立法。治脾用四君子汤、理中汤、异功散之义（潞党参、清炙芪、炒白术、云茯苓、清炙草、炮姜炭、新会皮）健脾温中，以后天培补先天。补肾取六味地黄丸加减，案中熟地黄、山药、山萸肉之三补，配合菟丝子、补骨脂、杜仲、续断、狗脊、锁阳等大剂温阳补肾药，以及芡实、建莲须、煅龙骨、桑螵蛸等固涩之品以加强补肾之力。方药虽侧重于补肾，冀脾胃得到命火之温煦而助运；脾胃健运有利于精气化生，所以益气健脾之药必不可少，如此才能安谷生精，脾肾健复。熟地黄堪称填补精血之要药，张介宾誉其为"精血形质中第一品纯厚之药"，但应顾及滋肾不碍脾胃，故以砂仁拌炒。方中线鱼胶又名鱼鳔，为石首鱼科动物的鱼鳔，性味甘平，功能补肾益精，滋养筋脉，止血、散瘀、消肿，多用于治肾虚滑精、产后风痉及出血等，为固精要药，与驴皮胶、龟板胶同用收膏共奏养阴填精、生血补虚之功。全方体现了阴阳并补、脾肾俱理、气血同调、精气兼治的治疗思想。

（二）眩晕案

陈嫂夫人，女，39岁。《内经》云："诸风掉眩，皆属于肝。"释之者曰：肝藏血，血虚则厥阳化风上扰，风性动，故为眩晕，此属内风，故治之者，又称血行则风自灭也。今头眩胀痛时作，得之产后，其为营虚可见。最近经闭，连进培养冲任而转，其为营虚更显然，脉象濡缓，舌苔融净，拟育阴养血以填其本，潜阳熄风以平其标，膏滋代煎，方候明正。

潞党参90克，太子参90克，炒熟地90克，制首乌90克，山萸肉45克，怀山药90克，潼沙苑90克，蒸於术45克，白归身60克，炒白芍45克，甘枸杞60克，白蒺藜90克，炒池菊45克，煅石决120克，明天麻30克，玳瑁片45克，冬青子90克，江枳壳45克，稆豆衣45克，炒杜仲90克，鸡血藤90克，新会白45克，炒竹茹45克，大川芎24克，大红枣120克，核桃肉120克。

上味浓煎两次，滤汁，去渣，再加驴皮胶120克、龟板胶120克（上胶陈酒烊化），煎熬，再入白纹冰糖250克，文火收膏，以滴水为度。（《秦伯未先生膏方选集》）

【辨证思路】

本案为产后阴血内虚，冲任亏损，脑失所养，肝阳上扰，内风暗动之眩晕证。本病的发生和治疗，历代医籍论述颇多。如《素问·至真要大论》曰"诸风掉眩，皆属于肝"；《灵枢·口问》曰"上气不足"；《灵枢·海论》谓"髓海不足"。《景岳全书·眩运》指出"眩运一证，虚者居其八九，而兼火、兼痰者不过十中一二耳"，强调"无虚不作眩"。本例眩晕得之于产后，兼见经闭，进培补冲任而缓，故血虚之由显而易见。因生产耗伤气血，虚而不复，一则气虚清阳不展，血虚脑失所养，因而发生眩晕。正如《证治汇补·眩晕》所说："血为气配，气之所丽，以血为荣，凡吐衄崩漏产后亡阴，肝家不能收摄荣气，使诸血失道妄行，此眩晕生于血虚也。"二则血液亏少，肝失所养，以致肝阴不足，肝阳上亢，发为眩晕。《临证指南医案·眩晕门》华岫云按曰："经云诸风掉眩，皆属于肝，头为诸阳之首，耳目口鼻皆系清空之窍，所患眩晕者，非外来之邪，乃肝胆之风阳上冒耳，甚则有昏厥跌仆之虞。"患者证见眩晕，头眩胀痛，脉象濡缓，舌苔融净，当以血虚阳亢为主。

【治疗经验】

女子以肝为先天，肝藏血，补血即所以养肝。肾为肝母，育阴即所以滋肾。秦伯未治以养血平肝、育阴滋肾、息风宁神立方，施以膏方。补肝血常用当归身、炒白芍、驴皮胶、制首乌、潼沙苑、大红枣等；气血贵流不贵滞，补血之余不忘行血，以川芎行血活血，体现了"治风先治血，血行风自灭"的治疗思想；有肝阳上亢用玳瑁片等潜镇，白蒺藜、炒池菊、煅石决明、明天麻清肝息风，育阴泄热；虚则补母，用熟地黄、甘枸杞、山萸肉、稆豆衣、杜仲等培补肝肾。根据阳生阴长原则，在补血方中加入潞党参、太子参、蒸於术培中益气，以增强补血功效。冬青子入足厥阴经，功能祛风补虚，《本草纲目》谓："冻青，亦女贞之别种也。"

（三）胸痹案

唐某,男,39 岁。心主营,肺主卫。二者交弱失其和谐,则胸痛心慌,四末易冷,因心神不宁而睡寐多梦,肺液不布而咯吐黏痰,传于腑而肠燥便难,形于脉而濡缓无力,皆一家为之也。进桂枝新加汤而奏效者,以具有强心调荣和卫之功也。即本斯旨,为制膏方。

上党参 90 克,西绵芪 90 克,破麦冬 45 克,川桂枝 90 克、大白芍 90 克(上 2 味同炒),炙远志 24 克,炒枣仁 90 克,野於术 45 克,云茯神 90 克,川石斛 90 克,甜杏仁 90 克,竹沥半夏 45 克,柏子仁 90 克,黑芝麻 90 克,青龙齿 120 克,大熟地 90 克,制首乌 45 克,山萸肉 45 克,甘枸杞 60 克,女贞子 90 克,白蒺藜 90 克,黄郁金 45 克,橘白、橘络各 45 克,炙款冬 45 克,川百合 45 克,合欢花 45 克,火麻仁 90 克,核桃肉 120 克。

上味浓煎两次,滤汁,去渣,加驴皮胶 120 克、龟鹿二仙胶各 120 克(上胶陈酒烊化),煎熬,再入白纹冰糖 500 克,文火收膏,以滴水为度。(《秦伯未先生膏方选集》)

【辨证思路】

隋代巢元方《诸病源候论·虚劳病诸候·虚劳候》云"夫虚劳者,五劳、六极、七伤是也",五劳即肺劳、肝劳、心劳、脾劳、肾劳。本案即属心劳,由肺系病证累及,系心肺气虚,病情迁延日久,伤及血分所致。心主血,肺主气。气血不足,营卫失于和谐,证见咳嗽、胸痛、肢冷、心慌、寐艰、便难之象。

【治疗经验】

秦伯未运用膏方经验丰富,临证心思周密,理法方药,丝丝入扣,对危重患者多能起死回生,尤擅于治疗虚劳痼疾。气血不足,营卫失和是虚劳疾患的主要病机。治宜益气和营,宁心安神。桂枝汤是调和营卫、调和阴阳的代表方。前投桂枝新加汤益气和营、鼓正祛邪而安,今本原旨随意加减,以益气养血为主,清肺化痰、宁心安神为辅;使肺气充则表卫得固,外邪不易侵袭,咳嗽、胸痛、肢冷均可好转,心血足则内营能守,阴液可以充实,心慌、寐梦、便难随之改善。药中病机,有转圜余地后利用膏滋,以润济燥。党参、黄芪补中,大补元气;因患者有标实之证,如咯吐黏痰,故宜半夏祛痰、祛心烦;款冬花化痰止咳、镇咳下气、润肺祛痰;麦冬、百合、杏仁重在滋阴清肺;橘络通经络、疏气化痰、和血脉;桂枝温经散寒、行气活血;郁金行气解郁、凉血破瘀;合欢花通阳散郁;青龙齿重镇安神、兼以清痰;制首乌明目、轻身;柏子仁、茯神宁心安神;用黑芝麻、枸杞子、女贞子、核桃仁、蒺藜润补之品,以使后天补养先天,达填精补髓之效;熟地黄补肾元,与山茱萸相伍益肝肾,强筋骨;大队滋腻药物中加用白术去肠燥,增强吸收功能,《医学启源》载白术"除湿益燥,和中益气,温中,去脾胃中湿,除胃热,强脾胃,进饮食";橘白和胃、化浊腻;麻仁润肠通便。龟板胶、鹿角胶阴阳并补,再加上党参、枸杞子益气生精。四者合一,可达精生而气旺、气旺而神昌的境界,久服可延年益寿。收膏可用阿胶一味,阿胶和血滋阴、除风润燥、化痰清肺,可用于治疗虚劳咳嗽喘急、肺痿。诸药合用,共奏益气补血、合营安神之效。

（四）崩漏案

奚某,女,49 岁。经年崩漏,肝肾大虚,素禀胃寒,中气不振,每值风阳升动之令,眩晕辄发,若逢寒凉肃杀之时,咳嗽即起。血枯于内,则腑行燥结;痰蕴于中,则舌苔白腻。滋肾以养肝,健脾以和胃,乃探本寻源之治,亦奇恒揆度之长,膏以代煎,方候明正。

人参须 30 克(另煎之,冲入收膏),绵芪皮 90 克,野於术 45 克,云茯苓 90 克,炒熟地黄 120 克(砂仁 18 克拌),山萸肉 45 克,制何首乌 90 克,玳瑁片 45 克,白归身 90 克,生白芍 45 克,白蒺藜 90 克,炒池菊 45 克,法半夏 45 克,冬桑叶 45 克(水炙),黑芝麻(捣包)90 克,甜杏仁(去皮尖)90 克,真川贝 60 克,新会皮 45 克,侧柏炭 45 克,柏子仁 90 克,炙款冬 45 克,乌贼骨 90 克,煅牡蛎 150 克,龙眼肉 180 克,核桃肉 180 克。

笔记栏

上味浓煎两次,滤汁,去渣,加驴皮胶120克、龟板胶120克(上胶陈酒烊化),煎熬,再入白纹冰糖250克,文火收膏,以滴水为度。(《秦伯未先生膏方选集》)

【辨证思路】

本案患者七七之年,《素问·上古天真论》中述"七七,任脉虚,太冲脉衰少,天癸竭,地道不通,故形坏而无子也"。患者平素肝肾阴虚,风阳上扰,脾胃虚寒,痰湿内阻,乃虚实夹杂之证。症有每值春令时发眩晕,因春气主升,肝肾阴虚,风阳上扰故也;遇秋冬之时,咳嗽时作,因脾胃虚寒,不能滋养肺脏,肺失宣肃而发;经年崩漏,阴血久耗,肠燥津枯,则大便干结难解;脾虚,痰湿中阻,则舌苔白腻。

秦伯未重视脏腑辨证,他认为"女子以肝为先天,肝系藏血之脏,而气机善于郁结,肾阴所养,而冲任为其隶属"。妇女一生经历经、孕、产、乳,数伤于血。气有余而血常不足,肝以血为体、以气为用,妇科诸病主要以肝之气血失衡为主要表现。"经水出诸肾",肾为先天之本,天癸之源,藏精,精血同源而相资,是月经的物质基础,而肾精所化之肾气的盛衰则关系着天癸之至竭。肝肾同居下焦,为子母之脏,肝藏血,肾藏精,肝肾同源,秦伯未最善用的治法之一即是滋水涵木法。另外,秦伯未根据调经、止带、产后的不同,在治法上注重肝肾调养的同时兼顾脾胃。

【治疗经验】

中医传统膏方以其独特的疗效日益受到重视,应用领域逐渐扩展,对妇科慢性疾病的调理作用优势日益凸显。近现代中医大家中善用膏方者首推秦伯未先生,现有膏方医案数百则存世,堪为孟河医派遗珍。针对本案特点,秦伯未提出滋肾养肝、健脾和胃治法,益肾健脾以培本,平肝和胃、宣化痰湿以治标,标本同治。

细研秦伯未方药,实以六味地黄汤、四君子汤、二陈汤化裁,酌加平肝潜阳、润肺化痰之药组成。用药贵在平补,不宜纯用滋补,使脾胃得健,痰湿得化,气机通畅,诸恙自除。费伯雄指出:"六味地黄汤非但治肝肾不足,实三阴并治之剂。有熟地黄滋腻补肾水,即有泽泻之宣泄肾浊以济之;有山萸肉之温涩肝经,即有丹皮之清泻肝火以佐之;有山药收摄脾经,即有茯苓之淡渗脾湿以和之。药止六味而大开大合,三阴并治洵补方之正鹄也。"秦伯未之方,去泽泻、牡丹皮之渗泄,易山药以黄芪、四君子,补肝肾而健脾益气,其效益宏。脾失健运,痰浊内生,单用滋补,恐助痰患,再以二陈汤燥湿化痰,理气和中。费伯雄指出:"痰之为病最烈,痰之为病最多。积湿与郁火二者为生痰之大源。治痰大法,湿则宜燥,火则宜清,二陈汤为治痰之主药,以其有化痰理气、运脾和胃之功也。"肝者,体阴而用阳,喜柔润而恶刚燥。肝之阴血亏耗,日久必内热扰动,上有风阳升动之疾,下有崩漏不止之患,故以桑叶、菊花清肝解热,玳瑁片、白蒺藜、煅牡蛎平肝潜阳,龟板胶、驴皮胶、当归、白芍补益肝血,止崩涩漏,冀肝木柔而风息,血海复而浪平。龙眼肉、核桃肉补肾益精,滋水涵木;杏仁、川贝母、款冬花润肺通便,佐金平木,皆为五行制化之治。药味虽多,而调遣得当,法度严谨,既益肾调脾以补气血,更平肝清肺兼化痰湿,遣方用药,既体现了秦伯未诊治妇科疾病重视调补肝脾肾三脏、调理气血及冲任奇经的特色,又体现了秦伯未膏方的运用要点——"膏方并非单纯之补剂,乃包含纠偏祛病之意。故膏方之选药,须视各人之体质而施以平补、温补、清补、涩补;亦须视各个之病根,而施以生津、益气、固精、养血。万不可认膏方为唯一之补品,贸然进服"。

●(庞　杰)

复习思考题:分析秦伯未以下两则医案的病因病机、治则治法及处方用药。

1. 痹证案

沈太太,十一月廿五日。腕、肘、肩、髀、腘、踝,为人身十二部,《内经》称为骨空,亦曰机关之室,气血之所流行。风寒客舍,不易疏散,今肩胛髀骨得寒酸疼,得温则减轻是故也。兼见受寒胁痛,欲便不便,脘痛时发,痞结不舒。以前足不温暖,今则面红提火,候起候平,脉沉缓中和,俱由阳气不振,阴火反升。治拟甘热苦温之属扶正祛邪。膏滋代药,俾除沉疴。

潞党参三两,炒熟地(砂仁六钱,拌)四两,大有芪三两,天生术二两,全当归二两,炒苡仁四两,云茯苓三两,大川芎一两,炒续断三两,甘枸杞一两五钱,桑寄生三两,川桂枝五钱,西秦艽(酒炒)二两,炒白芍一两五钱,威灵仙一两五钱,丝瓜络一两五钱,丝瓜藤一两五钱,香橼皮一两五钱,怀牛膝二两,小茴香八钱,补骨脂一两五钱,台乌药一两五钱,川独活五钱,福泽泻三两,陈木瓜一两五钱,青、陈皮各一两。加驴皮胶四两,煅桂心研末四两,冰糖八两。(《秦伯未膏方集》)

2. 不孕症案

魏右,经事无故而不受孕,平日间亦无他恙,惟时为昏晕,或四肢烙热而酸楚,少腹时满,脉大有力。盖气郁则生热,热从内吸,则子宫枯燥,不能摄精;热盛则生风,风阳鼓旋,则头旋眩晕,脉络不和。养血益阴固属要图,而泄热调气尤为急务。非大剂补益,便为良法也。

大熟地(砂仁炙)五两,黑元参三两,大连翘三两,白蒺藜(炒,去刺)三两,大生地(姜汁炙)五两,穞豆衣三两,黑山栀三两,制香附(研)四两,大麦冬二两五钱,制首乌(切)五两,晚蚕砂(包煎)三两,全当归二两五钱,制洋参三两,奎党参四两,炒杞子三两,粉丹皮二两,淡天冬二两,滁菊花二两,干荷边二两,缩砂仁一两(另煎,冲),杭白芍一两五钱,半夏曲(盐水炒)二两五钱,松萝茶二两,桑寄生三两。

上药共煎浓汁,用清阿胶三两、龟板胶二两、白冰糖三两溶化冲入收膏,以滴水成珠为度。每晨服一调羹,开水冲挑。(《秦伯未膏方集》)

第十节　章次公医案

第五章
第九节
秦伯未医案
拓展阅读

第五章
第十节
章次公医案
PPT 课件

学习目标

1. 掌握章次公治疗丹痧案、悬饮案、痹证案、湿温案的辨证思路及治疗经验。
2. 熟悉章次公中西医结合思想和善用虫类药物经验。
3. 了解章次公的生平、著作、学术渊源及特点。

一、医家简介

章次公(1903—1959),名成之,号之庵,江苏镇江人。1919 年就读于上海中医专门学校,亲炙于孟河名医丁甘仁、经方大家曹颖甫诸位先生,又问学于国学大师章太炎,后在上海从事诊务工作,1955 年冬应邀赴京工作。章次公精研中医经典及诸家学说,于伤寒学造诣尤深,集各家学说之长,又参合现代医学理论,善于治病求本,辨证明晰幽微。临诊主张运用中医四诊、八纲来辨证论治,兼采现代科学诊断手段,"双重诊断,一重治疗",提高辨治准确率。章次公对于中西医两种医学,曾提出"发皇古义,融会新知"的主张,认为发扬中医须参合现代医学理论,打破中西医间的界限,力求两者的沟通。立法用药,不持门户之见,博采众方,无论经方、时方、验方,乃至铃串单方草药等,兼收并蓄,用药机动灵活,注重实效。章次公尤其善用虫类药物,如蜈蚣、全蝎用于头风痛;蜂房、蕲蛇用于风痹;蟋蟀、蝼蛄、䗪虫用于积聚、肿胀等,对证下药,每收显效。章次公对本草深有研究,早年讲授药物学,编有《药物学》

4卷,大部分资料收入《中国医药大辞典》。又撰有《诊余抄》《道少集》《立行集》《杂病医案》《中国医学史话》及医学论著数十篇,另与徐衡之合辑《章太炎先生论医集》。晚年拟修订《历代医籍考》和校勘《黄帝内经》,未竟病逝。1980年门人整理出版《章次公医案》一书。1999年门人朱良春等汇集其遗著、医案等,出版《章次公医术经验集》。

二、医案选读

(一) 丹痧案

王,幼。丹痧发于遍身,骨节酸痛异常,喉痛,此喉痧重症。舌红起刺如杨梅,是其特征。

浮萍草5克,前胡5克,板蓝根9克,紫草2.4克,山栀皮9克,蒲公英9克,薄荷6克,大力子9克,射干2.4克,丹皮6克,连翘9克,六一散9克(包),白茅根30克(打)。

另:玄明粉30克,水冲多次漱口。

二诊:喉痧重症,表之后当清之。

小蓟9克,玄参9克,麦冬9克,连翘9克,升麻2.4克,板蓝根9克,知母9克,银花9克,生山栀9克,通草3克,鳖甲24克(先煎),藏青果5枚。

另:陈莱菔叶120克,煎汤代茶。外吹锡类散。

三诊:再投养阴凉血之属。

鲜生地12克,小蓟9克,白薇9克,麦冬9克,夏枯草9克,梗通1.5克,玄参9克,浮萍草5克。

四诊:喉痧寻愈,一身关节疼痛,不利转侧。

浮萍草6克,西河柳9克,豨莶草9克,桃仁泥9克,丹皮9克,薄荷6克,白芍9克,汉防己12克,海桐皮6克,晚蚕砂9克(包)。(《章次公医案·儿科·丹痧》)

【辨证思路】

丹痧又称烂喉痧、疫痧,是由乙型溶血性链球菌引起的急性呼吸道传染病,即西医学所称之猩红热,通过空气飞沫直接或间接传染。本病是因感受痧毒之邪引起的具有强烈传染性的急性时行疫病,属于温病范畴。临床以发热、咽喉肿痛,或伴腐烂、全身弥漫性猩红色皮疹,以及杨梅舌为特征。丹痧的发病原因,为痧毒疫疠之邪乘时令不正之气、寒暖失调之时、机体脆弱之机,从口鼻侵入人体,蕴于肺胃二经。病机是疫毒之邪速行而化火,病初邪正相争急剧而致。临床以卫气营血辨证:①邪侵肺卫阶段,多于发热骤起,丹痧隐隐之时;②毒炽气营阶段,多于壮热不解,舌红起刺状如杨梅之时;③疹后阴伤阶段,多于身热渐退之时。此三个阶段为病情发展的一般规律,亦为丹痧辨证的一般规律。

本案为丹痧重症,据《疫痧草》所述:"疫痧之火,迅如雷电,身热一发,便见喉烂,转眼凶危,医者束手。"由于疫疠之邪速行而化火,故见发热、头身骨节酸痛异常等卫分证候。因咽喉为肺胃之门户,咽通于胃,喉通于肺,肺胃受邪,郁而化火,肺胃之邪热蒸腾,上攻咽喉,则咽喉红肿焮痛或伴白腐糜烂。热毒熏灼,毒蕴肌肤,故症见丹痧发于遍身,猩红如丹。邪毒内灼,心火炽盛已极,加之热耗阴亏,故见舌光无苔、舌生红刺,状如杨梅,称为"杨梅舌"。

【治疗经验】

本案为喉痧重症,"急则治其标",当先治以辛凉透表、解毒利咽为主;表解后宜清营、泄热、养阴为主。故初诊以浮萍、连翘、薄荷等辛凉解表,山栀、蒲公英、紫草等清热凉血之品主治之,辅以玄明粉漱口清解喉疮热毒。在表之邪得解后,血热阴伤,当清里之热毒为主,辅以养阴生津,故二诊投以清热凉血及玄参、麦冬等养阴之品,又外用锡类散吹喉,加强清热消肿之功。三诊继以清热凉血养阴之法治之。痧毒退后,因余热留于经络关节,患者多有不适,亦恐邪留经络日久而后发,故四诊以清热养阴、活血通经为主治之。

笔记栏

典型的丹痧,一般约经3~5日,热象渐减,此时因为阳毒火热所伤,故以肺胃阴虚为显著,肺阴不足,可见皮肤干糙、脱屑,时有咽干、颊赤。若胃阴不足,常有食少、唇干、神乏、体倦等症。丹痧之治不宜辛温解散,或过早使用大剂苦寒泻下药,临床当须谨记。

（二）悬饮案

施男。以左肋痛为苦,不能向右侧卧,短气,咳嗽,西医诊为浆液性肋膜炎。其效固非旦夕可期。

银柴胡9克,前胡9克,桑白皮9克,旋覆花9克,象贝母12克,杏仁泥18克,粉丹皮9克,葶苈9克,新绛2.4克,炙乳没各9克。

二诊:两药后左肋之痛大定,其效之速,非始料所及。

桑白皮12克,粉丹皮9克,知母9克,白芍12克,象贝母12克,葶苈9克,玉竹9克,紫花地丁9克,粉甘草2.4克。（《章次公医案·内科·咳喘》）

【辨证思路】

浆液性肋膜炎即浆液性胸膜炎,多由病毒或细菌感染后引起,常常继发于肺部的病变,临床主要表现为胸痛、咳嗽、气急,甚至呼吸困难,属于中医的"悬饮"范畴。《金匮要略·痰饮咳嗽病脉证并治》:"饮后水流在胁下,咳唾引痛,谓之悬饮。"悬饮多因素体不强,或原有其他慢性疾病,肺卫虚弱,复加时邪外袭,则肺失宣通,通调失职,水化为饮而停于胸胁,而致络气不和,见咳嗽、气短、胁痛,转侧加剧。

【治疗经验】

本案治疗应行气逐饮利水,方中桑白皮、旋覆花、葶苈子行水消肿,去胸膈水浊之邪,且桑白皮泻肺止咳,旋覆花、葶苈子降气止逆,可平上逆之肺气。现代医学研究表明,旋覆花有较好的抗菌作用,葶苈子可治疗肺部的炎症渗出。水停必有血瘀,故以银柴胡、牡丹皮凉血活血,新绛、乳香、没药行气活血止痛,另以前胡、杏仁、贝母降气止咳。而方中葶苈子泻肺,以治炎症渗出,主要是参考西医的诊断结果。章次公为民国中医名老,正受西学东渐的影响,从此方可见其中西合参的思想,于彼时犹是破新之举。如渗液较多,章次公亦喜用控涎丹,每服2.4~4.5克,每日1次,其逐水蠲饮之效更速。两剂之后胸痛大减,非章次公之所料,效不更方,原方加减后继服取效。

（三）痹证案

宋男。背部疼痛,右髋关节强直已有七年。精神倦怠,四肢无力,踝关节浮肿,霉季更甚。西医诊断为风湿样脊椎炎、髋关节炎。

大活络丹30粒,每日1粒,分2次服。

二诊:服大活络丹,无反应,亦无显效。几日来天气不正,所苦倍甚。

蕲蛇15克,露蜂房(焙)15克,炙大蜈蚣5条,炙全蝎6克,三七15克,仙茅15克,全当归30克,桑寄生15克,生白术15克,甘草9克。

上药共研极细,用龟鹿二仙胶120克,烊化成浆,为丸,如小绿豆大。每服4.5克,一日2次。用落得打9.5克,千年健9.5克,五加皮9.5克,伸筋草9.5克,天仙藤12.5克,煎汤于空腹送丸。

三诊:背痛、踝肿大为减退。原方续服。

附:先生又治镇江朱润梅,两臂掣痛,不能高举,并不得屈伸;臂上肌肉时而绽起,时而绉瘪,欲以手掌重压,方觉舒适;晨起穿衣,痛苦万状。如此者已历一年,疏方如下:蕲蛇30克,露蜂房(焙)24克,全当归60克,白芍60克,川芎30克,熟地60克,蝎尾15克,僵蚕60克,海风藤60克,稀莶草60克,木瓜60克,千年健60克,嫩桑枝60克。上药共研细末,以阿胶180克,烊化成浆,和蜜为丸,如梧子大。每早晚各服9克。此方服3料后痊愈,一如常人。

笔记栏

据先生经验,蕲蛇治风湿痛在腰部者最佳。(《章次公医案·内科·痹证》)

【辨证思路】

本案属中医痹证范畴。痹证是由于人体肌表经络遭受风、寒、湿邪侵袭后,使气血运行不畅,引起筋骨、肌肉、关节酸痛、麻木,关节肿大等症。其发病原因,正如《类证治裁》所说:"诸痹……良由营卫先虚,腠理不密,风寒湿乘虚内袭,正气为邪所阻,不能宣行,因而留滞,气血凝滞,久而成痹。"本案患者感受风寒湿邪,病延日久,病邪变化深入,致气血运行不畅,血停为瘀而与风、寒、湿邪相合,交阻于筋脉,附着于骨骱,致使病情逐渐加重,见"背部疼痛,右髋关节强直"。久则气血亏耗、肝肾虚损、筋骨失养,呈现正虚邪恋,虚实混杂,又见"精神倦怠,四肢无力"等症。"踝关节浮肿,霉季更甚",当为风湿内侵之象。

【治疗经验】

痹证治宜祛风、散寒、利湿,参以治血。章次公继承了叶桂等善用虫药的宝贵经验,每于补益肝肾、疏利气血、温阳通络、祛风逐湿之余,配合虫类药物,利用其飞灵走动、搜剔经络的特性,疗病痹日久之顽疾。

章次公治疗痹证,常取蜈蚣、全蝎、地鳖虫、蕲蛇等虫类药以助疗效。初诊服用大活络丹,亦无显效。二诊药用:蕲蛇、露蜂房、大蜈蚣、全蝎、三七、仙茅、全当归、桑寄生、生白术、甘草,上药共研,用龟鹿二仙胶烊化成浆,为丸,取丸药缓图之意。方中蕲蛇祛风通络,透骨搜风,可治风湿痹痛等症。《本草纲目》云"蕲蛇用于诸风顽痹,皮肤不仁"。章次公认为蕲蛇治风湿痛在腰部者最佳。蜈蚣、全蝎走窜以祛风通络,其中全蝎有良好的止痛功能,治风湿病疗效卓著,张秉成在《成方便读》中云:"全蝎色青善走者,独入肝经,风气通于肝,为搜风之主药。"蜈蚣开瘀通络,张锡纯在《医学衷中参西录》中指出"蜈蚣走窜之力最速,内而脏腑,外而经络,凡气血凝聚之处皆能开之"。露蜂房具有祛风攻毒、散肿止痛之功。方中4味虫类药合用以祛风通络,散肿止痛。风寒湿邪入侵之痹痛,病程较长,病情反复,经久不愈,日久则入络成瘀,患者往往气血虚损,精髓不足,运用这些虫类药不仅能增强解痉镇痛之功,又可加强活血化瘀之力。此外,当归甘温而润,活血止痛,辛香善于行走,与祛风湿药配伍,可治风湿痹痛。白术燥湿,《医学启源》认为其有"除湿益燥,和中益气"之效能。三七活血行瘀,尤长于止痛。仙茅一药,《本草正义》认为:"乃补阳温肾之专药,故亦兼能祛除寒湿……"而桑寄生具有补肝肾、除风湿、强筋骨功效。龟鹿二仙胶滋阴填精,益气壮阳。甘草甘以缓急,缓和药性。诸药为丸,取丸者缓也之意,以缓缓图治。落得打、千年健、五加皮、伸筋草、天仙藤煎汤送丸,以加强祛风除湿、通络止痛之功。患者药后背痛、踝肿大为减退。原方续服而瘥。

(四)湿温案

李男。此严重之湿温证,2日来大便色红,终日神蒙谵语,湿温证而见此候,生命之危,不绝如缕。

川黄柏9克,陈胆星9克,飞滑石15克,白槿花15克,银花炭12克,赤茯苓18克,鲜石菖蒲9克,马齿苋15克,至宝丹1粒(分4次化服)。

二诊:药后红色之便不再作,是为大幸,终日谵语不休,神烦不宁,而面容如此黄晦,脉搏如此细数,皆与证情相反,表示正气竭蹶,苦寒香开之药势难再进。予全真一气汤作万一之想。

炮附块9克,党参9克,生白术9克,鲜生地30克,麦冬9克,远志6克,陈胆星6克,五味子4.5克,怀牛膝12克。

三诊:神志仍旧迷蒙,热度与脉搏仍旧高涨,病在危殆中。

炮附块6克,鲜生地30克,陈胆星6克,鲜菖蒲6克,党参9克,麦冬9克,郁金4.5克,茯神 9 克。

四诊：热虽稽留不退，脉渐次下降，谵语亦减。此症之最严重在谵语之频，脉之细数，此而能稳定，便有转机。

上方加远志 6 克、带心川贝 2.4 克。

五诊：热往下挫，神志亦渐次清晰，伤寒极期有进步，大有转危为安之望。

炮附块 4.5 克，制首乌 15 克，鲜生地 30 克，带心川贝 2.4 克，玉竹 12 克，麦冬 9 克，知母 9 克，远志 9 克，郁金 4.5 克，鲜石菖蒲 9 克。

六诊：药后大便得解，热即下挫至常温，舌苔亦化，唯入夜仍有迷蒙状，痰黏难以咯出。如无枝节，可以化险入夷。

南北沙参各 9 克，远志 4.5 克，广玉金 4.5 克，鲜石菖蒲 9 克，赤苓 9 克，麦冬 9 克，桔梗 6 克，带心川贝 2.4 克，生苡仁 15 克，车前子 12 克（包）。

七诊：热已退尽，谵语亦除，大为幸事。

党参 9 克，干地黄 18 克，茯苓 12 克，生黄芪 9 克，五味子 4.5 克，麦冬 9 克，山药 9 克，仙鹤草 15 克，浮小麦 15 克，糯稻根须 15 克。（《章次公医案·内科·暑温湿温》）

【辨证思路】

本案患者为重症伤寒并发肠出血，即中医"湿温证"。长夏为湿土，故多发于长夏。其病机多为湿热疫疠之邪，经口鼻而入，蕴结中焦，阻滞气机，湿热熏蒸弥漫而成。湿温为两淫相交，定有轻重之分，临床上当细细分辨。

本案患者便红又神昏重危，当为湿热并重，伤及血分。湿邪阻滞气机，困遏清阳，故见面容黄晦，神蒙心智；温病邪入心包，甚则内灼神明，故见谵语神烦；湿热内蕴，热迫血行则便血。再者，虽有湿热病邪袭人，然必有脾胃虚于内，方可致此重病，薛雪有言："太阴内伤，湿饮停聚，客邪再至，内外相引，故病湿热。"即言明长夏之交湿热病邪乘脾胃呆滞而乘虚而入为其病本。二诊时便血虽止，然面色黄晦，脉象细数，"终日谵语不休，神烦不宁"，面色、脉象为正气不支，而谵语、神烦，为邪气方张，章次公考虑正气为本，邪气为末，"此严重之湿温证"。三诊时脉证与二诊时相仿，故仍用原方略事增损。至四、五诊时症情日有转机。六诊身热已退，症情日臻坦途。

【治疗经验】

湿温证治宜祛湿为主，兼以清热。此案之便血，系严重之湿温，已伤及血分，当速投以清热开窍之品，投以至宝丹清心开窍，合胆星、石菖蒲则化痰开窍之力更强；辅黄柏、马齿苋、白槿花、银花炭以清肠，滑石、赤茯苓清热利湿。

二诊药后便血已止，然终日谵语不休，神烦不宁，可知热盛伤阴，病邪未去，正气已伤，故当以扶正为急务，章次公予以全真一气汤。全真一气汤出自冯兆张《冯氏锦囊秘录》，由熟地黄、炒白术、人参、炒麦冬、五味子、附子、牛膝组成，在书中冯氏详细记录多条验案。章次公以此方为主治疗湿温重证，正不胜邪，见高热呓语等症，获救者颇多。方中白术、熟地黄分补脾肾，一燥一润，以麦冬和之，培土生金，补益肺脾之阴；"再入牛膝、五味，则更得纳气藏源，澄清降浊"；借附子温肾助阳，"使真阳交于下，真阴自布于上"，复以人参驾驭药力，助真元、复精气。诸药合用，温阳而无升浮之弊，育阴兼有化气之功，"全此一点真阴真阳，镇纳丹田，以为保生之计而已，即名之曰全真一气汤"。全方药虽七味，但配伍严谨，"功专不泛，补速易臻，滋阴而不滞，补脾而不燥，清肺而不寒，壮火而不热，火降而心宁"。何廉臣言"功在于一派滋养阴液之中，得参附气化，俾上能散津于肺，下能输精于肾。且附子得牛膝引火下行，不为食气之壮火，而为生气之少火，大有云腾致雨之妙，故救阴最速"。而大队滋阴药功能恋阳，使招回之浮阳归宅，用治该证最为适合。本案在高热不退的情况下，连续 4 次用附子，可见章次公胸有成竹。在首次用附子后,症情虽未好转,但亦无伤阴耗液见证,说明用药并无不妥。《景岳全书·传忠录·论治篇》云"攻不可以收缓功","补不可以求速效"。于是坚持使用附子,此后即有转机,并转危为安。此外,附子的用量也颇有研究,这里第一次用量为9克,第二、三次均为6克,第四次为4.5克,从而又看出章次公对附子迭次减量,是无使过之,以退为进的手法。五诊以后,体温渐趋正常,是正胜邪去。

● (孙丽霞)

复习思考题:分析章次公以下两则医案的病因病机、治则治法及处方用药。

1. 月经不调案

赵女。经后期,将行先下白物,既行其色淡,平居洒洒然有寒意。古人之概念,为虚寒之象。

肉豆蔻9克,炮附片6克,炮姜炭4.5克,白芍9克,补骨脂9克,北细辛3克,川桂枝4.5克,黄芪9克,青防风9克,炙甘草3克。

二诊:药后凛寒大定。平素经多后期,每月递减。距离经期不远,以此方催其早行。

全当归9克,山萸肉9克,北细辛3克,制香附9克,丹皮9克,大川芎6克,补骨脂9克,官桂皮4.5克,炮姜炭3克,两头尖9克(包)。(《章次公医案·妇科·月经不调》)

2. 头痛案

王女。头痛达十年之久,作辍无常,痛剧则呕吐频作,彻夜不寐,痛苦不可名状。治风当先治血,古有名训,但追风通络之品,仍不可少。

炮附块30克,全当归30克,大川芎18克,甘枸杞18克,明天麻18克,藁本18克,大蜈蚣10条(炙),全蝎18克,制半夏18克,绵黄芪30克,炒枣仁18克,茯苓18克,生白术18克。

上药共研细末,一日3次,每次3克,饭后服。

原注:此方仅服两料,即告痊愈。后以他病来诊,知其痛已三年未发。

原按:此病人头痛达十年之久,气滞血瘀,经隧阻闭,当无疑义。附子大辛大热,其性善走,能祛表里之沉寒,通络脉之瘀闭,并能止痛;当归、川芎活血祛瘀,藁本香散,入巅顶、散风寒;蜈蚣、全虫搜风剔邪,开瘀通络、镇痉镇痛;黄芪、白术益气补脾以升阳;枣仁、枸杞、天麻滋养心肝而熄风,夏、苓化痰湿、止呕逆,可谓丝丝入扣。(《章次公医案·内科·头病》)

第十一节　李聪甫医案

▶ 学习目标

1. 掌握李聪甫治疗痹证案、虚劳案、水肿案、鼓胀案、产后发热案的辨证思路及治疗经验。

2. 熟悉李聪甫脾胃学说及形神学说的临床运用。

3. 了解李聪甫的生平、著作、学术渊源及特点。

一、医家简介

李聪甫(1905—1990),名明,号老聪,湖北黄梅县人,出生于贫苦的小手工业者家庭,聪

ER-5-10-2

第五章
第十节
章次公医案
拓展阅读

ER-5-11-1

第五章
第十一节
李聪甫医案
PPT 课件

颖好学,幼承母训,立志学医,13 岁只身来到江西省九江市,进中药铺学徒,后从师于石椿山先生。1925 年始独立开业行医,长于内、妇、儿科。1937 年,卢沟桥事变发生,次年九江沦陷,遂携妻挈子,辗转迁徙于湘潭、湘乡、新化、溆浦、沅陵等地。抗日战争胜利后,1946 年辗转来到长沙定居,直至中华人民共和国成立。多年来,在医、教、研工作中,锲而不舍,刻苦攻关,做出了有益的贡献,在临床上积累了丰富的经验。李聪甫悉心研究人体生命活动规律,提出人的生命活动依赖于形神的对立和统一,概括了形与神的相互关系,指出了脾胃功能与形神活动密切相关,由形神关系进而阐发脾胃元气确系人体整体功能的基础和源泉。脾胃功能的强弱,影响到脏腑、气血、经络、内外的整体活动,特别是形神矛盾运动的生态平衡和发展。在这一学术思想指导下,通过临床实践,提出调理脾胃、协和脏腑、疏通经络、流通气血、保存津液,以至平衡阴阳,是具有正确性和普遍性的治疗法则,创论"形神合一学说"为基础、"脾胃学说"为枢纽的整体观。诊治各种内伤杂病,主张补养气血,慎用攻伐。临证中,善以补中益气为主化裁尽变,自定护卫、生津、扶阳、降火等益气汤,灵活运用,卓有成效。著有《麻疹专论》《中医生理学之研究》《脾胃论注释》《李聪甫医论》《李聪甫医案》等;与他人合撰出版的《金元四大医家学术思想之研究》一书,为中医界深入研究金元四大医学流派的学术思想提供了富有价值的参考资料。

二、医案选读

(一)痹证案

孙某,女,38 岁,起病恶寒发热,关节疼痛;后但发热,出现双膝关节明显肿痛,身热持久不退。入某医院初步诊断为类风湿关节炎,或血栓闭塞性脉管炎? 用激素、脉通等药物综合治疗,关节肿痛在一段时间有所好转。三个月后,突然发热达 40.3℃,全身关节疼痛,双膝肿痛尤甚,不能起床活动。早起面浮,下午双腿沉重,心悸气促,食欲锐减。转入另一医院检查,发现红斑狼疮细胞。患者有过颈淋巴结核和肾盂肾炎病史。

诊视脉象濡弱,舌苔黄腻,舌质红绛。面部及双下肢可见散在棕黑色色素沉着,左下肢自踝至趾青紫剧痛麻木,右下肢相反,赤热肿痛,手不可近,通夜呻吟叫喊。此系湿热瘀阻,络脉不通,营卫留滞,肿痛为痹。法当通经活络,活血化瘀,清散湿热,畅通营卫,既不宜辛燥以助热,又不宜苦寒以资痹,药当灵活。

生地黄(酒润)13 克,全当归 10 克,赤芍药(酒润)10 克,牡丹皮 10 克,左秦艽 10 克,北防风 10 克,生苡仁 13 克,鸡血藤 9 克,络石藤 9 克,怀牛膝 10 克,淮木通 10 克,汉防己 10 克,生蒲黄(布包)9 克,净地龙 6 克,甘草节 3 克。

复诊:服药十七剂,脉转缓滑,舌质转淡红而润,黄苔全退。两足疼痛大减,夜能安睡,左足青紫色转红活,右足赤热之处亦见红淡,小便短频有灼热感,大便黏溏,湿热分化,络脉畅通。原方去甘草,加川黄柏(酒炒)5 克。

三诊:上方服至二十八剂,脉来匀缓,舌质淡红,苔呈薄白。左踝至趾青紫全部消失,不感麻木,右足红肿疼痛大为减轻,能在室中步行活动,胸闷现象也解。按复诊方改当归身 12 克、汉防己 12 克,去地黄、秦艽、蒲黄、黄柏,加紫丹参 12 克。(《李聪甫医案》)

【辨证思路】

李聪甫认为,大凡痹证多寒,寒多阴盛,阳气偏少,则病益进而寒;痹证也有热,阳气(风为阳邪)偏多,则为热痹,汗出而濡(湿)。两者多遇湿盛的气候发作。因为体内的阳少寒多,与外湿相感召,湿从寒化,则属于寒湿之痹;体内阴少热多,与外湿相感召,湿郁化热,则属于湿热之痹。外内合邪,都能着而为痹。类风湿关节炎,中医称之为"湿热周痹",又名"白虎历节风",是关节及其周围组织发炎,肌肉萎缩,筋骨强直,并引起关节变形。它的主要症状是关节疼痛,手指节、腕关节、膝关节和踝关节的对称性疼痛。急性发作时,全身发热恶寒,关节肿痛。"白虎历节风"则形容本病的迅速转移性和疼痛剧烈性,由湿邪化热、气血瘀阻经络所致。表现症状为关节红、肿、热、痛,发热、口渴、脉滑数、舌苔黄,反映了湿热蕴阻经络和关节,较之风湿痹证更为严重。

本案系湿热瘀阻,络脉不通,营卫留滞,迁延不愈,气血运行不畅所致,故见双下肢筋骨肌肉关节等处的疼痛、酸楚、麻木,以及散在棕黑色色素沉着;左足皮肤青紫剧痛麻木,乃血络瘀阻;右足关节焮赤肿痛,身热不退,日夜呼号,为湿热阻滞所致。而痹证日久,其邪深入,又可累及脏腑,故见心悸气促,食欲锐减等。脉象濡弱,舌苔黄腻,舌质红绛,均为湿热瘀阻之征。

【治疗经验】

对于"湿热周痹"的治疗,李聪甫提出总的治疗原则应在祛风、渗湿的基础上加以清热。因为热生于湿,必须以祛湿为主,湿去则热解,祛湿必先祛风,风药兼有燥湿的作用。因此解热必先祛湿,祛湿必先祛风,如此才能促使湿热清除,循环加畅,气血周流,这就是类风湿关节炎的一般治疗规律。但湿热痹痛,无比较理想的方剂,李聪甫在治疗骤发关节疼痛,红肿焮赤,憎寒发热,口渴便秘,小溲赤涩,俗称"走注""流火"之证,实即湿热痹证时,自创清痹饮〔生地黄(酒润)、全当归(酒润)、赤芍药(酒润)、牡丹皮、汉防己、丝瓜络(酒炒)、左秦艽、瓜蒌根、嫩桑枝(酒炒)、肥知母(酒炒)、川黄柏(酒炒)、北防风、淮木通、清地龙、威灵仙、甘草节〕,往往获良效。

本案是湿热瘀阻,络脉不通,营卫留滞,肿痛为痹,李聪甫急用养阴解热、活血化瘀、通络宣痹之法,运用自创清痹饮加减,使病势一直得到稳定和缓解。此案论治用药不落俗套,初诊一反清热利湿止痛之常规,而用通经活络、活血化瘀、清散湿热、畅通营卫之法,既不宜辛燥以助热,又不宜苦寒以资痹,可见李聪甫用药处方稳健灵活。

本案患者表现为肢体关节以及脏腑功能失调,实际上也是李聪甫提倡的形神学说在临床的应用。他认为,该学说反映到人体生命活动的整体上,则可归结为形神的合一,而人体生命活动依赖于形神的对立和统一。形,是形体的概括,属阴;神,是功能的表现,属阳。"形者神之体,神者形之用",神是形体的主导。若形神失调,则疾病生矣。治法上要使"脏腑以调,经络以通,营卫以和,气血以流",促使机体内外整体活动调节恢复平衡。本案治法"通经活络,活血化瘀,清散湿热,畅通营卫",即为使机体内外整体活动调节恢复平衡。而阴阳五行学说的运用,实已寓于其中。故"形神"是人类生命现象的物质基础,贯穿于脏腑、经络、营卫、气血各方面新陈代谢的发生、发展和变化之中,是维持和推动生命活动的源泉和动力。因此,他强调形神学说是研究人体生命活动的不可忽视的重要环节。

（二）虚劳案

杨某,男,20 岁。面白无华,嗳气不止,胸膈痞胀,左膺肋间沥沥有声,且有麻辣瘙痒之感,呼吸不匀,怔忡纳呆,精神萎顿。

诊视脉虚弦,舌质淡胖,此脾胃不足的病征。劳倦伤脾,脾虚难以制水,水气上凌,故心中悸,嗳气痞胀;脾虚不能顾肺,肺失资源,故少气不足以息。水谷的精气不能变化精微,故聚水成饮。治当甘温益脾,辛温涤饮。

西党参 10 克,於潜术 5 克,朱茯神 10 克,姜半夏 7 克,广陈皮 5 克,姜竹茹 10 克,枇杷叶(生姜汁炒)7 克,旋覆花(布包)7 克,煅赭石 10 克,佛手柑 5 克,西砂仁 3 克,九节蒲 3 克,炙甘草 3 克。

复诊:脉转虚缓,嗳悸俱平,呼吸调匀,胸膺间出现密集红疹,肺气输布。"凝涩者致气以温之,血和乃治"。

西党参 10 克,朱茯神 10 克,姜半夏 7 克,炒枣仁 10 克,当归身 7 克,紫丹参(酒炒)7 克,酒白芍 5 克,柏子仁(炒)10 克,广陈皮 3 克,麦门冬(米炒)5 克,炙远志 3 克,炙甘草 3 克,糯谷米 10 克。

续服多剂,面色润泽,饮食增进而瘥。(《李聪甫医案》)

【辨证思路】

李聪甫精研李杲脾胃学说,重视脾胃升降之机与其他脏腑生理功能的关系。本案明言"劳倦伤脾",可知病因劳倦太过所致。他认为劳倦先伤脾,脾伤然后及于胃,这是脾胃病发病的一般规律。华佗说:"人体欲得劳动,但不当使极耳。动摇则谷气得消,血脉流通,病不得生,譬如户枢,终不朽也。"可是,劳动过度,汗泄气伤,四肢肌肉的精气极度耗伤,无力以动,故见面白无华。正如《黄帝内经》所谓"有所劳倦,形气衰少,谷气不盛,上焦不行,下脘不通,胃气热,热气熏胸中"的病变。因为脾元不足,仰胃中谷气的补充,脾脏在自身中也需要加速其为胃输布精气灌溉四肢、经络和肌肉。劳倦伤脾,脾伤则胃中谷气亦损,气血化生不足,故见面白无华,精神萎顿;水谷的精气不能变化精微,聚水成饮,浊气不降,则噫气不止,胸膈痞胀,左膺肋间沥沥有声;脾虚难以制水,水气上凌,故心中悸;脾虚不能顾肺,肺失资源,故少气不足以息;胸膺为肺之分野,胁肋为肝之分布,至于膺肋间麻辣瘙痒,乃脾元不足,阴火上乘,上焦升发之气不行,无阳以护其营卫气血输布于肌肤所致。复诊时,胸膺间出现密集红疹,乃阴火上乘,热迫血溢之象。

李聪甫认为大凡劳倦所伤,都是以脾胃受病而后及于他脏的,而李杲特别强调"肺之脾胃虚"和"肾之脾胃虚",而不及心与肝的脾胃虚,并非遗缺。因其阐发脾胃病机与心、肝发病机制数见不鲜。李杲独举肺、肾,是因脾胃升降之机,上行极于肺,下行极于肾之故。如清阳之气陷,阳气内伐,热舍于肾,肾气受损,骨枯髓虚,发为骨痿。如果阴火上乘,干心损肺,上焦升发之气不行,无阳以护其营卫,因而喘热烦渴,胸中闷乱,"劳则喘息汗出,外内皆越",形成肺气耗竭的征兆。

【治疗经验】

李聪甫认为劳倦伤脾,李杲用甘温益气,配升麻、柴胡以助清气的升举,清气升则阴火降,以其有身热而烦、皮肤不任风寒的特征。本例劳倦伤脾,亦用甘温益气,却配旋覆、代赭以助浊气的下降,浊气降则水饮消,以其有心悸、噫气不止、胸膈痞胀的特征。脾胃间清浊升降矛盾的病理变化,当分"脾宜升运,胃宜降纳"的原理。即使治脾,亦非一概用升,应该详细分析矛盾的主要方面,是"清气在下"还是"浊气在上"? 如果清气在下是矛盾的主要方面,由它而引起的阴火上乘,那就用甘温益气如补中益气汤加少量甘寒以泻阴火。假如浊气在上是矛盾的主要方面,表现突出证候,不能再用升药载浊上行,则当在甘温益气的原则下,适当地配合降药,使浊降而清升。本例不从补中益气而从六君配合旋覆代赭汤加减,正含有这种意义。

(三)水肿案

喻某,男,53 岁。下痢脓血,腹痛里急,恶寒干呕。诊视脉象弦紧,舌苔灰黑。湿热结里,风寒遏表。仿喻嘉言"逆流挽舟法"。

羌、独活各 5 克,北柴胡 10 克,信前胡 10 克,苦桔梗 10 克,炒枳壳 10 克,云茯苓 10 克,正川芎 5 克,鲜竹茹 10 克,广陈皮 5 克,淡黄芩 5 克,花槟榔 10 克,锦纹黄(泡)7 克,薄荷叶 5 克,粉甘草 3 克。

复诊:服药后,汗出热解,呕止寒却,脉转缓滑,舌苔减退,大便脓血中夹有黄色溏粪,腹痛亦轻缓。当清理余滞,导化肠痢。

生白芍 10 克,全当归 7 克,莱菔荚 10 克,广郁金 7 克,车前仁 7 克,花槟榔 7 克,淡黄芩

5克,白头翁7克,芽桔梗3克,制厚朴5克,广木香3克,粉甘草3克。

三诊:连服八剂,下痢减轻,面目四肢浮肿,咳嗽喘促,口燥乏津。因为痢后余湿郁阻太阴,水气凌肺则喘咳,脾不胜湿,水气泛于皮肤则浮肿。法应运脾化湿,升降清浊,香砂六君子加味以治。

潞党参10克,漂白术7克,云茯苓10克,姜半夏5克,广陈皮5克,淡猪苓7克,建泽泻7克,西砂仁3克,广木香3克,北柴胡2克,绿升麻(酒炒)2克,油肉桂1克,炙甘草3克。

四诊:咳喘略平,浮肿更增,脾能散精于肺,肺气一振,水气散布于皮肤,故喘轻而肿甚。

潞党参10克,漂白术10克,云茯苓10克,姜半夏5克,南杏仁7克,广陈皮5克,炒泽泻7克,薏苡米10克,西砂仁3克,广木香3克,酒升麻2克,油肉桂1克,炙甘草3克。

五诊:服六剂,日轻一日,喘止肿消,当扶正气。按四诊方去升麻、肉桂,加生黄芪10克、当归身7克。(《李聪甫医案》)

【辨证思路】

本案初为痢疾,而后发为水肿,因湿热结里、风寒遏表所致。内有湿热壅积于肠道而致气机不畅,传导失司,故下痢脓血,腹痛里急,干呕;外有风寒遏表而见恶寒。脉紧弦为痛症,亦为风寒外束之象,舌苔灰黑说明里热蕴结。泻痢日久未有不伤脾胃者,伤脾水湿不运则见水肿。《素问·至真要大论》指出:"诸湿肿满,皆属于脾。"本案患者治后痢下减轻,但久痢伤脾,脾虚不运水湿,故面目四肢浮肿,水气逆肺而咳嗽喘促。

【治疗经验】

本案三易其方,首用逆流挽舟法,用败毒散加减,解表兼导其里,因为患者年过五十,脾胃原虚,湿热为表寒所遏,干呕恶寒,脉来弦紧,如不急速撤表,湿热内蕴,酿患无穷,故表里分解其势;在表寒开散后,次用和血调气法,仿芍药汤意,和血以排脓血,调气以除里急后重;三用资生化源法,运脾以输布津液,因湿热去而脾肺已虚,故见虚喘浮肿的病变,取用归芪六君加减固护本源,所以无误。

本案病证较为复杂,既有腹痛里急、下痢脓血的湿热痢症状,又有恶寒干呕、风湿束表症状,同时还有痢后脾虚水肿见证,在辨证治疗上体现了李聪甫临证重视脾胃的学术思想。

（四）鼓胀案

胡某,男,45岁。3年前曾患黄疸型肝炎,经治疗,黄疸指数正常,右胁隐隐胀痛,剑突下亦胀痛拒按,四肢无力,精神疲乏,时好时差,迁延至今,巩膜、皮肤又出现黄疸,恶心厌油,食纳锐减,头昏心悸,大便溏薄,小溲短赤,腹壁绷急痛胀,肩颈部可见蜘蛛痣,肝代偿功能损害,轻度腹水,诊断为早期肝硬化。西药效果不显,始来就治。

诊视脉沉弦而数,舌边青色,苔呈黄腻,面色黧黑,肌肉消瘦。证由肝血瘀阻,脾气尤伤。病起表现于"脏腑之外,排脏腑而廓胸胁"。因病迁延日久,"癥瘕积聚癖而内著,腹大而形反瘦",反映"色苍黄,腹筋起"的肝硬化腹水的征兆,病情比较严重。法当疏肝理脾,行气活血,方用自定舒肝饮。

处方:制鳖甲16克,紫丹参13克,云茯苓13克,漂白术10克,当归身10克,酒白芍10克,川郁金9克,醋青皮6克,炒泽泻10克,炒枳壳7克,广木香5克,炙甘草3克。

再诊:原方药服至四十剂,面色黧黑如扫,舌质青痕变淡而苔薄,自觉腹胁舒和,形气转佳,饮食知味,小溲增长,脉亦至数平缓。法兼健脾助化,原方增损。

处方:制鳖甲13克,紫丹参13克,漂白术10克,西党参10克,云茯苓10克,酒白芍10克,当归身10克,青陈皮各5克,炒麦芽10克,炒六曲10克,川郁金6克,炒枳实6克,炙甘草3克。

三诊:继续服药至四十剂,面容光泽,脉来匀缓,食量日增,形体渐旺,定方协调肝脾。

处方:紫丹参 13 克,西党参 10 克,炒白术 10 克,云茯苓 10 克,当归身 10 克,酒白芍 10 克,谷麦芽各 10 克,广陈皮 6 克,鸡内金(炒)5 克,炙甘草 3 克。(《李聪甫医案》)

【辨证思路】

本案为肝硬化腹水,属中医"鼓胀"范畴。李聪甫辨证本案为肝血瘀阻,肝病及脾,脾气尤伤,即"肝脾不调"。肝气不舒,胆汁不循常道,故见右胁隐隐胀痛,剑突下亦胀痛拒按,巩膜、皮肤出现黄疸。肝病及脾,脾气尤伤,故见四肢无力,精神疲乏,恶心厌油,食纳锐减,头昏心悸,大便溏薄,小溲短赤。"肝为将军之官",性刚急,受邪更实而易亢,易于侵害脾土,所以症状集中在脾,表现痞满、腹胀、恶心、纳呆等症。《黄帝内经》谓:"太阴所至,为积饮痞隔。"《灵枢·胀论》曰:"夫胀者,皆在于脏腑之外,排脏腑而郭胸胁、胀皮肤,故命曰胀。"因病迁延日久,气滞则血瘀,"癥瘕积聚癖而内著,腹大而形反瘦",故见腹壁绷急痛胀,肩颈部可见蜘蛛痣,亦即腹壁静脉曲张。这种症状不仅出现于肝炎所导致的肝硬化,而且在血吸虫病等引起的肝硬化中也可发生。舌边青色,面色黧黑,肌肉消瘦,皆为肝血瘀阻之象。本案表现正如《灵枢·水胀》所云鼓胀者,"腹胀,身皆大,大与肤胀等也;色苍黄,腹筋起",符合现代肝硬化腹水的征兆,病情比较严重。

【治疗经验】

本案证属"鼓胀",为肝病及脾、肝郁脾虚之候。《金匮要略》言:"见肝之病,知肝传脾,当先实脾。"脾气健则化源足,肝气调则气血和,病虽重,但可除。李聪甫提出当急则治标,法以疏肝理脾,行气活血,方用自定舒肝饮(丹参、白芍、白术、藿香、川郁金、青皮、北柴胡、炙甘草)加减。用党参、白术、茯苓、甘草以益脾气,佐木香、枳壳、陈皮、麦、曲以利脾机,辅用丹参、归、芍以和肝血,佐鳖甲、青皮、郁金以散肝瘀。"气居血中,血裹气外,气阻则结,血始不流",故治当如此。本例乃肝病传脾,脾气极虚,真脏已伤之证,因此应用"当先实脾"的治疗原则。可见善调脾胃,为李聪甫临证之一大特点。

(五)产后发热案

肖某,27 岁。产后十余日,忽然恶寒发热,头痛呕吐,渴喜热饮,咳引右胁剧痛。诊视脉虚弦,舌淡苔白。此寒邪郁于肌表,产后血舍空疏,腠理不固,邪易入,亦易出。法当活血清表,调畅营卫。

全当归 10 克,正川芎 3 克,左秦艽 5 克,北防风 5 克,蔓荆子(炒)3 克,川郁金 5 克,广陈皮 3 克,西枳壳 3 克,家苏梗 3 克,炙甘草 2 克,淡生姜 2 片。

复诊:脉浮虚数,身热口渴,呕吐不止,泄泻后,大便不禁,呓语沉睡。寒乘虚入,化热传营,治当转枢解热。

全当归 7 克,云茯苓 7 克,西党参 5 克,川贝母 3 克,广陈皮 3 克,北柴胡 3 克,嫩竹茹 5 克,焦楂肉 3 克,藿香叶 3 克,上油桂 1 克,炙甘草 2 克。

三诊:热渴呕泻均减,惟干咳牵引胁痛,鼻涕内夹有黑血,痰热郁阻肺络。

当归身 7 克,云茯苓 7 克,制香附 3 克,川郁金 3 克,川贝母 3 克,南杏仁 3 克,西枳壳 3 克,香泽兰 3 克,牡丹皮 3 克,五灵脂(炒)3 克,酒青皮 3 克,粉甘草 2 克。

四诊:胁痛止,咳嗽痰不易出,身热口渴,大便转秘,脉虚数。标病环集,惟以攻虚邪而固根本,前方增损。

当归身 7 克,火麻仁 7 克,云茯苓 5 克,牡丹皮 3 克,香青蒿 3 克,天花粉 3 克,川郁金 3 克,川贝母 3 克,苦杏仁 3 克,西枳壳 3 克,苦桔梗 3 克,广陈皮 3 克,炙甘草 2 克。

五诊:热清渴止,大便如常,脉来浮缓,四肢乏力,听觉不清,肾阴之虚。

熟地黄 10 克,淮山药 7 克,山萸肉 5 克,当归身 7 克,杭白芍 5 克,云茯苓 5 克,牡丹皮 3 克,苦杏仁 3 克,川贝母 3 克,苦桔梗 3 克,麦门冬(米炒)5 克,北五味 1 克。(《李聪甫医案》)

【辨证思路】

李聪甫认为"乘其不避而袭入之邪为虚邪"。患者产后血舍空虚,卫外不固,虚寒化热传营,所谓"两虚相得",虽然产后感寒,毕竟虚是根本问题。血虚外感,寒邪郁于肌表,症见恶寒发热,头痛呕吐,渴喜热饮,脉虚弦,舌淡苔白;呓语沉睡,乃寒邪乘虚入里,化热传营,热在营分;咳引右胁剧痛,鼻涕内夹有黑血,乃痰热郁阻肺络。至于复诊时呕吐不止、泄泻、大便不禁等症,乃产后体虚,脾胃升降失常所致。

【治疗经验】

本案治疗当以和营养血为主,不能同一般感冒施治;同时兼顾脾胃,以脾胃为气血生化之源。方中防风、秦艽是风药中的润剂,既能解散风寒,又不耗津伤血。因为血虚感冒,腠理空疏,外邪易入亦易出,不能滥投辛燥逼汗亡血,以防大便难、郁冒和病痉。咳引右胁剧痛,鼻涕内夹有黑血,乃痰热郁阻肺络,治宜清热化痰,活血通络。在用柴胡、青蒿、桔梗、枳壳等味转枢退热之后,表里之邪分解,立顾肾阴。肾阴系津血的源泉,为任、带的根本,故六味地黄与归、芍、麦、味同用,以资化源而固根本。本案亦体现李聪甫临证重视脾肾的经验。

●（林　怡）

复习思考题：分析李聪甫以下两则医案的病因病机、治则治法及处方用药。

1. 黄疸案

肖某,男,44 岁。患黄疸极深,眼睛、皮肤、爪甲俱呈现黄染。脘腹痛胀,食入不逾一时倾胃吐出,并吐酸苦水液,呕吐时头汗出,经月余,精神困倦。诊视左关弦劲,右略缓滑,舌苔黄白厚腻。前医曾用辛通苦降法,例如旋覆代赭、瓜蒌半夏、平胃、温胆等不下十余方,病不见减。此由胆郁胃虚,不能运达,升降失调,水谷之精气凝为饮浊,横中阻隔,胆气不舒,为痛胀,为吐酸,为黄疸。法当利胆达郁,导饮降逆。

西茵陈 10 克,西党参(酒炒)7 克,漂白术 7 克,云茯苓 10 克,枇杷叶(生姜汁炒)10 克,姜半夏 7 克,旋覆花(布包)7 克,广陈皮 7 克,鲜竹茹(生姜汁炒)10 克,炒枳实 5 克,西砂仁 3 克,炒六曲 7 克,左金丸(吞)3 克。

复诊:服药后,呕吐止,脘膈略舒,脉转弦缓,腻苔稍薄,但感嗳气昏眩,仍以利胆为宜。前方改鲜竹茹(枳实水炒)10 克,去枇杷叶、枳实,加炒山栀 5 克、炒泽泻 7 克。

三诊:小便排出如菜油色,目肤黄染减退,呕吐停止,痞闷亦开。其友人陪一医至,授以生栀、黄柏、苍术、茵陈、天星草等味为剂,嘱服八剂。病者服至四剂,呕吐痛胀加剧,目黄复深,呻吟不已,复延往治。为此,详立治案,令其守方。

夫膏粱之疾,先有内伤,然后外邪乘之;藜藿之疾,先有外感,然后内伤随之。治膏粱人之疾,治其本而邪自化,"无致邪,无失正",治在权衡相得。今病者系膏粱之质,受病之因,由于饮食失节而伤脾胃,胃伤不能游溢精气上输于脾,脾伤更不能为胃以行津液。水谷之资,凝聚为饮,留中滞膈,阻遏胆气不舒;木郁土中,浊阴布于胸中,天道不能下济也。法当疏土而呕痛可止,利胆而肤黄自退。

西茵陈 10 克,西党参 7 克,漂白术 7 克,云茯苓 10 克,姜半夏 7 克,旋覆花(布包)7 克,炒六曲 7 克,广陈皮 5 克,鲜竹茹(生姜汁炒)10 克,炒山栀 5 克,西砂仁 3 克,炙甘草 2 克,泡吴萸(黄连 2 克浸汁同炒)2 克。

四诊:服至八剂,呕胀悉平,目黄全退,小溲清长,胃纳渐增,当益脾元。

西党参 10 克,漂白术 10 克,云茯苓 10 克,广陈皮 10 克,炙甘草 3 克,姜半夏 7 克,炒六曲 5 克,西茵陈 10 克。(《李聪甫医案》)

2. 产后中风案

余某,36 岁。临产流血过多,产后十七天突然恶寒发热,头额甚痛,呕吐,大汗出,搐搦痉厥,左半身不遂,日来左肢稍能活动,右手足又觉失灵,针刺合谷、跌阳无感觉,目合口噤,面垢颧红,神识不清,二便失禁。

诊视脉象右微左涩,苔薄白滑,中覆淡黄。前医认为温病。因思临产出血过多,血舍空虚,营血既损,复因外感诱致身热汗出、呕吐,重夺津液,夺汗无血,经脉失营;肝脾为统摄营血之脏,内荫冲任,外濡经络,血不足,则经络不能灌溉而手足偏枯,"气不至则不仁,血不至则不用"。如系温邪,必有余热稽留不清。今血耗于先,津劫于后,脾元不足,肝血大亏,经脉失营,气无所附,故手足不仁不用,治宜益气养血,活络舒筋。养血而筋自荣,益气而脉自煦。议用当归补血汤加味化裁。

生黄芪 16 克,全当归 10 克,双钩藤 10 克,左秦艽 10 克,巴戟天 10 克,宣百合 13 克,嫩桑枝 13 克,鲜竹茹 10 克,京半夏 7 克,明天麻 7 克,怀牛膝 10 克,宣木瓜 7 克,清远志 5 克,九节蒲 3 克(后四剂去菖蒲)。

复诊:脉显濡缓,苔呈薄白,神识略清,两颧潮红,以手指额,表示额前昏痛,右肢稍有痛感,颇能移动,"血温气和,营卫流行"。

原方去远志、菖蒲,加麦门冬 10 克、白蒺藜 10 克、川贝母 7 克、广陈皮 3 克。取甘以滋津、辛以利痰之义。本方服至十五剂。

三诊:脉来缓滑,舌苔薄白,手足活动逐日恢复,神志清明,胃纳增进,面色亦见润泽。但喉中觉有痰阻,头额微昏,仍主养血滋肝,"肝苦急,急食甘以缓之,酸以泻之",因肝以泻为补。

生黄芪 16 克,全当归 10 克,杭白芍 10 克,双钩藤 10 克,宣百合 13 克,左秦艽 10 克,甘白菊 10 克,白蒺藜 10 克,怀牛膝 10 克,麦门冬 10 克,鲜竹茹 13 克,嫩桑枝 13 克,宣木瓜 7 克。(《李聪甫医案》)

第十二节　姜春华医案

ER-5-11-2

第五章
第十一节
李聪甫医案
拓展阅读

学习目标

1. 掌握姜春华治疗肝硬化案、喘证案、水肿案、痹证案的辨证思路及治疗经验。
2. 熟悉姜春华"活血化瘀"法和"截断扭转"法的临床运用。
3. 了解姜春华的生平、著作、学术渊源及特点。

ER-5-12-1

第五章
第十二节
姜春华医案
PPT 课件

一、医家简介

姜春华(1908—1992),字秋实,江苏南通人,著名中医学家、中医藏象及治则现代研究奠基人。自幼从父习医,18 岁到沪悬壶,复从陆渊雷先生游,20 世纪 30 年代即蜚声医林。姜春华学识渊博,凡经、史、子、集,无不披览;历代医学论著,更为悉心研究。此外,还广泛涉猎心理学、动物学、植物学等现代科学各个领域。在对疾病的诊断上,提出"辨病与辨证相结合"的独特创见;于 20 世纪 70 年代初首先提出在辨病辨证基础上应掌握"截断扭转"治疗方法的学术观点,认为外邪侵入人体后,如果不迅速祛除,则邪逐步深入,侵犯重要脏器,病情愈加复杂,应采取"迎面击之"之法,截病于初。其运用活血化瘀法异病同治积累了丰富的临床经验,将"活血化瘀"方药广泛运用于肝病、心脑血管疾病、肾病、结缔组织疾病、急腹症、肿瘤,以及其他一些疑难病的治疗,取得了良好的疗效。临证用药严谨,自成一格,经验名方有三合一方、软肝汤、巴漆丸、扶正化瘀利水汤、截喘汤等,屡起沉疴。早年著有《中医基础学》《中医病理学总论》等,中华人民共和国成立后著有《中医治疗法则概论》《伤寒论识义》《历代中医学家评析》等10余部著作,其中《肾的研究》影响广泛,流传国外;《活血化瘀》一书,被日本学者称赞"为现代医学开辟了新的视野"。姜春华在60余年岐黄生涯中,不仅临床疗效卓著,而且科研硕果累累,施教桃李满天下。

二、医案选读

(一)肝硬化案

郑某,男,37岁。初诊:1971年12月28日。

10年前患肝炎,6年前转为慢性肝炎,3年前检查肝肋下三指半,质地硬,脾可扪及左肋下一指许。腹部无转移性震荡、浊音,腹壁静脉怒张。白蛋白/球蛋白=2克/4克,蛋白电泳γ-球蛋白29.5%。面色晦黑,胸、手、颈均有蜘蛛痣,周身浮肿,下肢尤甚,两肋疼痛,右上腹疼痛,腹胀,食后益甚,大便初硬后溏。唇色紫暗,舌质紫暗有瘀斑。口干不欲饮,气短乏力,少寐怕冷。脉细弦数。

治则:活血软坚以利气。

当归9克,制大黄9克,地鳖虫3克,桃仁6克,嫩苏梗9克,茯苓9克,枳壳9克。

二诊:1972年1月3日。服上方后胃纳较差,头热口干,大便干结,四肢仍浮肿,脉浮弱。

治则:活血化瘀为主,兼加健脾益阴,清热利水。

党参9克,茯苓9克,制大黄9克,地鳖虫6克,桃仁6克,龙胆草6克,山栀9克,玉米须30克,阿胶6克,炮山甲粉1.2克(吞)。

三诊:1972年2月14日。服药40余剂,浮肿减轻,面色由黑转黄,面部蜘蛛痣已退,但胸手颈部仍有。舌上瘀斑已消失,两胁隐痛,小便黄,腰酸背痛。现面部下肢仍有浮肿,白蛋白/球蛋白=3.5克/2.0克,锌浊度20U,蛋白电泳γ-球蛋白18.5%。

治则:活血化瘀软坚,兼清血热。

当归9克,制大黄9克,丹皮9克,地鳖虫9克,桃仁9克,连翘9克,茯苓9克,玉米须30克,鳖甲15克。

服上方后白蛋白、球蛋白倒置情况明显好转,蛋白电泳γ-球蛋白下降,锌浊度亦下降。(《姜春华学术经验精粹》)

【辨证思路】

肝硬化属中医学"积聚"范畴。《灵枢·百病始生》指出:"卒然外中于寒,若内伤于忧怒,则气上逆,气上逆则六输不通,温气不行,凝血蕴里而不散,津液涩渗,著而不去,而积皆成矣。"历代医家论述颇丰,一般认为,七情、饮食、邪毒等因素引起气滞、血瘀、痰凝而成积聚。姜春华认为肝炎、肝硬化等,是肝细胞内充血,使血在肝内郁滞,肝络瘀血阻塞所致。肝为藏血之脏,瘀血蕴积则肝脏肿大甚至坚硬;瘀血阻滞于肝脾脉络,散发于肌腠之间,故在头颈胸臂等处出现血痣;肝血瘀阻,不通则痛,可见胁肋刺痛;面色晦暗亦是因血行不畅,血络瘀滞所致;血瘀则水停,津液不运,故周身水肿;舌紫暗有瘀斑,更是瘀血明证。因此,姜春华认为肝硬化的基本病机为瘀血郁肝。

此外,肝硬化的形成,渐积而来,迁延日久,与脾胃虚弱有很大关系。脾失健运,气血不行,瘀血易生,水浊之邪泛滥,更使积聚转为鼓胀。因此该病的预后,与脾胃之气的强健关系密切。在治疗过程中,当兼顾益气健脾,使后天资生有源,中气得运,顽疾则可有转机。

【治疗经验】

针对瘀血郁肝的基本病机,姜春华认为在治疗上,如果只采用传统的疏肝理气的方法不够全面,应以活血化瘀为主,使肝脏血行通畅,瘀血化除,肝气亦得疏泄,则可改善肝硬化产生的一系列症状,此时兼顾理气则可,但不以理气为主。姜春华常以活血化瘀法治疗肝炎、肝脾肿大、早期肝硬化,以及晚期的高度腹水,不但可以改善体征和症状,对肝功能实验室检查亦有显著改善。

姜春华治疗肝硬化之主方,乃自拟软肝汤,药用生大黄6~9克,桃仁9克,地鳖虫3~9克,丹参9克,鳖甲9克,炮山甲9克,黄芪9~30克,白术15~60克,党参9~15克。本方由《金匮要略》下瘀血汤(桃仁、地鳖虫、大黄)加味而来,体现了姜春华活血化瘀为主、佐以益气健脾治疗肝硬化的思想。软坚散结之品直接消散癥积,防止癥积扩大,截断病情进展,又体现了姜春华"截断疗法"的思想。初诊时加苏梗、茯苓利水渗湿,加当归、枳壳行气活血。二诊后即以自拟"软肝汤"活血化瘀为主,兼加健脾益阴,清热利水,诸症渐愈。

（二）喘证案

杨某,女,38岁,教师。

患有支气管哮喘25年,幼时发过湿疹,13岁时受凉感冒后引发哮喘,以后凡受寒、吃虾蟹、情绪不愉快,或嗅到煤气、汽油、柏油等气味时均可使哮喘发作,每次发作可持续5~7天。1980年9月18日哮喘发作请先生诊治。症见哮喘面赤,咳剧,痰黄、咯之不爽,咽喉红痛,口干,大便不畅,苔薄黄,脉浮滑数。

西医诊断:支气管哮喘,支气管炎,咽炎。

中医诊断:喘证(风热夹痰)。

处方:佛耳草15克,老鹳草15克,碧桃干15克,旋覆花9克(包),全瓜蒌9克,防风9克,马勃6克,开金锁15克,百部9克,南天竹子6克,板蓝根15克,合欢皮15克,天竺黄9克,象贝粉3克(冲)。

上方服5剂后,咳嗽、哮喘均得平止,咽喉红痛亦退,续服7剂巩固疗效,以后用知柏地黄丸常服扶正固本,截治哮喘复发,经随访,已2年余未发作。(《姜春华学术经验精粹》)

【辨证思路】

《素问·至真要大论》说:"诸气膹郁,皆属于肺。"指出哮喘一证,应责之于肺脏。《诸病源候论》说:"肺主于气,邪乘于肺则肺胀,胀则肺管不利,不利则气道涩,故气上喘逆,鸣息不通。"姜春华认为"肺管不利"指气管平滑肌的痉挛,"气道涩"因气管收缩而致不利,因而发生喘鸣。《景岳全书》云:"喘有宿根,遇寒即发,或遇劳即发者,亦名哮喘。"姜春华认为"宿根"即过敏原,颇能直指病因。讨论支气管哮喘病理,当就喘证而论,但哮既兼喘,又当从喘证中找出与哮有关的病理。明代李中梓说:"哮证,似喘而非,呼吸有声,呀呷不已,良由痰火郁于内,风寒束于外,或因坐卧寒湿,或因酸咸过食,或因积火熏蒸。"《证治汇补》云:"哮即痰喘之久而常发者,因内有壅塞之气,外有非时之感,膈有胶固之痰,三者相合,闭拒气道,搏击有声,发为哮病。"归纳起来,外则为非时之感,内则为痰火壅结。本案患者13岁时受凉感冒后引发哮喘,以后反复发作,即合以上发病机理。此次发作,症见哮喘面赤,咳剧,痰黄、咯之不爽,咽喉红痛,口干,大便不畅,苔薄黄,脉浮滑数,当为风热夹痰型哮喘。

【治疗经验】

姜春华在20世纪70年代首先提出在辨病辨证基础上应掌握"截断扭转"法的学术观

点,并对支气管哮喘的截治方法进行了深入研究,结合临床实际疗效筛选了大量的单方、验方,制订了一套能迅速缓解支气管哮喘发作之症状,以及控制复发有显著疗效的治疗方案,主张辨病与辨证相参,治病与治体兼顾,处方遣药在辨证用药的基础上与辨病用药、专方专药相结合。他说:"一病必定有一主方,一方必有一主药,临床治疗必须从众多方药中取其精华,选用经得起重复的有效方药,尽早顿挫病患,扭转病机,慎防他变。有是证即用是药,故一证有一证之专方。"

患者因咳剧,故用"截喘汤"合"截咳方",并加入清热化痰之品,直捣病源,药证合拍,丝丝入扣,故应手辄效。用知柏地黄丸善后,防止复发,符合中医对哮喘发则治实、不发治虚的治疗原则。

"截喘汤"是姜春华自拟的截治支气管哮喘的经验方,选药精当,组方严谨,主治咳嗽痰多,气逆喘促的慢性支气管炎、肺气肿、支气管哮喘病证,适用于各种类型的发作期哮喘患者。方由佛耳草、碧桃干、老鹳草各15克,旋覆花、全瓜蒌、姜半夏、防风各10克,五味子6克组成。功能降逆纳气、化痰截喘。方中佛耳草出自《本草拾遗》,有化痰、止咳、平喘的功效;老鹳草出自《本草纲目拾遗》,功能祛风活血、清热解毒,煎剂在试管内对金黄色葡萄球菌、肺炎球菌、肺炎链球菌及流感病毒均有抑制作用,能控制支气管哮喘发作期的呼吸道感染;碧桃干收酸敛苦,民间有用其治顽固性哮喘的经验。以上3味合用,有祛痰、镇咳、平喘之功,还能调节自主神经功能。辅以旋覆花化痰、止咳;瓜蒌清上焦之积热,化浊痰之胶结,开胸中之痹阻;姜半夏清痰下气,去胸中痰满;五味子补肾纳气,镇咳敛肺;防风透表抗过敏,"治风通用,泻肺实",是一味抗过敏的有效药,能抑制支气管哮喘发作期的变态反应,清除过敏原的刺激。上方共具清肺化痰、降逆纳气截喘之效。

"截咳方"由百部12克、南天竺子6克、天浆壳3只、马勃3克组成。功能温肺肃肺、截治咳嗽。方中百部味甘、苦,性平,功能温肺润肺、下气止咳。因百部温润而不燥,又有开泄降气作用,故不论外感、内伤、寒热虚实所致的新久咳嗽均可以应用,尤以治久咳、顿咳和肺痨咳嗽为宜。南天竺子,味苦,有小毒,有较好的镇咳作用;该药含有南天竺子碱,有强烈的麻痹呼吸中枢的作用,故过量易中毒,成人用量一般不超过10克。天浆壳性温味甘,具有宣肺化痰、止咳平喘之效,姜春华认为该药稍具强壮作用,与百部配合,治疗百日咳有良效,可以推广使用于诸般咳嗽,尤其对阵发性咳嗽疗效较好。马勃性平味辛,功能清肺利咽,可泄肺热而止咳。四药相辅相成,既能温肺润肺,又能肃肺清肺,邪去肺宁,咳则戛然而止。

（三）水肿案

周某,45岁,干部。患者10年前于干校劳动时疲劳复渍水湿,渐有浮肿,后小便血尿、蛋白尿而诊断为急性肾炎。虽经治疗,但因失于调养,浮肿始终未退尽。1982年4月,疲劳后出现全身浮肿,腰酸乏力,尿蛋白(++++),诊断为慢性肾炎肾病型水肿,住院治疗。曾用激素、免疫抑制剂、利尿剂而疗效不显,请先生会诊。实验室检查:尿蛋白(++++),颗粒管型(++),24小时尿蛋白总量8.65克,症见面色㿠白,全身水肿,两下肢按之没指,形寒畏冷纳呆,大便溏薄,苔白滑,舌质淡胖嫩,脉沉细。显系脾肾阳虚,水湿泛滥,精微失于转输,渗漏于下。治宜健脾温肾,通阳利水。

处方:红参6克(另煎代茶),黄芪30克,炮附片12克,桂枝6克,白术9克,茯苓15克,仙茅9克,仙灵脾9克,巴戟天12克,白芍9克,胡芦巴6克,车前子15克(包),生姜3克。14剂。

二诊:服上方后,浮肿明显消退,胃纳大振,小便增多,形寒便溏好转,尿蛋白下降到(+),颗粒管型消失,24小时尿蛋白总量下降到0.63克,血浆总蛋白与白蛋白上升,原方去车前子,加山药 9 克、陈皮 6 克,续服 21 剂。

三诊:浮肿全退,舌转淡红,脉细濡,症状基本消失。尿蛋白(-),24 小时尿蛋白总量 0.15 克,血浆总蛋白与白蛋白、总胆固醇均在正常范围内,患者康复出院,随带金匮肾气丸、复方胎盘片常服以善其后。随访 1 年未复发。(《姜春华学术经验精粹》)

【辨证思路】

水肿是慢性肾炎最易觉察的临床表现。它最早被发现,也常容易反复。因为慢性肾炎患者体内白蛋白从尿中丢失,血浆蛋白过低,血浆胶体渗透压下降,导致水肿。古人对水肿有长期的研究,积累了丰富的经验。姜春华认为,从辨证角度看,慢性肾炎的水肿,主要属于脾肾阳虚,气不化水。盖肾为水脏,藏一身之精,乃命火发源之地,五脏之阳非此不能发。脾为阴土,乃后天之本,赖肾阳以煦动,输布水谷精微,五脏精气非其不能奉养。若内伤劳倦,外感寒湿,损及脾阳肾阳,则清阳不升,精微下泄,气不化水,则水湿泛滥,浮肿而面白肢冷,尿少而蛋白漏渗。常见到纳呆便溏,乏力畏寒,腰膝酸痛,舌淡胖,苔白滑。

【治疗经验】

姜春华根据多年经验,认为用实脾饮与真武汤较为对证。常以附子、桂枝,或肉桂、生姜温肾阳,通阳气,剂量较重,又用仙茅、淫羊藿、巴戟天、胡芦巴等温补肾阳,使刚柔相济,肾阳蒸腾,脾阳得运,精微转输,水精四布,小便通利,水肿得退。又以红参、黄芪、白术、茯苓健脾培土,利水消肿。上述健脾益气、补肾温阳之药,均有调节人体免疫之功能,对本病的发生,可能有一定的纠正作用。此外,姜春华还用车前子、大叶金钱草、玉米须、茅根以利尿。诸药配合,确能温阳益气,鼓舞脾运,复壮肾阳,蒸腾气化,通利水道,转输精微,浮肿消退。此亦张介宾"温补即所以化气,气化而痊愈者,愈出自然"之谓也。

(四)痹证案

杨某,男,46 岁。3 年多来腰痛如折,右腿冷痛,肿胀麻木,屈伸不利,艰于行走,得温则减,遇寒则甚,气候交变尤易发作。化验:抗"O"750U,血沉 15mm/h。诊断为风湿性关节炎。平素恶寒怯冷,口淡不渴,舌苔白而厚腻,脉象按之沉细。证属寒湿入络,凝滞经脉,闭阻营卫。治拟温经散寒,活血镇痛。药用制附子 9 克,桂枝 9 克,生地黄 50 克,威灵仙 15 克,晚蚕砂 30 克,秦艽 9 克,蕲蛇 9 克,当归 9 克,赤芍 9 克。7 剂药后,关节疼痛、麻木、发冷好转,按上方加黄芪 30 克,乳香、没药各 6 克,再进 14 剂,病人下肢活动自如。后用上法调治月余而愈,随访 1 年未发。(《姜春华学术经验精粹》)

【辨证思路】

姜春华认为,痹者,闭也。痹证初起多为风寒湿之邪乘虚入侵人体,气血为病邪闭阻,以邪实为主;如反复发作或渐进发展,络脉瘀阻,痰瘀互结,多为正虚邪实;病久入深,气血亏耗,肝肾虚损,筋骨失养,遂为正虚邪恋之证,以正虚为主。但这只是一般情况而言,若患者先天不足,禀赋虚弱,素体亏虚,阴精暗耗,则不仅发病即为虚证,且缠绵日久,不易治愈,染病的概率也会大大增加,正如《灵枢·百病始生》所云"风雨寒热不得虚,邪不能独伤人",以及《素问·评热病论》"邪之所凑,其气必虚"的论述。姜春华指出:痹分虚实两端,但邪实为标,正虚是本。正虚又有肝肾不足,气血虚弱,营卫不固,阴虚、阳虚之别,何以为本?从历代医家论述分析,其本应在肝肾,盖肾为先天之本,主骨藏精,肝主筋藏血,痹证之病变部位在筋骨关节,筋骨有赖于肝肾中精血之充养,又赖肾中阳气之温煦,肾虚则先天之本不固,百病滋生。肾中元阳乃人身诸阳之本,风寒湿痹多表现为疼痛、酸楚、重着,得阳气之振奋始能化解。肾中元阴为人身诸阴之本,风湿热痹多化热伤阴,得阴精滋润、濡养始能缓解。本案为"痛痹",系由寒湿之邪外袭,凝滞经脉,不通则痛。

笔记栏

【治疗经验】

痛痹之成因偏于寒胜,治疗应以辛温镇痛为主。附子配桂枝振奋机体阳气以祛寒邪,佐以乳香、没药、赤芍活血止痛,生地黄、当归养血活血,秦艽、蕲蛇、蚕沙、威灵仙祛风除湿,通络止痛,共奏温经散寒止痛之效。综观此方配伍,妙在重用生地黄一味,生地黄味甘性寒,滋阴养血而补益肝肾,临床多用于热痹之热灼营阴,或阴虚内热、耗血伤津之证。姜春华通权达变,用以治疗寒湿痹证,是取其滋阴补肾、鼓舞正气之用也。正气乃固卫御邪之动力,但必以阴精为之粮资。生地黄滋补肾阴,则一身之活力由之振奋,祛邪乃能得力,此其一也。且生地黄能通利血脉,《名医别录》云"生地黄乃新掘之鲜者,为散血之专药",《本草正义》谓"地黄散瘀是其特长"。盖通脉之品大都具有破瘀攻伐之性,而生地黄散血通脉,既无燥烈伤正之害,又有滋柔润脉之用,并具通中寓补之功效,乃寓"于养血之中,尽其祛邪之能",所以《本草逢源》曰"统领他药,共襄破宿生新之功",此其二也。又据现代药理研究,地黄大剂量应用有激素样作用而无激素的副作用。方中威灵仙与当归、桂心配伍为《证治准绳》神应丸,与蕲蛇相须为用治疗风湿腰痛尤佳。

●（孙丽霞）

复习思考题：分析姜春华以下两则医案的病因病机、治则治法及处方用药。

1. 肝硬化案

王某,女,49 岁。初诊:1975 年 11 月 27 日。

肝病 10 余年,近 3 年来谷丙转氨酶时高时低,10 月 27 日开始腹胀,11 月 24 日发现腹水,神疲乏力,面色晦黑,巩膜黄染,身体消瘦,胫骨前微肿,胃纳差,唇色暗红,脉滑。肝功能检查:谷丙转氨酶 324U,锌浊度 35.3U,一分钟胆红素/总胆红素=1.2/2.2,白、球蛋白倒置,丙种球蛋白 35%,碱性磷酸酶 13.5。此为肝硬化伴腹水,证属瘀血阻滞,虚实夹杂,治宜活血化瘀为主,兼以益气扶正,利水除湿。

处方:制大黄 9 克,桃仁 9 克,地鳖虫 3 克,田基黄 30 克,金钱草 30 克,黑大豆 60 克,炮山甲 6 克,鳖甲 15 克,黄芪 15 克,党参 9 克,蟋蟀 10 只。7 剂。

二诊:腹水见退,黄疸,脚肿,纳佳。

处方:上方加茵陈 30 克、郁金 30 克、延胡 9 克。14 剂。

三诊:腹水消失,胃纳好,肝区疼痛,鼻衄。

处方:制大黄 9 克,桃仁 9 克,地鳖虫 3 克,茵陈 30 克,金钱草 30 克,黑大豆 60 克,生山栀 9 克,田基黄 30 克,炮山甲 6 克,鳖甲 15 克,丹参 9 克,黄芪 9 克,茅根 30 克,茅花 9 克。21 剂。

四诊:晚间剑突下痛,牵连上胸,胁痛不剧,易寐,便稀。

处方:上方加延胡 9 克。14 剂。

以后一直用活血化瘀方为主随证出入,症状好转,腹水消失,病情稳定。复查肝功能:谷丙转氨酶 40U,锌浊度 18U,丙种球蛋白 19.2%。(《姜春华学术经验精粹》)

2. 糖尿病案

柏某,女,56 岁,病例号:16427。就诊日期:1989 年 8 月 19 日。

近半年觉腰酸乏力,口渴喜饮,便干燥,时自汗出,面色红润,舌红苔薄黄,脉细弦。6 月初化验血糖 161mg%(161mg/dl),尿糖(++)~(+++),曾服消渴丸等药效不显。

处方:生石膏 30 克,知母 10 克,生地 30 克,黄柏 10 克,山药 15 克,黄连 3 克,山萸肉 10 克,石斛 10 克,麦冬 10 克,丹皮 10 克。7 剂。

二诊:8 月 26 日。服上方后大便日行 1 次,乏力稍减,惟易汗出,化验尿糖(+)。

ER-5-12-2

第五章
第十二节
姜春华医案
拓展阅读

处方：上方加山栀子 10 克、五味子 10 克、旱莲草 12 克、女贞子 12 克。14 剂。

经三消汤(编者注：生石膏 30 克，石斛 15 克，麦冬 15 克，生地 20 克，山萸肉 12 克，山药 12 克，桑白皮 12 克，旱莲草 12 克，女贞子 12 克)为主治疗半年余，患者自觉症状明显改善，血糖、尿糖均恢复正常。(《姜春华学术经验精粹》)

附录 古方药量考证

由于历代度量衡的改变和地区的不同,所以古今用量差别很大,计量单位的名称亦不一致。古秤(汉制)以铢、分、两、斤计算,即:6铢=1分,4分=1两,16两=1斤。及至宋代,遂立两、钱、分、厘之目,即:10厘=1分,10分=1钱,10钱=1两,16两=1斤。元、明及清代,沿用宋制,很少变易。故宋、明、清之方,凡言分者,均是分厘之分,不同于古之二钱半为一分之分。李时珍在《本草纲目》中说:"今古异制,古之一两,今用一钱可也。"现从其说,古之一两,可用3g。

古方容量,有斛、斗、升、合、勺之名,均以十进制,即:10勺=1合,10合=1升,10升=1斗,10斗=1斛。如何折算重量,宋代《重修政和经史证类备用本草》记载:"凡方云半夏一升者,洗毕秤五两为正;蜀椒一升者,三两为正;吴茱萸一升者,五两为正。"依据药物质地的轻重,1升约3~9两。

至于量散剂尚有刀圭、方寸匕、钱匕、一字等名称,所谓方寸匕者,即作匕正方一寸,抄散取不落为度。刀圭,即方寸匕的1/10。钱匕者,即以汉五铢钱抄取药末,亦以不落为度。一字,即以开元通宝钱币(币上有"开元通宝"四字分列四周)抄取药末,填去一字之量。其中一方寸匕药散约合5~8分,今用2~3g;一钱匕药散约合3~5分,今用1~2g。

另外,丸剂的大小与数量,有弹丸大、梧桐子大,以及麻子仁大等。1鸡子黄=1弹丸=40梧桐子=80粒大豆=160粒小豆=480粒大麻子=1 440粒小麻子(古称细麻,即胡麻)。

古今医家对历代方剂用量虽曾作了很多考证,但至今仍未作出结论。但汉、晋时期的衡与量肯定比现在为小,且用法亦不相同。仲景之方每剂只作一煎,多数分3次服用,今则每剂作两煎,分2~3次服,所以其用量差别较大。本教材对古方仍录其原来的用量,主要是作为理解古方的配伍意义、组方特点,以及临证用药配伍比例的参考。在临床应用时,须参考《中药学》和近代各家医案所用剂量,并随地区、气候、年龄、体质及病情需要来决定。

根据国务院的批示,从1979年1月1日起,全国中医处方用药一律采用以"g"为单位的公制计量单位。兹附十六进制与公制计量单位换算率如下:

1斤(16两)=0.5kg=500g

1两=31.25g

1钱=3.125g

1分=0.312 5g

1厘=0.031 25g

(注:换算时尾数可忽略不计)

复习思考题
答案要点

模拟试卷